經方

SERIES

经方是中医临床的灵魂所系，是中医临证的源头，明白了经方也就大体明白了疾病的治疗，就如仲景在“伤寒卒病论集”中所说：“虽未能尽愈诸病，庶可以见病知源。若能寻余所集，思过半矣”。

经方研究与应用系列

经方世界

张再良 编著

ACADEMY PRESS 1987 学苑

學苑出版社

图书在版编目（CIP）数据

经方世界/张再良编著.—北京：学苑出版社，2011
（2013.1 重印）
ISBN 978-7-5077-3841-4

Ⅰ.①经… Ⅱ.①张… Ⅲ.①经方-研究 Ⅳ.①R289.2

中国版本图书馆 CIP 数据核字（2011）第 173928 号

责任编辑： 陈 辉 付国英
出版发行： 学苑出版社
社　　址： 北京市丰台区南方庄 2 号院 1 号楼
邮政编码： 100079
网　　址： www. book001. com
电子信箱： xueyuan@ public. bta. net. cn
销售电话： 010-67675512、67678944、67601101（传真）
经　　销： 新华书店
印 刷 厂： 北京市广内印刷厂
开本尺寸： 890×1240 1/32
印　　张： 17. 875
字　　数： 386 千字
印　　数： 3001—6000 册
版　　次： 2011 年 8 月第 1 版
印　　次： 2013 年 1 月第 2 次印刷
定　　价： 42. 00 元

方证的逐步展开，示人以一定的认识论、
如何一隅三反，旁及其他。我认为比掌握每
体运用更加重要的，应该注意领会存在于经方
诊疗体系。

作为临床医生，必须牢固把握的无非也就是两
事，一个是病证，一个是方药，经方就是这样一个辨别
病证和运用方药的世界。漫步经方世界，看不够、想不完的也就是如何诊病和用方。站在经方的高度，可以鸟瞰中医的临证，可以洞察治病的法则。明白了这一点，大概才算真正理解了“《伤寒杂病论》奠定了中医临床辨证论治的基础”这句话并非虚语。经方有主次，有开合，有延伸。经方可以说一直延续到了时方，经方始终存活在我们今天的临床中。经方是中医临证的源头，明白了经方也就大体明白了疾病的治疗，就如仲景所言：“虽未能尽愈诸病，庶可以见病知源。若能寻余所集，思过半矣。”《伤寒杂病论》中所出的方剂尽管难以尽愈诸病，但是，只要你理解了书中的主要精神和原则，也就基本上掌握了临床证治的大概。

最近的若干年，我一直致力于经方的讲解，有讲课，也有讲座。讲原文，讲具体方药的应用，也讲框架，讲临证思路。有些热心的听众问我，什么时候能够把它写成书出版呢？是啊，每次都讲得口干舌燥，听者总也有限。其实五六年前，我主编的教材《中医古典临床精华》已经出版，二三年前，作为必修课程“临床经典导读”已经开设。以经方为基础和主导的临床证治

写在前面

经络是个谜，针灸风行世界，令海外的相关人士倾倒。其实，六经又何尝不是个谜呢！至今论说纷纭而难以归一。由于六经所承载着的药物治疗，不太容易推广到全世界，所以西方对六经相对就知之甚少。针灸以经络为指导，方药以六经为基础，六经是完全可以和经络相媲美的。本书所要表述的，正是以六经为核心的经方世界，经方世界就是中医临证药物治疗的天地。

像西方的文艺复兴一样，每当中医在走过了一段路程之后，总有着向秦汉经典回归的倾向，特别是在今天。早在西方的文艺复兴之前，东方先秦诸子百家争鸣所开创的时代是何等光辉灿烂！东方文化发展的轨迹，不像西方那样曾经大起大落。中医尽管代有争鸣和发展，但时不时向经典的回归，总能使中医把握住发展的大方向。回归经典，就是不离实践的本真，就是不忘医学的起源，就是让人牢记临证的根本。

对经典的回归，带来了对经方的重视，也引起了对经方更加深入的思考。其实经方不应该仅仅看作是某些方剂的具体表示和应用，经方应该是一个相互关联着的整体，经方中蕴含着中医临床治疗的基础，有着辨病、辨证和辨症的临床思维，通过原文的叙述，通过病证、的体系，已经受到大家的关注和欢迎，借助于《伤寒论》和《金匮要略》，初学者得以入门，入门者得以提高，提高后又可以进一步向纵深发展。经方是中医临床的灵魂所系，有志于中医传承者，学好经方，一本万利，何乐而不为？哪怕不是以中医为专业的人，比如我们的西医同道，了解些许中医的历史，熟悉一点中医的临床，掌握这个经方的体系，又有什么不好呢？医学的临床实践本来就是这么过来的。

本书以经方为基础来系统讲解后世不断发展的疾病治疗法则，特别是温病的具体证治。不知何故，若干年中当我反复在讲解伤寒、金匮和温病的过程中，会不断产生一些想法，并且逐渐形成一些认识。我强调经方，并不牵涉到对时方的褒贬，经方时方都是好东西。具体的治法方药是供人使用的，本身无所谓好坏，都是医家临床经验的结晶，都值得重视。但是如果把二者放到同一视野中看，很明显，它们有着先后传承的关系，有着范围大小的问题。应该说伤寒的奠基在前，温病的发展、补充在后。本着这样的一个事实，在本书中兼容了较多温病方面的内容，其实从《金匮》杂病的角度出发，也可以联系很多后世医家临证的内容，只是限于篇幅不能过多展开。

本书以“六经”、“辨病”、“辨症”、“方治”等几个章节展开，最后附有作者的临床用方经验举隅。六经是经方的轴心，是临证用方的基本框架，六经应该返朴归真，回到临床的本原，而不应该搞得过分复杂，使它偏离实际而过多地停留在口头上。经方世界是个临证治疗的世界，所以除了辨证外，很自然地会有辨病和辨症的问题。以热病为例，六经既可以作为辨证的基础，又可以视为辨病的示范，六经只是粗浅的线条，所以会有六经不便归纳的热病，更有温病证治的大量补充。从杂病的角度看，辨病的意思也许更加明确，但辨病的同时又处处可见六经的形迹，辨病和辨证在实际中是互补的。对症状的仔细观察和鉴别也是临证不可或缺的基本功夫，由症状必然要进入到病证之中，临床见症，不胜枚举，故书中所列只是示范，点到即止，这部分不作为本书的主要内容，故不多展开。治法仍然循六经的框架展开，而后世进一步的发展和补充，在方药的章节中尽量多作交代，也仍然偏重在热病的证治。

过去，阅读和编译江部先生的《经方医学》，受益良多。江部先生是把仲景的原文作为一个证治体系来对待的，我认为这样做十分重要。国内不少学者专家也一直是把经方作为一个体系来认识的，有仲景内科学、张仲景方剂学、张仲景医学等等提法。这并不是说在中医学中另外存在着一个仲景医学，而是强调了经方对中医临床的奠基作用，强调了经方是临床医学的根基，我越来越坚信这一点。所以提仲景学说，或把仲景作为流派来看，显然很难凸现这一点。提经方世界，立意于中医的临证体系，这样做的好处，退一步说，至少可以让我们时刻牢记中医临床治疗的本原。

最后，可以打个比方说，六经的基本内容就像绘画中的原色，有了基本的颜色，画家通过不同的搭配，我们不就可以着手描绘出绚丽多彩的世界么？此处，我又记起莎士比亚在《哈姆雷特》中的一句话：“只有简洁才是智慧的心脏，而枝蔓是它的手脚，但不必过分地加以装饰。”如果再把目光移到经方世界，那么是否可以说，六经是临床证治的心脏，方证是它的手脚，而其他过于夸张的东西（比如过多的不着边际的注释发挥），则时常显得多余。

经方世界，是临证的世界。临床必须注意观察，讲究方法，追求疗效，而理论显然总是落后于实际。本书能否为大家的学习和理解提供点什么，尚不得而知，但书中的一些认识却是经常萦绕在脑际的问题，并且认识常常随着进一步的学习和思考而不断变化着。书中的一些哪怕是比较肤浅的看法，若能有助于大家对中医临证的学习、思考和钻研，将是我的最大满足。

喜欢经方，喜欢这样一个前人留下而又继续存活在现实中的精彩世界，喜欢这样一个不无烦恼但又同时充满无穷乐趣的临证世界。

张再良

2010年10月8日

目　录

导言

——关于本草、汤液、经方、六经、病证与方证

最近阅读冯世纶主编的《解读伊尹汤液经》，从中了解到杨绍伊的《伊尹汤液经》，真有相见恨晚、一睹为快的感觉。从神农、伊尹到仲景、叔和，从《本草经》、《汤液经》到经方、《伤寒杂病论》，最后到宋定本《伤寒论》和《金匮要略方》，从六经、方证到临床具体病证的治法方药，其中的历史沿革、学术渊源如何？是我们每一个中医教学和研究工作者所十分关心和经常在思考的问题。

将神农本草、伊尹汤液、仲景与叔和放在一起讲的是皇甫谧，他在《针灸甲乙经·序》中说："夫医道所兴，其来久矣。上古神农始尝草木而知百药"；"伊尹以亚圣之才，撰用神农本草以为汤液"；"仲景论广伊尹汤液为十数卷，用之多验。近代太医令王叔和撰次仲景遗论甚精，皆可施用"。皇甫谧（215～282）是生活在汉末晋初的人，《针灸甲乙经》成书于晋太康三年（282）。王叔和，西晋太医令（一说魏），具体生卒年不详。仲景、叔和、皇甫谧三人生活年代相近，故皇甫谧的序文参考价值大。王叔和的《脉经·序》中也提到仲景和伤寒："仲景明审，亦候形证，一毫有疑，则考校以求验，故伤寒有承气之戒，呕哕发下焦之问。而遗文远旨，代寡能用，旧经秘述，奥而不售。遂令末学，昧于源本，互滋偏见，各逞其能。"宋代林亿等在《伤

寒论》序文中赞同皇甫谧的讲法，并勾勒出临床治疗进展的主要脉络："是仲景本伊尹之法，伊尹本神农之经，得不谓祖述大圣人之意乎！"我认为以上所述作为临床药物治疗的源头及其前后的相贯是可信的。

当然，对每味药物的经验积累时间也长，药证的提法将有助于我们对具体每一味药物的理解。然而在临证治疗中，单味药物都会有所不到，所以到了一定的阶段必然会有方剂和方证的出现。方剂的运用需要有一定的规范，于是必须强调六经和病证，六经的基础是表里寒热虚实，其实这在单味药物的运用中早就被意识到了。六经辨证提供的是一般通用的方法，方证则是在此基础上的再细化，六经无疑应该看作辨证的基本框架，方证则是往纵深方向的进一步延展。方证在有些地方甚至带有了辨病的意思，这在《金匮要略》中表现得更加明显些。所以，临床诊疗除了六经、方证之外，还必须讲病证，这也就是伤寒要和杂病在一起的道理。

1. 神农尝百草而立《本经》

对药物性味功效的观察和总结，来自于长期的临床实践，"神农尝百草，一日而遇七十毒"这句话成为最为简明的写照。《神农本草经》现在也只有辑复本，它的存在一般认为早于《伤寒杂病论》，对单味药物的经验积累也应该早于《汤液经》，这符合认识事物由简单到复杂的一般规律。

《本草经》序录中有如下说："药有酸咸甘苦辛五味，又有寒热温凉四气及有毒无毒"；"凡欲治病，先察其源，先候病机。五脏未虚，血脉未乱，精神未散，服药必活。若病已成，可得半愈。病势已过，命将难全"；"治寒以热药，治热以寒药。饮食不消，以吐下药。鬼注蛊毒，以毒药。

……各随其所宜”。最后列有主要的病证，并提出“各宜依端绪以取之”。药物的性味和治疗效果直接相关。同时，察病源，候病机，各随其所宜而治，也多少已经包含了一些辨证辨病的意思。

《内经》中有关于药物性味与治法的论述，大家比较熟悉的有《素问·至真要大论》中所提到的：“辛甘发散为阳，酸苦涌泄为阴，咸味涌泄为阴，淡味渗泄为阳。六者或收或散，或缓或急，或燥或润，或软或坚，以所利而行之，调其气使其平也。”利用六味调畅气机，使人体归于平和。同样在该篇中，还进一步提出：“风淫于内，治以辛凉，佐以苦，以甘缓之，以辛散之”；“热淫于内，治以咸寒，佐以甘苦，以酸收之，以苦发之”；“湿淫于内，治以苦热，佐以酸淡，以苦燥之，以淡泄之”；“火淫于内，治以咸冷，佐以苦辛，以酸收之，以苦发之”；“燥淫于内，治以苦温，佐以甘辛，以苦下之”；“寒淫于内，治以甘热，佐以苦辛，以咸泻之，以辛润之，以苦坚之”。通过性味主次不同的相配，针对风寒暑湿燥火的不同病因，临证以谋求相应的治疗效果。

关于五味和五脏，《灵枢·五味第五十六》提到：“黄帝曰：愿闻谷气有五味，其入五脏，分别奈何？伯高曰：胃者，五脏六腑之海也，水谷皆入于胃，五脏六腑皆禀气于胃，五味各走其所喜，谷味酸，先走肝；谷味苦，先走心；谷味甘，先走脾；谷味辛，先走肺；谷味咸，先走肾。谷气津液已行，营卫大通，乃化糟粕，以次传下。”《素问·至真要大论》提到：“五味入胃，各归所喜。故酸先入肝，苦先入心，甘先入脾，辛先入肺，咸先入肾。久而增气，物化之常也。气增而久，夭之由也。”《素问·宣明五气篇》提出：“五味所入：酸入肝，辛入肺，苦入心，咸入肾，甘入脾，是谓五入。五味所禁：辛走气，气病无多食辛；咸走血，血病无多食咸；苦走骨，骨病无多食苦；甘走肉，肉病无多食甘；酸走筋，筋病无多食酸。是谓五禁，无令多食。”以上的经文强调五味入五脏，有一定的道理，但也不能过于刻板地理解。原文只是强调说，为了维持五脏的正常机能，五味应该调和，不能太过或不及。五味所偏，夭之由也。五脏既病，五味又应当有所宜忌。

金元时期的张洁古，在《医学启源·药类法象》中分类药物，取法于天地五运之象，而神其用，所以有“药类法象”之说。他提出：风药味薄，能通，能浮而上升（犹如春气之上升，有利于生长发育）；热药气厚，能发热，能除寒助阳（犹如夏气浮盛，阳和长养）；湿药本味淡，本气平，兼其他的气味，补中土，助生化（补中益气，阳生阴长），此类药既能甘温补气，又能甘润补血，又能健脾除湿，又能和胃化湿，又能破血消积，都能为恢复土化之常而用，论土化而兼及四化，脾胃为升降枢纽，升降沉浮均从土中出，故补脾升阳、甘润养胃、苦燥运中、滋润养血、消痞除积等均为脾胃治法；燥药气薄而降，而发泄，性收敛（犹如秋气下降，使万物收敛），有淡味渗泄、除湿益燥者，有酸味性寒、收涩沉降者，也有苦味降气的；寒药味厚，能泄，能沉降下行，泻去湿热，苦寒坚阴，寒药下沉，其性敛藏（犹如冬气阴沉，万物闭藏）。

清代的石寿棠在《医原·用药大要论》中，对药物的性味功效也作了大体归纳，他提出大抵气薄者多升、多开；

味厚者多降、多阖。辛甘发散为阳，主升；酸苦涌泄为阴，主降。温者多开，寒者多阖。泻者多开，补者多阖。辛苦、辛酸之味多开，酸咸之味多阖。辛能散、能润，又能通津行水；苦能燥、能坚，又能破泄。酸能收之；咸能软之，又能凝之；甘得土之正味（甘药无毒），同开则开，同阖则阖，缓中之力独多；淡得天之全气（淡薄无味象天，寓有清肃之燥气，故功专渗湿），上升于天，下降于泉，渗湿之功独胜。

对药物性味的熟悉和掌握，是医生临证的必备功夫。历代的医家在这方面都有所努力，以上所举的张洁古和石寿棠，对经文都有发挥，在大的方面，也都有利于药物的运用。对本草的研究，一直是中医临床的基础内容之一，以至于现代有对每味药物有效成分和药理作用的研究，为临床用药提供了一定的参考。

2. 伊尹调五味而创《汤液》

关于《汤液经》，在《辅行诀脏腑用药法要》（20 世纪 70 年代，张大昌所献家藏敦煌传抄本）中提到："汉晋已还，诸名医辈，张机、卫汎、华佗、吴普、皇甫玄宴、支法师、葛雅川、范将军等，皆当代名贤，咸师式此《汤液经法》。"该书中存有《汤液经法》的内容。

《辅行诀脏腑用药法要·外感天行病方》中有如下说："外感天行之病，经方之治有二旦、六神大小等物。昔南阳张机，依此诸方撰为《伤寒论》一部……今亦录而识之"；"阳旦者升阳之方，以黄芪为主；阴旦者扶阴之方，以柴胡为主；青龙者宣发之方，以麻黄为主；白虎者收重之方，以石膏为主；朱鸟者清滋之方，以鸡中黄为主；玄武者温渗之方，以附子为主。此六方者为六合之正精，升降阴阳，交互金木，既济水火，乃神明之剂也。张机撰《伤寒论》，避道家之称，故其方皆非正名，但以某药名之，亦推主为识之义耳”（阳旦、青龙、白虎、朱鸟、玄武等都有大小，小阳旦即桂枝汤，小朱鸟即黄连阿胶汤）。

1948 年，杨绍伊对《伊尹汤液经》作了辑复工作。杨绍伊，四川成都人，早年师从清末民国初期的今文经学大师廖平习儒，兼习医。1936 年定居上海，为沪上川派儒医，40 年代末辞世。杨氏考证《伤寒论》得出的主要结论是：《伤寒论》是张仲景论广汤液而成，并非据《内经》一人撰写而成。杨氏认为现在流行的《伤寒论》原文主要由以下三部分的内容组成：①汤液原文（以六经病名题首）；②仲景论广（以伤寒二字题首）；③仲景遗论（无题首的条文）。

杨氏提出：“（仲景）书既称《论广汤液》，是其所作，必为平生经验，就任圣原经，依其篇节，广其未尽，据其义法，著其变通。所论广者，必即以之附于伊经各条之后”；“若然，则《汤液经》全文则在仲景书中，一字未遗矣。”根据这样的事实，那么张仲景应该是传经大师，而不是《伤寒论》的原始作者。这样张仲景的写作动机也就不一定是主要因为“宗族素多，死于伤寒”了，事实上，仲景以后的战乱和疾病流行更甚。

杨氏认为：“汉世岐黄家言最盛，汤液经学最微，以是传者盖寡”；“岐黄学派，秦汉以来，流派甚多，著录亦广。岐黄之说不如农尹之学之切实精纯”；“汤液家以六经统百病，岐黄家以五脏六腑统百病。”在汉以前，岐黄学派和农伊学派各有承袭，各成格局，以后相互渗透，逐渐有所融合，特别是药物治疗方面较多受到脏腑经络学说的影响。

药物在治疗中如何配合？如何体现具体的治法？如何达到各不相同的治疗目的？所谓方剂的学问，随之而产生，这也成为中医临证治疗的基础之一。现在一般以法统方，形成了相对固定的格式，在一定的程度上有助于记忆，使用起来也比较方便。

3. 仲景广六经而著《伤寒》

讲到经方，必须要提《汉书艺文志·方技略》中的这段话："经方者，本草石之寒温，量疾病之浅深，假药味之滋，因气感之宜，辨五苦六辛，致水火之剂，以通闭解结，反之于平。及失其宜者，以热益热，以寒增寒，精气内伤，不见于外，是所独失也。故谚曰：有病不治，常得中医。"同时，该书在"经方类"中记有"汤液经法三十二卷"，以脏腑归纳病证治疗的方书也不少。很明显，经方是一种运用药物治疗疾病的技艺。秦汉时期的医学，有医经、经方、神仙、房中之分。据记载当时的经方有11家，相关的记载达274卷之巨。经方和医经相对，二者互有联系，也许关联并不密切。

杨绍伊提出，所谓三阴三阳的六经概念，早在商代已经存在。《伤寒论》中的六经提纲原文为仲景弟子集成，原来《汤液经》中只有一表（太阳）二里（阳明、少阴）三门。只立方于太阳、阳明、少阴三经中，因为少阳、太阴、厥阴三经无专病（少阳之表里病皆为太阳阳明并病、少阴皆为与太阴、厥阴并病之文。"既吐且利，手足厥逆，脉微欲绝"为三阴合病）。汉以前只有表里、内外、浅深，无半表半里的概念。仲景在六经中加入了半表半里的证治，才使六经的证治趋于完善。

杨绍伊的有些观点，我们应该加以注意。如六经实质为八纲的概念，而非经络。由于王叔和对《伤寒论·序》曾经有所改动，以至于影响后世千余年。叔和将书名定为《伤寒论》，实在是受《难经》的影响。叔和原来承袭的是岐黄之学而非农尹学派，叔和亦非仲景的衣钵弟子。所以序文中提到的《素问》、《九卷》、《八十一难》、《阴阳大论》，应该是叔和撰用之书，非仲景博采之书。叔和致力于仲景书颇勤，其生平对《伤寒论》撰次三次，对遗论、余论亦撰次二次。杨绍伊认为，叔和初撰之《伤寒论》在《脉经》卷七，遗论、余论在卷八、卷九。今之金匮，遗论、余论之再撰本也；再撰为诸可不可八篇（叔和："夫以为疾病至急，仓促寻按，要者难得，故重集诸可不可方治，比之三阴三阳篇中此易见也"）；三撰为三阴三阳篇。叔和本岐黄之学，以经络释六经。这样一来，六经辨证就被误导，使后学偏离经方而倾向于岐黄。

历史上其实不少医家已经认识到了这一问题，讲得比较好的如王肯堂，他曾经指出："王叔和编次张仲景伤寒论，立三阳三阴篇，原文曰何病者入何病篇。其不称三阳三阴之名，但曰伤寒某病用某方主之、而难分其篇者，则病属阳证发热、结胸、痞气、蓄血、衄血之类混入太阳篇；病属阴证厥逆、下利、呕吐之类混入厥阴病篇也。后人不悟是理，遂皆谓太阳篇不称名者亦属太阳，而乱太阳病之真；厥阴篇不称名者亦属厥阴，而乱厥阴病之真，大失仲景之法也。"（《证治准绳·伤寒凡例》）

柯韵伯也指出："六经之为病，不是六经之伤寒，乃六经分司诸病之提纲，非专为伤寒一证立法也”；“或因伤寒，或非伤寒，纷纭杂沓之中，正可思伤寒杂病合论之旨矣。盖伤寒之外皆杂病，证不脱六经，故立六经而分司之，伤寒之中最多杂病，内外夹杂，虚实互呈，故将伤寒杂病而合参之”；“凡条中不贯伤寒者，即与杂病同义”；“不知仲景六经是经界之经，而非经络之经。”（《伤寒论翼·全论大法·六经正义》）

从《本草经》、《汤液经》到《伤寒论》，一脉相承。神农时代已有八纲的概念，东汉出现六经提纲和半表半里的病位概念，这就是叔和三撰后所形成的《伤寒论》版本。《伤寒论》一书并非专门论治外感，而是通过人体患病后所出现的症状，用八纲分类，以六经辨证再辨方证来进行治疗的证治体系（在患病机体一般的规律反应的基础上，讲求一般疾病的通治方法。）。胡希恕先生也指出过，仲景所著《伤寒论》以六经名病，其实讲的是万病一致的病变规律。

毫无疑问，经方是由一张张方剂组成的，我们应该在临床上致力于每一张经方的具体应用和经验积累。但是，这里我想换个角度，主要来认识一下存在于经方中的具有一定体系化的东西。所谓体系化的东西，应该是放下来平稳而无所偏倚的，特别是在寒温的运用上。我认为认识到这一点，在一定的程度上比掌握某些具体方剂的运用更为重要。实际上，能够透彻地了解到这一点，将有助于你用好所有的经方和后世方。同时，这也正是今天我们为什么必须重视经方的最根本的出发点，也就是经方的灵魂所在。

经方展现给我们一个精彩纷呈的世界，经方是一个相互关联着的整体，经方提供了一个次序井然的规范，这是我们在议论经方时，时时不能忘记的。经方中蕴含着中医临床治疗的基础，有着辨病辨证和对症的临床诊疗的思维，通过原文对六经、病证和方证的叙述逐步展开，示人以一定的认识论和方法论，教人如何一隅三反，旁及其余。我们可以看到，明清时期的一些医家对问题的认识已经比较深刻，如方有执说："昔人论医，谓前乎仲景有法无方，后乎仲景有方无法。方法具备者，唯仲景此书。"徐灵胎说："医者学问，全在明伤寒之理，伤寒理明，则万病皆通。"陆九芝也说："学医从《伤寒论》入手，始则难，既而易；若从后世分类书入手，初若易，继则大难矣"；"废伤寒论则六经失传，废六经则百病失传。"就连温病学家杨栗山也说："寒证有六经之传变，温病亦有六经之传变，其阴阳脏腑顺逆无二也。"王孟英也指出："（仲景书）法虽未尽，名已备焉。"

方有执以下的话讲得也很到位，他说："医之事物，治病用药是也。穷药病之理，核药病之实。病与药对，药到病解，医家日用常行之所当然，此之谓道也"；"脉之理在难经，病之理在素灵，药之理在本草，然则伤寒论云何？曰：以上言之，各一其道也，以此书言之，总其道而会其全也。故传曰：古今治伤寒，未有能出其外者，以书之名言也，岂惟伤寒哉！"方有执的话至少有两点要记取，一者治病用药，病是病证，药是方药，对病的认识无止境，但对证的把握有大概，这就是六经；二者伤寒会医药之全，即《伤寒论》集病脉证治于一体，换用今天的话说，它是贯通医药之理，教人如何诊疗疾病的书。

吕搽村在《伤寒寻源·统论六经》中也指出过："能解仲景六经辨证之法，可以识伤寒。即推此六经辨证之法，可以识万病”；“其可定者，理也法也。欲读此书，先要使六经辨证之法分得开。分得开，则一经有一经之定证，而不为旁议所扰，可以识病体之常。又要使六经辨证之法合得拢，合得拢，则此经有彼经之兼证而不为疑似所惑，可以穷病情之变。”

有关《伤寒论》注释或研究类的书目截至1990年，已达1604种之多，日本方面也有297种。有统计《注解伤寒论》自宋至今共刊行过41种不同版本。仅人民卫生出版社自1963年~1997年印刷汪济川版《注解伤寒论》就达10次，总数有345700册之多。对于《伤寒论》的研究，张璐曾说:“古来讲仲景氏之学者，递代不乏。名医衍释仲景之文日多，而仲景之意转晦，何者？人皆逐其歧路，而莫能溯其原本也”；“仲景书不可以不释，不释则世久而不传；尤不可以多释，多释则辞繁而易乱。”徐灵胎也讲过：（伤寒论在晋代）“已无成书，乃叔和之所搜集者，虽分定六经而语无伦次，阳经中多阴经治法，阴经中多阳经治法，参差不一，后人各生议论，每成一书，必前后更易数条，互相訾议，各是其说，愈更愈乱，终无定论。”所以中医要回归经典，《伤寒论》的研究也应该由繁归简，要回归临床，方便实用，这样才有助于临床实际。

4. 后世论百病而补方药

经方是临床的基础，后世的流派从此而出，就如南京吴考槃先生所说：“刘完素主寒凉，即以白虎、栀豉法修饰；张子和主攻下，即以陷胸、十枣诸方化裁；东垣主温补，即以理中、建中之旨运用；朱丹溪主养阴，即以复脉、竹叶方剂变通。”所以，如果我们将《伤寒论》也只是看成是历史上一个流派的话，就未免低估了经方的重要价值，显然是不适当的。

明清时期，尽管温病证治独自具备了一定的体系，好像已经脱却了伤寒而门户另立，但是由于它的根基还是在六经，所以注重于临床的温病大家都是对伤寒六经有了继承以后，才能有各自的发展。比如同样是18世纪的医家俞根初（1734～1799），作为一个温病学家，俞氏虽然不及叶天士、吴鞠通那样出名，但他对外感证治有独到心得，善于以伤寒统热病，对外感热病的证治，倡导寒温合一，并且进一步提出了“以六经钤百病为确定之总诀；以三焦赅疫证为变通之捷诀”的看法，认为“百病不外六经”，“病变无常，不出六经之外，《伤寒论》之六经，乃百病之六经，非伤寒所独也”。俞氏出自临床实际的体悟，言简意赅，提纲挈领，十分有利于后人临证时对六经证治的驾驭，这些临证心得比起叶氏的《温热论》也毫不逊色，俞氏的《通俗伤寒论》成书于1776年，书中的精彩部分这里不妨稍作摘录。

“凡伤寒病，均以开郁为先，如表郁而汗，里郁而下，寒湿而温，火燥而清，皆所以通其气之郁也，病变不同，一气之通塞耳。塞则病，通则安，无所谓补益也。补益乃服食法，非治病法。然间有因虚不能托邪者，亦须略佐补托”；“伤寒一发汗而表寒即解，温热一发汗而里热愈炽。故伤寒以发表为先，温热以清里为主。伤寒多伤阳，故末路以扶阳为急务。温热多伤阴，故末路以滋阴为要法。扶阳滋阴，均宜侧重阳明”；“伤寒证治，全藉阳明，邪在太阳，须藉胃汁以汗之；邪结阳明，须藉胃汁以下之；邪郁少阳，须藉胃汁以和之。太阴以温为主，救胃阳也；厥阴以清为主，救胃阴也。由太阴湿盛而伤及肾阳者，救胃阳以护肾阳；由厥阴风盛而伤及肾阴者，救胃阴以滋肾阴，皆不离阳明治也。”

“六经实热，总清阳明；六经虚寒，总温太阴；六经实寒，总散太阳；六经虚热，总滋厥阴。阳道实，故风寒实邪，从太阳汗之；燥热实邪，从阳明下之；邪之微者从少阳和之；阴道虚，故寒湿虚邪从太阴温之；风热虚邪从厥阴清之，虚之甚者从少阴补之；阳道虽实而少阳为邪之微，故和而兼补；阴道本虚而少阴尤虚之极，故补之须峻。”

回首过往的历史，我们了解得越多越细，就越能够理解现实中的一切，同时又会发现很多似是而非的说法，在窒息着我们进一步的思考。以历史的客观的眼光看问题，我们可以厘清事物的原来面貌，搞清楚它是如何发生发展的，然后可以知道它和今天的现实是如何相关的，进而可以明白它以后的走向，从而清楚自己的努力是作用在哪个方位，从而明白我们应该如何去努力。通过冯世纶的《解读伊尹汤液经》，我们了解了杨绍伊的《伊尹汤液经》。通过杨绍伊的《伊尹汤液经》，我们进入了对本草、汤液和经方的沉思，追源溯流，从学术沿革的角度，使我们能够清楚中医临床治疗的发展过程，从而了解各种学术流派的短长，学会对事物的取舍。

徐灵胎在《医学源流论》中谈到：“仲景之学至唐而一变，仲景之治病，其论脏腑经络病情传变悉本《内经》，而其所用方，皆古圣相传之经方。……非此方不治此病，非此药不能成此方，精微深妙不可思议，药味不过五六品，而功用无不周。……《千金方》则不然，……大抵所重专在于药，而古圣制方之法不传矣，此医道之一大变也。然其用意之奇，用药之巧，亦自成一家，有不可磨灭之处。”由汉到唐，医道已有大变，唐宋以后的变化就更大了。最不可取的就是偏离了临床实际，仅仅停留在嘴上纸上，甚至于走向了虚玄和荒诞。

经方是一个临证实际的世界，经方讲究的是观察、经验，然后认知、总结和提高。而以实践为基础，就必然时时面对着病、证、症的问题。也如徐灵胎在《医学源流论·知病必先知症论》中所说：“凡一病必有数症，有病同症异者，有症同病异者，有症与病相因者，有症与病不相应者，盖合之亦曰病，分之则曰症。同此一症，因不同，用药亦异，变化无穷。当每症究其缘由，详其情况，辨其异同，审其真伪，然后详求治法，应手辄愈。不知者以为神奇，其实皆有成法也。”所谓成法，就是一定的规矩，这就是经方中的六经、病证、治法、方药，仔细阅读仲景的原文，处处能给人以一定的规矩。

伤寒、金匮、温病作为中医临床的经典和基础，其中经方三分有二。站在临证的立场上看这三者，是否可以形成如下共识。

1.《伤寒论》六经病证是基础，偏重在辨证；《金匮要略》杂病证治是扩展，偏重在辨病。无论辨证或辨病，首先要从症状切入，温病证治是补充，偏重在经方中尚且不足的部分（特别是针对温热病证的寒凉方药）。

2.《伤寒论》提出的六经病证，是一个具有普遍指导意义的框架。六经也许最初出于热病临床证治的需要，但实际上其中的证治原则却可以统领百病的证治。《伤寒论》中还提出一些需要特别注意的有明显腹部症状的病证，如蓄血、结胸、痞证、霍乱、脾约、脏结等。还有一些与热病相关或者也是属于热病但又有着特殊表现的病证，如热入血室、痉病、湿病、百合病、狐惑病、疟病等，这些不妨都可以视为在六经基础上的拓展。

3.《金匮要略》（杂病）中不乏以症状命名的病名（含有症状鉴别、辨证论治），如咳嗽上气、奔豚气、腹满、小便不利、黄汗、吐衄下血、呕吐、哕、下利等。也可以见到具有特殊含义的病名（含有专方，治疗上有独到，但仍然以辨证为基础），如中风、历节、血痹、肺痈、胸痹、肝着、肾著、四饮、四水、四疸、胃反、蛔虫病、阴狐疝、脏躁等。另外，在杂病中的难治性病证（疾病慢性化以后出现的气滞、水停、血瘀），如虚劳（干血）、水饮（石水）、瘀血（口燥、甲错、色黑）等的证治也多有涉及，实际中需要兼顾的面亦多。

4. 温病补充了大量的运用寒凉药的经验（用卫气营血和三焦辨证来驾驭），这是对六经治法方药的补充，所以根本还是在六经框架中，是放大和细化了的某一局部。温病的病名挣脱了伤于寒邪的束缚而比较注重于热病季节性的流行，如风温、春温、暑温、湿温、暑湿、秋燥、伏暑、冬温等，对病因的追求（由风寒到六淫到戾气）是临床观察、临证治疗和理论总结的重要进步。温病中也有表现特殊的病证（在防治措施上下功夫），如烂喉痧、大头瘟、疫疹、霍乱、疟疾、痢疾等，临床证治的针对性更强。

本着以上所述的精神，在下面篇章中展开的内容主要以《伤寒论》和《金匮要略》的内容为主，并适当地穿插进温病以及后世临证治法方药的内容，通过这样的归纳和表述，让我们能够看清楚一个以经方为基础而构筑起来的中医临证治疗的世界。

六　经

（辨证框架）

六经辨证是最早也是最基本的辨证论治体系。如果说辨证论治是中医临床的基础，那么“废六经则百病失传”一言中的！现在的教科书竟然把六经晾在了一边，这样的做法，真有点让人尴尬。

讲经方必须先讲六经。中医的临床诊治，既辨病也辨证，但更加注重于辨证。证是证据，是疾病的外在表现，是我们诊断疾病的依据。证是在疾病的发生、发展的过程中，在各种致病因素及其他相关因素的共同作用下，机体所产生的临床综合表现。证是以一组相关的脉症表现出来，能够不同程度地揭示疾病的病位、病因、病性、病势，能够高度概括病机。病机则成为一种为治疗指明方向、提供依据的理性归纳。

一种疾病的某一阶段可以只出现一个证，也可以出现几个不同的证；同时，一种疾病的不同阶段会出现不同的证，而不同疾病的一定阶段又可能出现相同的证。这些在随经方展开的证治世界中有着充分的体现。

中医对证的认识，有一个逐步深入、不断完善的过程。《伤寒论》原文中有“观其脉证，知犯何逆，随证治之”的提法，此时的六经基本上是作为病证提出的，但原文中同时又提到太阳证、少阳证、桂枝证、柴胡证等，说明当时已经充分注意到对证的把握。具体地说，《伤寒杂病论》是六经病证在前，六经的证治体系是一种对疾病共性把握的方式。所以如果要讲病证治疗，就必须先讲六经。中医的辨证，是从六经辨证起步，然后不断充实和完善。现今我们可以十分详细地列举出许多不同的辨证方法，但万变不离其宗，基础应该还是在六经的范围中，“以六经钤百病”，即体现了这个意思。

关于六经的重要性以及它的普遍意义，其实不少清代医家已经很清楚地认识到了这一点，譬如柯韵伯所说：“六经之为病，不是六经之伤寒，乃六经分司诸病之提纲，非专为伤寒一证立法也”，“或因伤寒，或非伤寒，纷纭杂沓之中，正可思伤寒杂病合论之旨矣。盖伤寒之外皆杂病，证不脱六经，故立六经而分司之，伤寒之中最多杂病，内外夹杂，虚实互呈，故将伤寒杂病而合参之”，“凡条中不贯伤寒者，即与杂病同义”，“不知仲景六经是经界之经，而非经络之经”（《伤寒论翼·全论大法·六经正义》）。六经证治教给我们的是一个临证应对的方法，对六经我们要从大处看。这样，六经的重要性，怎么讲都不过分。

六经要解决的是辨证的问题，清代不少医家也反复强调了辨证的重要性，如《临证指南医案》中所说的：“医道在乎识证、立法、用方，此为三大关键，一有草率，不堪司命。然三者之中，识证尤为紧要。”《类证治裁》中也指出：“司命之难也，在识证；识证之难也，在辨证。”喻昌说仲景书“详于治寒而略于治温”，是指具体方药；王孟英讲仲景书“法虽未尽而名已备”，是指具体治法。

离开了六经，经方就成了一盘散沙。不懂六经，也难用好经方。对六经的理解首先不能离开临床的证治，惟有如此，六经才能被深刻认识。此处集中了作者近年来有关伤寒六经的文章，从各个不同角度进行阐发，以方便理解。引用文献出处罗列在书末，若有遗漏，请相关作者谅解。文章的观点是耶非耶，不敢过于自信，旨在抛砖引玉。

一、关于伤寒的广义和狭义

（一）广义伤寒即热病

在《内经》中，伤寒作病因解者多，如“伤于寒邪，发为热病”；“今夫热病者，皆伤寒之类也”；“冬伤于寒，春必病温”等等，不一而足。自《难经》的“伤寒有五”说一出，伤寒作为病名，含义就有了广狭之分。热病也好，伤寒也好，都是在寒热二字上做文章，体现人对寒热的敏感，以及寒热的客观可见。总之，寒是因，热为果；寒先见，热后发；寒要汗，热用泄。所以要理解《伤寒论》，有必要先把眼光移到《内经》、《难经》的时代，当时对热病已经形成的认识不可不知，因为这是以后发展的基础。《难经》的“伤寒有五”说以后，在历史上将伤寒作广义或狭义解者均多，由于各自的着眼点不同，常常会导致混乱。将伤寒作狭义观者，力倡温热学说，但一直到明清，哪怕是温病学派面世以后仍有坚持广义伤寒者。有一个事实也必须尊重，即温病学派形成后，对伤寒病名的理解已经难以划一，所以仍旧沿用伤寒，就有问题。不得已还是回到《内经》

所称的“热病”二字为好，或者称外感热病，则大家都容易接受。

（二）狭义伤寒的实际存在

概念的广与狭也是相对的，太阳伤寒为狭义伤寒，《伤寒论》的伤寒则为广义伤寒。若以历史上整个热病为广义，则汉末仲景所经历的“伤寒”就是狭义的了。在汉代末年，张仲景所经历的“伤寒”究竟是什么疾病，这应该属于狭义的范畴。众所周知，仲景所处的年代，气候寒冷，战乱频繁，疫病流行，同时临床的治疗经验积累也达到了一定的水平。不少文章探讨张仲景所经历的伤寒到底是什么病，从当时的政治、经济等方面展开，此在文献学上有极大的意义，应该视为《伤寒论》研究的重要内容之一。最近读到一篇文章，印象非常深刻，这里不妨稍微介绍几句。该文提出了“克罗米亚—刚果出血热”（新疆出血热）的说法，作者认为中国汉代曾流行的这种以虫媒病毒为传播源的疾病，其病程发展经过与伤寒传经过程表现极为相似，特别在疾病的转归方面，二者完全一致。这种疾病当时被称作“伤寒”，这种疾病西域自古即有，由于生态环境与社会历史的变迁，促使该病一度由西域传入中原，隋唐以后消退。文中所讲的道理，值得认真参考，这应该看作是对狭义伤寒的探讨。文章提出，在东汉时期，人们对疾病的认识还只能遵循从个别到一般的过程，尚不具备为多种或全部外感热病做总结的条件，这样的看法同样发人深省。历史在这里开了个玩笑，随着当时流行的出血热消失，伤寒从狭义一跃而为广义。当然坚持将伤寒作狭义解者仍然不乏其人。是耶非耶，各执己见，竟然到了互不相让的地步。

（三）《伤寒论》针对的是广义伤寒

宋以后，对伤寒的理解走向两端，且壁垒分明。作广义解者，提倡执六经而驭百病；作狭义解者，想要废伤寒而立温病。《伤寒论》由汉及宋，开始广为传播，得以提升，成为临证的指导。宋以后对《伤寒论》的学习和研究兴盛，并且形成一定的局面，宋版《伤寒论》所起的作用当予以足够的重视，校正医书局所付出的努力功不可没。这一变化倾向提示了中医临床经验的总结逐渐提高，并且具备了较为普遍的指导意义，也可以视为时代的需要吧！对《伤寒论》广泛的学习和探讨，催生出一代又一代的名医。原来“外感宗仲景，热病用河间”，一变而为“以六经钤百病”，仲景也被尊为医中之孔圣。宋版《伤寒论》可以看作临床经验的大总结，这是伤寒向广义方向的提升。与此同时，我们也不得不正视事物的另一面，即宋元以后温病学派的兴起，既然真伤寒不见，就有必要“脱却伤寒，辨证温病”，于是有刘河间、王安道、吴又可，及至清代温病名家迭出。温病学说的兴起，与广义伤寒形成对峙，又把伤寒挤到了狭义的一边，表面上看，寒温各占一半。其实不管医家的主观意识如何，事实上都是在积累热病治疗的经验，都是在为广义伤寒作补充。《伤寒论》作广义解，可以容纳后世温病的临床证治。尽管宋版《伤寒论》有了脱胎换骨的变化，但是汉代“伤寒”的痕迹依然深刻，另外临床上对热病的经验和认识从来不会停止，所以在理解上不可避免会有两个极端。对历史上的寒温之争从狭义广义去想就容易明白些，即与温病相对的是狭义伤寒，而可以包容温病的是广义伤寒。目前，为了避免产生歧义，用外感热病称呼应该更加合适。伤寒是温病的基础，温病是伤寒的发展，伤寒在前，温病在后，这无疑是站在广义伤寒的立场上的，当然用于整个外感热病也无碍。

（四）六经是广义伤寒的灵魂

讲《伤寒论》的临证指导，是指广义的伤寒，六经辨证正是建立在这一基础上的。六经是《伤寒论》的灵魂，不管广义和狭义。六经源自经络，经络可以区分，经络互有联系，可以区分是因为有相对的独立性，互有联系则产生进一步的传变和重叠。六经作为一个抽象出来的框架，具有普遍的适用性。对每一个具体病证都能够用六经去衡量，六经由经络而气血、脏腑、病邪，成为一个涵盖和包罗甚广的体系，成为一把方便实用的尺度。外感热病的治疗有明显的阶段性，外感热病的治疗与病机密切相关，阶段性的变化中体现出病机的不同。显然，一切都可以用六经病证来归纳和表达，六经中有脏腑经络，六经中有寒热虚实，六经中有表里轻重，六经中有升降沉浮，六经中有干湿润燥，……六经是个布局，后世的补充与发展，大体于此都可以发现痕迹，找到归宿。六经病证给人一个临床证治的框架和方位，最初是用来应对热病的证治，后世医家悟出了百病皆然的道理。也就是说，六经辨证实在是可以应对百病的，这就是《伤寒杂病论》奠定临床辨证论治基础的最好注脚。六经病证的正治是常，是框架，合并病、传变、兼变证是变，是延伸或重叠。六经分看各有一个格局，合看又反映了某些病证的规律。三阳的重合处是合并病，太阴、少阴的重合是程度和范围的表示，少阴、厥阴的重合表达了二者均为最后的极期，都有厥热胜复的问题。狭义伤寒无疑是在广义伤寒的统辖之中，大道理管小道理，一般规律如此。

（五）伤寒六经成为中医临证的基础

搞清楚广义伤寒六经的目的，是为了把握住临证的治法和方药，汗吐下和温清消补，治法以六经来区分，井然有序。六经病证的代表方，把各个板块的证治规定，如麻黄汤、桂枝汤、白虎汤、承气汤、柴胡汤、理中汤、四逆汤、乌梅丸等等，由此再深入，则有青龙汤、陷胸汤、抵当汤、泻心汤、五苓散、茵陈蒿汤、黄连阿胶汤等等，再往深走，则又有更加细微的方药加减变化。用药有太过不及，汗吐下之际尤当注意，所以在六经之外，又有“可不可”作为补充。六经病证的正治，也即最具有代表性的治疗方法，是六经证治的根干。在充分理解了这样的框架以后，才可以做进一步的延伸，否则就是舍本求末，难以得其要领。从整个外感热病的治疗过程看，太阳为初期的汗法，阳明和少阳为中期的清法，太阴为中期的温法，少阴为末期或应急时而用的回阳救逆法，厥阴理当扶阳顾阴，可惜原文脱漏反映不全。六经传变可以作为参考，但不必过分拘泥，有是证，用是药，此为辨证论治的基本原则。六经方治后面的空白框内，可以用仲景的相关方剂填入，也可以用后世医家的方剂进行补充，当然也可以将现代临床的经验采纳进来。收起来很简单，放开来很复杂，一收一放之中反映出事物的内在规律，这也许正是广义伤寒六经的胜人之处！

（六）应该重视对伤寒六经的理解

时代变迁，西学东渐。近代对《伤寒论》的理解也站到了更广更高的层面，此以民国时期的祝味菊、陆渊雷先生为代表。这里不妨引一点祝味菊先生对六经所作的五段论说："疾病之来，引起体工之反应，不出五种阶段。于义云何？太阳之为病，正气因受邪激而开始合度之抵抗也；阳明之为病，元气偾张，机能旺盛，而抵抗太过也；少阳之为病，抗能时断时续，机能屡进屡退，抵抗之力，未能长相继也；太阴少阴之为病，正气懦怯，全体或局部之抵抗不足也；厥阴之为病，正邪相搏，存亡危急之秋，体工最后之反抗也。一切时感，其体工抵抗之情形，不出此五段范围，此吾三十年来独有之心得也。"文中"体工"二字，于今用"机体"来表达较合适，这两个字是祝氏五段的立脚之处。祝氏对五段进一步有如下的说明："伤寒五段者，人为之假定也，制亢扶怯使其合符自然疗能，要言不繁，如是而已。夫疾病之变迁，随自然而发展，消除病原，即可制止病变，把握自然，亦可变更病程，是故良工治病，不能去邪，即当安人，治病若无特效之药，即当维护自然疗能，吾人区分伤寒为五段，欲以明抗力之消长也，利用寒热温凉之药，以调整体力之盛衰，选取辛苦酸甘咸，各种具有特别作用之药物，以解除纷纭之证候，缓和非要之痛苦，开合升降，诱导上下，使其长为适度之抵抗，减少损害，缩短过程，使其早至于康复，此祝氏伤寒心法也。”祝氏的五段说以人体机能的反应来设定，除去一头一尾的开始和结束，大体是抵抗太过、抵抗不及和邪正相持这样三种状态，其实在实际中也是很容易理解和把握的。这可以看作对广义伤寒作出的与时俱进的诠释。回头我们再看对伤寒六经的解释，可以说，每个人、每个时代都会产生独到的见解，一般而言，大都是从广义来理解的，但即便是作广义解，仍然有各种角度的不同，见仁见智，各有所偏，但只要有助于从广义上来理解《伤寒论》的就是好东西，应该认真参考。

（七）对伤寒六经的现代解读

今天，对《伤寒论》原文所描述的一切，不管狭义或广义，如何作出大家都能接受的解释，仍然是个备受关注的问题。传统的外感热病治疗中积累起来的经验和现代对感染疾病的最新认识，是否可以沟通，以及如何沟通，这是相当一部分人所十分关切的，《伤寒论现代解读》在一定程度上对此作出了肯定的回答，并且做了有益的尝试，我认为书中的不少认识都是独到而精辟的。当代中医认为《伤寒论》与温病学说应当统一为中医外感热病学，现代西医把传染病、寄生虫病与各科的感染病综合在一起形成了现代感染病学。二者研究的对象都是感染—炎症—发热这一主题，所以中西医两大理论体系在一定程度上的融合，将有利于解读《伤寒论》。《伤寒论》及其一脉相承的温病学说把外感热病（感染病）作为一个整体，研究其发生发展的规律，并将其看作一个动态的连续的发展过程，看作一个全身性的反应状态。《伤寒论》以六经传变作为时间结构，以证作为空间结构，构建其理论框架，这种思维方式传承给了温病学说，构建出了卫气营血的时空理论框架。外感热病作为一个整体，六经是一个连续的过程，每一经既是这个过程中的一个阶段，又是独立的某种事物本质的反映。作者在书中提出了证态的概念，也许更加方便大家接受。外感染热病证态体系：外感染热病是中医外感热病与现代医学感染病两个概念融合后暂定的名称，是指外邪与机体相互作用，在机体内产生的变化过程，主要是指病理过程。证、病理状态、证态既是一组最常见、最典型、相对固定的症状、体征组合，又是一个发生发展着的动态变化过程。是非匀速的过程，动态中有停顿，连续中有阶段。证的固定是相对的，证的变化是绝对的。证与证之间是连续的，证与证之间有许多过渡型。对六经病证的现代诠释，应该也是《伤寒论》研究的内容之一，真理都是相对的，认识永无止境，因此，我们不必害怕幼稚和不成熟，重要的是我们必须善于思考，古今和东西总是可以沟通的，在这个过程中自然会有创新。

（八）温病学说是对广义伤寒的发展和补充

局部产生的经验，又回到实践中被反复锤炼，最后形成相对体系化的东西，用以指导整个临床。伤寒从狭义到广义，到整个热病证治，到整个中医临床。温病的卫气营血与三焦辨证基本上沿袭了伤寒六经的方法，即从疾病的阶段和层次上来把握临床的具体证治，只是这部分的内容可以看作是六经病证中偏于热证治疗的补充与扩展。卫气营血和三焦辨证也注重阶段性和层次性的变化，有是证，用是药，章法井然，也强调传变，在治疗中着意于扭转病势，截断传变。伤寒以太阳病篇内容庞杂，温病则以气分证治方法详尽，寒温各有所到。从学术传承发展的先后看，也可以说，温病学说基本上是放大了的阳明证治。除了阳明之外，卫分证可以看作是对太阳病证的补充，而少阳病证在气分证中也有所补充，厥阴病证也可以从营血证治中看出个大概。伤寒不排斥热证，温病也未必就无视寒证，所以六经中的太阳、太阴、少阴，在温病的证治中都可以找到相应的位置，事物有常有变，泥于常则欠变化，乱于变则少规矩，临证的千变万化，六经也好，卫气营血与三焦也好，充其量提供的只是一种方法、工具，就看你在实际中如何去应用而已。同样是一个框架，六经分证在前，涵盖面广，表里寒热虚实尽在其中；卫气营血在后，偏重于热，强调清热养阴、开窍息风。故以六经钤百病可，而用卫气营血包罗万象则难。

（九）理解了伤寒的广义和狭义才能从整体上把握住热病的临床证治

《伤寒论》面世以后，其实就产生了理解上的广狭之别，这一点不清楚会影响到具体问题的进一步讨论。当然，一个在临床上具有普遍指导意义的伤寒六经，本身也需要在实践中接受考验，不断修正和补充。仲景对《素问·热论》六经的承袭和扩展，温病学家对《伤寒论》六经的发展和补充，都是说明了这个问题。对疾病的认识和处理可以有一定的原则，但就具体方法而言，是永无止境的。中医和西医好比是在用不同的语言说明同一件事，二者的翻译和汇通最终有助于认清问题讲清道理。广义伤寒、六经辨证的原则，在临床上始终立于不败之地，后世温病是它的补充，甚至西医的临床各种治疗也可以看作它的补充。中医立框架，西医描细部，从这一点看，西医甚至可以被包容在中医的模式中了，西医是对中医的细化，细化到了对各个相异的疾病的认识和治疗上。从历史沿革来看，小伤寒而大温病，可以迎合后世临床疾病证治的变化；大伤寒而小温病，可以强调基本方法不可变，其实就连温病的概念也是有广狭之分的（见图1）。今天用外感热病的提法，可以平息寒温之争和统一寒温之说，历史好像还是回归到了“热病”两个字。从《内经》的热病到今天的热病，有了临证高层次的提升，是螺旋的上升，对外感热病的证治我们应该作出符合时代的解释。热病证治的整体框架，不是一项单一的科技发现，它需要几代、几十代人的反复实践，需要历代医家的共同努力，而不可能由一位医家单独完成。

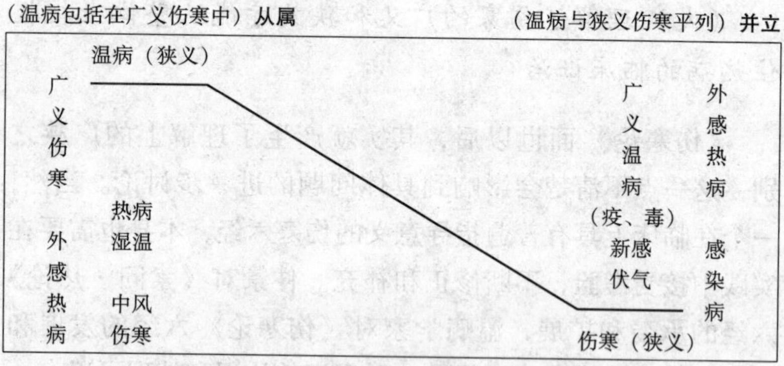

图1 伤寒温病概念的历史演变

二、六经的框架位置说

在《伤寒论》的研究中，关于六经的认识，多达几十种，真有点让人摸不着头脑，相互间似乎又很不容易统一。仔细想想，其实也是由于每种认识的出发点（或立场）不同，或许每种认识都有它的合理性，不一定存在正确和错误的问题。但是，如果要说六经对临床证治的绝对的指导意义，说六经可以钤百病，那么这个六经就必须具有一定的高度和广度，即六经是一个居高临下、涵盖甚广的东西，我在这里用框架来表示。用这个框架来衡量，临床的具体治法方药大体都能找到各自所处的位置，这才是可以并且值得称为临床基础的六经，否则就不值得花那么大的力气来反复讨论了。

还有一点必须提及，即不管东汉末年张仲景经历的是一场什么样的具体的疾病，《伤寒论》或六经病证一旦被拔高到用以指导整个临床辨证的高度，那么我们也就应该更多地考虑六经证治中共性的问题，亦即必须考虑对整个热病、甚至对整个中医临床证治起指导作用的六经。本文的目的也是要在这方面作一些归纳和思考，以方便理解。

（一）六经所规定的辨证框架和治法方药的位置

六经内容有提纲原文框定，有具体篇章展开。以后有对提纲原文进行质疑者，可见提纲还是有不到之处，亦可见以六经概括热病证治之难。阅读原文，可以知道，太阳病与太阳病篇在概念上的不同，其实六经皆然。据此，我们必然要发问，六经究竟是什么？六经到底有什么用处？临证为什么非要有个六经不可呢？

现代中医比较习惯用八纲来归纳和表述基本的问题，古代中医自幼接受的是六经病证的思维方法。古今表述的方式不同，各有利弊，但其目的和实质还是一致的。下面列出的表格，提示出辨证的基本框架，提示出治法方药的基本位置（见表1、表2）。心中有了这个框架，临证遇到再复杂的情况也不至于慌乱。心中有了这个框架，后世的所有补充和发展大体上也就一目了然了。可见六经是临床辨证论治的基础，《伤寒论》奠定了辨证论治的基础，不是一句空话。

表1　六经辨证的基本框架

太阳（寒） 表寒（虚寒）	**太阳** 营卫不和	**太阳**（热） 表热（虚热）
太阴 虚寒、寒湿、寒实	**少阳** 邪正相争	**阳明** 实热、燥热、热结
少阴（寒化） 虚寒、阳亡	**厥阴** 厥热胜复	**少阴**（热化） 虚热、阴竭

六经病证中，太阳为初期，辛温为主法，但实际上也有麻黄石膏相配的辛凉法。阳明、少阳和太阴居中，少阴和厥阴则步入了热病的晚期。最后的阶段，虚固无疑，而且已经不是一般意义上的虚了，应该用阳亡阴竭来表述。少阴尽管有寒化、热化的区别，毕竟以虚寒为急，见症以脉微肢厥为主，须用回阳救逆法，投四逆汤急温之。厥阴尽管有寒热错杂的证治，毕竟以虚热为重，见症以神昏风动为主，须滋阴息风或开窍，后世温病方可参。至于厥热胜复则少阴和厥阴

中都是存在的，有关预后的原文很清楚地记载了这方面的情况。在热病的极期，寒热虚实的真假错杂的判断和把握尤其重要，如对厥逆、腑实等的鉴别、处理，就体现了这一点。这些内容较多地表现在阳明和少阴病中，如发热、脉微、肢冷可用姜附，热厥则用白虎；体虚、热盛、腑实可用承气，津亏则用增液。

六经病证给人一个临床证治的框架和方位，最初用来应对热病的证治，后世医家悟出了百病皆然的道理，也就是说，六经辨证实在是可以应对百病的，这就是《伤寒杂病论》奠定临床辨证论治基础的最好注脚。

六经如表所示，三个阶段，三个层面，可以收，又可以放，可以分，又可以合。临证治疗的千变万化，后世医家的丰富发展，大体都能在这个框架中找到合适的方位。六经的框架和方位具有统领全局的指导意义，临证对表里、寒热、虚实处理的具体方法尽在其中，并且由此可以进一步深入到更加细微的地方。

表2　六经辨证治法方药位置的示意

太阳（寒） 辛温：麻黄、桂枝 甘温：甘草、干姜	**太阳** 和营卫： 桂枝　芍药 黄芪	**太阳**（热） 辛凉：麻黄、石膏 甘寒：百合、地黄
太阴 温补：参、姜、术 温通：苓、桂、术、姜 温下：大黄附子细辛	**少阳** 调升降： 柴、芩　姜、夏 参、枣、草	**阳明** 辛寒：石、知、参 苦寒：芩、连、栀 寒下：大黄芒硝甘遂
少阴（寒化） 回阳：附子 散内寒：附、姜、参	**厥阴** 调寒热： 姜、附　芩、连 人参	**少阴**（热化） 救阴：阿胶 清虚热：芩、连、阿胶

（二）传变体现了疾病进展的动态过程

提出了六经的框架和位置后，接着必须讲传变。传变赋予框架和位置以动感，即事物可以有相对的界限和位置，但事物之间又有着内在的联系，事物循此又处在不断的变动之中。传变有一定的规律，但又没有一成不变的模式可言，所以只能讲个大概，因为百病都有各自的独特之处，需要我们不断去认识和总结。后人在传经方面提出的各种见解，原因也正是出在此处。

伤寒六经病证的传变，过去有祝味菊的五段说，通俗易懂，也符合临证实际，比一般的初、中、晚三期更加细化些。《内经》的一日一经说，在《伤寒论》原文中仍然留有痕迹，以后对传经的认识趋繁，循经传、越经传、直中、两感等等，也是因为临证时变化太多，规律性的东西实在难以捉摸，这就暴露了循经传变的缺陷，用一个固定的程式，来规范那么多不同的疾病，当然就有问题。所以应该说，六经传变既有顺序，又没有顺序，可以用五段或三段来勾勒，实际上又不必过分拘泥。但是不管怎样，关于传变的基本规律，对于临证把握治疗还是十分必要的。

六经病证的正治是常，是框架，六经分看各成一个格局，合看又反映了某些病证的规律。疾病的病程有初、中、晚，疾病的轻重有上、中、下。传变即进展，由太阳到阳明或少阳，再到少阴或厥阴，这是常。有的疾病始终在太阳，也有的疾病开始于阳明，甚至也有由太阳直入少阴和厥阴者，这是变。关于传变，结合一些后世温病的内容，也许更加有助于理解。吴又可曾经提出过“九传”说，也是流于繁琐而不切实用，未能超越六经。杨栗山在《伤寒温病条辨》中说："寒证有六经之传变，温病亦有六经之传变，其阴阳脏腑顺逆无二也。"

六经传变的阶段性和层次性可以用图2来表示。

层次 \ 阶段	初期	中期	晚期
上焦	**太阳** 卫分（肺、心）腠理	太阳	太阳
中焦	太阴	**太阴、少阳、阳明** 气分（脾胃、胆）膜原	阳明
下焦	少阴	厥阴	**少阴、厥阴** 营血（肝、肾）命门

图2　六经传变的阶段和层次

（三）合并病展现了疾病表现的复杂多样

合病与并病，是《伤寒论》六经病证中的重要内容之一。合病是指六经病证中两经或三经同时发病，数经之证同时并见的情况。并病是指六经中一经病证未罢，另一经相继为病，也是数经之证并见的临床表现。

就《伤寒论》而言，仲景将外感热病发病过程中错综复杂的情况，以六经病证加以框定，每一病证均有其主症、主脉及相应的治法和方药，此乃六经病证之常，是对外感热病最简略的概括。但实际中我们看到外感热病的发生、发展千变万化，在现实中的表现也并非都是那么整齐划一，所以用六经又根本不可能囊括全部的内容。而且热病的传变也不可能那么整齐划一地由某一经的表现直接的完全的转变为另一经的表现。因此《伤寒论》中又有合病并病的提出，还有兼变证、类似证的补充，这些都可看作六经病证的变化，这些都是对外感热病非典型性或者是边缘性证候的概括。这些内容作为六经病证的重要部分，和原文所述的典型表现是相辅相成、相得益彰的。

临床实际中往往是典型表现少，而不典型者多见。因此对仲景所提出的六经病证，应当从典型和不典型两个方面加以理解，《伤寒论》的六经并非是对所有外感热病的机械框定，而只是提供一种临床思维的模式、辨证的框架。六经示人以常，也示人以变，只有全面理解了六经病证之后，才能知常达变，举一反三，才能在临证时达到圆机活法、得心应手的境界。因此，对六经辨证的理解，不应该只停留在六经的典型表现上，还应该注意原文中表述的大量不典型的表现，本文仅对合病与并病作些归纳与思考。

张仲景在《伤寒论》中对合病、并病的论述虽然不多，但对合病、并病的提出却非常重要。因为疾病的临床表现变化多端，疾病与疾病之间、脏器与脏器之间，常常是互相影响的，这在临床上是普遍存在的。明清时期的一些医案著作，如《名医类案》、《续名医类案》中就记载着大量有关于合病、并病的医案，可见合病与并病，既是理论问题，又是实践问题。对此张景岳有一段话非常浅显易懂，不妨摘引如下以帮助理解："凡并病者，由浅而深，由此而彼，势使之必然也。此合病并病之义。而不知者皆以此为罕见之证，又岂知今时之病，则皆合病并病耳。何以见之？盖自余临证以来，凡诊伤寒初未见有单经挨次相传者，亦未见有表证悉罢止存里证者，若欲依经如式求证，则未见有如式之病而方治可相符者，所以令人致疑，愈难下手，是不知合病并病之义耳。”柯琴指出：“病有定体故立六经而分司之，病有变迁更求合病并病而互参之”；“六经之合并与内伤外感之合并，神而明之不可胜极。以阴阳互根之体，见阴阳离合之用，是知六经之准绳，更属定不定法矣，何漫云三阴无合并病也哉。”柯氏所谓的三阴合并病，也是对六经的发挥和补充，是有助于临床证治的。

表3 六经病证之间的重叠相兼示意

太阳（寒）	1	太阳	2	太阳（热）
3	1346	4	2457	5
太阴	6	少阳	7	阳明
8	68911	9	791012	10
少阴（寒）	11	厥阴	12	少阴（热）

表3只能表示一个大概的意思，表中1～12的位置是二者重合的部分，也可以说是不典型的部分，具体可以作如下的说明：①麻黄汤向桂枝汤的转化途中，可以考虑用桂枝麻黄各半汤；②桂枝汤向银翘散的转化途中，可以考虑用桂枝二越婢一汤、栝蒌桂枝汤；③表里同病阳虚湿滞，或温散或温通，可以考虑用桂枝人参汤、五苓散（或藿香正气散）；④太阳向少阳的转化途中，可以考虑用柴胡桂枝汤（或三仁汤）；⑤表邪未尽而里热或里实已现，可以考虑用葛根汤、白虎加桂枝汤、厚朴七物汤（或藿朴夏苓汤）；⑥少阳证偏湿滞，可以考虑用柴平汤；⑦少阳的清法合阳明的攻下，有别于阳明的寒下，可以考虑用柴胡加芒硝汤、大柴胡

汤；⑧太阴虚寒原则上可以早用少阴温药，太阴在少阴的包容之中，可以考虑用附子理中汤：⑨寒热往来厥热胜复正气已经有所不支，可以考虑用麻黄升麻汤；⑩阳明的热结，少阴的阴亏（或阳明的里结，少阴的寒甚），可以考虑用大承气汤（或大黄附子汤）；⑪厥热胜复偏于寒胜，可以考虑用白通加猪胆汁汤；⑫厥热胜复偏于热胜，可以考虑用炙甘草汤（复脉汤）。另外，还有跨越式的连接，如发表和温散同用的麻黄附子细辛汤、麻黄附子甘草汤针对太少两感证；苦寒和辛温同用辅以甘补的半夏（生姜、甘草）泻心汤针对寒热错杂虚实夹杂证，类似太阴阳明相合。最后，除了二者的重合以外，其实还可以有三者、四者的重合，如图中标出的 1346、2457、68911、791012 等，此属于更加复杂的情况。

以上的考虑也许不那么成熟，甚至会引起误解。请大家注意，六经病证的主线条不多，仲景把较多的笔墨花在了重叠和模糊的地方，这就引出了主方的加减变化，对于事物的兼夹错杂，合并病做了最好的注脚，当然还有兼变证的问题，这就是原文叙述的加减方明显多于基础方的道理。

古往今来，注目于六经研究的医家不少，着力于六经阐释的医著相当可观。六经是什么？六经为什么重要？我们固然可以引经据典，洋洋洒洒作出长篇大论，这如果是限于一定范围内的学术讨论，固然是很好，也是十分必要的。但是面向整个中医界，面对尚未入门的中医学子和对中医怀有广泛兴趣的西医人士，我们是不是应该考虑用更加简洁、更加通俗的语言，把复杂的事情讲得明白一些呢？我以为用框架和位置来表述六经，用传变和合并病作为补充来理解六经，基本上可以阐明六经的要点，基本上可以把握住六经的要害。

三、存在于经方中的诊疗体系

讲到经方，谁都会马上想到麻黄汤、桂枝汤、白虎汤、承气汤等一系列的方剂，一下子涌现出来的起码不下几十张方吧！这些方剂的古今运用及研究，实实在在有医案的记录和相关的报道，读起来引人入胜。毫无疑问，经方是由一张张方剂组成的，我们应该在临床上着力于每一张经方的具体应用和经验积累。但是，这里我想换一个角度，主要谈谈存在于经方中的具有一定体系化的东西。所谓体系化的东西，应该是放下来平稳而无所偏倚的，特别是在寒温的运用上。我认为认识到这一点，在一定的程度上比掌握某些具体方剂的运用更为重要，这也可以认为是经方的灵魂所在。实际上，能够透彻地了解到这一点，也将有助于你用好所有的经方和后世方。同时，这也正是今天我们为什么必须重视经方的最根本的出发点。以下试从三个方面展开加以论述。

（一）六经体系

存在于经方中的六经，必须作为一个整体来对待才有意思，六经病证及其相应的代表方，组成了一个临证辨治的基本框架。以下恕我先用最简单的表示来做一归纳（见表4，方剂前的序号对应框图中数字所示的位置）：

表4 六经框架方药位置表示

1 太阳寒	2 太阳中	3 太阳热
4 太阴	5 少阳	6 阳明
7 少阴寒	8 厥阴	9 少阴热

1 麻黄汤（温散）麻、桂
2 桂枝汤（调和营卫）桂、芍、姜、草、枣
3 越婢汤（凉泄）麻、石
4 理中汤（温补）参术、姜草
5 柴胡汤（扶正达邪）柴芩、姜夏、参枣草
6 白虎汤（寒泄）知、石
6 承气汤（寒下）硝、黄、枳、朴
7 四逆汤（回阳救逆）姜、附
8 乌梅丸（寒热虚实兼顾）柏连、姜附、参
9 黄连阿胶汤（养阴清热）芩连、胶、鸡

六经通过基础方起奠基作用，上下左右，缓急轻重，气血阴阳，表里寒热虚实，进行布局，简简单单几张方，撑起了临床证治的基本框架，勾画了辨证论治的主要线条。三段三层六经九分，我将此称为“三三六九法”。三阳三阴，疾病的阶段、层次，病证的气血阴阳、表里寒热虚实尽在其中。如上表所示：1、2、3为表，4、5、6是里或里中之表，7、8、9乃里中之里；1、4、7用温，3、6、9用寒，2、5、8须寒温兼顾而并投；1、2、3偏于实，7、8、9偏于虚，2、5、8或4、5、6则是虚实的错杂，其中以居中的5最为典型。

三阳三阴，用三表达，三生万物，确有深意。如果用二，则容易产生非此即彼的错觉，三能够体现出事物的错综复杂，让人理解表里寒热虚实等事物不能简单划一，所以三用得恰到好处，三值得细细品味。三阳三阴成六经，六经的传变离合，又可以变化出九，由九以至于无穷。然而，万变不离其宗，九九归一，再复杂的治疗，最后都可以回归到六经，最后又都可以看作是从以上九张基础的方剂出发的。将六经的

证治体系稍微展开一下，我认为可作如下的表（见表5）：

表5 六经证治的细化

<table>
<tr><td>甘温复阳</td><td>辛温发散
太阳寒</td><td rowspan="2">营卫不和
调和营卫（辛散苦降酸收）
太阳中</td><td>辛凉解表
太阳热</td><td>甘寒生津</td></tr>
<tr><td colspan="2">助阳解表</td><td colspan="2">滋阴解表</td></tr>
<tr><td rowspan="3">甘温补中</td><td>表寒里湿
温散和中</td><td rowspan="2">寒热往来
扶正达邪（**少阳**、膜原）
苦泄辛透甘补</td><td>胸膈肺热
寒降透泄</td><td rowspan="3">甘寒生津</td></tr>
<tr><td>**太阴**寒湿
温燥通利</td><td>**阳明**热结
苦泄寒下</td></tr>
<tr><td>寒实内结
温下</td><td>寒热错杂
湿热内蕴（辛开苦降）
太阴阳明相合</td><td>热入营血
苦咸寒凉
泄热散血</td></tr>
<tr><td>温阳散寒
利水（辛温）
少阴寒</td><td>回阳救逆
辛热</td><td>厥热胜复
厥阴（肝、心包）
寒温并用，阴阳互求</td><td>息风开窍
寒凉</td><td>滋阴清热
安神（咸寒）
少阴热</td></tr>
</table>

六经的阶段和层次，初、中、晚和上、中、下，三三得到九大块的内容，如果坚持用六经表述，则有如上的表格。左寒右热，上实下虚，先表后里。其实六经这个框架里也是能够容纳卫气营血和三焦辨证内容的。若要讲常用的治法，诸如辛温、甘温、辛热、苦温、辛凉、苦寒、甘寒、咸寒、辛苦等都能够找到各自合适的位置，而且都有相应的方药。在九大块中间再作细分的话，一是对仲景方可以把握得更加精确，一是对后世方能够认识得更加具体。执简驭繁，从六经到整个热病，再从热病到杂病，所谓“六经为百病之六经”，“以六经钤百病”。

如果说以上所示的六经方治有所不足的话，那么，太阳表热那个角欠缺，越婢汤的麻黄石膏勉强可以充数；少阴热化以及阴虚欠展开，好在有黄连阿胶汤顶住；厥阴证治欠详，乌梅丸也可以聊补于无，作为治法也算是个提示。六经具体方治的不到，留给后人以很大的空间，特别是温病医家在临证的实际中发展和补充的具体方治，都可以在以上的六经框架中找到恰当的位置。据此，也许更加能够让人体会到伤寒是基础，温病是补充和发展。

六经作为一个体系，不仅要了解它的布局，还必须理解六经相互间的关联。对此，六经的传经和合并病的内容就不可或缺。

（二）病证体系

明白了六经是个基本证治的框架以后，接着要走进病证（包括症）的体系。尽管六经本来也称病，但现在我们大都习惯用证来表述了。《伤寒论》中有在六经基础上进一步细化的具体病证，如蓄血、结胸、痞证、懊侬、发黄以及或呕、或利、或厥、或悸、或肿、或小便不利、或大便秘结、或咳喘、或腹痛等等，部位相异，证情的缓急轻重又有不同，临证时必须注意各自的特殊之处，以变化加减方药，以求方药更加符合具体病情，然后，才能取得更加理想的效果。将伤寒与杂病对看，更加能够理解仲景着意于病证的苦心，比如太阳病与太阳痉病、湿病、暍病，少阳病与疟病，太阴病与霍乱病等。应该说，辨证辨病相结合的做法，并非今天才有，早在仲景的书中已成诊疗规矩。

《金匮要略》中则更加明确了疾病的鉴别诊断，体现出辨病论治的精神。这从整本书的分篇可以体会，如百合狐惑阴阳毒、中风历节、血痹虚劳、肺痿肺痈咳嗽上气病等等，粗看就不下四五十种，杂病强调病的特殊性，治疗有它的独到，有些甚至已经有了专病专方的意思。杂病证治仅用六经来框，显然很不够，所以必须提脏腑经络的辨证，使认识和治疗能更加精细到位。

《金匮要略》中有着病的辨治系统，如湿病与历节，风水与黄汗，另外痰饮、水气、黄疸等病都自成体系。杂病中有相当一部分方治，针对性更强，如大黄䗪虫丸对虚劳干血、鳖甲煎丸对疟母、薏苡附子散对胸痹缓急、桂枝茯苓丸对妇人癥病下血、蜀漆散对牝疟、蜘蛛散对阴狐疝、旋覆花汤对肝着、乌头赤石脂丸对心痛彻背、甘麦大枣汤对脏躁等，都带有了一定的专病专方的意思。杂病证治可以有相对固定的方药，要求治疗更加具有针对性，所以《金匮要略》把证治重心向病证的方向移动。但即便如此，仍然不能忘记辨证是基础，所以，以上的方剂仍然可以在六经框架中找到自己的位置，并且，在代表方的后面，还可以延伸出许多加减变化方。

症、证、病，是临床诊疗中必然会遇到的问题，也是医生必须要考虑的问题。辨症、辨证、辨病，也是医者临证必须具备的功夫。伤寒、金匮、温病在这方面构筑了中医临床的基础。用最为简单的线条来勾勒，主要就是辨证、病证、方证、症状鉴别和治法方药这些基本要素，也就是由症状鉴别开始的辨证、辨病，以方证为落点，理法如形影相随，首尾相贯。

关于病、证、症是否可以作如下归纳表述：①病呈线状（有一定的直径），疾病是个过程，其主轴自始至终表现出该疾病的规律与特点，反映出该疾病的根本矛盾。疾病的时相性变化可以用若干阶段区分；②证呈片状（有一定的厚度），证有相对稳定者，也有变化迅速者，证候是疾病阶段性变化的概括，也即是对眼前所见疾病症状表现的概括。证候含有病因、病位、病性和病势的因素在内。证候反映出疾病该阶段病理变化的特征；③症呈点状，是认病识证的基本要素。辨病辨证的第一步就是对症状的收集和分析。症状是认识病和证的线索和依据。症状在诊断上有主次不同，有的症状具特殊意义，对症状必须全面把握。将以上的意思可以用如下的图表示（见图3）：

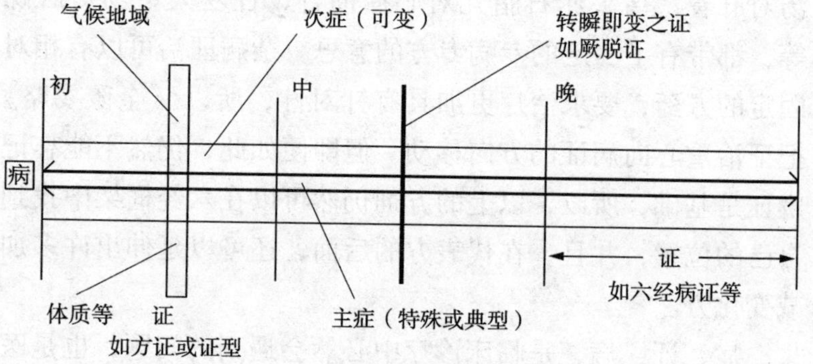

图3 病证症的相互关联

在经方的运用中必须注意对病、证、症的鉴别，病、证、症各有所指，但又互相交织在一起，在具体治疗中有对病、对证以及对症的不同处理，互相并不矛盾，而是相得益彰，经方的运用就是在对病、证、症的认识和把握中展开的。

（三）方证体系

方证体系的根基在六经，六经的主要方证是一个体系。六经的主要方证又形成各自的体系，我们经常习惯于用类方来表述，来描述事物的从简单到复杂、从典型到不典型的变化。《伤寒论》的112方，更多的是某方的加减变化，很多直接用文字表达。这些方剂的重要程度，如果要用几个不同的级别来表示的话，那么是否可以将六经的基础方视为一级方，延伸补充的方剂则为二级，而对前二者的加减变化则可定为三级方。

如果用类方的表述来体系经方，则经方中又有各成一体的系统，如桂枝汤类方、承气汤类方、柴胡汤类方、泻心汤类方、陷胸汤类方、小青龙汤类方、苓桂剂类方等，经方方证的体系许多甚至可以延伸到后世的相关方剂。经方的加减，每一味药都有它一定的道理。

整个六经是一个体系，几张基本方就像它的分叉，有它一定的位置，而每一张基本方又有自己的体系，形成了一定的加减变化，可以应对临证的复杂情况。经方中证与证之间的移动和转换以及主症的变化，都可以十分敏感地通过方证反映出来。因此我们又应该用变动不居的眼光来看经方。谁说临床上经方的应用不能加减或不应该变化呢？桂枝汤的加减变化方在仲景书中不就有二十多张么？其实，《伤寒论》、《金匮要略》的大部分原文都是在不厌其烦地教人如何化裁变化、遣方用药，当然，我们也不否认有时会有方证对应的情况。

方证的体系又和病证相关，病证或者有着自己的代表方，或者有着一组方，大体也有着各自的体系。如湿病温经散寒止痛的三附子汤、百合病清热养阴的百合地黄（知母）汤、虚劳病甘温调补的建中汤和肾气丸、咳嗽上气病温肺化饮的小青龙汤加减、胸痹病的栝蒌薤白半夏汤等等，另外如由腹满病的寒下、温补、温下，痰饮和水气病的温通，黄疸病的清利等延伸开来的方治都能形成体系。或者举苓桂剂为例，在《金匮要略》中有猪苓散、五苓散、苓桂术甘汤、苓桂草枣汤、防己茯苓汤、茯苓泽泻汤等等，也成系统。

经方有主次，有开合，有延伸。从这一点来看，可以说经方一直贯穿到了时方。如从三附子汤到桂枝芍药知母汤到补肾祛寒治尪汤，从黄芪桂枝五物汤到补阳还五汤，从大黄附子汤到温脾汤，从当归芍药散到逍遥散等等。经方是临床证治的源头，明白了经方也就大体明白了中医的证治，就如仲景在《伤寒卒病论集》中所说：“虽未能尽愈诸病，庶可以见病知源。若能寻余所集，思过半矣”。经方是无法与《伤寒杂病论》的文字相分离的，仅凭书中所出的方剂难以尽愈诸病，但你只要理解了书中的主要精神和原则，也就基本上掌握了治疗的大体方法，据此应对临床实际，就有事半功倍的效果。如果将方证和六经、病证放在一起考虑，是否可以作如下表示（见图4）：

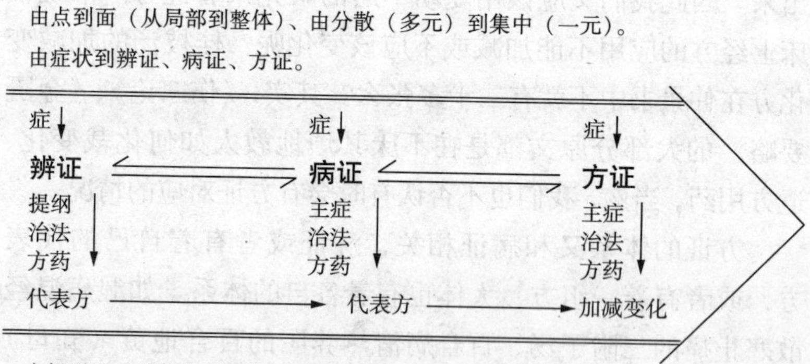

图4 方证与病、证、症的关联

进一步可以举例作如下说明：

辨证 →	病证、方证 →	方证、症状
太阳病证	太阳中风	桂枝加葛根汤证
脉浮，头项强痛，恶寒	有汗，脉缓	项背强几几
辛温发汗	解肌发汗，调和营卫	生津升津，舒缓筋脉
治法 →	治法 →	治法

（四）结语

以上所举，六经体系是轴心，可见辨证论治的重要，病证和方证是补充，补充六经的不到之处。其实六经、病证和方证又是浑然一体的，从不同的角度体现着中医是如何诊疗疾病的。经方给我们展开的是一个临床证治的世界，经方给我们勾画的是一个辨证论治的框架，经方给我们奠定的是一个遣方用药的基础。后世的临床，循此不断深入和拓展对病证的认知，循此发展和补充方药的运用，经验的不断累积，使六经的内容更加丰满。

进一步想，其实，温病的方证大体也都可以在六经病证的框架中找到自己的位置。因为，《伤寒论》没有也不可能穷尽所有具体的方药。临床上，疾病的变化也是层出不穷，事物在变化，认识无止尽，具体方药也就不可能一成不变。临床实际中寒温是一体的，不应该片面理解，任意割裂，使其对立。寒温作为具体治法，浑然一体，后世医家的不断补充，使临床的证治更加趋向于完整。温病学派从温邪立论，从寒凉立法，所以从六经的框架看，主要补充了清热凉血、清热利湿、清热养阴以及清热息风和清热开窍法，这也是不争的事实。伤寒有温病的后续，前后呼应，寒温合一，最终呈现出一个热病证治的完整体系。

我一直认为，对于经方必须注意两个问题，一是走在高层的，即中医的辨病辨证的规律，临证的思路原则方法等，这要从原文的阅读中去体悟，要从证与证、病与证、方与方等事物的相互关联中去揣摩，这就要求我们不能把六经、病证和方证看作是静止不动的东西。另外一个就是方剂的具体运用，每一张方都有一定的适应范围，加减变化规律，这是走在低层的。高层的东西要用自己的心思去觉悟，低层的东西要在反复的经验中积累，当然高层和低层二者又是相辅相成的，高层的东西起着统领的作用，所谓大道理管小道理。

最近又一次展读《伤寒论现代解读》，我被下面这段话打动："尽管张仲景没有给病、证、症下定义，但他把病、证、症区分开来，并以它们之间存在的关系建立起病证结合的理论体系，在疾病分类学的历史上是一次突破，这种分类方法与达尔文进化论、动物分类法、门捷列夫元素周期分类法、人类社会历史进化分类法具有同样的思路与光辉……《伤寒论》六经分病，六经传变，病与证之间的关系完全符合上述分类方法的共同点，而近代西医对于疾病的分类方法没有反映出疾病由简单到复杂、由轻到重、由表及里的发生发展的动态变化过程，按照病原体分类、按照人体解剖学分类这种传统的分类方法，还没有进化到综合的系统分类方法。"存在于经方中的诊疗体系是一个综合的系统的分类方法，作者提出的是证态系统，我在本文中叙述了六经、病证和方证三合一的经方诊疗系统，其实殊途同归，意思只有一个，即不管你是阅读原文也好，使用经方也好，存在于经方之中的这样的一个体系，你可千万不能轻易放过！

四、六经病证中的阶段与层次感

六经病证是《伤寒论》证治的主要框架，六经病证最初主要用以表述和把握外感热病的证治规律。六经虽然不是由张仲景首创，但由于他完善了这样的一个病证体系，使它具有了相当的包容性，以后又可以向各个方面伸展，即后世医家的临证经验都可以不断补充进来。这样的一个体系示人以规矩，示人以变化，宋以后被越来越多的医家所重视，初学者可以由这里登堂入室，深造者也可以在这里进一步得到磨砺。这就使人会进一步思索：六经病证的重要之处究竟何在？哪些东西是必须要加以理解的？本文对六经病证仅从阶段和层次的角度作些分析和理解。

（一）阶段凸现疾病的进展

疾病是一个过程，把它分阶段认识是为了更加方便于把握，现在西医也常用初期、中期、晚期等方式来把握疾病的过程，在八纲中仅用表里来表述是完全不够的。而热病更是发病急，变化快，从一个阶段很快会进入另一个阶段，所以过去有“走马看伤寒”等说法。因此《伤寒论》中的六经，首先应当看作是一种表达疾病阶段性进展的好方法，如陆渊雷在《伤寒论今释》中所说：“盖伤寒六经，不过就病变上分作六个阶段。”

如果说，六经是代表了一般热性病发展过程中的六个阶段，表达了一个热病发展的动态过程的话。那么这个移动进展的过程，最为典型的是一日一经的说法。《素问·热论》中所谓一日太阳、二日阳明、三日少阳、四日太阴、五日少阴、六日厥阴等，即其例证。而用《伤寒论》的语言表达，则是传经、传变的问题。所谓传经是指病邪由此及彼，病证由此传彼的过程。《伤寒例》中有“其不两感于寒，更不传经”的说法，这里是“传经”一词的首次出现。因有传必有变，随着邪气的转移，临床症状也必然出现相应的变化，故“传经”也可称作“传变”。《伤寒例》所说：“如或差迟，病即传变”，即是“传变”一词的最早应用。“传经”与“传变”，在《伤寒论》中也简称为“传”，或又称为“转属”、“转系”。第4条原文“伤寒一日，太阳受之，脉若静者，为不传；颇欲吐，若躁烦，脉数急者，为传也。”第185条原文“本太阳初得病时，发其汗，汗先出不彻，因转属阳明也。伤寒发热无汗，呕不能食，而反汗出濈濈然者，是转属阳明也。”第188条原文“伤寒转系阳明者，其人濈然微汗出也”等等。

《伤寒论》中六经之间的传变，即很明显是一个阶段向另一个阶段的移动，是以临床见证为依据总结归纳出来的，而不是单纯从理论上推衍出来的。通过分析《伤寒论》的原文，大体可以得出下列一些传经的规律：①太阳之邪可传诸经。太阳主表而统营卫，为六经之藩篱。太阳受邪，失治或误治后，邪气传里，可传其他五经。见原文26、70、82、181、266、279条；②阳明之邪不再传经。邪入阳明，热邪炽盛，伤津化燥，因燥成实，为其特征。阳明燥热实邪，不从内清、下泄，则别无出路。故原文184条说：“……阳明居中，主土也，万物所归，无所复传……”提示阳明之邪不传它经；③少阳之邪可传阳明、太阴。少阳病，邪在胆与三焦，肝胆相表里而属木，脾胃相表里而属土，故少阳胆病每易传阳明胃土和太阴脾土，如原文179、265条。参照《金匮要略·脏腑经络先后病脉症并治第一》所谓“见肝之病，知肝传脾，当先实脾”，其实也有这样的意思；④太阴之邪可传少阴。太阴为三阴之首，太阴病，中阳虚衰，下利日久，必导致脾肾之阳两衰，从而使病邪由太阴传入少阴。如原文273、277条；⑤少阴之邪可传厥阴。如原文338条；⑥脏邪出腑，阴病出阳。以上所列均是病邪由浅入深，由表及里，由阳入阴，由脏入腑的传变，是病情的加重。但在《伤寒论》中，也有阳气来复之后，病邪由里出表、由阴转阳、由脏还腑的传经，这应是病情的好转。如原文187、293、379条。

以上分析中我们可以认为，《伤寒论》中传经的阶段性变化并无固定的顺序可言。何况在发病时，有数经同时感邪而发病的合病，有外邪不经三阳而侵入三阴的“直中”，在传经时，有传而未尽的“并病”和一经可传多经的证情。因此很难确定六经病传经的固定次序。后世有人把太阳传阳明、阳明传少阳、少阳传太阴、太阴传少阴、少阴传厥阴，叫“循经”传，把不依此序的传经叫“越经传”，还把越经传中属表里两经之间的传变者，叫“表里传”。可以认为太阳、阳明、少阳、太阴、少阴、厥阴的重要含义之一，是为了表述外感热病进展中的六个不同阶段，当然这样的排列次序，并不完全代表疾病必然的传变顺序。而在伤寒传经问题上，有些古代注家将《伤寒论》六经和《内经》六经混为一谈，单纯根据《素问·热论》的“一日太阳，二日阳明，三日少阳，四日太阴，五日少阴，六日厥阴”的说法来理解《伤寒论》传经的话，无疑是走进了死胡同，难怪有人要说“今世并无真伤寒”了。诚如柯韵伯所言：“旧说日传一经，六日至厥阴，七日再太阳，八日再传阳明，谓之再经，自此说行，而仲景之堂无门可入矣”。

那么，六经病证中的阶段性传变的情况既然是如此复杂，因而就不能依循一个固定的传经次序来推断疾病的阶段性发展和变化。如要判断是否传经，欲传何经，要点在“观其脉证”，有该经证，即知邪已传该经。如囿于“循经传”、“越经传”之说去面对临床，则无异于刻舟求剑。

影响传经的因素又有哪些呢？关键的是邪和正。邪主要包括感受的外邪与患者本身的伏邪。就外邪而言，如寒为阴邪，易伤阳气，常见表寒证，易于寒化而内陷三阴；温为阳邪，易伤津液，常见表热证，易于热化至重进入少阳、阳明。就伏邪而言，如同时伤寒病发于太阳之表，有的并不传经入里，见原文4、5、270条。这是因为表病里和，并无伏邪内蕴之故。这种单纯的太阳伤寒表证，可用麻黄汤或桂枝汤一汗而解。但如表病而里不和，并有伏邪内蕴的，那就会由表传经入里，继续发生阳明或少阳或三阴之证。181、26条是病由太阳传入阳明的例证。266条是病由太阳传入少阳的例证。279、163条是病由太阳传入太阴的例证。82条是病由太阳传入少阴的例证。115条是病由太阳传入少阴和厥阴的例证。

在这些由表传经入里的例证当中，病由太阳传入阳明或少阳的，是因阳明或少阳蕴有伏邪所致，其病主要是邪气盛实，故其方治以祛邪为主，病由太阳传入三阴的，是因三阴蕴有伏邪所致，其病主要是正气虚衰，故其方治以扶正为主。这些主要是考虑患者本身的体质而言，诚如俞根初所言：“凡太阳伤寒，其邪有但传少阳阳明而止者，有不传少阳阳明，越传三阴者，各随其人之体质阴阳脏腑寒热。从火化者为热证，从水化者为寒证，从水火合化者，则为寒热错杂之证，医者能审其阴阳盛衰，寒热虚实，为之温凉补泻于期间，对证发药，随机应变，心灵手敏，庶可以治伤寒变证矣”。而原文37条：“太阳病，十日以去，脉浮细而嗜卧者，外已解也；设胸满胁痛者，与小柴胡汤；脉但浮者，与麻黄汤。”同是太阳病日久，却出现了自愈、不传、传少阳这三种不同的转归，这里主要考虑的是人体正气的因素。正气强者，向愈或不传，正气弱者，则邪气由表向里传变。此外，误治也是影响疾病阶段性发展的因素之一。陈修园曾经指出：“……何谓误药而传？凡汗下失宜，过之则伤正而虚其阳，不及则热炽而伤其阴。虚其阳则从少阴阴化之证多，以太阳少阴相表里也。伤其阴则从阳明阳化之证多，以太阳阳明递相传也。所谓寒化热化由误治而变者此也。”

疾病以阶段区分的好处是给人以判断的基准，在整体上的把握直接关联到治疗用什么方药，但阶段又容易使人误入圈套，以为任何事情都会按此规律走。而实际上《伤寒论》的六经病证千变万化，其辨证有常更有变。六经传变的进退出入，通过证候的描述，方药的加减，所演示出来的阶段性的无穷变化，是最值得玩味的精彩之处。但即便如此，在临床上对所有外感热病都采用《伤寒论》这样的传变模式，其优劣之处不辨亦明。临床应用的关键，在于“通其变”，但要通其变，又先必“知其常”，因为舍规矩不能成方圆，弃绳墨不能量曲直，不知其常，何以通变？所以把握《伤寒论》六经阶段性传变中的一些规律性的东西显然是非常必要的。

（二）层次表达病情的轻重

层次是深浅的动态表述。首先六经本身所存在着层次，就空间概念而言，三阳在表，三阴在里，众所周知。但就其具体层次，则大家又存在着不同认识，以往多从线性的角度去认识六经的层次。其中以《素问·热论》及《难经》为依据者，结合六经在人体的排列顺序，认为六经的层次是太阳——阳明——少阳——太阴——少阴——厥阴。太阳为最表，而厥阴为最里，然而厥阴又与太阳相接，形成一个环形的闭合系统。有以“开、阖、枢”学说中“太阳为开，阳明为阖，少阳为枢，太阴为开，少阴为阖，厥阴为枢”为理论根据，认为开在外，阖在里，枢居于开、阖之间，所以少阳应在太阳和阳明之间，而厥阴应在太阴和少阴之间，其六经的层次就成为太阳——少阳——阳明——太阴——厥阴——少阴。太阳为三阳之表，阳明为三阳之里，少阳为三阳的半表半里；太阴为三阴之表，少阴为三阴之里，厥阴为三阴的半表半里。

就六经病证而言，这里所认为的层次应是指病变部位的浅深。决定病变部位的主要是正气的强弱与邪气的盛衰，正气与邪气的力量对比。祝味菊氏在《伤寒质疑》中提出：“太阳之为病，正气因受邪而开始合度之抵抗也；阳明之为病，元气偾张，机能旺盛，则抵抗太过也；少阳之为病，抗能时断时续，邪气屡进屡退，抵抗之力，未能长期相继也；太阴少阴之为病，正气懦怯，全体或局部抵抗不足；厥阴之为病，正邪相搏，存亡危急之秋，体工最后之反抗也。”由此，可以再结合《伤寒论》六经病各篇原文的症状归纳。六经病可以分为三阳病和三阴病两大类。三阳病包括太阳病、阳明病和少阳病。三阳病主表。太阳病篇的条文中归纳起来的症状是发热、恶寒、头项强痛、有汗或无汗、脉浮缓或浮紧等，这些证候都表现在肌表，所以属表，太阳病为表中之表。阳明病的主要症状是身热、汗出、不恶寒、反恶热、燥渴、便闭、谵语、脉洪大或沉实等。这些证候为病势集结于内脏器官的表现，属里，故阳明病为表中之里。少阳病的证候是往来寒热、胸胁苦满、心烦喜呕、口苦、咽干、目眩等。这些证候的病势集中于膈膜附近，躯壳之内，脏器之外，所以叫做半表半里。三阴病包括太阴病、少阴病和厥阴病，主里。太阴病的主要证候是腹满、呕吐、食不下、自利、腹痛、手足温等。少阴病的主要证候是脉微细、但欲寐、恶寒、蜷卧、下利、手足厥冷等。毫无疑问，太阴病与少阴病虽都属里，但少阴病比太阴病势更进一层，由局部虚寒发展到全身虚寒，故太阴为里中之表，少阴为里中之里。厥阴病的主要证候是消渴、气上撞心、心中疼热、饥不欲食、吐蛔、下利、热厥进退等，属里，但就其厥与热互相消长的现象来看，也有一种半表半里的趋势。以上分析大致可以体会出六经病证之间的层次感。

而一经之中也可再分层次，每一经病中有经证和腑证，经证属表，腑证属里。而同是经证或腑证，又有不同的深浅层次。以太阳经证为例进行分析。太阳经证的最表层表现为脉浮、发热、恶风寒。邪气初感，经气尚盛，邪欲内入而正气拒之，邪正抗争于太阳浅表。太阳经证的第二层表现为脉微缓，发热恶寒，热多寒少。邪气入里，正气内郁，邪正斗争的矛盾在时间空间上有所变化，病位的稍深应是很明显的。太阳经证的第三层表现为脉迟、反发热、不能作汗、身痒。此是邪气逐渐入里，阳气逐渐怫郁的反应。太阳经证的第四层表现为脉涩、躁烦、不知痛处、短气。说明此时的主要矛盾已经由正邪抗争转化为以阳郁为主。太阳经证的几个层次，从脉象言：由脉浮紧→脉微缓→脉迟→脉涩；由寒热言：由发热恶寒→热多寒少→反发热→烦躁；从面色言：由面色无改变→面反有热色→面热赤→面色缘缘正赤；从身体感觉而言：由身疼痛→身必痒→不知痛处。这些都可看出，虽同是太阳经证，但其病变部位不同，在空间上是存在不同层次的，反映了寒邪渐次入里，郁而化热这样的一个动态的演变过程。

热病中的这样一种层次感，到了吴瑭的《温病条辨》，得以完善成熟，最后以三焦辨证来进行归纳总结。然我们不得不承认，这样的一种层次观隐于仲景的《伤寒论》，显于吴瑭的《温病条辨》。也有人认为柯琴所创六经纵横论，立各经表、枢、里横之三层，上、中、下纵之三部，是起到了承上启下的作用。

（三）阶段和层次在辨证中的一致

以上所论的阶段和层次其实是一个统一体，一般如果疾病没有治愈的话，随着阶段性的推进，层次也趋向深入，疾病可以由浅入深，也可以由深出浅。阶段和层次如经纬相交用以确定热病所在的位置，二者缺一不可，单从一个方面去考虑都是不完善的。从证的角度来认识，这也可以看作是证的时空性的表达。

一般而言，阶段越往后，层次也越深入，但实际上又未必尽然。疾病有在太阳阶段延伸而痊愈者；有从太阳延伸到阳明阶段而痊愈者。疾病初期以太阳为多见，但也有发自阳明或其他经脉者。

在以往对疾病的认识尚欠深入的年代，无疑，从阶段和层次来认识和把握，可以说在方法论上是完全正确的，在实践中也是相当有效的。这样的做法一直延续到温病学的具体证治中。卫气营血辨证也好，三焦辨证也好，都可以看作是对六经辨证的补充，有了温病的补充，六经的阶段和层次更加细化和具体。如今有了现代医学更加精确的病名诊断，从具体的病名出发再抓住阶段和层次，就有了三维立体的感觉，对于临床证治将更加实用。

吴瑭在《温病条辨》的凡例中指出：“《伤寒论》六经由表入里，由浅入深，须横看。本论论三焦由上及下，亦由浅入深，须竖看，与《伤寒论》为对待文字，有一纵一横之妙。学者诚能合二书而细心体察，自无难识之证，虽不及内伤，而万病诊法，实不出此一纵一横之外。”所谓横看，是指疾病的阶段发展；所谓竖看，是指疾病的层次深入。所谓万病诊法都在一纵一横之中，即强调了对阶段与层次的把握，适用于对所有疾病的辨证。

五、六经病证中的寒热与虚实辨

寒热虚实的辨别是对疾病状态和机体反应的基本把握，是临证遣方用药的根本所在，也是在确定疾病的阶段和层次时不能不考虑的问题。寒热虚实可以说是处在临床辨证中最基础的层面，是贯穿辨证始终的轴线，毫无疑问，寒热虚实也纵横交错于《伤寒论》的六经病证之中，以下就六经病证中的寒热虚实试作辨析。

（一）以寒热判断疾病的不同状态

寒热辨证主要辨析疾病的性质。作为外感热病来讲，寒热的辨证显得尤为重要。当然这里所指的寒证、热证的诊断标准，并非只是依据发热或恶寒这样一些症状而言的。应当认为凡机能亢奋，阳邪旺盛的症状，多属于热，往往呈现高热、便闭、口渴喜饮冷、小便短赤、颜面潮红，脉象洪数等这样一些证候。例如原文373条“下利欲饮水者，以有热故也”，下利而欲饮水，便是机能亢进的现象，所以说有“热”。凡机能衰退，阴邪内盛的症状，多属于寒。往往呈现无热、恶寒、下利、不渴、小便清长、手足厥冷、面色苍白、脉象微细等证候。如原文277条：“自利不渴者，属太阴，以其脏有寒故也，当温之”，自利而不渴，便是机能衰退的表现，所以说有“寒”。

如果这样分析的话，那么一般所认为的三阳病多为热，三阴病多为寒，如原文7条所言：“病有发热恶寒者，发于阳也；无热恶寒者，发于阴也。”三阳病正气旺盛，阳邪偏盛，邪正相争，病势亢奋，多见发热征象，如太阳病发热恶寒，阳明病但热不寒，少阳病寒热往来。三阴病，正气虚衰，阴邪偏盛，病势较弱，多见无热恶寒，形寒肢冷的征象。事实上，寒热并非简单地可以用三阳三阴来表示，寒热也并非简单地可以用发热恶寒来加以确定。仔细推敲原文所述，其实六经病证中都有寒热的问题。

下面不妨就六经中的寒热作一些梳理。

太阳病　太阳主表，表受邪而有寒热之分，实不可不察。原文3条：“太阳病，或已发热，或未发热，必恶寒，体痛，呕逆，脉阴阳俱紧者，名为伤寒。”这条以恶寒、体痛、呕逆、脉紧反映出表受寒邪的特点，称为太阳表寒证。太阳表热证有两种形式，一是感受温热之邪气，如原文6条“太阳病，发热而渴，不恶寒者为温病”；一是由于风寒束表，日久不解，则寒郁化热，脉由紧变缓，身由疼变重，无汗而精神烦躁。如原文27条“太阳病，发热恶寒，热多寒少。脉微弱者，此无阳也，不可发汗。宜桂枝二越婢一汤”。

阳明病　原文226条：“若胃中虚冷，不能食者，饮水则哕”。而243条：“食谷欲呕，属阳明也，吴茱萸汤主之；得汤反剧者，属上焦也”。这是讲的是阳明病里寒证。阳明病的里热证，有在上、在中、在下的不同。热在上，郁于膈脘，则心中懊侬，舌上生苔；热在中则渴欲饮水，口干而燥；热在下，则脉浮发热，渴欲饮水，而小便不利。

少阳病　少阳病寒证表现为胸胁满闷，小便不利，渴而不呕，但头汗出，腹中胀，大便溏，脉弦迟。少阳病热证表现为口苦、咽干、心烦、目弦、脉弦数。

太阴病 太阴病寒证，如原文277条“自利不渴者，属太阴，以其藏有寒故也，当温之，宜服四逆辈”。太阴病热证，如原文278条“伤寒脉浮而缓，手足自温者，系在太阴；太阴当发身黄，若小便自利者，不能发黄”。

少阴病 少阴病寒证，包括甚广，如原文282条“少阴病，欲吐不吐，心烦，但欲寐。五六日自利而渴者，属少阴也。虚故饮水自救，若小便色白者，少阴病形悉具。小便白者，以下焦虚有寒，不能制水，故令色白也”，描述了少阴病的寒证。少阴病热证，原文303条“少阴病，得之二三日以上，心中烦，不得卧，黄连阿胶汤主之”，说明了少阴病热证烦躁的情况。

厥阴病 厥阴病寒证，原文352条“若其人内有久寒者，宜当归四逆加吴茱萸生姜汤”，说明了肝有久寒者，表现为下焦积冷，少腹冷痛，或上焦作呕。厥阴病热证，原文335条“伤寒一二日至四五日，厥者必发热，前热者后必厥，厥深者热亦深，厥微者热亦微。厥应下之，而反发汗者，必口伤烂赤”，说明了厥阴内热的情况。

以上，我们可以分析出六经病证中都各有其热证、寒证。而一般认为的太阳多表寒证，阳明多里实证，少阳多胆火内郁的半表半里证、太阴、少阴多虚寒证、厥阴多寒热错杂证的程式，都只强调了六经的最粗线条。而六经有常亦有变，这体现了疾病发展的复杂性，倘若我们拘泥常规，胶柱鼓瑟，则无异于刻舟求剑。这里仅就寒热而言，临证也需知常达变，及时变通，方为万全。而寒热辨别的关键也还是在于把握一些关键症状。诚如程钟龄所言：“一病之寒热，全在口渴与不渴，渴而消水与不消水，饮食喜热与喜冷，烦躁与厥逆，溺之长短赤白，便之溏结，脉之迟数以分之。假如口渴而能消水、喜冷饮食、烦躁、溺短赤、便结、脉数，此热也。假如口不渴，或假渴而不能消水，喜饮热汤，手足厥冷、溺清长、便溏、脉迟，此为寒也。”此可以作为我们辨析条文以及临证判别的依据。

另外，六经病中，有大量寒热错杂的情况。如上热下寒的黄连汤证、乌梅丸证，外寒里热的附子汤泻心汤证，寒热互结的半夏泻心汤证等等。

尤为关键的是我们还应仔细辨别寒热之真假。如原文11条“病人身大热，反欲得衣者，热在皮肤，寒在骨髓也；身大寒，反不欲得衣者，寒在皮肤，热在骨髓也。”前者是内真寒而外假热，后者是内真热而外假寒，所以我们不能单凭体表的寒热，作为诊断依据，更应探求病证的真假，体表热而反欲得衣，这是里寒的真象，体表寒而反不欲近衣，这是里热的真象。原文317条“少阴病，下利清谷，里寒外热，手足厥逆，脉微欲绝，身反不恶寒，其人面色赤，或腹痛，或干呕，或咽痛，或利止脉不出者，通脉四逆汤主之。”此是真寒假热证候，我们不能不注意下利清谷、脉微欲绝等的虚寒本质，而仅据不恶寒、面色赤的假热现象进行治疗。又原文318条“少阴病，四逆，其人或咳，或悸，或小便不利，或腹中痛，或泻利下重者，四逆散主之。”此时也不能误以肢冷不发热的假象而忽略了泄利下重的真热本质。

（二）以虚实把握机体的基本反应

虚实辨证主要是辨析正邪之盛衰。一般虚是指正气不足，实是指邪气亢盛，如《黄帝内经》所言“邪气盛则实，精气夺则虚。”其进一步将“脉细、皮寒、气少、泄泻前后、饮食不进”列为五虚。将“脉盛、皮热、腹胀、闷瞀、前后不通”列为五实。在《伤寒论》中，原文60条：“下之后，复发汗，必振寒，脉微细。所以然者，以内外俱虚故也。”158条“伤寒中风，医反下之，其人下利日数十行，谷不化，腹中雷鸣，心下痞硬而满，干呕心烦不得安，医见心下痞，谓病不尽，复下之，其痞益甚，此非结热，但以胃中虚，客气上逆，故使硬也，甘草泻心汤主之。”226条“若胃中虚冷，不能食者，饮水则哕。”这里所谓的虚便是指的振寒、脉微、下利、谷不化、不食等证候。而原文240条：“病人烦热，汗出则解，又如疟状，日晡所发热者，属阳明也。脉实者，宜下之；脉浮虚者，宜发汗。下之与大承气汤，发汗宜桂枝汤。”原文104条：“伤寒十三日不解，胸胁满而呕，日甫所发潮热，已而微利，此本柴胡证，下之以不得利，今反利者，知医以丸药下之，此非其治也。潮热者，实也，先宜服小柴胡汤以解外，后以柴胡加芒硝汤主之。”原文252条：“伤寒六七日，目中不了了，睛不和，无表里证，大便难，身微热者，此为实也，急下之，宜大承气汤。”原文324条：“少阴病，饮食入口则吐，心中温温欲吐，复不能吐。始得之，手足寒，脉弦迟者，此胸中实，不可下也，当吐之。若膈上有寒饮，干呕者，不可吐也，当温之，宜四逆汤。”这里所谓的实便是指的脉实、潮热、大便难、胸胁满而呕、饮食入口则吐等证候。

就六经病而言，三阳病多实证，三阴病多虚候，所以有"实则太阳，虚则少阴"、"实则阳明，虚则太阴"等说法。但具体来说，其实三阳病中也有虚证，三阴病中也不乏实证。而《伤寒论》中对虚实的论述，都是相对而言的。如太阳中风证，后世称之为"中风表虚证"，但从总体上讲，太阳病终属邪盛的实证，因此这里的虚是与伤寒表实证相对而言的。

以下就六经病中的虚实再作归纳。

太阳病 太阳病为表证，若表证汗出的，则叫表虚证。如原文 12 条："太阳中风，阳浮而阴弱，阳浮者，热自发，阴弱者，汗自出，啬啬恶寒，淅淅恶风，翕翕发热，鼻鸣干呕者，桂枝汤主之"，是说太阳病表邪的虚证。太阳病表证，若无汗而喘的，则叫表实证。如原文 35 条："太阳病，头痛，发热，身疼，腰痛，骨节疼痛，恶风，无汗而喘者，麻黄汤主之"，是说的太阳表邪的实证。

阳明病 阳明病的里证，而有虚实之分。阳明病的里虚证，如原文 196 条："阳明病，法多汗，反无汗，其身如虫行皮中状者，此以久虚故也。"成无己注："胃为津液之府，气虚津少，病则反无汗。胃候身之肌肉，其身如虫行皮中者，知胃气久虚故也。"太阳病以有汗为虚，无汗为实。阳明病则以有汗为实，无汗为虚。阳明病里实证，以"不更衣"、"大便难"为主要临床表现。原文 180 条："阳明之为病，胃家实是也。"就是论述阳明为病的特点。里实的具体证候有不大便、腹满疼痛、或绕脐疼痛；或腹满不减，反不能食，脉沉紧，或沉迟有力，舌苔黄燥等证。

少阳病　少阳病的虚证，如原文100条：“伤寒，阳脉涩，阴脉弦，法当腹中急痛，先与小建中汤，不差者，小柴胡汤主之。”少阳病，脉本弦，今浮取而涩，沉取而弦，与太阳病的“尺脉迟”意义相同，反映了少阳病挟虚而气血不足。先与小建中汤以扶正气之虚，后用小柴胡汤以和解少阳之邪。阳病实证是指少阳病胸胁苦满，心下急，郁郁微烦，呕不止，大便秘结，口苦心烦，脉弦滑有力。

太阴病　太阴病虚证，如原文273条：“太阴之为病，腹满而吐，食不下，自利益甚，时腹自痛。若下之，必胸下结硬。”充分反映了脾气虚寒的吐利之证。太阴病实证，如原文279条：“本太阳病，医反下之，因尔腹满时痛者，属太阴也，桂枝加芍药汤主之；大实痛者，桂枝加大黄汤主之。”说明脾实可下之证，然其脉必沉中有力。

少阴病　少阴病虚证，如原文286条：“少阴病，脉微，不可发汗，亡阳故也；阳已虚，尺脉弱涩者，复不可下之。”此属少阴阳虚。原文285条：“少阴病，脉细沉数，病为在里，不可发汗。”此属少阴阴虚之证。一般认为，肾无实证，肝无虚证，此说固不足取。然少阴病的实证，多以“中脏溜腑”而形成。如原文321条：“少阴病，自利清水，色纯青，心下必痛，口干燥者，可下之，宜大承气汤。”此条为燥热内实，迫阴下夺，穷必及肾，成为少阴可下之证。

厥阴病　厥阴病虚证，如原文353条：“大汗出，热不去，内拘急，四肢疼，又下利厥逆而恶寒者，四逆汤主之。”属于阳虚。而原文351条：“手足厥寒，脉细欲绝者，当归四逆汤主之。”属血虚。厥阴病实证，计有痰壅、水停、热结而使汗的疏泄不利，气机不畅，而发生气郁的厥逆之证。如原文355条："病人手足厥冷，脉乍紧者，邪结在胸中，心下满而烦，饥不能食者，病在胸中，当须吐之，宜瓜蒂散。"原文356条："伤寒厥而心下悸，宜先治水，当服茯苓甘草汤，却治其厥。不尔，水渍入胃，必作利也。"

（三）寒热虚实在临证时的一致

寒热中有病性的转化，虚实间示病情的进退，疾病的递进演变有阶段和层次，在每个不同的阶段和层次上都交织着寒热与虚实的问题，寒热与虚实应是一个统一整体。

寒热中都交错着虚实，所以我们又可以用虚实进一步来分析寒热，反之亦可用寒热来进一步分析虚实。如原文70条："发汗，病不解，反恶寒者虚故也；不恶寒，但热者，实也……"太阳表证发汗以后，应当病解，或者恶寒自罢，今病不解而恶寒反甚，这是表阳因汗而转虚，所以说是虚证。如果恶寒罢而发热不退，说明表邪虽解而里热反盛，所以诊断它是实证。

从治法上来考虑，针对寒热的是温或清，针对虚实的是攻或补，攻邪或以汗、吐、下取之急，或以消法取其缓。寒热和虚实，温清与攻补，是一件事物的两个方面，重叠、夹杂的局面，则需要用寒热虚实兼顾的方法（见图5）。

当然，在理论上寒热虚实可以分得很清楚，而实际上单纯性的表现为少见，因为在病机上寒与热、虚与实相互关联，常常以错杂的表现出现，只是偏重不同而已。《伤寒论》中大量不典型的病证与方证的出现，提示了临床证候表现的复杂化，同时也强调了在治疗中必须注意作出相应的调整，象半夏泻心汤的辛开苦降、寒温并调，以及桂枝汤的

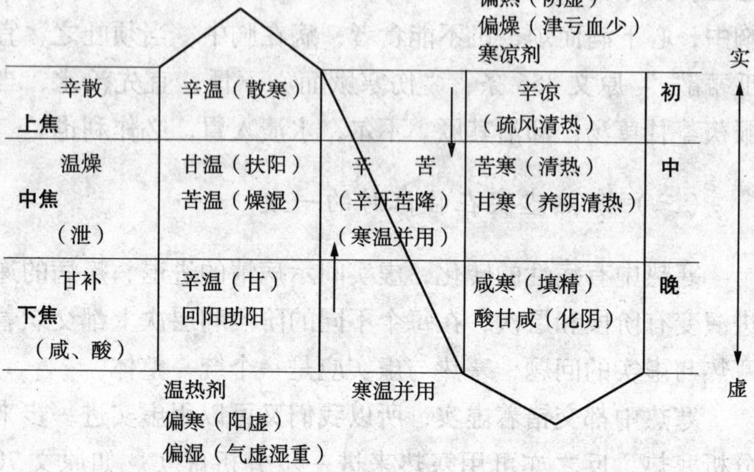

图5　六经中的寒热虚实与治法的关联

调和营卫、调整阴阳，从寒热虚实的角度看，都是处理复杂情况的范例。

综上所述，我们可以体会到寒热虚实的辨析是中医临床辨证的四大支柱，也是我们理解《伤寒论》原文的基本立脚之处。

六、六经病证中的治则治法刍议

《伤寒论》奠定了中医临床证治的基础，中医治疗的理法方药一贯到底，六经病证中所蕴含的医理必然会体现到治则治法中，反过来，通过丰富多彩的治疗方法也进一步体现了医理的深邃。六经病证作为一个框架，为外感热病的证治打下了基础，六经病证是从临床证治中总结出来的规律性的东西，所以，六经病证的区分，也就可以看作是具体治法的区分，讲《伤寒论》的治则治法，也就不可能离开六经病证。六经病证的典型证治是治法的主干，临证应变而出的类方、变方、加减方等是治法的分枝，蕴含在理法方药中的气血阴阳、脏腑经络、表里寒热虚实等基本认识则是治则和治法的根基。本文首先归纳治法，然后议论治则，以下试作展开。

（一）六经病证中的治法方药

八法体现在六经病证中，六经病证各有主要治法，主要治法都有各自的代表方，代表方又都有各自的加减变化，由此而得以不断地扩展和延伸。

1. 主法与主方

六经病证各有其主要治法，每一治法又有它的主要代表方，如果把这些内容归纳在一起的话，十分简洁明了。如太阳病用辛温发汗法，方以麻黄汤、桂枝汤为代表；阳明病用清热或泻下法，方以白虎汤、承气汤为代表；少阳病用扶正达邪和解法，方以小柴胡汤为代表；太阴病用温中散寒补虚法，方以理中丸（或四逆辈）为代表；少阴病用回阳救逆或滋阴清热法，方以四逆汤或黄连阿胶汤为代表；厥阴病则寒热并投，虚实兼顾法，方以乌梅丸或干姜芩连人参汤为代表，这些就是《伤寒论》中治法方剂的主干。其中汗法、清法、下法、和法、温法、补法等主要的治疗方法已经具备，成为临证进一步变化的基础。

2. 变法与变方

主法与主方是必不可少的，但是主法与主方在具体运用时又是必须作相应变化的。所谓法中有法，方中有方，一法之中八法备，八法之中百法备，从这个意义上又可以说112方即112法，许多方剂后附有加减法，那又是法中之法了。从六经病证中具体运用的众多方剂看，临证的治法方剂又都是富于变化而没有固定程式的。

八法的运用有正局亦有变局。如汗法，太阳病用桂枝汤、麻黄汤为正局，但《伤寒论》中汗法用得最多的是变局，如“太阳阳明合病，喘而胸满者，不可下，宜麻黄汤”(36条)；“阳明病脉迟，……若汗多，微发热恶寒者，外未解也”（208条)，此时仍可发汗，可以考虑用桂枝汤。此外，还有桂枝新加汤益气发汗、桂枝加附子汤扶阳发汗、葛根汤升津发汗、大青龙汤发汗兼清热、小青龙汤化饮兼发汗等，均属汗法之变化。即使是病入三阴，也要寻找一切可汗之机，以免姑息养奸。如和法，少阳病用小柴胡汤和解枢机，为和法之正局。而兼汗法的柴胡桂枝汤证及刺大椎、肺俞、肝俞证；兼下法的大柴胡汤证、柴胡加芒硝汤证；兼清法的黄芩汤证；兼温法的柴胡桂枝干姜汤证；兼泄热安神的柴胡加龙骨牡蛎汤证等，为和法的变局。

有变法就有变方。《伤寒论》中的方剂虽不多，全部方剂中所用药物虽然只有89种，但方药的配伍极其严谨，既有一定规范性，又强调临证化裁，有很大的灵活性。往往是一味药的增减，或仅仅是变化一下用量，治疗作用就显著不同。如调胃承气汤是一首缓下热结的代表方，加上桃仁、桂枝后，成为桃核承气汤，就变成了清热祛瘀活血方。又如通脉四逆汤与四逆汤相比较，药物相同，但通脉四逆汤干姜加倍，并加重了附子用量，故回阳救逆的力量强，急散内寒，以挽留将亡散之阳气。其适应证除了“少阴四逆”外，更有“身反不恶寒，其人面色赤，或腹痛，或干呕，或咽痛，或利止脉不出”等阴盛格阳、真阳欲脱之危象。

对于这些变方，后人有用类方的形式加以归纳，而其中演绎变化得最为透彻的莫过于桂枝汤了，桂枝汤是一张双向作用的方，左右逢源，朝哪个方向加减变化均可。在《伤寒论》中，桂枝汤类方诸如桂枝加桂汤、桂枝加附子汤、桂枝加葛根汤、桂枝加芍药汤、桂枝加大黄汤、桂枝加厚朴杏子汤、桂枝去芍药汤、桂枝去芍加附子汤、桂枝去芍加蜀漆龙牡救逆汤、桂枝去桂加苓术汤、桂枝新加汤、小建中汤、桂枝甘草汤、桂枝甘草龙牡汤、桂麻各半汤、桂二麻一汤、桂二越一汤、炙甘草汤等，从桂枝汤类方中延伸出很多治法，对此如能逐一理解，则不难体悟仲景的良苦用心。

主方与主法，变方与变法，大体都能在六经病证中找到适当的位置，病证、治法、方剂、药物，顺过来，倒过去，都不会乱，俨然形成一个体系。这个体系，小一点说它针对伤于寒邪的外感证治，大一点，针对整个外感热病的证治，再大一点可以说能够应对整个临床的证治。这就是《伤寒论》不同于《内经》、《难经》，不同于《千金要方》、《外台秘要》的地方，《伤寒论》由此而成为一部经得起反复推敲的书，一部能够执简驭繁的书。所以明代医家方有执曾经这样说过：“昔人论医有曰：前乎仲景，有法无方；后乎仲景，有方无法。方法俱备者，惟张仲景此书。”这样的讲法确实是有一定道理的。

（二）治法方药中的基本准则

临床上疾病的变化再多，从病机考虑，不外乎邪正相争和阴阳失调二端，因此可以说，所有的治法都围绕着扶正祛邪和调整阴阳而展开的，对邪正、对阴阳的认识和把握体现出中医的临证思维，这种对中医治疗思路的理解，是在较高层次上对中医证治的把握，这往往要胜过对具体的一二首方剂的记忆和熟悉。

1. 对邪正的把握

外感疾病的发生和发展的过程，是邪正斗争的最为明显的表现。一般而言，病邪是发病的外部因素，正虚是发病的内部原因。《内经》云："正气存内，邪不可干"，"邪之所凑，其气必虚"。《伤寒论》六经病证尽管错综复杂，都是在正邪相争的作用下发展变化着的。因此，掌握好扶正和祛邪是仲景在疾病诊治中的重要原则之一，祛邪以扶正，扶正即祛邪。在具体的运用中，必须把握的是祛邪和扶正的时机和用药的分寸，做到祛邪不伤正，扶正不留邪。

祛邪是以祛除病邪为主，适用于邪实而正虚不甚，以邪实为主的病证；而扶正是以扶助正气为主，适用于正虚邪不盛，以正虚为主的病证。《伤寒论》中的三阳病，属表、属热、属实，以阳证居多，正气虽有抗邪之力，但邪气亢盛，故治以祛邪为主，重在汗、下、清三法，使邪去则正自安。如太阳病，邪在肌表，当以汗发之，用汗法发散表邪；阳明三急下证，"发热，汗多"、"发汗不解，腹满痛"时当用大承气汤泄其实，以除胃肠之燥热实邪。而三阴病，属里，属寒，属虚，以阴证居多。正虚邪留，应以扶正为主。重在扶阳气、护胃气，正盛则邪必却。如少阴病，阴盛阳衰、四肢厥逆、恶寒倦卧，或下利清谷、大汗亡阳、脉沉微者，皆为真阳竭绝，须四逆汤回阳救逆。此外，《伤寒论》中除纯实和纯虚之证外，大量可见的是虚实夹杂证，此时应扶正祛邪兼施。正虚较急重的以扶正为主，兼顾祛邪。如当归四逆汤在养血和营同时，用桂枝温经散寒，木通除湿通络，并有吴茱萸、生姜以散寒涤饮之法（352 条）。邪实较急重的应以祛邪为主，兼顾扶正。如桂枝汤解肌祛风，既有芍药、甘草敛阳益气，还有加附子扶阳，加人参补虚等法（20、163 条）；白虎汤清气泻热，既有粳米养胃，炙甘草和中，还有加人参益气生津之法（47、57 条）等。

仲景扶正尤以阳气为急，祛邪以护阳顾津为重。阳气为一身之本，阳气的盛衰往往决定疾病的顺逆，“阳复者生，阳亡者死”。如汗之太过，常使阳气随汗液而泄，而致阳虚。出现“其人叉手自冒心，心下悸，欲得按”（64 条），此时可用桂枝甘草汤为主温通心阳。若误用下法，常使阳气耗伤，病由太阳之表，内传于里，致阳气不足，变证复杂，如 60、91、163 条以四逆汤、桂枝人参汤扶阳气。后人有诟病仲景用药偏温者，须知临床上危急之时，起死回生往往非温药不能担此重任，其实这正是阳气为主导的医理认识的最好体现。

当然，仲景也重视顾护津液。《伤寒论》中描述伤津的词语有很多，“胃中水竭”、“亡津液”、“津液内竭”、“舌上燥而渴”、“口干咽烂”等，可见仲景对于外感病中伤阴耗津的各种病理现象的关注。落实到具体的诊治，三阳病多在腑，以劫烁胃阴为主，治疗重在护胃阴。阳明经热炽盛用白虎汤，阳明腑实初结用调胃承气汤，少阳热迫大肠用黄芩汤，重在清热保津，阳明腑实“三急下证”用大承气汤，旨在急下存阴。而三阴病多在脏，以耗损肾阴为主，治疗重在救肾水，如少阴阴虚火旺的黄连阿胶汤证，用阿胶、芍药、鸡子黄滋肾水、养营血、安心神；少阴阴虚水热互结的猪苓汤证，用阿胶滋阴润燥；少阴虚热咽痛的猪肤汤证，以猪肤润燥退热，以及“少阴三急下证”等，皆在于保肾水。

对祛邪和扶正的把握，还体现在各种治法应用的先后顺序上，如表里治则、标本治则等等，原文在具体证治的叙述中无不示人以规矩。

2. 对阴阳的调整

阴阳是辨证的总纲，各种病理变化均可以阴阳失调加以概括，凡表里出入、上下升降、寒热进退、邪正虚实，以及营卫不和、气血不和等等，无不属于阴阳失调的具体表现。《素问·至真要大论》：“谨察阴阳所在而调之，以平为期”，人体最佳的健康状态应是阴阳间的动态平衡，这是医者临床诊治所要达到的最终目标，亦即《素问·生气通天论》所提出的“阴平阳秘，精神乃治”。《伤寒论》58 条也指出“凡病，若发汗，若吐，若下，若亡血，亡津液，阴阳自和者，必自愈”。因此，调整阴阳，补偏救弊，恢复阴阳的相对平衡，乃临床治疗的根本法则。清代江笔花说过：“凡人之病，不外乎阴阳。而阴阳之分，总不离乎表里、虚实、寒热六字尽之。夫里为阴，表为阳，虚为阴，实为阳，寒为阴，热为阳。良医之救人，不过辨此阴阳而已；庸医杀人，不过错此阴阳而已”。清代石寿棠也说过：“天下阴阳失，相燮理之，人之阴阳失，医燮理之。良相、良医，总在调剂阴阳，使之两得其平焉已矣”。当然，阴阳二字，总嫌抽象，要联系临床的具体证治才能深刻领会。

《伤寒论》中，六经病证的发生发展从本质上看，也是正邪相争导致体内阴阳偏盛偏衰的过程。因此，仲景也将平调阴阳作为治疗疾病的总原则之一。在方药运用中以阴制阳、以阳制阴，即热者寒之、寒者热之是不变的法则。如病在太阳用麻黄、桂枝发散其阳郁，病传阳明用白虎、承气泻热存阴，病入太阴用理中温中散寒，病入少阴用四逆汤扶阳抑阴。当然临证治疗绝不是如此简单的事，更应该注意的是阴阳错杂的情况，如病在少阳用小柴胡汤和解少阳，除热补中，柴胡人参并用；病入厥阴投乌梅丸、当归四逆汤，寒热并用，阴阳并调。我们更加应该注意的是药物配伍中所体现出来的具体的调整的方法，如桂枝汤中的桂枝与白芍，小柴胡汤中的柴胡、黄芩与半夏、生姜，泻心汤类方中半夏、干姜与黄连、黄芩，黄连阿胶汤中的黄连与阿胶，附子汤中的附子与白芍，大黄附子汤中的大黄与附子等等。再如炙甘草汤滋阴血以复脉，用桂枝、生姜，助阳化阴；麻杏石甘汤、大青龙汤麻黄、石膏同用，寒热相配，阴阳相济等。

阴阳的治则，在《伤寒论》随处可见，无处不在。因为阴阳是具体落实在表里、寒热、虚实、气血等处的。调整的方法有简单，也有复杂，从调整的角度考虑，我认为应该多花功夫去理解的是寒温并用、补泻兼施的方法，这部分内容可以和《金匮要略》对照合看，这些方药更多地被运用在后世杂病的治疗中。

调整阴阳和扶正祛邪在治疗中其实是一回事，从阴阳的角度看是调整，从邪正的角度看是补泻，具体地说，就是通过药物补泻的方法来调整由于疾病所带来的机体的偏差，从而达到治疗的目的。我们平时所说的中医一般的治则，如治病求本、正治反治、标本治则、三因制宜等等在《伤寒论》的六经病证中都有反映。

3. 对胃气的顾护

除了邪正、阴阳的治则之外，必须强调一下的是时时顾及胃气的原则。对此，在现代医学有了充分发展的今天，很多人可能难以理解了。而在古代社会，在不可能输液，什么都要从口中进入的情况下，胃的接受能力，所谓胃气的重要，是不言而喻的。所以要保胃气，要扶助胃气，不能败伤胃气，预后也以胃气存亡为依据，这在中医的临床上是一个贯穿始终的不容忽视的问题，即便时至今日，仍然如此。

《内经》有“五脏六腑皆禀气于胃”，以“胃气为本”之论述。饮食、药物都必须通过胃气才能被人体接受。所谓“有胃气则生，无胃气则死”，“胃气一败，百药难施”(《医宗必读》)。《伤寒论》强调疾病的发生发展变化，多与胃气有关。六经病证，以胃气损为逆，胃气衰为进，胃气绝为危，原文中时有“无犯胃气”、“令胃气和则愈”的警喻，就是这个道理。

在具体组方遣药上，仲景无论汗、下或和、消，多运用人参、甘草、生姜、大枣等和胃缓中之品，据统计《伤寒论》的112方中，用炙甘草的有71方，用大枣的有39方，用人参的有20方，用粳米的有5方，生姜、大枣同用的有37方，生姜、大枣、甘草同用的有31方，生姜、大枣、甘草、人参同用的有7方。或甘缓补中、扶正祛邪，或健脾益胃、补益中气，其目的都是为了顾护胃气。如治疗太阳中风的桂枝汤，用甘草、生姜、大枣、热粥，意在援助已被鼓舞的正气，且防驱邪太过而伤胃气，增强驱邪之力。再如治少阳病的小柴胡汤，在人参、甘草、生姜、大枣养护胃液的基础上用柴胡和解少阳，以收"上焦得通，津液得下，胃气因和，身濈然汗出而解"之功，其中蕴含的扶正以达邪，祛邪不伤正的意思其实是浑然一体的。

此外，在服药方法上，原文中反复交代的一些宜忌，究其原旨，仍重在顾护脾胃。如桂枝汤方后注云："服已须臾，啜热稀粥一升余，以助药力"。热粥可助胃气，生津液。津液充足，正气化汗有源，必然祛邪有力，则已入之邪不能久留，将来之邪不得复入。《伤寒附翼》云："用此方之精义尤在啜热稀粥以助药力，盖谷气充内，外邪勿复入，热粥以继药之后，则余邪勿复留"。十枣汤方后谓："得快下利后，糜粥自养"。三物白散服法谓："不利进热粥一杯；利过不止，进冷粥一杯"。这些也都可以看作是对胃气的重视。

六经病证是个框架，六经病证的治法方药只是其中的内容之一。当然，治法方药也能自成体系，这个框架或体系收起来十分简单，放开来则没有穷尽。我们学习《伤寒论》，应该熟记六经病证的各不相同的主要治法和方剂，充分理解在原文中展开的精彩纷呈的枝条，同时又必须认真仔细地去体会很多没有直接用文字表达出来的理蕴和意境。如此，《伤寒论》的六经病证、中医临床证治的基础大概也就了然于胸中了吧。

七、定六经为百病之总诀

——重温俞根初的六经证治

18世纪，在中医学的发展史上有许多引人注目的医著问世，如徐大椿的《医学源流论》、程钟龄的《医学心悟》、叶天士的《温热论》、杨栗山的《伤寒温疫条辨》、吴鞠通的《温病条辨》等。这些医著显示了当时临床医家的理性思索，显示了中医临床证治的更趋成熟。其中，有一位医家容易被忽略，他就是《通俗伤寒论》的作者俞根初。

俞根初（1734～1799），浙江绍兴人，世业医，精于《内经》、《难经》，尤其对外感证治有独到心得。《通俗伤寒论》成书于1776年，书中以伤寒统热病，对外感热病的证治，倡导寒温合一，并且进一步提出了“以六经钤百病，为确定之总诀；以三焦赅疫证，为变通之捷诀”的看法，认为“百病不外六经”，“病变无常，不出六经之外，《伤寒论》之六经，乃百病之六经，非伤寒所独也。”俞氏认为用六经可以统概外感百病，根据这一观点把六经假定为机体的六个层次，即“太阳经主皮毛，阳明经主肌肉，少阳经主腠理，太阴经主肢末，少阴经主血脉，厥阴经主筋膜。”又指出“太阳内部主胸中，少阳内部主膈中，阳明内部主脘中，太阴内部主大腹，少阴内部主小腹，厥阴内部主少腹。”把六经与三焦结合起来，病在躯壳，当分六经形层，病在内脏，当辨三焦部位，以六经分证的方法阐述外感百病言其常，以三焦辨治的方法把握温疫诸证称言其变。于此，我们可以体会俞氏尊古而不泥于古，求实进取而又守章法的治学态度。

俞氏围绕伤寒六经病证所展开的一些论述，对六经证治所作的一些归纳、整理、提要、补充，由六经及所有的外感百病，甚或再由外感到内伤诸病，执简驭繁，贴近临床，便于掌握，故书名有“通俗”之谓，体现出俞氏“酌古斟今，通变宜俗”的态度。重温俞根初的有关论述，能够帮助我们理解六经的实质，理解《伤寒论》的临床价值，以下从三个方面分述。

（一）以六经分证归纳临床表现

俞根初推崇《素问·六微旨大论》等有关运气的学说，因而根据六经气化的理论，以标证、本证、中见证和兼证来归纳六经病证，既有对《伤寒论》原著的继承，又有从临床实际出发，对六经病证的补充。具体表述如下。

1. 六经标证

根据六经标本中气学说，太阳为寒水之经，本寒而标阳，主皮毛。故寒邪侵袭，太阳首当其冲，而出现头痛身热，恶寒怕风，项强腰痛，骨节烦疼等症。少阳本火而标阳，因标本同气，故都从火化而见热证，又“少阳经主腠理”，故见寒热往来，耳聋，胁痛等。阳明本燥而标阳，若中气之湿不及，则从本气燥化或从标阳之热化，则见里热证，见身大热，汗自出，不恶寒，反恶热，目痛鼻干，不得眠，或多眠睡等症。太阴本湿标阴，其病多为寒湿为患，又“太阴经主肢末”，故见四肢倦怠，肌肉烦痛，或一身尽痛，四末微冷，甚或发黄，面色晦暗等症。少阴本热而标阴，因标本异气，故少阴本标两从，有寒化、热化之分，又“少阴经主血脉”，可表现为肌虽热而不甚恶热，反畏寒战抖，面赤目红，咽痛舌燥，胸胁烦闷而痛，痛引腰背肩胛肘臂，泄利下重，甚或躁扰谵语，自汗肢厥等症。厥阴本气为风，标气为阴，故不从标本而从中，又“厥阴经主筋膜”，“厥阴内部主少腹”，故可见手足厥冷，一身筋挛，寒热类疟，头痛吐涎，面青目赤，耳聋颊肿，胸满呕逆，甚或男子睾丸疝痛，女人少腹肿痛等。

2. 六经本证

太阳之腑为膀胱，寒水停留，则见渴欲饮水，水入则吐，小便不利，甚或短数淋沥等。少阳标本同气，故都从火化，又“少阳内部主膈中”，故见目眩，咽干，口苦，善呕，膈中气塞等症。阳明本燥而标阳，易从本气燥化或从标阳之热化，又“阳明内部主脘中”，故可见邪在上脘、中脘、下脘之里实热证。太阴本湿标阴，又“太阴内部主大腹”，故见腹满而吐，食不下，时腹自痛，自利不渴，即渴亦不喜饮，胸脘痞满，咽干口腻等，太阴中见阳明燥化，若热结则暴下赤黄，小便不利；或腹痛烦闷，欲吐不吐，欲泻不泻，多挟痧秽。少阴本标两从，有寒化、热化之分，若寒化则见肢厥四逆，腹痛吐泻，下利清谷，引衣踡卧，喜向里睡，甚则面赤戴阳等。厥阴本气为风，标气为阴，故不从标本而从中，又“厥阴经主筋膜”，“厥阴内部主少腹”，故可见口渴消水，气上冲心，心中痛热，饥不欲食，食则吐蛔，泄利下重，甚则晕厥如尸，手足瘛疭，体厥脉厥，舌卷囊缩，妇人乳缩，任脉动震手等。

3. 六经中见证

太阳、少阴互为中气，故太阳中见证在太阳标证基础上又见大便不实，小便清白，甚则男子遗精，女子带多，腰脊坠痛，痛如被杖，甚或气促而喘，角弓反张，戴眼上视等危候。少阴中见证表现为里寒外热，手足厥冷，身反不恶寒，下利清谷，腹痛干呕，面色娇红，咽痛口燥，渴而饮，饮而吐，吐而复渴，甚则烦躁欲死，扬手掷足，或欲坐卧水中。

少阳、厥阴互为中气，故少阳中见证见手足乍温乍冷，烦满消渴，甚则谵语发痉，四肢厥逆。厥阴中见证表现为头晕目眩，口苦耳聋，乍寒乍热，寒则四肢厥冷，热则干呕渴饮，呕黄绿水，或吐黑臭浊物或兼吐蛔，甚则蛔厥，两胁串痛，或痉或厥。

阳明、太阴互为中气，故阳明中见证见四肢烦痛，口腻而淡，脘腹痞满，便如红酱，溺短数热，甚或小便不利，便硬，发黄，黄色鲜明，或斑点隐隐，发而不透，神识模糊，躁扰异常。太阴中见证表现为腹痛痞满，呕吐不纳，大便胶秘，小溲不利；或下赤黄，或二便俱闭，发黄鲜明。

4. 六经兼证

兼证都从脏腑经络考虑，并依六经所在而不同。如太阳兼肺经证，见鼻塞流涕，鼻鸣喷嚏，嗽痰稀白，甚或喘而胸满；兼脾经证见肢懈嗜卧，口腻腹泻；兼胃经证见饱闷恶食，嗳腐吞酸。少阳兼心经证见舌红齿燥，午后壮热，神昏不语，甚则郑声作笑；兼小肠经证见舌赤神呆，语言颠倒，小便赤涩，点滴如稠；兼大肠经证见胸膈硬满而呕，腹中痛，发潮热，大便秘，或反自利。厥阴兼肺经证则见气咳痰黏，胸痛串胁，甚则咯血，或痰带血丝血珠；兼心经证则见舌卷焦短，鸦口嘬咀，昏不知人，醒作睡声，撮空上视，面青目紫，兼脾经证，则见脘满而吐，腹痛自利，四肢厥逆，渴不喜饮，面色痿黄，神气倦怠；兼胃经证则见胸脘满闷，格食不下，两胁抽痛，胃痛呕酸，饥不欲食，胃中嘈杂；兼肾经证则见面色憔悴，两颧嫩红，喘息短促，气不接续，手足厥冷，腰膝酸软，男子足冷精泄，女子带下如注。

俞根初以伤寒为外感百病的总名，包罗既广，则有小证、大证、新感证、伏气证，有兼证、夹证、坏证、复证，外感非杂病比，多传变不测，死生在反掌之间。故俞氏的辨证特别缜密，从另一个角度对伤寒本证提出有小伤寒（四时感冒）、大伤寒（正伤寒）、两感伤寒、伏气伤寒（肾伤寒、伏阴、伏阳）、阴证伤寒（直中）等，其中以大伤寒为主要内容；对伤寒兼证从病因与主症的角度考虑较多，实际多为温病的内容，如伤寒兼风、湿、痧、疟、疫，另立风温、风湿、春温、湿温、热证、暑湿、伏暑、秋燥、冬温、大头、黄耳、赤膈、发斑、发狂、漏底伤寒等；对伤寒夹证从症状或从宿疾考虑较多，如夹有食、痰、饮、血、哮、痞、痛、胀、泻、痢、疝、痨等，俞氏认为伤寒最多夹证，其病内外夹发，较兼证尤为难治。凡伤寒用正治法，而其病不愈，或反加重者，必有所夹而致。故善治伤寒者，又必须兼通杂病；伤寒坏证专指转为痉、厥、闭、脱者，以重笃不治者多见。伤寒复证由劳、食、房、感、怒等引起者多，以证情错综复杂为特点。

以上基于伤寒六经的认识和归纳，已不限于《伤寒论》所述，其中融入了大量后世治疗温热病的经验，也包括了相当部分的杂病证治的经验。这些都很好地体现了俞氏随俗通变的治学态度和扎实的临床功夫。

（二）以六经分传提示传变规律

六经是动态的六经，是互相联系的六经，是反映着一定规律的六经，俞氏提出：六经须分看，亦须合看，总以心中先明六经主病。然后手下乃有六经治法。凡勘外感病，必先能治伤寒，凡勘伤寒病，必先能治阳明。阳明之为病，实证多属于火；虚证多属于水；暴病多属于食；久病多属于血。凡伤寒证，恶寒自罢，汗出而热仍不解，即转属阳明之候，当此之时，无论风寒暑湿，所感不同，而同归火化。

能从六经中悟出阴阳、表里、寒热、虚实、气血、润燥等错综复杂的关系者，则能得六经的精髓，在这方面，俞氏言简意赅，颇能切中肯綮。如俞氏提出：伤寒本无定体，中阳溜经，中阴溜腑。惟入阳经气分，则太阳为首；入阴经血分，则少阴为先。传经之病，以阴气之存亡为生死。直中之病，以阳气之消长为安危；凡勘伤寒，首辨六气，次辨阴阳虚实。阴证，必目瞑嗜卧，声低息短，少气懒言，身重恶寒；阳证，必张目不眠，声音响亮，口臭气粗，身轻恶热；虚证，必脉细，皮寒气少，泄利前后，饮食不入；实证，必脉盛，皮热腹胀闷瞀，前后不通。

俞氏认为伤寒传变再多，“不越乎火化、水化、水火合化三端。从火化者，多少阳相火证、阳明燥实证、厥阴风热证；从水化者，多阳明水结证、太阴寒湿证、少阴虚寒证；从水火合化者，多太阴湿热证、少阴、厥阴寒热错杂证。”以此再来归纳不同传变中的具体方治。

对寒温的把握，俞氏提出：伤寒新感，自太阳递入三阴；温热伏邪，自三阴发出三阳。惟疫邪吸自口鼻，直行中道，流布三焦。一经杂见二三经证者多；一日骤传一二经，或二三经者尤多。

凡病伤寒而成温者，阳经之寒变为热，则归于气，或归于血。阴经之寒变为热，则归于血，不归于气。病无伏气，虽感风寒暑湿之邪，病尚不重，重病皆新邪引发伏邪者也。惟所伏之邪，在膜原则水与火互结，病多湿温。在营分则血与热互结，病多温热。邪气内伏，往往屡夺屡发，因而殒命者，总由邪热炽盛，郁火熏蒸，血液交凝，脉络窒塞，营卫不通，内闭外脱而死。同样，在热病的传变上俞氏也有变通，这些见解来自临床实践，与其他医家的认识基本一致。

（三）以六经分治归纳治法方药

在《通俗伤寒论》中，由六法衍化出101方，其中大多为俞氏的经验之方（自创者68首），后人称其“方方有法，法法不同”，“方方切用，法法通灵”。俞氏认为“正治不外六法，按经审证，对证立方。六法为君，十法为佐，治伤寒已无余蕴。”

俞根初对六经病证的治疗以六法来归纳，进而以六法来统领外感热病的治疗，提出：太阳宜汗；少阳宜和；阳明宜下。太阴宜温；少阴宜补；厥阴宜清。以温清言，则太阳、太阴、少阴，大旨宜温。少阳、阳明、厥阴，大旨宜清。具体治法阐述如下：太阳宜汗，轻则杏、苏、橘红，重则麻、桂、薄荷，而葱头尤为发汗之通用。少阳宜和，轻则生姜、绿茶，重则柴胡、黄芩，浅则木贼、青皮，深则青蒿、鳖甲，而阴阳水尤为和解之通用。阳明宜下，轻则枳实、槟榔，重则大黄、芒硝，滑则桃、杏、五仁，润则当归、苁蓉，下水结则甘遂、大戟，下瘀结则醋炒生军，下寒结则巴豆霜，下热结则主生军。应用则用，别无他药可代，切勿以疲药塞责。药稳当而病反不稳当也。惟清宁丸最为缓下之通用，麻仁脾约丸亦为滑肠之要药。太阴宜温，轻则藿、朴、桔、半，重则附桂、姜、萸，而香、砂尤为温运之和药，姜、枣亦为温调之常品。少阴宜补，滋阴，轻则归、芍、生地，重则阿胶、鸡子黄，而石斛、麦冬尤生津液之良药；补阳，刚则附子、肉桂，柔则鹿胶、虎骨，而黄连、官桂尤为交阴阳之良品。厥阴宜清，清宜心包，轻则栀、翘、菖蒲，重则犀、羚、牛黄，而竹叶、灯芯尤为清宣包络之轻品；清泄肝阳，轻则桑、菊、丹皮，重则龙胆、芦荟，而条芩、竹茹尤为清泄肝阳之轻品。此处可以体会俞氏对六经的圆机活法，师其意用其法而不受其方药的拘限。

俞氏出自临床实际的体悟，言简意赅，提纲挈领，十分有利于后人临证时对六经证治的驾驭，这些临证心得比起叶氏的《温热论》也毫不逊色，以下不妨略作摘录。

“六经实热，总清阳明；六经虚寒，总温太阴；六经实寒，总散太阳；六经虚热，总滋厥阴。阳道实，故风寒实邪，从太阳汗之；燥热实邪，从阳明下之；邪之微者从少阳和之；阴道虚，故寒湿虚邪从太阴温之；风热虚邪从厥阴清之，虚之甚者从少阴补之；阳道虽实而少阳为邪之微，故和而兼补；阴道本虚而少阴尤虚之极，故补之须峻。”

“凡伤寒病，均以开郁为先，如表郁而汗，里郁而下，寒湿而温，火燥而清，皆所以通其气之郁也，病变不同，一气之通塞耳。塞则病，通则安，无所谓补益也。补益乃服食法，非治病法。然间有因虚不能托邪者，亦须略佐补托。”

“伤寒一发汗而表寒即解，温热一发汗而里热愈炽。故伤寒以发表为先，温热以清里为主。伤寒多伤阳，故末路以扶阳为急务。温热多伤阴，故末路以滋阴为要法。扶阳滋阴，均宜侧重阳明。”

“伤寒证治，全藉阳明，邪在太阳，须藉胃汁以汗之；邪结阳明，须藉胃汁以下之；邪郁少阳，须藉胃汁以和之。太阴以温为主，救胃阳也；厥阴以清为主，救胃阴也。由太阴湿盛而伤及肾阳者，救胃阳以护肾阳；由厥阴风盛而伤及肾阴者，救胃阴以滋肾阴，皆不离阳明治也。”

“外风宜散，内风宜熄，表寒宜汗，里寒宜温，伤暑宜清，中暑宜开，伏暑宜下，风湿寒湿，宜汗宜温。暑湿芳淡，湿火苦泄，寒燥温润，热燥凉润，上燥救津，中燥增液，下燥滋血，久必增精，郁火宜发，实火宜泻，虚火宜补，阴火宜引。”

对外感热病的治疗，在过去临床上一直占据主要的位置，为历代医家所重视。外感热病的治疗，历史上名家辈出，有清一代，叶、吴、薛、王传为一派，影响甚大，目前奉为临证的典范。但其他医家的宝贵经验也不可忽视，其中有较成体系者，也有零散独到者，俞根初的《通俗伤寒论》当归属前者，书中理法方药完备，辨证自成一套，俞氏精辟的见解和独到的经验，值得我们认真参考与借鉴。

六经为疾病阶段性的变化，百病主要指外感热病。注重阶段性的变化，制定相应的治法方剂，这是中医热病证治的基本策略，也是辨证论治的具体体现。随着认识的深入，六经的内容有所扩充，不会总是停留在《伤寒论》的原文上，用旧瓶装新酒，这也是与时俱进的态度。也许俞氏的初衷是要以六经钤外感百病，今天我们的理解将百病的范围扩大。其实，外感与内伤，尽管治法方药有所不同，但诊治的原理相同，故善治外感者，对内伤也多独到之处，如此，将百病作宽泛解也通。

八、融合古今论方证

——读《伤寒论方证新识》

最近拜读吴宜兴先生的《伤寒论方证新识》，获益良多。作者明确提出的问题是，今天我们如何把现代医学的病名渗透到《伤寒论》的注释中去，我们不能还是仅仅沿袭古人的注释，薰莸不辨，兼收并蓄。作者提出，如果能够把《伤寒论》中的每组证候群都用现代医学的理论对照出它是什么病，伤寒、中风、湿温、热病、温病等一切问题就可以迎刃而解了。作者积50多年的临床经验，对《伤寒论》的主要条文的证治，特别是一些主要的方证，大多都指出了它们在现代医学中的位置、病名、病理及药理。这样一来，不管中医西医，只要是临床医生就都能够比较容易地搞懂了。

也许对这种做法持不同看法者多，也许主观愿望和客观效果还不可能马上完全一致，但这不妨也可以看做是《伤寒论》研究的主要题目之一。发皇古义，融会新知，前人陆渊雷先生有《伤寒论今释》的问世，体现出经典研究的时代气息，那么为什么时至今日，我们很多人反而顾虑重重，踌躇不前了呢？

确实，古今东西的知识融合不应该强求，而是一个自然的过程，这其实也是一件不以人的意志为转移的事情。对古人的临床经验和古代的文献记载，我们从现代知识的角度重新加以审视，可以加深认识，这也是活跃学术探讨的途径之一。不管我们是否意识到，有些方面古人的认识是正确的，有些方面会比较模糊，而有些方面则往往需要加以纠正。同样今人对《伤寒论》的理解，有些是对的，但有些也未必完全正确。我们大可不必过分忌讳用现代医学的知识对《伤寒论》进行诠释，也许站在现今的立场，反而更加能够打磨出《伤寒论》的熠熠光彩。以下就《伤寒论方证新识》的主要观点，作一些介绍，谈一点看法。

（一）对六经的整体认识

六经是一个整体的框架，是基础也是方法。作者提出以六经为经，伤寒、中风、风温、湿温、热病、温病各阶段的证候为纬，这样伤寒与温病，六经和卫气营血自然就归于一致。辨证和辨病结合，所谓“六经为百病的六经”，“以六经钤百病”也正是这个意思。清代医家早就强调了这一点，我们今天反而把六经放在一边，作为外感热病的辨证方法之一而较少提到了，这实在是小看了六经。

作者提出太阳病应该包括伤寒、中风、风温、温病四个类型，风温、温病必有恶风。认为阳明病至少有三个证型，即白虎汤证、承气汤证和茵陈蒿汤证，一般容易接受。但作者提出“少阳病即阳明经病（少阳必有高热）”，观点就比较新颖独到了。细想，把少阳作为实热证中的表现之一，其实也未尝不可。在温病辨证中，阳明和少阳都走在气分证这个阶段，但在六经中都不可或缺。少阳在太阳和阳明中间起着缓冲的作用，即在三阳病证中只要排除了典型的太阳和阳明，大都可以被少阳所包容。尽管作者认为“少阳病篇只存其名而无其实”，148 条半在里，半在外（少阴与太阳），把所有的柴胡证都释为少阳病不妥。少阳在临证中必不可少，在理论上应该清楚少阳归属热证，但在具体处理上设置少阳这一步，是非常符合实际的。

对三阳病的治法多因势利导，以祛邪为首务，三阴病的治法多以扶正为主，但必要时仍须注意祛邪外出。太阴病的治法以桂枝加芍药汤调和阴阳，温中散寒，祛邪止痛。少阴死候，阴竭阳脱，机体功能极度衰竭，多可救；厥阴死候，多是烈性传染病后期不可挽回之证，包括癌、肠结核等。少阴三急下之后，323 条马上提出“少阴病，脉沉者，急温之，宜四逆汤”。可见危急症离不开四逆汤。进入厥阴，不单有肢冷，而且绝对有昏厥。

如果把六经看作一个连续的过程，而不过分强调各自的独立存在，那么，作者提出的“其他五经中风，绝无之事”。我认为从临证的角度是可以接受的，因为六经主要解决对证的把握，把六经看作各自独立的病，有一定的时代局限。

六经的传变是一个必须正视的问题，作者提到：传是有规律的，直线的；变是无规律的，是曲线的。表明作者也是看到了传变问题的复杂性，传变的一般和特殊，其实都是由具体的疾病所决定的。六经辨证论治是根据一切外感热病的发展规律而划分的六个阶段，也可以说是六大证候群。六经反映的是疾病的共性问题，是一个相对原则、比较抽象的框架，所以到了临证处理具体问题时一定要细化，细化到病证，细化到方证。

（二）对方证的具体分析

我很赞成作者对方证的从动态相关的角度加以把握，而且从经方一直通到时方，给人以相当的启迪。并且能够结合温病医家的一些认识来反观经方中的治法方药。我们有时过分拘泥于历史上某些医家的认识，画地为牢，自缚手脚。其实很多东西在临证治疗中基本上都是可以相通的。伤寒和温病的证治基本是统一的，可以求同存异，没有必要将二者对立起来，如同中西医在临床证治中应该求同存异一样。

桂枝汤是有汗伤寒的证治（表虚）。桂枝汤证是微恶风寒，头痛，身热自汗。在没有任何检验手段的古代，在疾病的早期难以作出明确鉴别，故统称太阳病，属太阳病者范围亦广。桂枝汤的治疗以流感为中心，进而辐射到其他流行病（在流感中常常夹杂着流脑、肺炎、肠伤寒、出血热、钩体病、流腮、麻疹、丹毒等）的治疗，和现在的辛凉剂一样（银翘散）。小建中汤对湿温证的腹痛（恶寒兼有发热腹痛，腹膜炎或下腹部炎症）有效，白芍亦主邪气，大量运用能抗菌消炎，100 条先用小建中汤，不瘥者与小柴胡汤。

如果将太阳病限定于流感范围，作者进而提出流感的类型可以见有：①脑炎型：项背强几几（原文 31）；②肺炎型：发热恶风无汗而喘（原文 35）；③胃肠型：（原文 32、33）。桂枝加葛根汤为太阳阳明合病，辛凉解肌，调和营卫，是治疗风温的主方，再进一步就转入白虎加参汤。后世的银翘散、杏苏饮、犀角地黄汤、清营汤、安宫牛黄丸都可以看作是这一方向证治的具体进展。

《伤寒论》中有24处论及小柴胡汤（太阳篇占18处），作者提出小柴胡汤治湿温证早中期以后，是辛凉补气解表剂（太阳热盛，少阴肾阳虚衰），扶正祛邪，也是治疗急慢性肝炎的主方。小柴胡汤证（共24处，太阳病占18），嘿嘿是少阴病的但欲寐，也就是37条的嗜卧，为肾阳虚衰之象；不欲饮食，一是太阳热盛，二是少阴阳衰。嘿嘿不欲饮食，也是热和湿的具体表现，也是治疗肝脾肿大的主方（包括肝炎及其他疾病），柴胡、黄芩对腹内各种炎症都有效。小柴胡汤证是湿温证，该方有发汗解表、镇静、清热、利尿、补气等作用，有广谱抗菌作用，是治疗湿温证早中期以后的主方。小柴胡汤是辛凉补气解表剂，所治乃是太阳热盛、少阴阳虚的证治，祛邪扶正兼施。

大柴胡汤证是湿温过程中并发了胆囊炎或胰腺炎。柴胡桂枝干姜汤，流行性出血热少尿期并发轻型渗出性胸膜炎，胸胁满微结。关于黄疸的证治，作者指出茵陈蒿汤的236条是钩体病或肠伤寒所致的黄疸，260条是黄疸性肝炎。大柴胡汤证，呕不止，心下急，郁郁微烦，湿温过程中并发了胆囊炎或胰腺炎，也可能是原发的。把所有的柴胡汤证都释为少阳病是不妥的，因为仲景立法组方尽管是以六经为前提的，但并不拘泥于病从何经来从何经去，只要辨证即可，有是证用是方。

大陷胸丸治疗干性或轻度渗出性胸膜炎，大陷胸汤治疗胰腺炎（并发或原发135条），136条为渗出性胸膜炎，137条为腹膜炎，138条为小陷胸汤，治疗胃炎、胆囊炎。痞证是热病过程中并发胃肠道炎症，十枣汤治疗重证渗出性胸膜炎。热入血室的“无犯胃气及上二焦必自愈”，是说没有传至阳明经及无结胸痞的证候出现必自愈（原文表述中，不要用勿，没有用无）。与 47 条的“自衄者愈”、106 条的“血自下，下者愈”同义。

溢饮就是风水病，治疗风水，大青龙汤用于早期，热重于湿；小青龙汤用于后期，湿重于热，原文 38、39、40、41 成为青龙汤的临证选择基准。大青龙汤为阳明里热兼太阳表实，一是肾炎早期未肿时，恶寒发热；一是急性大叶性肺炎。小青龙汤为太阴水气兼太阳表实，一是肾炎水肿期，一是慢支、哮喘、肺气肿急性发作者。

真武汤证（原文 82）是重证病毒性心肌炎，初期类似感冒，故曰太阳病，用真武汤“非行水导湿，乃补其虚而复其阳。”（钱天来语）吴茱萸汤证为胃下垂、胃弛缓、胃扩张见消化机能低下，食谷欲呕。“伤寒脉滑而厥者，里有热，白虎汤主之”（原文 350 条），乃肺炎、流脑所致得中毒性休克，肢冷而躯干热，所谓热深厥亦深。

以上所引用的看法，比较具体实在，无论是对于理解原文，或者是掌握方证的临床，都会有一定的启发和帮助。

（三）对寒温证治的求同和存异

今天，当我们比较系统地回顾热病证治的历史，比较客观地看待历史上的寒温之争时，我们应该更多地注意热病证治的一体化，保持一元论的观点，因为辨证论治的规律只有一个，辨病可以作适当的扩展。所以要注意寒温的同，而不应过分强调二者的异。

历史上有所谓王安道“脱却伤寒，辨证温病”的说法，也是有意无意中加重了寒温的对立，王安道所说的“伤寒与温病的发病机理迥然不同，温病属里热外发，即使有表证，亦多为里热郁表所致”；“温病不得混称伤寒”。于今看来，其实也都是由于个人经验的局限所造成的。

吴鞠通著《温病条辨》，但还是强调“是书虽为温病而设，实可羽翼伤寒。若真能识得伤寒，断不致疑麻桂之法不可用。若真能识得温病，断不致以辛温治疗伤寒之法治温病。”吴鞠通称得上温病大家，讲话倒还是比较客观，即他并不讳言伤寒与温病的并存，重视伤寒在前，温病在后的事实，而且把桂枝汤放在开首，并且书中大量采用经方的加减变通，在经方的基础上屡屡化裁出新，引人入胜，不失大家手笔。

伤于寒邪是温热病的病因，是温热病的初始阶段，伤寒是因，热病是果。后来强调感受温热之邪，是从临证角度对《伤寒论》的补充。把《伤寒论》中的证治错误地认为只是针对伤寒病的，实乃千古沉冤。以今天的眼光看，《温病条辨》不过是总结了仲景以后历代医家的经验，多增添了一些方剂而已。

作者有一个鲜明的观点，即《伤寒论》从头到尾讲的都是湿温的问题。湿温是寒热没有达到极点时，寒和热（湿与温）在体内存在着偏胜或互结不解的状态。温病中的湿温，只限于肠伤寒、出血热、钩体病等，其实《伤寒论》从头至尾都论述了它们的证治。用这样的一个认识，首尾相贯，将《伤寒论》的有关方证联系起来，并可以一直贯穿到后世的温病方，至少在理法方药上形成了一元化的解释。

我们不妨举例来看看作者所作的关联，吴氏提出桂枝汤和麻黄汤证，乃湿遏卫气，后世有三仁汤证治的补充；小柴胡汤证后世有邪阻膜原的达原饮证治的补充；葛根芩连汤，有后世湿热困阻中焦的王氏连朴饮的补充；茵陈蒿汤有后世湿热蕴毒的甘露消毒丹证治的补充；柴胡加龙骨牡蛎汤，有后世湿热蕴痰、蒙蔽心包的菖蒲郁金汤证治的补充；桃核承气汤、抵当汤（丸），则有邪热化燥入血的犀角地黄汤证治的补充；桂枝加芍药汤，有湿从寒化的四加减正气汤证治的补充；白虎汤证为热炽阳明，若湿困太阴，则有白虎加苍术汤的补充；附子泻心汤，有后世的薛氏扶阳逐湿汤，治疗湿胜阳微；竹叶石膏汤为余邪未尽，后有薛氏五叶芦根饮的补充。

湿温是寒热、水火乃至阴阳的问题，二者互相对立，但又相辅相成、相互依存、相互制约、相互转化，贯穿于热病治疗的始终。这里我们又必须看到，尽管作者的初衷是好的，但是湿温是已经被限定了的病名，将其扩大，将会造成混乱。

就像我们今天已经接受了用实验的方法研究中医一样，对于用现代医学的知识来思考和理解经典也应该采取宽容的态度，这样的做法有利于古今东西的融合，有利于古方今用，有利于推陈出新。

九、伤寒六经病与祝氏五段说

上世纪四十年代末，在上海有这样一对师徒，夜深人静时，学生质疑问难，老师排疑释难，互相倾其所知，问者咄咄，答者维维，问答之中不觉春秋数度，内容现于纸端，最终以《伤寒质疑》面世。此二人即祝味菊和陈苏生，祝味菊有“祝附子”之称，治病心狠手辣，一针见血，陈苏生初习时方，后拜在祝氏门下，二人皆以中医鸣世，其实又都是学贯中西的大家。《伤寒质疑》就是围绕祝氏的伤寒六经五段说展开的，其实是以六经为话题对中医临证治疗机理的顺乎时代的阐释，引西说以解中医证治的规律，亦传为当时医界佳话。上海此前有陆渊雷的《伤寒论今释》，以融会新知的方法来发煌古义，代表了当时一代中医人的苦苦追求。今天，时过境迁，重读祝氏的五段说，竟然还是那么新鲜，让人感觉亲切而贴近实际。

众所周知，热病的临床证治是以六经展开的，但是六经究竟是什么，众说纷纭，见仁见智而难有定说。现在对《伤寒论》的六经，有从理论去阐释的，有从临床去理解的，也有从现代医学的角度加以探讨的。六经既然是实用的东西，那么应该站在临床的角度去多想想，这样将有助于把中医比较抽象的概念具体化，也许会对临床有更多的指导意义，本文想要向大家介绍的就是祝味菊对伤寒六经的五段解说。

（一）以五段解六经，重机体之抗能

要了解祝味菊先生对六经所作的五段论说，必须先看他自己所说的这一段话：“疾病之来，引起体工之反应，不出五种阶段。于义云何？太阳之为病，正气因受邪激而开始合度之抵抗也；阳明之为病，元气偾张，机能旺盛，而抵抗太过也；少阳之为病，抗能时断时续，机能屡进屡退，抵抗之力，未能长相继也；太阴少阴之为病，正气懦怯，全体或局

部之抵抗不足也；厥阴之为病，正邪相搏，存亡危急之秋，体工最后之反抗也。一切时感，其体工抵抗之情形，不出此五段范围，此吾三十年来独有之心得也。”文中“体工”二字，于今用“机体”来表达较合适，这二个字是祝氏五段的立脚之处。

祝氏对五段进一步有如下的说明：“伤寒五段者，人为之假定也，制亢扶怯使其合符自然疗能，要言不繁，如是而已。夫疾病之变迁，随自然而发展，消除病原，即可制止病变，把握自然，亦可变更病程，是故良工治病，不能去邪，即当安人，治病若无特效之药，即当维护自然疗能，吾人区分伤寒为五段，欲以明抗力之消长也，利用寒热温凉之药，以调整体力之盛衰，选取辛苦酸甘咸，各种具有特别作用之药物，以解除纷纭之证候，缓和非要之痛苦，开合升降，诱导上下，使其长为适度之抵抗，减少损害，缩短过程，使其早至于康复，此祝氏伤寒心法也。”祝氏的五段说以人体机能的反应来设定，除去一头一尾的开始和结束，大体是抵抗太过、抵抗不及和邪正相持这样三种状态，其实在实际中也是很容易理解和把握的。

祝氏的五段说注重人体在疾病中的反应，特别注重阳气的有余与不足，他提出：“夫五段为抗力消长之符号，抗力之消长，阳气实主持之，阳气者，抗力之枢纽也，气实则实，气虚则虚，伤寒为战斗行动，故首当重阳，善理阳气，则五段疗法思过半矣。是以太阳伤寒，重在和阳，少阳有障，重在通阳，阳明太过，重在抑阳，少阴不足，重在扶阳，厥阴逆转，重在潜阳，五段疗法，不外扶抑阳气四性之药，无非调整阳用。”祝氏在此提出的和阳、通阳、抑阳、扶阳、潜阳，无不关注于人体的阳用。当然，阳用太过，于今考虑，不能否认有邪毒太盛的一面，所以抑阳仅为方法之一，另外应当想到的是苦寒清热，更加主要的是祛邪解毒的作用，和抗生素不同，清热解毒药除了杀菌、抑菌作用外，对免疫系统也有一定的调整作用。

如果我们进一步往深里想，那么关于六经和五段，其实都是人为的一种划定，这种设定能够反映一定的规律，但说到底也只是相对的东西，可以为我们所用，而我们又不必太受其拘限。祝氏的下面这段话也很精彩："伤寒六经，乃正气因抗邪而起之六种证候范型也。六经所固定之证候，初不能包含一切抗邪情形，是以后人于伤寒六经之外，又有温病三焦之说。六经证候，既不能包含一切抗邪情形，则六经名称可废也，利用六经名词，以代表各种抗邪程序，则六经名称存之亦可也。一切外感，无论其为何种有机之邪，苟其有激，正气未有不起抵抗者，其抵抗之趋势，不外五种阶段，此吾研究之创获，敢谓前所未有也。"中医过去对外感热病的认识无法深入，所以着眼于证，用辨证论治的方法求临床疗效，而热病中对证的把握，阶段性的节奏变化十分明显，也是必须首先加以重视的。其实关于阶段性的论治，哪怕是对疾病有了一定把握的西医仍然十分重视，临床上多以初、中、晚三期来加以区别和强调。

中医言机体反应表现有八纲，言邪正相争之势则有五段。祝氏提出："原因疗法，推陈出新，往往昨是而今非，反观人体应付反射之机能，则百年如一日也。故曰，病原疗法，仅能适用于狭义之病原，而本体疗法，则应用无穷，历万古而不变者也"；"吾人既未能直接去其病原，当扶持体力，协调其自然疗能，此一贯之道，凡病皆然，不独伤寒而已也。”这些话，今天看来，不也都言之成理吗！

（二）由经验寻原理，求证治之规律

祝味菊先生的五段说，是要揭示出中医临证治疗的规律，祝氏坚信：“中医能够医好病是事实，事实里面就有真理。我们应当用科学的方法去发掘说明这事实背后的真理，世间没有毫无理由可言的事实”；“味菊从事中医垂四十年，实验考察的结果，亦认为‘无原理原则可寻之经验，必有原理原则可寻’”；“中医愈病的所以然，于药物本身之外，亦必有其足为依据的理论，我们知道，若用单味的药物治愈某一种病，可以复演不爽，只好说是‘效在于药’。今用种种不同的复方，配合种种不同的药物，应用到各个不同的人体上去，在不同的方式下，而收到相同的效果，那就是‘效在于法’。一般人说，中医愈病，纯是药效，这好像是说，宰牛者是刀，而不是屠夫了。其实中医的理论，不仅有药，而且有法。”看来，祝氏是不满足于一般传统理论的解说的，他认定了一个死理：事实和经验背后必有真理和原理可寻。而追求真理和原理的目的是为了反过来更加方便实践，祝氏以五段展开的分析和归纳，无不对临证有着实际的指导价值。

以表证的证治为例，祝氏有如下归纳：治表之道，外观表机之开合，内察正气之盛衰，开表以辛，和表以甘，制亢以凉，扶怯以温。表闭里不亢者用麻黄汤辛温，气怯甚者加附子；表亢里怯者用桂枝汤甘温；表闭里气盛者用银翘散，气亢盛者加石膏；表闭里气和者用葱豉荆防辛平宣散；表亢

里气盛者用芦豉之甘凉；表亢里气和者用桑菊之甘平；表亢里亦亢者用白虎汤甘寒。这里已经不受伤寒太阳的拘限，将寒温揉合为一。继而提出：风热乃近乎太阳阳明之证，辛散偏清则抑正碍表，若非里气之亢者，不当辛凉。

事物有一般和特殊，有简单和复杂，如太阳，人体有适度之抵抗，调之则自愈；少阳，正气有可胜之潜力，达之则气伸。而如果阳明见其气怯神衰而邪未尽达者，虽有高热，则仍当温宣，桂附在所不辞。所谓可下之体见应下之症宜凉导，而有应下之症无可下之体则宜温通，此为临证变通之例。再如对于虚人躁甚，气怯于内，阳浮于上，表现为虚性之兴奋。甘凉之剂可令小安，缓和之效也。因其小效而频服之，则气愈怯而阳愈浮矣。此非亢阳之有余，乃阳衰不能自秘也。气虚而兴奋特甚者，宜与温潜之药，温以壮其怯，潜以平其逆，引火归源，导龙入海。

祝氏对中医习以为常的一些术语和概念，也有深入的见解，如他提到：凡术语皆不可执着，如温病强调感受温热之邪，并非真有温邪进入了卫气营血。仲景六经分治，叶氏卫气营血，皆病理上逻辑法也，古人以逻辑目光解释病理，纯为私人之主观，故不可盲从，其著述乃临床之记录，纯为客观之描写，故足资借鉴。祝氏认为：伤寒温热，想象之邪，用温而愈者曰寒，用凉而愈者曰温，因汗出而愈者在表，因清下而愈者在里。这样的解说简洁明了，也可以说是点拨到了事物的要害之处，听了让人顿生酣畅淋漓之快感。

对伤寒以后兴起的温病学说，祝氏的分析要言不繁，鞭辟入里，也使人十分容易理解。如他提出：叶氏著温热篇，非另有温热之邪也。夫伤寒温病，二而一，一而二也，言刺激则有伤寒之邪，言反应则有亢盛之体，邪正相搏，其抵抗之趋势，倾向太过者，既是温热之病。叶氏经验，知气盛之人，其反应趋向于亢进，故避用温热；知病变趋向表者多吉，故法取轻扬，以便观察病变之过程。

对于当时的寒温之争以及临证时寒温的用法，祝氏的见解也不乏公允，他提出："医之所宗，求真而已，得其真者，无法不宜。故善理虚者，必能治实，能用热者，必能任寒。余治医三十年，习见可温者十之八九，可清者百无一二。大致未病重阴，既病重阳，壮者滋阴为主，怯者扶阳为本。凉药阴柔，隐害不觉，阳药刚暴，显患立见。热药有毒，易见而可救，寒药有毒，隐匿而难疗，同是药误，晦明隐显各别，与其蒙害而不觉，不如见过而知改，是以少阴伤寒，宁温而远寒。温药为温煦强壮剂，热药乃刺激兴奋用，温以补不足，热以振衰颓，其用殊也。时医见温热之疵而远之，吾见温热之害而终用之。"

当年章次公先生对祝氏的评介是："祝先生个性很强，对于中医，颇有自信心，他既不鄙弃旧的，也不盲从新的，他不做古人的应声虫，也不做新医的留声机。"祝氏掌握了分析和归纳的武器，用来说明中医治疗的方法和原则，哪些是针对人的，哪些是针对病的，作为疾病的表现，哪些是合理的反应，哪些是过分的冲动，治疗中如何去控制机能，如何去诱导气血，从广泛的经验中找出一般的规律，从彼此的关联上去作整体的把握。这些理论和经验之谈都是有其实践价值的。祝氏认为："病原多端，本体唯一，认病识证，以探取病原为贵，故分析不嫌其繁，治病处方，须兼顾本体为是，故归纳在于简要。夫分析与归纳，诊断之二大法门也，非分析不知病原之所在，非归纳无以集诊断之大成。”

伤寒的六经，如何用明白畅晓的语言向今人说清楚，可不是一件容易的事。古义和新知其实并不是不可融会贯通的，当然，我们可以用中西医二个体系难以沟通为理由来加以回避，但时时面对临证实际的人却不能没有思索，即对待同一件事情，中医如此说，从西医的角度又应该如何认识呢？事实上，中西医一旦沟通，反过来对临证的帮助就大了。中西医汇通是谁也无法否定的一种历史的趋向，前人为此曾经付出不少努力，历史上有唐容川式的沟通，有张锡纯式的沟通，也有陆渊雷式的沟通，而祝味菊所作的沟通也许了解的人不多，其实祝氏的沟通令人信服处多，今天仍然不失其参考价值。

五十年间历史狠狠地跨进了一大步，世界变化之快，中医变化之大，也许祝氏不曾料到。但是，祝氏在事物中一以贯之的精神和原理是不变的，所以祝氏的学说常读常新，每能给人以启迪。最后，还是引祝味菊的话作为本文的结束：“我们不想空谈中西医的优劣，而想引起彼此间的认识或了解，为了社会，为了学术，我们总该想个办法，使它们接近，使它们得到一个联系的桥梁。”

十、现实与传统的冲撞和对接

——读《伤寒论现代解读》

作为经常阅读《伤寒论》原文的人，既要重视古代文献的记载，又要面对现代的临床实际，我们可以纯粹地尽量地从传统的角度来认识问题，有时又会不由自主地利用既有的现代知识来思考和分析问题。当我们从现代的角度来审视过去文献中记载的内容时，冲撞和对接就会产生。这其实是一个很自然的、有时又不太容易回避的问题。

不经意间得到《伤寒论现代解读》，捧读再三，不忍释手。本书的好处在于比较系统，着眼于整体，但也不忽略细部，对原文的描述尽可能地作出了现代地诠释。在阅读的过程中，平日里萦绕在脑际的问题，每能释怀，碰到看法相似之处，又会产生同感。本文主要想对书中的主要内容和观点作一些介绍和推荐，以广流传，以利提高。

（一）传统外感病和现代感染病

传统的外感热病治疗中积累起来的经验和现代对感染疾病的既有认识，是否可以沟通，以及如何沟通，这是相当一部分人所十分关切的，《伤寒论现代解读》在一定程度上对此作出了肯定的回答，并且做了有益的尝试，我认为书中的不少认识都是独到而精辟的。当代中医认为，《伤寒论》与温病学说应当统一为中医外感热病学，现代西医把传染病、寄生虫病与各科的感染病综合在一起，形成了现代感染病学。二者研究的对象都是感染—炎症—发热这一主题，所以中西医两大理论体系在一定程度上的融合，将有利于解读《伤寒论》和温病学说。

《伤寒论》及其一脉相承的温病学说，把外感热病（感染病）作为一个整体，看作一个动态的连续的发展过程，看作一个全身性的反应状态，研究其发生发展的规律。《伤寒论》以六经传变作为时间结构，以证作为空间结构，构建其理论框架，这种思维方式传承给了温病学说，构建出了卫气营血的时空理论框架。外感热病作为一个整体，六经是一个连续的过程，每一经既是这个过程中的一个阶段，又是独立的某种事物本质的反映。这样的观点，我想基本上大家都能够认同。

作者在书中提出了证态的概念，也许更加有利于中医和西医的共同接受。所谓外感染热病证态体系，外感染热病是中医外感热病与现代医学感染病两个概念融合后的新名称，证态是指外邪与机体相互作用，在机体内产生的变化过程，主要是指病理过程。证、病理状态、证态既是一组最常见、最典型、相对固定的症状、体征的组合，又是一个发生发展着的动态变化过程，是非匀速的过程，动态中有停顿，连续中有阶段。证的固定是相对的，证的变化是绝对的。证与证之间是连续的，证与证之间有许多过渡型。作者提出的这样的见解，我认为和临床实际大体相符。在对事物探究的过程中，为了达成一定的共识，有必要先确立相应的前提，证、病理状态以及证态的提出，有利于中西医的接近，有利于共同语言的产生，不失为一种较好的处理方法。

（二）对六经病证的现代诠解

讲到中医外感热病的证治，必然要讲六经和卫气营血，所以用现代医学的知识来思考和认识这方面的问题，也成为一种新的尝试。书中提出的以下的一些基本认识，有助于从临床角度来认识问题，这种经过中西医融汇以后形成的看法，也许更加有助于西医理解中医，抑或有助于西医产生对中医的兴趣，其实也有助于中医认识清楚自己。以下对书中的主要观点稍加勾勒。

太阳病、卫分证与传染病学的前驱期（非特异性的急性期反应）是一个证态，这种类似于感冒的一组以发热为主的非特异性证候群，包括了不同季节、不同表现的感冒、流感及全身各器官系统感染（包括传染病）的初期阶段或某些轻型病例。人体中的非特异性宿主防卫功能是抵抗微生物入侵的第一道防线（包括皮肤、黏膜、消化道、呼吸道、泌尿生殖道等与外界相通的管道系统），在病理学上属于非特异性的急性期反应。从中医临床的具体证治看，至少应该包括：①风寒感冒证态（麻黄汤、桂枝汤）；②风热感冒证态（银翘散）；③湿温感冒证态（藿朴夏苓汤）；④秋燥感冒证态（桑杏汤）。从这些最基本的证态出发，进一步辨别不同的疾病和体质反应，可以求得更有针对性的治疗。

阳明病、少阳病、气（营、血）分证与感染病的急性典型期是一个证态，进一步展开有邪热壅肺证（肺炎）、热实结胸证（急性腹膜炎）、阳明腑实证（肠梗阻）等，营分证与败血症早期、血分证与败血症合并弥漫性血管内凝血相一致。营（血）分证与多器官功能障碍综合症（MODS）一致，血分证的后期出现内闭外脱与多器官功能衰竭（MOF、MSOF）一致。急性典型期，是病原体侵入不同器官系统引起的各器官系统的局部炎症与炎症的轻度全身反应的表现，临床上多见各器官系统感染的特异症状与发热的相合。

由于这方面的内容在临床上所涉甚广，所以作者此处的归纳，将方证和疾病对应得更加具体。提出各脏腑气分证（包括阳明病、少阳病以及某些变证、坏病）与各器官系统急性感染典型期证态如下：①急性肺感染肺热证态、细菌性肺炎风热犯肺证态、病毒性肺炎表寒肺热证态（大青龙汤）、大叶性肺炎肺热炽盛证态（麻杏石甘汤）；②胸腔积液寒实结胸证态（白散）；③急性腹膜炎热实结胸证态（大陷胸汤丸）；④肝、胆、胰感染柴胡汤证态（大小柴胡汤）；⑤肠梗阻阳明腑实证态（大承气汤）；⑥急性胃肠炎痞证态（三泻心汤）⑦霍乱样综合征水、电解质紊乱证态（五苓散）；⑧急性脑感染热扰心（包）神证态（安宫牛黄丸）；⑨肌肉不自主运动动风证态、实风内动惊厥证态（羚羊钩藤汤）、阴虚动风肌蛋白消耗低钙、低镁血症证态（三甲复脉、大定风珠）、阳虚动风低血钾、低血钠证态（苓桂术甘、真武汤）；⑩痢疾样综合征湿温证态（白头翁汤）；⑪湿蒙心包非典型脑炎证态（菖蒲郁金汤）；⑫急性心肌炎炙甘草汤证态（炙甘草汤）；⑬风湿性关节炎附子汤证态（三附子汤）；⑭盆腔脓肿太阳蓄血证态（抵当汤丸）；⑮急性盆腔炎热入血室证态（小柴胡汤）；⑯胃肠道出血阳明蓄血证态（抵当汤）；⑰盆腔良性包块蓄血证态（包括盆腔脓肿后遗症、慢性盆腔炎、宫外孕后遗症等）；⑱腹腔恶性肿瘤脏结证态；⑲休克亡阳证态、内毒素休克（冷休克）四逆汤证态、外毒素休克（暖休克）通脉四逆汤证态；⑳阳明病发黄肝细胞性黄疸证态（茵陈蒿汤）；㉑蛔厥蛔虫梗阻证态（乌梅丸、大建中汤）。以上，实际上把六经和卫气营血合在一起加以考虑了，作者的见解有助于我们作整体把握，尤其是方证相对的证态，衷中参西，不无创见，值得参考。西医的病名和中医的证态对应，感觉上难免生硬，也许有些观点会有争议，或者尚不完整和准确，但只要能够启发思路，就不必过于苛求吧。

太阴病与慢性消化功能障碍的表现是一个证态，可以由急性胃肠道感染（泻心汤痞证），或者肠梗阻（阳明病）反复发作，也可以由肝胆胰感染（柴胡汤证）的后遗症（传经），也可以由低毒性的病原体感染所引起（直中），还可以是介于消化功能性疾病与健康之间的中间状态。少阴病由太阴病发展而来，少阴病与全身营养不良、体质衰弱是一个证态，具体表现为倦怠、迟钝、神萎、倦卧、健忘、消瘦、多尿、心衰、血压低、脉微细、肢冷、腹胀、腹泻、贫血等。太阴与少阴，有关联又有区别，以上的把握，简洁了当，可以说是基本到位的。

厥阴病是少阴病的进一步发展，为机体极度虚弱的濒危状态，与外感热病的极期、缓解期的表现相符合。急性感染过程之后，疾病的慢性化、营养代谢障碍、机能障碍、衰竭、慢性感染急性发作、变态反应性疾病等与三阴病证关联密切。太阴转阳明，为慢性感染的急性发作，阳明转太阴，则有可能是急性感染转为慢性。厥阴病的描述，《伤寒论》阙如较多，作者从临床实际出发所作的大体判断，亦符合事物的一般规律。

作者还对多器官功能障碍综合征与营、血分证态的提出如下：①全身炎症反应综合征阳明热盛证态（白虎汤）；②热灼营阴败血症早期证态（清营汤）；③热闭心包轻度中毒性脑病昏迷证态（安宫牛黄丸）；④血热动风中毒性脑病痉挛证态（羚羊钩藤汤）；⑤热盛迫血弥漫性血管内凝血证态（犀角地黄汤）；⑥气血两燔重度中毒性脑病颅内高压证态（清瘟败毒饮）；⑦热结肠腑肠梗阻合并感染证态（大承气汤）；⑧多器官功能衰竭内闭外脱证态（参附龙牡汤）。

其他可以提出的还有余邪未尽恢复期证态，三阴经病慢性期证态等。

以上的提法，也许对习惯于中医思维的人一下子是不容易接受的，但相信在西医中对中医怀有兴趣的人则比较容易理解。在具体的认识中，作者作出了较多的联系和假定，这种限定也许狭窄了中医名词术语概念的内涵，但好处是使临床的脉络更加清晰。不管是什么样的认识，只要是立足于临证实际的，我认为就有一定的合理性，也就具备了一定的参考价值，应该予以足够的重视。

（三）对临床见症的具体分析

借助于现代医学的认识，也有利于对具体症状和方证的剖析，书中这方面的论述同样引人入胜，下面不妨举几个例子加以展开。

恶寒为外感热病初期最为常见的症状，为太阳病的主症之一，治以辛温汗法，此为中医的一般常识。书中从现代医学的角度提出，病原微生物及其产物作为发热激活物作用于机体，激活产内生致热原细胞，产生和释放内生致热原（EP），再经一系列后续环节，引起中枢发热介质的释放，由下丘脑发出信息，经交感神经使皮肤血管收缩而致皮肤浅层血管血流量减少，引起皮肤苍白和皮肤温度下降，后者刺激冷觉感受器，把信息传递到感觉中枢而出现恶寒，此为发热的第一期（升温期）。感染初期的应激反应主要表现为交感兴奋、儿茶酚胺分泌增多引起的皮肤毛细血管收缩，从而产生恶寒、寒战等明显表现。浮脉为出汗散热期的表现（心跳快、输出多、血管扩张、外周阻力下降）；而紧脉为发热的升温期表现（肾上腺素、儿茶酚胺分泌增多，引起血管收缩、紧张度升高）。

发热一旦表现为不恶寒反恶热，则提示疾病步入了阳明阶段。书中分析，体温升到一定高度后，下丘脑不再发出冷反应冲动，皮肤血管转为舒张，体温升高也引起血管舒张，皮肤血流增多，皮肤发红，皮肤温度升高，刺激温感受器，信息传入中枢而产生酷热感，皮温增高，浅表水分蒸发增多，使皮肤、口唇干燥，此为发热的第二期（高温期）。可持续数小时、数天、甚至一周以上。当感染严重，抵抗力差时，病原体未能及时清除，发热激活物、EP、发热介质不停地释放，或者其他原因造成的炎症介质过量释放，形成级联反应，使恶寒、发热、出汗、体温下降这一过程反复或重叠出现，表现为“身热、汗自出，不恶寒反恶热”，这种发热与白虎汤证相符。

再举太阳蓄水证或五苓散证，此亦为伤寒的热门话题之一。作者认为是水电解质紊乱，由于大量出汗，机体失盐、失水，称高渗性缺水或原发性缺水、高钠血症，出现口渴与小便少，当饮用不含盐的水时，出现低钠血症，尿量会增加。五苓散对急慢性水中毒均有效。汗液中的钠比血中低，大量出汗时血钠会相对高，实际上机体既缺水，又缺钠（高渗性缺水或原发性缺水、高钠血症）。血钠高、细胞外液渗透压升高，刺激视丘下的口渴中枢，引起口渴，另外会增加抗利尿激素的分泌，减少尿量。另外，细胞内液移向细胞外，造成细胞内缺水（脑细胞缺水则功能障碍）。机体有两个渴感生理刺激，低血容量时口渴；低血钠、脑水肿时引起厌食、厌水，故出现渴欲饮水，水入则吐（高渗性缺水时，大量饮水，血液急速稀释，可能出现低血钠、低血容量状态，重者出现脑水肿，颅内压升高，出现神经、精神症状）。中医称水逆，西医称水中毒。故高温作业，大量汗出的情况下，不应大量饮用白开水。原文强调“少少与之饮”，“忍之一日乃愈”。汗后狂饮引起气喘是蓄水证的另一表现。慢性水中毒，症状不明显，有时唾液、泪液增多，一般不出现水肿，此与痰饮病五苓散证一致。低血钠（钙、钾）引起的肌肉痉挛（筋惕肉瞤、脐下悸、脚挛急），中医称阳虚不能温养肌肉，阳虚脱液，西医称肌肉的不由自主运动，此与温病后期的动风不同。

对蓄血证的见解，书中也有独到之处。作者指出太阳蓄血证是盆腔脓肿的急性典型期，而太阳热入血室是急性盆腔炎。太阳蓄血证是盆腔感染及其后遗症。体腔积血时，血液会发生溶解、吸收，引起血氨升高，这是造成如狂、发狂的重要原因。太阳蓄血证的病位在盆腔及盆腔器官，阳明蓄血证的病位在消化道，广义蓄血证则涉及全身。蓄血证的病理学性质：血管破裂出血（如宫外孕破裂），蓄积于体腔内（身黄证）；局部的感染灶与脓肿（热瘀证）；积血与脓肿吸收或不完全吸收后留下的组织增生、机化包块、粘连等病理状态（痞块证）。子宫及附件的急性感染如没有波及腹膜，则属于热入血室，如已经引起盆腔腹膜感染，则属于太阳蓄血热瘀证。蓄血发黄多见于体腔出血，也叫血管外溶血性黄疸，其色黄晕如油微熏，黄疸轻而没有血红蛋白尿。同样，书中提到的对陷胸汤证、泻心汤证、柴胡汤证等的具体看法，也是非常值得参考的。

病原微生物的感染以及疾病的传染，一直是临床上最常见的问题，尤其是在古代社会中，东西方都一样。在中国积几千年的临床经验，产生出伤寒六经与温病卫气营血的应对方法，文字的记载赫然，临床的疗效卓著。西方借助于先进的仪器设备，有了微观世界的新发现，后来居上，特别是在卫生防疫方面的努力，对此类疾病的防治，贡献也大。过于笼统的东西有必要细化，要找出事物的特殊处，透过现象看到事物的本质，这样的处理才有针对性。而过于细化了的东西，又有必要从整体上考虑他们的相互关联与共性，在处理中才不至于迷失方向。从这一点看，中医西医应对的方向一致，两者应该相互携手，才会有利于临床疗效的提高。

（四）中西医在理论上的冲撞和在实际中的对接

纵观历史，中医在临床上不曾止步不前。从六经病证到卫气营血和三焦辨证，从伤寒病证到温病的风温、春温、暑温、暑湿、伏暑、秋燥等等，总也体现了对疾病认识的不断进取。而西医在短短的百年中，从最初的传染病、寄生虫以及各科的感染等分化，到现今感染病学的整合，也是因为有许多共同的规律贯穿其中，值得重视。时有古今，地有东西，今天这方面的内容在多大程度上能够融会贯通，从而给出一个令人满意的答案呢？或曰：两种体系的医学是永远无法沟通的，一句话即可对现实作轻松回避。其实只要面对临床、正视现实的人，也许总是难以绕过这个问题。尽管由于时代的不同，认识的角度不同，得出的结论也各不相同。但是，既然临床的对象是同一的，其中就必有可沟通之处。沟通的好处在于能加深对问题的认识，也能为临床治疗提供新的方法和思路。

“中西医两大理论体系具有不可通约性”，这句话是指两种截然不同的理论体系难以直接对等相应，但是通过一定的努力，二者在某种程度上达成一定的共识，还是有可能的。历史上也不乏致力于这方面工作的人，近代如祝味菊、陆渊雷等，现在临床上从事这方面努力的人更是不计其数。知其不可而为之，《伤寒论现代解读》的作者也是如此执着的人。事实上只要面对临床实际，我们都会自觉不自觉地对许多问题产生疑问和联想，产生好奇和兴趣，从而出现进一步探究的冲动，将许多已知的事实加以贯通，从而得出一个相对完整的认识。当今的社会，学术要发展，多一些这样的人，多一些不同层面的思考，不也是一件大好事情么！

辨 病

（疾病诊断）

讲辨证论治重要的同时，我们也不应该忽视这一点，即古人并没有停止过对病的认识的追求，尽管当时有着很大的历史局限性。六经最初也是作为病的概念提出的，当然现在看来，六经病作为证来认识也许更加合适。这里姑且尊重原著的主要表达，将六经作为病来展开叙述。温病提出的病名似乎更加到位了一点，但仔细想想还是有欠细化。在考虑病的时候，要注意认识的相对性，这样有助于深入理解中医的病名，也可以避免将中西医病名简单对号入座的做法。

在古代的临床上，病名有相当一部分是以症状来表达的，并且在长期的实践中已经形成了一套行之有效的应对的方法，当然重点还是落实在辨证论治上。另外我们也注意到有些表达比较特殊的病名，在治疗上如专病专方这样的意思也就相对比较浓厚，即针对性强的方药比较多见。

有关中医学的病和证，在《内经》、《难经》中已有不少记载，在《伤寒论》、《金匮要略》中又有进一步的拓展。《伤寒论》和《金匮要略》中提出了许多病名和证名，详细记载了这些病和证的具体治疗方法，进而揭示出这些病证的本质和辨治规律，这些是我们进一步深入研究内科病证所不可或缺的。《伤寒论》和《金匮要略》中的辨证论治为后世临床的发展树立了典范，尤其贯穿其中的学术思想对后来温病学的形成和发展影响极大。明清的温病学家在此基础上，结合自己的经验，又提出了许多外感方面的病和证，并对其具体证治作了详尽论述。在内伤杂病方面，后世医家的补充也很多，这些都进一步完善了中医基础理论和临床证治的内容。

病证的内容展开来比较散漫，为了方便叙述，本篇章用热病、卒病和难病三根主要的线条将有关的内容串住。我们可以看到，在古代社会中，热病的证治占了临床的一半以上，中医的临证经验主要来自热病的诊疗；卒病大多以症状作为病名，治疗也主要以尽快缓解症情为目的，这在今天大多仍然如此，只是对原因了解越深入，解决起来也更有针对性；难病则往往难求速效，临证须权衡标本，对治法方药作出适当的选择。另外，请读者注意，这里所作三种归类，实在也是出于无奈，也许经不起细细推敲。多年来，我经常要在不同的场合讲《金匮要略》，用这样的方式把话题展开，好像效果还可以。事实上，病证之间充满了互相间的关联，你中有我，我中有你，实在难以截然分割。

一、热　病

要理解中医临床的证治，最好是从热病的实践入手。道理很简单，因为热病的证治在过去始终占据临床的主要部分。从伤寒到温病，完备了热病证治的基本思路和方法，积累了相当的诊疗经验，形成了一定的体系，由此可以进一步扩展到其他病证的治疗，所谓六经可以钤百病，即共性的东西，在事物中普遍相通。

这里我们不妨把相关的内容分成三部分来看，第一是六经病证，第二是除了六经之外伤寒、金匮中的相关病证，第三是温病中的内容（卫气营血和三焦辨证在这里不作展开）。

六经是辨证的方法，但原文是用病证来表述的，所以这里不妨还是作为病的概念来提出和加以认识，这样或许有利于我们理解原文。但是，今天我们不一定非要把六经作为各自独立的病来看了。南京的伤寒大家陈亦人先生有如下说："近来有些学者主张六经辨证应当是六经辨病，提出'六病'的概念，符合辨病之所在，以区别于其他辨证，颇有见地。但是把六经病当作六种不同的独立的病，则未必确切。因为六经病是对疾病共性的概括和分类，不是独立的病种，假使是独立的病，就不能够统诸病了，它与现代医学的辨病是有所不同的。"我赞成这样的讲法。

除了六经之外，还必须要提及另一些热病病证，在《伤寒论》较多集中在太阳病篇，在《金匮要略》主要是开始几篇所提到的。这些都可以看作是对六经的补充，也提示我们仅有六经是不够的（但没有六经是万万不行的）。温病对热病的把握方法，吴鞠通的《温病条辨》更加成熟些，卫气营血与三焦有一纵一横之妙，其实辨病和辨证也给人以经纬交错的感觉。如果把视野再放开些，六经体系是完全可以包容卫气营血和三焦辨证的。温病的证治只是把六经的某些内容更加细化，把六经证治中偏于热的部分放大，使许多传染病和重症感染的证治有了更加针对性的治法方药，伤寒和温病的临证处理方法，在本质上并无二致。

《伤寒论》以六经讨论辨证论治的共性，而六经以外（主要是《金匮要略》）以及后来的许多补充（特别是温病学说）则以病为单位，讨论各种疾病的个性，共性可以包容个性，个性也能够反映共性，但个性却不能包括共性。据此，《伤寒论》的六经辨证和《金匮要略》中的辨病各有千秋，二者应该并存互补，并且应该视为临证的基础。

（一）太阳病

【基本认识】

太阳病居六经病证之首，是外感热病的初期阶段。在《伤寒论》中太阳病主要有太阳伤寒证、太阳中风证和太阳温病。太阳病的病程一般较短，如不发生传变，则预后良好。如果太阳病治疗不当，或病邪太盛，或病人有明显的正气虚衰（或原来就有某种宿疾）等因素存在，则可发生进一步的传变，或出现相应的兼变证。太阳病的传变一般以转入阳明者多，但亦可传为少阳病、少阴病等，或出现合病、并病的情况。

太阳病的主症为发热、恶寒、头项强痛、脉浮。太阳伤寒证的主症，是在太阳病主症的基础上再见到无汗、喘、脉浮紧。太阳中风证的主症则另见到汗出、脉浮缓。太阳温病的主症则以不恶寒、口渴、咽痛、脉浮数等为特点。

太阳病的病因病机，是外邪侵犯人体肌表营卫及太阳膀胱经脉等部位，导致营卫气机受遏，经气不利，于是正气奋起抗邪，气血汇聚于体表而产生各种见症。具体的病邪包括风、寒、暑、湿、热等，一般以风寒之邪为主，也可见风热、风湿、暑热等夹杂侵犯人体。由于病邪性质和病人体质的不同，可以引起太阳病证的各种不同表现。比如体表营卫受到风寒外邪的侵袭，且以寒邪为主，导致卫阳受遏，腠理闭塞较重，且营阴郁滞，则见无汗，这就是太阳伤寒证。如果以感受风邪为主，风性开泄，营不内守，卫强则发热，腠理闭塞轻，则见汗出，这就是太阳中风证。太阳温病是由风热病邪所致，因温邪为阳邪，故不恶寒或恶寒轻，热邪易耗伤津液，故病初即见口渴。

太阳病的治疗以祛邪为原则，解表发汗成为基本大法。太阳伤寒证治以辛温发汗，代表方是麻黄汤，其发汗作用较强。太阳中风证当解肌祛风，调和营卫，代表方是桂枝汤，其发汗作用相对较弱，而重点在于调和营卫，卫阳振奋，营阴得助，则病情容易向愈。太阳温病的治疗在原文中没有出方，临证一般应该用辛凉泄热的方药。

太阳病在八纲辨证中属表证，卫气营血辨证中的卫分证应当在太阳病的范围中。从人体的经络来看，太阳病与足太阳膀胱经的关系较密切。从临床上看，毫无疑问太阳病当属热病初期，所以太阳病涉及的范围特别广泛，除了一般多见的感冒、流行性感冒等疾病以外，许多感染病症的初始阶段都和太阳病相关。

【引申发挥】

用今天的眼光看，太阳病可以看作外感热病的初期表现。热病的初期既有共性，又有个性，一般共性多于个性，而当疾病各自的特殊症状尚未充分表露出来时，临证的把握就有一定的难度，所以原文所述的误治多，变证多，也就容易理解。因此，太阳病篇的内容所占的篇幅最多，也就不足为怪。

俗话说，有一分恶寒即有一分表证，也可以说，几乎所有的热病基本上都从太阳病这一条线上起跑，而后各有方向(传变)，或经误治，或未经误治。左右这些变证的因素，从原文看，误治可能是被强调的最重要的原因，但仔细考虑，个中潜伏着诸如病种、患者的体质等等诸多因素，这也是不可忽视的问题，古代限于条件，对疾病的认识有时仅停留在观察所见的表象，尚难深入，这也应该充分注意。

外感初期，风寒侵袭，症状主要在表，以恶寒、头痛、身痛、脉浮等见症明显。中医对疾病的观察鉴别，皆以临床症状为依据，故太阳病在以上的基础上，再以有汗、无汗分出中风与伤寒两端。如此区别的目的，是为了更有针对性地用药，无汗者寒邪束表，营卫郁滞，非麻黄、桂枝同用则发散的力量不够，必须借温药之力振奋营卫，散除寒邪；有汗者，为风性（或风热）开泄，开泄者脉也见缓，故以桂枝、芍药对应，温散之中已经蕴含沉降和内敛。麻黄汤和桂枝汤二方确立了基本大法，并且各有类方相随，示人以如何变通。从整篇或整本书内容看，是桂枝汤之用多于麻黄汤，同时麻黄汤的禁忌也明显多于桂枝汤，可见临证对峻汗之剂必须采取谨慎的态度，没有把握，不要轻试。

一般以麻黄、桂枝同用为发汗峻剂，归属在麻黄汤类方中，而用桂枝汤（不用麻黄）则发汗力轻，以桂枝汤类方归纳较合适。然诸如麻桂各半汤、桂二麻一汤、桂二越一汤等，虽然也是麻桂同用，但用量均轻，发汗力弱，用以应对太阳表郁不解轻证，似归在桂枝汤类方中比较妥当。

太阳病的治疗除了麻黄汤、桂枝汤，还应该提一下越婢汤，麻黄、石膏的相配是辛凉宣泄法的奠基，不可忽视。过去曾经有“三纲鼎立”的提法，将大青龙汤与麻黄汤、桂枝汤并立，如果从发病初始的三种治法方药的选择来看，我认为倒也可以，只是如果将大青龙汤换成越婢汤，也许更加合适。关于太阳病用方的三纲鼎立说，倡始于朱肱，奠定于喻昌。朱肱说：“桂枝主伤卫，麻黄主伤营，大青龙主营卫俱伤。”许叔微提出：“一则桂枝二麻黄，三则青龙如鼎立。”方有执据此划分太阳病篇的内容，喻昌作进一步的倡导，认为三者之病，各分疆界，用之得当，风寒立时解散。其实，早在唐代，孙思邈已经提到过：“寻方之大意，不过三种，一则桂枝，二则麻黄，三则青龙。此之三方，凡疗伤寒，不出之也。其柴胡等诸方，皆是吐下发汗不解之治，非是正对之法。”以后，柯琴、尤怡对“三纲鼎立”的说法提出批评。我认为，在热病的初期立三方以供选择，给人以一定的方向是对的，问题是在医理的阐述上过于僵化、绝对，结果事物反而走向了反面。

吴鞠通在仲景太阳温病的原文表述后，加了“桂枝汤主之”一句，此一直为后人所诟病。翻看吴氏自己的辨析，倒也不能说完全没有道理，吴氏提出：“虽曰温病，既恶风寒，明是温自内发，风寒从外搏，成内热外寒之证，故仍用桂枝辛温解肌法，俾得微汗，而寒热之邪皆解矣。”吴氏的意思是，温病初起恶风寒者用桂枝汤，但热不恶寒而渴者用辛凉剂。即桂枝汤的和解和麻黄汤的温散其实有了很大的不同，尽管二者并立在太阳病中，一为伤寒，一为中风，不应该视为同等。桂枝汤的加减变化可以在寒热之间权衡，如对虚寒偏甚者进一步有桂枝加附子汤，或桂枝去芍加附子汤，或用桂枝新加汤等等。

太阳病是感寒而发，此亦似无疑义。《内经》所谓“感于寒邪，发为热病”，但寒热从阴阳理解又是一对充满了矛盾的概念，寒中也有热郁，寒也有向热转化的倾向，如麻黄汤证也可见脉浮数，也可见到鼻衄，如果再进一步见到烦躁等明显热象，则可以考虑用越婢汤或大青龙汤或麻杏甘石汤，治疗的方向也有所转变。从这个角度来看，就不能说仲景没有辛凉剂，只不过相对辛温的力量重，而凉降的力量弱而已。

关于太阳病经证、腑证的提法，有它一定的合理性，但也不能过于绝对化。成无己提出：“太阳经邪不解，随经入府，为热结膀胱”（蓄血证）。方有执将五苓散证和膀胱联系起来，喻昌作进一步引申，逐渐形成了经证、腑证的概念。有认为太阳经腑的表述，不如用太阳表里的表述更加确切。李时珍说过：“证虽属乎太阳，而肺实受邪气。”王海藏也认为：“肺主卫为气，故麻黄为手太阴之剂。”太阳病与经络有关，但决非仅限于经络，更不一定是膀胱，而是与肺的关系密切，与脾胃也有一定的联系，所以经腑的区分有便利的一面，又有牵强而不合实际的一面。太阳强调初期，故原文主要描述体表症状，但也提到了鼻鸣、干呕、喘等，后来的医家强调手太阴肺，强调邪从上受，从口鼻而入，有一定的积极意义，临证所见热病，毕竟以呼吸道和消化道症状相随者多。

细想，和太阳病相关的问题还多，如痉湿暍和太阳病有关，风水和太阳病有关，肺痈、黄疸的证治也和太阳病有关。太阳病的治疗，如果从表证出发，可以用一个“汗”字收住，但是从各种伴随的情况考虑，就有很多讲究，不是仅用一个“汗”字可以简单了结的。仲景以后，在这方面的扩充更多，个体的寒热虚实，气候的风寒暑湿燥，疾病的千变万化，如果有人硬要以麻桂来应对百病，也就是典型的胶柱鼓瑟了。问题出在医者自身，怎么能反过来说“古方今病不相能”呢？其实，中医对表证的处理非常讲究，方法繁多，真可谓“一法之中，八法备焉”，仅仅一个太阳病证的处理，就可以折射出中医临床证治的无穷变化。

（二）阳明病

【基本认识】

阳明病是指在外感热病的过程中，病邪由表入里，由寒化热，从而出现壮热、汗出、腹满、便秘等表现的病证。阳明病大多由太阳病发展而来，病至阳明，邪热炽盛，一般可以分为经证和腑证两大类。阳明经证的临床表现，见有高热不退，不恶寒而恶热，大汗出，口渴欲饮，烦躁，甚或谵语，脉洪大滑数，舌红，苔黄或薄黄。阳明腑证的临床表现，见有日晡潮热，汗出热不退，轻则烦躁，重则谵语，腹胀满疼痛，大便不通，脉沉实，舌红，苔黄腻或厚腻黄燥。

阳明病可以由寒邪化热入里所致，故里热炽盛为主要病机，病位主要在阳明经和胃肠腑。阳明经证的里热炽盛，表现为壮热不退，病邪由表入里，由寒化热，故不恶寒反恶热，以此可以区别于太阳病的发热恶寒。里热炽盛，迫津外泄，则大汗出。热盛伤津，则口渴欲饮。热扰神明，则烦躁、谵语。里热炽盛，故脉象表现为洪大滑数，舌红苔黄。阳明腑证的热盛多见傍晚热势升高，日晡为阳明经气旺盛之时，此亦为阳明腑证的辨证要点。热扰神明，故烦躁、谵语。热盛迫津外泄则汗出。里热与燥屎等实邪结聚于肠胃，则腹胀满疼痛，大便不通，此也为阳明腑证的临床表现特点。热邪炽盛，积滞停聚肠胃，故脉沉实，舌红苔黄腻，或厚腻燥。

阳明病的治疗当以祛邪为主为急，阳明经证用清法，以辛寒清热之品，祛除炽盛之热邪，代表方为白虎汤或白虎加人参汤。阳明腑证用下法，以苦寒攻下之剂，荡涤肠胃之实邪，代表方为大承气汤，临证时又有小承气汤、调胃承气汤等不同选择。

讲到阳明，还必须提一下身黄，阳明里热与湿相合，则可导致黄疸，症见身黄而腹满、胀痛、小便不利等，治疗以茵陈蒿汤的清利为主。

【引申发挥】

阳明病当属里、实、热证，在卫气营血辨证中大体处在气分证治的阶段。此时尽管邪热炽盛，但正气尚能抵抗，属于外感热病中邪正斗争最为激烈的阶段。当然，阳明病的治疗，仅用白虎汤和承气汤来表述，也是远远不够的，清热和攻下都可以引出不少相关的方药（参见论治与方药篇）。阳明病的证治，集中体现了寒凉药运用的治则和具体的方法技巧，后世温病学家对此又有相当的发挥和补充。有认为白虎、承气汤证皆为阳明腑病，白虎为有热无结（无形之热），承气为有热有结（有形之实）。“胃家实”应当作广义解，即泛指里热亢盛之证。我认为经腑的提法虽然值得商榷，但仍有它一定的方便之处，之所以要进一步区别的目的，是为了有利于治法方药的细化和选择，而并非纯粹的理论问题。

阳明病的发病有不同的形式，或起自太阳，或来自少阳，也可以本经自发。这就为热病中的阳明病确立了不可动摇的位置。阳明病成为整个热病治疗的关键时刻，既要考虑机体的抗病趋势，助正气一臂之力，径直清除邪热病毒，又要注意适当抑制过亢的机体，缓解某些症状。阳明病的高峰过后，疾病大多步入坦途，所以原文中有“万物归土”的说法。

阳明病的治法宜清、宜下，所投药物以苦寒降下者为多。阳明病的证治告诉我们苦寒药的运用方法，苦寒之剂清热泄下，直接是祛邪，间接是保津。阳明里热必须投用苦寒，但个中用法却有讲究。苦寒过用易伤正，轻者遏伏阳气，机体的抵抗反而被阻，重者泄利无度，阴阳俱损。所以运用之巧在于两全，既要驱除邪热，又要顾全正气。为此一是在药物的配伍上下工夫，例如，白虎汤中用粳米、甘草，重者加人参；栀子豉汤中用豆豉，甚或加干姜；大承气汤中去芒硝，或去枳实厚朴加甘草。后世温病学家的治疗，凡制方巧而用药灵者，无不在这一点上下功夫，所谓在用苦寒清热之中始终贯穿一个“透”字，关注机体的承受能力，注意不要抑遏机体的功能，这样的一种做法无疑在今天也是容易为临床医生理解的。稍微扩展一点来看，这样的配伍实际上在几个泻心汤中体现得最为完整，辛甘温以助阳，苦寒以除邪热，医者之巧就在于权衡二者的轻重而把握得恰到好处，当然阳明病的证治必须以清降为主。另外，是在用药的时机上加以把握，掌握好病情的缓急轻重，所以既有大承气汤的慎用，又有阳明和少阴的三急下。

阳明的清下二法以后成为温热病中的主要治法，后世医家在此基础上延伸，不断创制出了新的有效方剂，并引申出清热凉血的概念，且有相应的方药，将清热药的应用扩展到热病的早中晚各期，又明确提出热入营血的概念，提高了阳明病治法的应对能力。与阳明病证治相关的内容，作为清法，栀子豉汤证、葛根芩连汤证、茵陈蒿汤证、猪苓汤证、白头翁汤证等，作为下法，陷胸汤证、抵当汤证等都可以参照。阳明病热盛有二个重要的变证，一是蓄血，一是发黄。邪热迫血妄行，热入血分，热瘀互结，治疗以清热与逐瘀剂共用；热与湿合，湿热蕴于中而蒸于外，治疗又以清热与利湿剂共用。

关于阳明病的寒热表里虚实，有提出阳明病也有虚寒证，如吴茱萸汤证；有认为阳明虚寒就是太阴的说法欠妥，实则阳明，虚则太阴，只说明两者可以相互转化的关系；有认为阳明病的原文中也有麻桂之用，这不是阳明本身的表证，而是阳明兼太阳表证，阳明病最易化热化燥，故“始虽恶寒，二日自罢”，“虽得之一日，恶寒将自罢。”结合温病的卫气营血证治的表述，应该容易理解。我认为如果不把六经病证看作各自独立的病，则问题容易解决，所以阳明表证、寒证的提法可商，容易引起混乱，不如归在六经的其他病证中方便，因为从临证的角度，只求简便快捷而已。

（三）少阳病

【基本认识】

少阳病处于阴阳转化、即由实热证将要转化为虚寒证的相持阶段，基本上属于阳病范围。少阳病的证候表现主要有两方面，一是以胆热循经上炎的口苦、咽干和目眩为主；一是以邪正相争的寒热往来、胸胁苦满、默默不欲饮食和心烦喜呕为主。少阳病的预后取决于正邪两方面，如果正气最终能祛邪外出，则疾病向愈；如果正气的抵抗尚可，热势转盛，则病传阳明；如果正气衰退，则证情寒化，病变可以转入三阴。

少阳病基本上还是倾向于里证、热证，但正气已经有所不支。后世有将少阳病称为半表半里证，这样的提法主要针对三阳病的定位和区别而言，成无已在《伤寒明理论》中提到："伤寒邪气在表者，必渍形以为汗，邪气在里者，必荡涤以为利，其于不外不内，半表半里，既非发汗之所宜，又非吐下之所对，是当和解则可矣，小柴胡为和解表里之剂也"。半表半里以及和解的看法，以后成为定说而为大家所接受。在经络辨证中，少阳病与足少阳胆经的关系较密切，在卫气营血辨证中，少阳当属气分阶段。临床上少阳病既可见于外感热病的过程中，也可见于内伤杂病的病证中，当病情表现为正邪纷争，即邪热不盛、正气略有不足、病情缠绵不愈时，或见有胆胃不和、胆热上炎的表现时，即可作为少阳病来诊治。

少阳病的主症可以归纳为往来寒热、胸胁苦满、或胁下硬满、心烦、干呕不欲食、口苦、咽干、目眩、脉弦细等。少阳病还可伴见耳聋、目赤、头痛、胸满等症。少阳病的病因病机是邪热侵犯少阳胆经、胆胃，至少阳经气不利，胆胃不和，或胆热循经上炎，正邪纷争而正气略有不足。

少阳病篇按照原文的顺序，出现在阳明病篇后。一般认为，经过阳明病阶段的邪正激烈抗争后，邪热有所削减，正气亦有损伤，正气一时难以战胜病邪，则传为少阳病。此时的邪正纷争，其典型的表现为寒热往来，邪胜则寒，正气与邪气相争则热，正气若能战胜邪气，则汗出热退。如此反复往返，反映了邪正相争互有进退且相持不下的局面，所以少阳病是处在寒热虚实转变的关键阶段，习惯上称“少阳为枢”。

少阳病的治疗当祛邪扶正兼顾，祛邪不宜峻猛，因邪势已不盛，扶正不宜太过，因正虚亦较轻。这样的治法后来称为和解法，以小柴胡汤为代表方。但少阳病毕竟还是在三阳病证的范围内，故治疗以清热祛邪为要。因热势较轻，且无邪实结聚，故以升散透热配沉降泄热，以清解邪热，并佐以辛温以防寒凉太过，辛开苦降又可以调理三焦气机，取轻清益气以扶正，用药平和，而无阴阳偏胜之弊端。

【引申发挥】

少阳病表示了热病过程中的一个邪正相持的阶段，基本上可以归属为里热实证，为了区别于典型的里热实证，故另立出一个证治，在临证的处理上有着一定的积极的实用的价值。少阳病的确立非常重要，有了少阳病，作为六经证治的体系才趋于完整。临床上仅有太阳病和阳明病是不够的，因为有相当一部分病证表现并不那么典型，所以非用少阳病来归纳不可。有了少阳病，三阳病证的排列阵营就基本可以用来应对实际的临床证治了。少阳病的诊断，尽管也可以确立一定的标准，但实际上往往要采用排除法，也就是说只要排除掉典型的太阳病和阳明病，大体上就可以考虑少阳病，这样比较方便。

少阳病的定位半表半里，也是后人的见解，大凡外邪已离太阳，但又未完全进入阳明之时，多可归属少阳病，换言之，病情已不是典型的太阳病或阳明病，但又未进入三阴病证时，可以作为少阳病对待。这样一来，少阳病的治法可以应对的范围就相当宽泛了，原文中有“柴胡证，但见一证便是，不必悉具”，在临证时有重要意义，即在整个外感热病的过程中，凡感受风寒而发热，见证比较模糊而不典型者，不妨可以作为少阳病来暂时处理一下。

少阳病是处在邪正相持的阶段，属于既不可单纯用汗，又不可单纯用下，也不可单纯用补的证情，有点陷于攻补两难的境地，故小柴胡汤的运用就十分合适，在治疗上开出一条门径。少阳病的临证治疗变化，也是以小柴胡汤为基础加减，一者为柴胡桂枝汤，一者为大柴胡汤（或柴胡加芒硝汤），或偏重于表，或偏重于里，或偏重于温，或偏重于清，随证变化的余地很大。

少阳病从三阳的角度看，无疑也是热证、实证，但热相对比较局限，部位在胸胁、咽、口、目，不像阳明病那样热势弥漫、亢盛，或结聚于胃肠而胝张于全身。少阳病为实证，但实中已带虚，所以只是一个较轻、较为局限的实热证，在处理上又有靠向太阳病、阳明病的不同，故作为治疗有时又必须数法并用。少阳病既然是一个邪正相持不下的阶段，已经不是那么典型的表证或里证，游移在虚实之间，出入于寒热之中，那么就不是简单地用汗下可以取效的了，必须在用药上讲究平衡，扶正祛邪兼顾，同时也不排除必要的对症处理，各方面都要有所顾及。

从少阳病中后世演变出的治法方药亦多。如从小柴胡汤变化而出的有蒿芩清胆汤（《通俗伤寒论》）、加减小柴胡汤（《温病条辨》）等。吴又可从邪伏膜原的认识出发，创立达原饮，后来的医家以此为据，又加减变化出不少宣透而清热祛邪的方剂，在外感热病的治疗中其所起的作用不可低估，如目前临床用在病毒感染的疾病方面疗效显著。达原饮以后又有分消走泄的治法，分别上中下三焦，用宣畅通利气机之品，扶正祛邪，用以治疗湿热病证，这可以看做是对小柴胡汤、半夏泻心汤的回归，也可以看作是辛开苦降的变通和活用。湿热证治并非典型的少阳病证，但二者还是相关密切，此从后世的温胆汤可以细细体会。临床上当湿热胶着，证情错杂，病程缠绵时，也可以放在少阳的位置上加以考虑，严格地说，应该是阳明病的燥热和太阴病的寒湿错杂，这种证治是在阳明病和太阴病之间移动，在具体处理上和少阳病的方法基本上是相通的。

少阳病证治的确立，在六经病证中间非常重要，尽管从原文篇章的表述看，少阳病的内容不多，但从原文证治的强调看又是那么宽泛，不像太阳病和阳明病的证治那么限定严格，使用谨慎。少阳病证治在临床中十分必要，好像是提供了一个缓冲地带，不典型者都可以往少阳病证治这里走一步，所谓和解，也是恰当。回头再看最初的《素问·热论》中所说的六经证治，则相对简单，非表即里，非汗即泄，针对的范围较狭窄，而《伤寒论》的六经病证治无疑应对的面就已经拓宽，其中少阳病证治所起的作用不可轻视。

（四）太阴病

【基本认识】

太阴病是外感热病中病变进入到脾胃，以下利、腹满而吐、脉弱等为主要表现的病证。太阴病既可由少阳病传变而来，也可由阳明病发展而来，又可以一发病即表现出来。

太阴病的主症为下利，呕吐，腹满痛，脉弱。临床可具体表现为大便稀薄，多为不消化食物或伴有黏液，恶心呕吐，不思饮食，腹满痛而喜温喜按，脉弱，舌淡，苔白腻。太阴病属脾胃虚弱，寒湿中阻，寒湿在里则脾胃运化失司，寒湿之邪下趋大肠，传化失司，则下利完谷不化；脾失健运，胃失和降，则恶心呕吐；脾虚湿阻则腹胀满，气机不畅则腹痛；阳虚寒甚，故腹痛喜温喜按；脉弱，舌淡，苔白腻，亦为脾虚寒湿常见之象。

太阴病的治疗当以扶正为主，用甘温补中法，温中健脾燥湿，理中汤为代表方，温阳散寒的四逆汤类方药也是基础。太阴病的发生与素体阳虚有关，与误用下法伤及脾胃阳气有关，原文中“脏有寒”、“当温之”是最好的概括。在治疗上脉浮，有表证者，可用桂枝汤，腹满时痛者用桂枝加芍药汤（甚者桂枝加大黄汤）。这里也可以看出桂枝汤既有发表解肌的作用，又有补虚建中的效果。在具体用法上偏于太阳表证用原方，偏于阳明里实者桂枝汤加大黄。而太阴病本证原文提出“宜四逆辈”，似也含有早用姜附，防止病变进一步陷入少阴的意思。

【引申发挥】

太阴病属里、虚、寒证，病至太阴，正气明显不足，但太阴病还只是三阴病的初始阶段。太阴病在热病的过程中也并非必然要经过的阶段，相反在杂病中也许更为多见，或者也有把太阴病与少阴病合在一起的做法，因为本质上都属虚寒。但六经中分为两个病证，太阴病在脾胃，少阴病在心肾，前者病变在局部而轻浅，后者病变在全身且重笃，二者尽管治则一样，但是有轻重缓急的不同。少阴病和太阴病一定要对看，同样是虚寒，而必须作出区别，也是因为这样的做法有助于临证选择方药。原文提出宜四逆辈，似乎有病轻药重的感觉，但从临床考虑，倒是有着积极意义，这里提倡药物用得重一些早一些，含有“先安未受邪之地”的意思。温散的麻桂不能过用，而温助的附姜不妨早用，此可以视为临证的一个常规。

太阴病的证治有一部分的内容应当参看太阳病误治后的变证，中阳受损以后用桂枝新加汤、厚朴生姜半夏甘草人参汤、桂枝人参汤等，包括五苓散、苓桂术甘汤等都可以从太阴病的角度加以认识。另外还应当和后面的霍乱病篇互参。霍乱病尽管在表现上与太阴病相近，但仲景另立篇章也有一定的意义，临证要注意鉴别。尽管在治法上二者大体相当，用方既有理中、五苓，又有桂枝、四逆等，可以看出温阳贯穿始终。《金匮要略》腹满证治中的附子粳米汤和大建中汤也可以参照，同样是温中，症状或者疾病有所不同，应对的药物也有相应的调整。太阴脾虚，中焦虚寒，本篇所出的方治强调温阳，后世又有偏于散寒除湿的变化，如藿香正气散类方，以藿香、陈皮、茯苓、厚朴等芳香辛温发散药为主，对胃肠型感冒有相当疗效。

太阴脾也可以看作一道防线，中焦胃气的盛衰存亡，在整个热病过程中必须注意，当然杂病也是如此。理中的温补、苓桂的通阳、建中的甘缓都着眼于中焦脾胃，所以太阴病尽管没有发热，但在六经病证治中是一个与阳明病相对的存在，不能省略。这提示我们，在整个热病过程中，必须时时注意和重视脾运是否健旺、脾运能否维系的问题，此直接关系到人体的抗病，关系到机体的抵抗能否持久。如果将太阳比作人体的第一道防线，那么，太阴可以看作第二道防线，太阴失守，疾病将直落少阴，少阴病和厥阴病，病情重笃，患者将直接面对死亡的威胁。

（五）少阴病

【基本认识】

少阴病又可以一分为二，即少阴寒化证和少阴热化证。少阴病以寒化证为主要表现，此亦可视为少阴病的代表证候，也是六经病证中的危重阶段。少阴热化证属阴虚内热证，《温病条辨》下焦篇中也有“少阴温病”的称呼。少阴病不愈一般传入厥阴病，即疾病的终末阶段。少阴病证型的变化、传变和预后主要取决于阳气的存亡，即阳气得存，则病转阳证、热证，病情向愈；如阳气衰亡，则阴寒内盛，阴阳离决，预后不良。

少阴寒化证在八纲辨证中属里、虚、寒证，少阴热化证属里、虚、热证。在三焦辨证中少阴病属下焦证治。在脏腑辨证中少阴病与心、肾两脏的功能密切相关。临床上少阴寒化证可见于外感热病的急性危重阶段，或内伤杂病的后期危重阶段。少阴热化证可见于外感热病、内伤杂病后期，也可以出现在某些内伤杂病的早期或中期。

少阴寒化证的主要表现是无热恶寒，精神萎靡，四肢厥冷，下利清谷，脉微细，或沉微，或脉微欲绝，或可伴有烦躁，冷汗出，也有表现为真寒假热证者，如身反不恶寒，颧红，咽痛等。少阴寒化证的病因病机，可由于寒邪较盛，正气素亏，致病邪直犯少阴，损伤阳气所致，或在邪正相争过程中，邪气亢盛，正气受损，阳气衰竭所致。阳气虚衰，阴寒内盛，是全身性的病理变化，其中以心肾阳虚为主，心肾阳虚，精气俱衰，神失所养，故神萎。心阳虚无力鼓动血行，脉道不充，则脉微细，脉沉微。阳气衰竭，气血流行障碍，而见肢厥。阳衰严重，里寒太甚，则格阳于外，或阳亡阴竭，阴不恋阳，虚阳外越，而致里寒外热的假热证。少阴热化证的主要见症是身热，心烦，不得眠，手足心热，舌红苔黄或薄黑而干，或舌红少苔，脉细数。可伴有口渴，小便不利，下利等症。少阴热化证的病因病机是病邪从阳化热，阴液亏虚。进而出现肾水亏于下，心火亢于上，心肾不交，水火不济，或余热伤阴，气化失司，水气内停等不同的情况。

少阴病的治疗以扶正为主，少阴寒化证治以温法，温阳散寒，回阳救逆，代表方是四逆汤，或用温阳益气散寒法，方如茯苓四逆汤，四逆加人参汤。如兼虚阳外越则用回阳救逆，益阴和阳法，方如白通加猪胆汁汤。少阴热化证的治法是养阴清热，代表方是黄连阿胶汤。

【引申发挥】

少阴病表现出来的证情比较重，或偏寒，或偏热，阴寒内盛，肢厥脉微者重，必须急救回阳，非用附子、干姜不可。而阴液耗伤者当用阿胶、鸡子黄，同时还配上一定的清热药。少阴重在回阳，阳回，津液才有后继，这也是白虎必须加参的道理。古代不可能直接输液，水液要依靠胃肠道吸收，运化要靠阳气，所以阳气成为主导，此不难理解。养阴清热，在后来的温病证治中补充亦多，救阴与回阳应该是一件事物的两个方面，作为临床医生，不应该也不可能有所偏废。

少阴病为外感热病后期出现心肾虚衰表现的阶段，脉微细、但欲寐，体现出全身机能的低下。少阴病与太阴病同属虚寒，但证情更重更急，预后亦差，必须及时救治。所以，少阴病的主要证治体现在寒化证的用方变化上，以四逆汤为基础，一路演化出通脉四逆、白通汤、白通加猪胆汁汤等方剂。治法以温为主，有时还必须强调一个“急”字。关键症状为脉微细欲绝，手足冷，神志淡漠或烦躁，这些从现在认识毫无疑问是休克或急性心衰的表现。与太阴病同样，虽然也可以见到吐利，但少阴病的吐利是全身虚寒所造成，治疗以纠正全身虚寒为主，此为治本。若吐利甚而必须及时处理者，则有吴茱萸汤和桃花汤的应用。全身虚寒所造成的水肿或身痛，则有真武汤和附子汤的应对。少阴病的预后判断也主要偏重在寒化证，取决于阳气的存亡，以手足的温暖与否、脉象的恢复与否等作为观察指标。

少阴热化证为阴虚而邪热尚存，较典型者如黄连阿胶汤证，心中烦，不得卧，苦寒药与滋阴药同用。另外如滋阴清热利水的猪苓汤，疏肝清热解郁的四逆散等，均可视为同类。少阴病阴虚而邪实内结，与寒化证的急温相对，又有急下存阴之举，用大承气汤。急温以回阳，急下以存阴，皆体现出在少阴病中对人体正气的顾护，刻不容缓。

本篇所出温清二法，养阴清热在后世有长足发展，而温阳的治法，后人竟有视为畏途者，在热病中遇到危急情况也不敢投用，百般犹豫，以至于坐失良机。细析之，也是昧于对寒温的认识，出于门户的局限，其实大可不必。当今之世，一者外感热病已经骤然减少，二者即便出现如少阴病的危笃之证，处理也多在西医手中了，中医失去了往日的用武之地。细想古今临证的处理，原则应该是一致的，只不过在具体做法上有了更大的改进、发展，临证以疗效为取舍的标准，这是谁都能够理解的。

（六）厥阴病

【基本认识】

厥阴病以寒热错杂为表现特征。多由少阴病等发展而来，成为外感热病的最后阶段。此时正气虚衰，病情重笃，但也仍有向愈的可能。厥阴病常寒热错杂且互相转化，或向寒转化，或向热转化，较为复杂。病位主要在肝肾，病机可以归纳为阴阳（或厥热）胜复，以及寒热虚实的错杂。在八纲辨证中属里、虚、寒（或热）证。

厥阴病的寒热错杂证主要表现为消渴，气上撞心，心中疼热，饥而不欲食，食则吐蛔。临床还可伴见面色苍白，神疲乏力，四肢欠温，胃脘疼痛喜按，呕吐酸苦，饥而不欲饮食，得食则吐等症。厥阴病的病机为寒热错杂，阴阳胜复。寒热错杂证由于肝经气火横逆，则气上撞心，胃腹疼热；胃中有热，则有饥饿感；肝邪乘胃，胃寒气逆，故虽饥不欲食而喜按；胃寒则吐蛔；正气不足，则面色苍白，神疲乏力；气机逆乱，阳气不达四肢，则四肢欠温。

厥阴病的厥热胜复证主要表现为手足厥冷与发热等热性症状先后出现。临床上还可见先手足厥冷，然后厥冷逐渐减轻而出现发热等症状，或先有发热等症状，然后出现手足厥冷等，在厥热胜复过程中，有时厥与热同时存在。厥热胜复证由于阳气虚衰、阴寒内盛，故见手足厥冷；正气来复，与邪相争，则出现发热等热性症状。或热邪炽盛，则先发热，热邪伤津耗气，阴损及阳，阳气虚衰，阳气不达四肢，则手足厥冷。

寒热错杂证当温热与寒凉并施，后世一般以乌梅丸为代表方。阴阳胜复证则当视寒热之不同，分别选用温法与清法，四逆汤和白虎汤均可考虑，或者参照后世的相关方剂。

【引申发挥】

热病的最后阶段，仅仅提出一张乌梅丸，显然是远远不够的。所以对此一定要从临证的角度加以思考，应该结合后世温病的实践加以补充，回阳救阴，息风开窍，温凉补泻，都在考虑之列，少阴的回阳救阴在厥阴也有用武之地。厥阴病的证情重而且错杂，既有真假疑似的鉴别，也有错杂兼夹的注意，在处理上的缓急先后，需要从整体上的权衡把握。

《内经》中提到厥阴病的见证有“烦满而囊缩”，“甚者舌卷卵上缩而终矣”，少阳与厥阴俱病则“耳聋囊缩而厥，水浆不入，不知人，六日死。”从《内经》的文字表述来看，主要强调了昏和痉。根据这样的记载，显然，目前厥阴病的提纲所述就有些不合适了。但是《伤寒论》中厥阴病篇之外的一些原文，却多少对此也有所涉及，如有些原文中提到的热盛神昏鼾睡，语言难出，直视，瘈疭，手足躁扰，循衣摸床，惕而不安等一些症状，这些其实都是在疾病的危重阶段才会出现的临床见症。所以，《伤寒论》厥阴病篇虽无昏痉之名，但从全书来看，却有昏痉之实。以后，宋代朱肱的《伤寒活人书》，轻《伤寒论》厥阴病提纲，而重《内经》强调的昏或痉。至明清时期，温病学家对这些内容又有相当的补充，其中以吴鞠通的归纳较为完整，我们可以从

《温病条辨》中窥见。吴氏提出："痉厥神昏，舌蹇烦躁，统而言之为厥阴证。然有手经、足经之分；在上焦以清邪为主，清邪之后，必继以存阴，在下焦以存阴为先，若邪尚有余，必先以搜邪"。其所运用的清热、息风、开窍、滋阴、凉肝等法，显然是对《内经》、《伤寒论》证治的进一步发展。翻看后世医家的书籍可以体会，尽管《伤寒论》厥阴病篇的内容有所缺失，但作为临床证治的具体内容是客观存在的，站稳临证的立场，正是我们把握住厥阴病证治的必要前提。

（七）痉病

【基本认识】

痉病主要见症是颈项强急，角弓反张，口噤不开。痉病多见于外感热病的过程中，可以伴见发热，汗出，恶寒；或头痛，面红目赤；或神昏谵妄，脉洪数有力；甚至可以同时见到囊缩，舌硬，斑疹等重笃之症，如果伴见意识障碍，则有"痉厥"之称。《金匮要略》中有痉病证治的专论，温病医家论痉主要散见于心包证、阳明实热证以及湿热证各阶段中。

有关痉病的病因，《金匮要略》强调外感风寒之邪，邪阻经脉，经脉失养；或外邪入里化热，灼伤经脉。而后世温病学中则强调外邪入里，营血内热，灼伤经脉而致动风致痉；或湿热病后期，津枯液耗，筋脉失养而致痉。

外感痉病，《金匮要略》中称刚痉、柔痉，因太阳经脉受风寒而致，出现发热，汗出或无汗，身体强，几几然等症。薛生白在《湿热病篇》中认为，湿热证，在初起三四日，由于湿热侵入经络脉隧中，亦可出现四肢牵引拘急，口噤，甚至角弓反张等症状。从临床分析，外邪客于经脉作痉，主要表现为肌肉的强直板滞不舒，肢体拘挛，一般没有神志意识的障碍。《金匮要略》的葛根汤方证，提到“口噤不得语”，如伴角弓反张等，则与神经系统的早期感染以及脑炎等有关。

对外邪客于经脉而致痉，多由风寒客于太阳经脉，而兼以津液不足，筋脉失于濡养所致。故治疗以解表为主，又需顾其津液。张仲景以瓜蒌桂枝汤、葛根汤治疗。方以桂枝汤调和营卫，开泄腠理；以瓜蒌根、葛根，滋养津液，舒缓筋脉。薛生白则认为：“伤寒之痉自外来，证属太阳，治以散外为主；湿热之痉自内出，波及太阳。”故治疗用酒炒黄连清内之湿热，外加地龙、秦艽、威灵仙、海风藤、丝瓜藤等宣通脉络。

外感风寒、热、湿热等，若化热而致阳明热盛或腑热内结均可导致痉病，《金匮要略》中有大承气汤的急下之治。薛生白提出：“阳明之邪乃假阳明为出路”的治疗原则，对阳明热甚化燥热毒燔灼者，治疗独清阳明；对外邪入里化热而致腑热内结者，也提出了“假承气以通地道”的泻有形之实热、救阳明之阴液的治疗原则。在具体方药的运用上有所发展，如提出对湿热蕴结胸膈者，治宜仿凉膈散；热邪闭结胸胃而见大便不通者治宜仿大承气下之；湿热入里化燥充斥表里三焦而见舌焦红、斑疹，神昏痉厥者除用羚羊角、菖蒲息风开窍外，还可用大剂犀角、玄参、生地、紫草、金汁、方诸水、银花露清热养阴凉血解毒化湿。

在温病的证治中，无论是卫气营血各阶段均可出现痉病，但以气分热甚致痉，以及热扰营血致痉为多见。痉病治疗以息风为主，根据病因不同，需与清热、通腑、清营、养阴、宣通经隧诸法同用。

【引申发挥】

痉病受到仲景的重视，在《伤寒论》和《金匮要略》中均另立出来加以强调。痉，说到底其实还只是一种症状表现，而作为病名，由于其原因多端，不可一概而论。对于《金匮要略》中痉病的证治，有注家提出原文所述的脉症与方治不符的看法，也是因为痉病的见症重笃而方治较少且轻，所以临证时应该注意参考后世的方剂，特别是温病的证治经验。仲景的论治中尽管具体方剂较少，但治疗大法、基本精神对临床还是有一定的指导价值。《内经》中有“诸颈项强，皆属于湿”的说法，以后有吴鞠通在《温病条辨》中也有专论。作为热病中常见的证情，清热息风应该是常法。

《说文》释痉为“强急也”。痉，在临床上指筋脉拘挛僵急，此处，痉作为病名。痉病从太阳病始，表示受邪明显，有称《金匮要略》的痉病为外感痉病，即初起有表证，故治疗拟用汗法。但痉病易热化，痉病有津亏而筋脉失养的内因，故又必须在治疗中注意泄热而顾护津液，发汗也不可径用辛温峻剂。一旦邪入阳明，化热伤津明显，则又当早用承气通腑泄热以祛邪而存阴液。

关于痉病，《内经》中已有描述，如《素问·至真要大论》：“诸痉项强，皆属于湿”；“诸暴强直，皆属于风”。《五十二病方》中也有记载，以类似破伤风者多。以后《诸病源候论》中有风痉候，记有“口噤不开，背强而直，如发痫之状”。《千金要方》中也有类似记载。金元以降，医家对痉的病因病机讨论渐多，除了感邪之外，目光更多地移向津血不足，真元亏虚，较有代表性的如《景岳全书》中对痉证的论述，提出了“精血不亏，虽于邪干，亦断无筋脉拘急之病”。清代王清任则从气虚血瘀加以发挥，而《温病条辨》以寒热虚实来纲领痉病，较为全面。吴鞠通质疑《内经》的湿字，提出痉就同头痛一样，不过是个症名，应该仔细推究病因，强调：“若执痉以求痉，吾不知痉为何物！”并进一步提出：“知痉之为筋病，思过半矣。”

外邪入里化热作痉，多见于外感热病的极期，如气分、营血的阶段。在气分证阶段，多表现为高热、烦渴、大便秘结。《金匮要略》亦有“头热、面赤、独头动摇、脚挛急，必龂齿”等症状记载，均为外邪化热入里而致的阳明实热之证。临床必见脉洪数有力，舌苔干黄起刺或转黑色等症。在营血阶段，主要辨证要点是舌红绛苔黄，痉病往往伴有神昏、谵语，为痉厥并见，多由邪入心营，营血被耗，扰乱心神而致。这些表现与现代医学中各种菌毒血症，高热而致的脑组织缺血、水肿有关，在中毒性肺炎、中毒性菌痢、败血症、高热损伤神经细胞等病中皆可出现此类见症。

津枯液耗致痉，可由发热，或吐下发汗过度，或热病后期，热伤津液所致。临床具体见症，如兼有邪滞于内，可兼见囊缩、舌硬、神昏、谵语。因湿热而致者，可见汗出热不除。一般都有阴液亏损的明显表现，如口渴、神倦、烦躁、脉虚、舌绛、苔少。这种表现多与水、电解质紊乱、神经细胞内外电解质浓度改变以及营养素的缺乏有关，多见于各类感染性疾病后期。

外邪侵入营血动风致痉者，临证往往痉厥同见。薛生白主张治宜“清营分热而保津”，“泄邪平肝为务”，用鲜生地、芦根、生首乌、玄参、女贞子、鲜稻根等养阴清热利湿，以治湿热余邪之本，用羚羊角平肝息风以治其标。吴鞠通提出了用清营汤清营泄热保津，少用紫雪丹镇痉息风，多用大定风珠以龟板、鳖甲之咸寒养其阴，或用清营汤中加钩藤、丹皮、羚羊角清营息风。

从现代医学的角度考虑，痉病确实也只是一个症状，以颅内高压造成的脑膜刺激症最为典型，究其原因有炎症、出血、肿瘤、寄生虫等造成的颅内压力升高多见。另外如高热惊厥、破伤风等也与此相关。如此，再回过来看《金匮要略》中的痉病，在病因病机上已有大体的把握，篇中的内容主要立足于外邪所致的痉，称外感痉病。也有误治成痉，虽未出方，但可以从汗下的三方中体悟，所谓汗下可以治痉，汗下又可以致痉。其实《金匮要略》中提到痉的地方亦多，所指的情况也各有不同，如第一篇中“其目正圆者，痉，不治”，妇人产后三病中也有“病痉”。对于用汗下三方治疗的痉，也有认为类似于感染性多发性肌痉挛综合症，此为病毒感染后引起的变态反应，导致基底神经节中多巴胺和胆碱能神经的平衡失调而发病，多发于流感以后，以头、面、口、舌等处肌张力障碍为主要表现，预后较好，此说可以备考。痉病如果属于流脑、乙脑、破伤风等，显然预后一般就差。

（八）湿病

【基本认识】

湿病在《金匮要略》中有专门论述，见症以发热身重、骨节疼烦为主，原文有“湿家身烦疼”，“湿家之为病，一身尽疼发热，身色如熏黄也”等描述。《金匮要略》所论，重在外湿，湿郁肌表，仲景的论治偏在外湿。《金匮要略》的湿病主要见有发热和关节肿痛，此有类西医的风湿热，用温散、温通或凉散的方药。

《金匮要略》中湿病的证治共出六首方，治法偏向于温散，以麻黄加术汤和三附子汤为典型，麻黄加术汤是表实证，而三附子汤则阳气有所不足，有点太阳太阴、太阳少阴两感的意思，所以要温经助阳以散寒邪，与太少两感的麻黄细辛附子汤有相通之处。麻黄杏仁薏苡甘草汤由温散转向凉散，有桂枝汤、越婢汤、麻杏甘石汤的意思，再走下去有白虎加桂枝汤、防己地黄汤等方治。防己黄芪汤开出益气除湿（利水）的路径，扩展开来如桂枝加黄芪汤、防己茯苓汤、甘姜苓术汤等都是这一类。仲景在治法上强调微汗，点到了证治的关键之处，即湿性缠绵，治疗一般无捷效，欲速则不达，故必须耐心周旋。

湿病三附子汤的条文，在《伤寒论》中亦有，按照《伤寒论》原文的顺序，三附子汤后有白虎加桂枝汤和炙甘草汤，这样的编排可能也反映了一定的临床规律。湿病与六经病证既有联系，又有区别，故另立病名加以强调，病起于太阳，初有发热，主症以关节疼痛为主，但病变停留在太阳阶段较长，而较少传变到阳明或少阳。这也许是仲景将它另外成篇的理由。

湿病最初主要指发热关节肿痛的病证，以后由外而内，走到温病中的湿热证治，古今的变化亦大。温病中间出现专篇，倾向于湿热病证的治疗，以内湿、湿热类温病为主了。

显然，内湿的治疗比较复杂，方药也是丰富多彩。湿是作为病因被重视的，有表里寒热的兼夹不同，作为一个病来包罗万象也是过于抽象，但是作为临证形成的辨证论治的规律，具体的理法方药，对实际的指导意义也大，也是中医证治的独到之处。

【引申发挥】

在古代社会，以关节疼痛为主要表现的病变是最常见的病证之一。因为在当时条件下，劳作时机体受外界寒温燥湿的影响较大，所以古人对此类疾病认识较深，分的也细，如《金匮要略》中除了湿病以外还有历节、肾著、黄汗等，而且治疗方剂也多，并不都集中在一处，有些地方要合起来看才较全面。湿病主要用汗法，以麻黄加术汤和三附子汤等为代表，但中风病中的附方如防己地黄汤、疟病的白虎加桂枝汤、血痹病的黄芪桂枝五物汤、寒疝的乌头桂枝汤以及痰饮病的木防己汤都有补缺的作用，分别代表了清法、温法和补法以及寒温并用法等，都可作为参考。

关于湿病，仲景原文中提到的有湿痹、风湿等，在《金匮要略》的其他篇章中有“风痹”等提法。《内经》中以痹称，如《素问·痹论》强调风寒湿三气杂至，有行痹、痛痹、着痹之分。以后《诸病源候论》、《千金要方》、《外台秘要》等都补充了大量方治。至宋代另立热痹一门，补充了清热的方治。明清医家对虚证证治又有补充，在治法上逐渐趋于全面，以后不少医家又积累了大量关于活血化瘀药、虫类搜剔药运用的丰富经验。

从历史上看，湿病的证治重点逐渐由外而内，这表现在薛雪的《湿热病篇》，薛雪根据恶寒与发热之轻重，来辨其湿邪在肌表是否化热，恶寒身重而不发热为湿在肌表未见发热，称之为阴湿；恶寒轻而发热重者为湿已化热，称之为阳湿。湿邪偏重者以身重、关节疼痛为主，偏于寒湿则痛较甚；偏于风湿则关节走窜疼为主，湿遏表阳则恶寒无汗，遏卫气而致卫表已虚可见汗出恶风。

叶天士《温热论》中补充了湿留三焦、湿邪留连气分的证治；薛生白《湿热病篇》全面阐述了湿热之邪留于卫气营血各阶段、各脏腑部位的证治。认为湿证引起的原因为先有内伤，再感客邪。此内伤是指脾胃气虚，客邪是指湿热之邪。根据体质不同，感受后有不同的转化。又曰："中气实则病在阳明，中气虚则病在太阴。"此阳明为病从热化；太阴为病从湿化。以三焦辨，邪可在上中下三焦；以阶段辨，邪可在卫气营血而不同。湿病证治的原则为祛湿，根据病邪性质、邪伏部位以及素体状况可用祛风胜湿、芳香化湿、苦温燥湿、淡渗和湿、宣畅三焦等。湿郁肌表，主要用祛风胜湿法，代表方麻黄加术汤和独活寄生汤等。湿在气分上焦，主要用芳香化湿法，代表方剂三仁汤、霍朴夏苓汤；湿在气分中焦，主要用苦温燥湿法，代表方平胃散；湿在气分下焦，主要用利湿法，代表方为茯参波汤。湿留三焦可宣上、畅中、渗下法共用，代表方温胆汤。湿热并重留于中焦，可清热燥湿同用，方用王氏连朴饮。湿热并重留于三焦，可用三石汤。热重于湿，留于中焦，以清热为主，燥湿为辅，代表方为白虎加苍术汤。湿从寒化，以化湿为主，代表方霍香正气散。湿滞肠道，以清热燥湿导滞，代表方枳实导滞汤。这部分具体的证治可以参见温病学中的相关内容，此处不多展开。

（九）暍病

【基本认识】

暍病有特定的季节，由冒犯暑邪而起病。暍病主症为发热自汗、烦渴溺赤、少气脉虚，亦由暑热易耗气伤津所致。《金匮要略》中的原文对暍病的证治叙述如下：“太阳中暍，发热恶寒，身重而疼痛，其脉弦细芤迟，小便已洒洒然毛耸，手足逆冷，小有劳，身即热，口开前板齿燥。若发其汗，则其恶寒甚；加温针，则发热甚；数下之，则淋甚”；“太阳中热者，暍是也。汗出、恶寒，身热而渴，白虎加人参汤主之”；“太阳中暍，身热，疼重，而脉微弱，此以夏月伤冷水，水行皮中所致也，一物瓜蒂汤主之。”

中受暑热之邪，病从太阳始，有发热恶寒，身重而疼痛，但毕竟不是风寒袭表，故其脉弦细芤迟。小便已洒洒然毛耸，指排尿后，阳气一时有所散失，形寒而毛耸，亦阳气亏虚之谓。手足逆冷，小有劳，身即热。口开前板齿燥，此为气阴不足之象。太阳病的麻桂剂辛温、辛散而耗阳，温燥易伤阴，显然对中受暑邪者不合适。在治法上原文强调不可用汗、下、温针，即提醒暍病不可作为太阳伤寒来处理。

暍病偏于热盛用白虎加人参汤证治。夏暑之热中于太阳，为暍病，当见身热而渴，且汗多。恶寒仅为汗后腠理空疏所致的一时性感觉，并非太阳寒邪束表所致。故治疗径用白虎加人参汤清热益气生津。后世王孟英的清暑益气汤（西洋参、石斛、麦冬、黄连、竹叶、荷梗、知母、甘草、粳米、西瓜翠衣）也可以参考。

暍病偏于湿重投一物瓜蒂汤证治。身热疼重而脉微弱，为阳运不及而寒湿偏盛。夏月伤冷，或饮冷伤于内，或贪凉伤于外。水行皮中，则见身重困滞。原文所出的方剂临床上已少用，现在一般当用温燥之品，如李东垣的清暑益气汤（黄芪、苍术、升麻、人参、炒曲、橘皮、白术、麦冬、当归身、炙甘草、青皮、黄柏），《金鉴》提出的大顺散（干姜、肉桂、杏仁、甘草）或香薷饮（香薷、白扁豆、厚朴）等也都可以参考。

【引申发挥】

关于暍病，原文中“中暍”、“中热”，并非现今所谓的“中暑”，仅指中受暑邪而已。暑邪致病，《素问·生气通天论》中有“因于暑，汗，烦则喘喝，静则多言，体若燔炭，汗出而散”的描述。后世医家有将突然昏不知人列为临床表现之一者，并有进一步以动而得之，静而得之来区分者，有以阳暑、阴暑区分者，而明清温病学家中有进一步较为全面地归纳总结夏月伤暑的证治者，其范围更见广泛。在暑天热病中，本篇的暍病当属最轻者。

把暍病独立出来，也很明显，即已经难以用六经病证归纳。暍病虽有发热，但与一般的太阳伤寒、中风证治大不同。本篇中的证治太少，只是起了个头，除了原文中提出的二方外，暍病的证治，后世的两张清暑益气汤也是不能忽视的，温燥、凉润也是二个大法，用其法而不拘限于药，临证也当知变通。暍病的另立，开出了温病中的暑湿、暑温等的治疗，也是体现了对热病季节流行的重视，提示了伤寒的广义，对于发热性的疾病从季节的角度加以认识和把握，这无疑是临床的重要方法之一，结合后世温病病名的表述，如春温、冬温、暑温、伏暑、秋燥等，更加可以体会。太阳伤寒和中暍对立，但冬季也有热病，夏暑也有寒证，世界上的事情都不是绝对的，故明末有《伤暑全书》专论暑病，内容亦成体系，洋洋大观。

（十）蓄血

【基本认识】

蓄血，为外邪由表入里，热邪与血结于下焦，出现发热、少腹结急、下血、神志如狂等表现的病证。原文指出蓄血证是“太阳随经，瘀热在里”，“热在下焦”，即外感热病，病邪入里，热邪与瘀血结于下焦所致，进一步又有太阳蓄血与阳明蓄血的区别。

蓄血证的主症可以归纳为发热，少腹结急，下血，神志如狂等。临床具体可见少腹结急或硬满或疼痛，大便出血或阴道出血，如狂或发狂，或喜忘，或神情烦躁，发热或身热，或夜热昼凉，或消谷善饥，小便自利，脉沉或数。太阳蓄血证常有发热恶寒等表证，并有轻证与重证的区别，阳明蓄血证以喜忘、大便出血等为主症。

蓄血证的病机为热邪与瘀血结于下焦少腹部位，经脉不通，故少腹急结或硬满，甚或疼痛；瘀热结于肠道、胞宫，灼伤脉络，则可出现便血或阴道出血；瘀热内结，上扰神明，则见如狂或发狂，或喜忘，或神情烦躁；表邪未解，卫气抗邪，则发热或身热；邪入阴分，则夜热昼凉；胃热亢盛，则消谷喜饥；病位在下焦，尚无涉及膀胱，故小便自利，此为与蓄水证的区别之一；瘀热结于里，则脉沉而数。

蓄血证的治疗当以祛邪祛瘀为主，可用活血化瘀、破血逐瘀、凉血散瘀等治法。原文对太阳蓄血轻证用桃核承气汤活血化瘀；太阳蓄血重证用抵当汤、抵当丸破血逐瘀；阳明蓄血用抵当汤破血逐瘀。

【引申发挥】

蓄血的名称，出自仲景原文。关于蓄血的病机，原文强调有“热结膀胱”、“热在下焦”、“瘀热在里”、“有久瘀血”等说法。一个热，一个瘀，二者相合，见证为如狂或发狂或喜忘，少腹急结硬满，另外见有下血、身黄、发热、小便自利等症。从现在看，很难断定是什么疾患，也许涉及的面确实很广。由此而进一步想，比断定它是什么病更重要的，是要理解它存在的实际价值。太阳是表证，太阳蓄血却是里证，蓄血又骑跨到阳明病，也许属于阳明更合适，我们不应该过分纠缠在原文中太阳病的文字表述上，因为从治法看，已经完全脱离太阳病了。蓄血也可以看作太阳的变证，表寒入里化热，营阴郁滞变为瘀结下焦，可是初起明明是太阳病，变化之快，有点类似后世讲的逆传心包、热入营血等，多见于重度的感染症，当然因为是在太阳病中，所以还是强调疾病初起伤于寒邪。

蓄血证是对阳明病的补充，热盛而下腹部症状明显，或伴见出血，亦是后世所称热入营血的情况，治疗可以看做是阳明泄热攻下的变法。蓄血以腹部症状为主，和急腹症关联密切。蓄血可以看作阳明的证治，可以看作是对六经的补充，也为后来的温病证治开辟了路径。

《温疫论》认为：蓄血“不论伤寒时疫，尽因失下，邪热久羁，无由以泄，血为热搏，留于经络，败为紫血，溢于肠胃，腐为黑血，便色如漆。大便反易者，虽结粪得瘀而润下，结粪虽行，真元已败，多至危殆”。《温病条辨》认为蓄血证是“邪在血分”，“血分结也”。这些在《伤寒论》的基础上都有所发展。《温疫论》对邪入血分的蓄血证用桃仁承气汤凉血散瘀，是《伤寒论》桃核承气汤去桂枝、甘草，加入了当归、芍药、丹皮等凉血散瘀之品；若“亡血过多，余焰尚存”，用犀角地黄汤凉血散血；对于“真元已败，多至危殆”的危重证，未提出治法，郑重光在《温疫论补注》提出了“急当温里以固气”的治法。《温病条辨》仿《温疫论》，用桃仁承气汤与犀角地黄汤进行治疗。

（十一）热入血室

【基本认识】

热入血室，是妇人在外感热病过程中，逢经水适来或适断，热邪乘虚内陷血室，热与血相结而成。表现为经水适来或适断，同时有发热、神志异常等症状的出现。根据原文的描述，热入血室临床可见经水适来或适断，发热，或往来寒热如疟状，胸胁胀满，心烦，或谵语，甚或如狂，或下血等。其病机为热邪内陷与血相结于血室，气血运行不畅，正邪纷争，则发热，或往来寒热如疟状；肝藏血，与血室以经脉相连，肝经布胸胁，邪犯血室，则胸胁胀满；血热上扰心神，则心烦，或谵语等；血瘀或血热妄行，血不循经，则下血。

仲景关于热入血室的原文共四条，三条在太阳病篇，一条在阳明病篇，相同原文也出现在妇人杂病篇中。发热如疟状，与少阳相关，腹痛如结胸状，谵语如见鬼状，则与阳明有关，应该是少阳阳明合病，出于妇人经期的考虑，先用小柴胡汤，此为一般规矩，但不绝对。类似的治疗也可以参看

《金匮要略》妇人产后病郁冒的证治，阳明承气之用一般放在第二步，尽管同时已经见到大便坚等阳明里证。

热入血室证的治疗当用清热散血之法，原文中提出了针刺与药物两种治疗方法，刺期门穴以泄肝经之热；用小柴胡汤以和解清热；重者或用抵当汤以破血逐瘀。

【引申发挥】

热入血室，可以看作是对少阳病证治的补充。表面上看，是强调了妇人热病的特殊性，其实是另立了一个证型，有认为类似急性盆腔炎者，用温病的目光看，应该是邪热入侵血分了，所以治疗可以把小柴胡汤作为基础，但必须加入清热或活血药。用小柴胡汤是针对整体上的邪正交争，正气略有不支，而作为邪热深入血分，则仅用柴胡和黄芩就显然不够了，必须加入清热活血药，也就是治疗必须要往阳明靠，甚至投用桃核承气汤、抵当汤之类的方药了。

热入血室一语，出自原文。热入血室，与太阳、阳明、少阳都相关。热入血室的提出有相当的临床价值，发热恰逢妇人经期或下血，处理当有其特殊之处。原文只提到小柴胡汤，考虑到了体虚而邪陷，这是热入血室证治的常。原文中二次提到刺期门以泻实，并婉转地提出禁用下法（无犯胃气及上二焦）。据原文所述的寒热如疟状，胸胁满如结胸状，谵语如见鬼状，同时又见有下血，大概不能算轻浅之证，治疗当参考后世方。

许叔微《伤寒九十论》治热入血室，在小柴胡汤中加入生地。叶桂《温热论》主张当从陶氏小柴胡汤去参、枣加生地、桃仁、楂肉、丹皮或犀角等。若本经血结自甚，必少腹满痛，轻者刺期门，重者小柴胡汤去甘药加延胡、归尾、桃仁，挟寒加肉桂，气滞者加香附、陈皮、枳壳等。见谵语如狂之象者，当提防阳明胃实之证而用通下泄热之剂。吴鞠通《温病条辨》对热入血室提出了治法与方药，认为若“经水适来，脉数，耳聋，干呕，烦渴，辛凉退热，兼清血分，甚至十数日不解，邪陷发痉”，用竹叶玉女煎；若“医与两清气血，邪去其半，脉效，余邪不解者”，用护阳和阴汤；若“邪去八、九，右脉虚数，暮微寒热”，用加减复脉汤，仍用参主之；若“经水适至，十余日不解，舌萎饮冷，心烦热，神气忽清乱，脉右长左沉”，是瘀热在里，用加减桃仁承气汤。

我们也可以把热入血室和蓄血对照起来看，二者都是表邪内陷入里，都有发热、下血、腹部症状以及精神或意识的异常，治疗也都要清热活血化瘀，用膀胱、下焦、血室等术语也无非是要表达邪入之深，病情之重，特别是一个“血”字，点到要害处。二者均已经离开了太阳，从用药反推，柴胡为少阳，承气为阳明，好像重心有偏在少阳和阳明的不同。当然，证情毫无疑问是以蓄血证更为重笃。

（十二）疟病

【基本认识】

疟病，是感受疟邪引起的以寒热休作有时为主要表现的急性热病，多发于夏秋季。本病在《金匮要略》中据寒热的多少有瘅疟、温疟、牝疟之分，并且认识到疟疾久不愈会发展成为“疟母”，提到温疟用白虎加桂枝汤、寒疟用蜀漆散、疟母可以用鳖甲煎丸治疗。

疟病的病因是疟邪，当疟邪侵入人体后，伏藏于半表半里。如人体正气适有不足，则其邪可出入于营卫之间而引起发病，其症状的发生决定于疟邪与卫气的离合；如疟邪外出与卫气相争，则先见恶寒；继则全身之阳气奋而抗邪，则热势壮盛，呈气分证表现；经正气抗邪后，邪势暂退，则大汗出，热随汗解，身凉如常。但由于邪仍伏于半表半里蓄积待发，所以在暂休一时后，当疟邪又与卫气相遇，以上症状就会再发。如此邪正反复交争，其证候反复发作。此即《素问·疟论》所说："卫气相离，故病得休；卫气集，则复病也"。

因人体的营卫运行是有规律的，即古人所说：卫气者，一日一夜周于身，所以疟疾的寒热发作定时。由于疟邪伏藏于半表半里的部位有深浅的不同，故疟发的时间又有每日发、间日发、三日发等区别。一般认为，邪伏较深者，发作间隔时间较长，但亦每每迁延难愈。疟疾的病变多在卫、气分。少数病例亦可内传营血、犯于心、肝厥阴之经而出现神昏、惊厥者，其病情较为凶险。

现在一般从临床类型分为正疟、温疟、暑疟、寒疟、湿疟、瘴疟、劳疟等。正疟主要表现为寒热定时休作，呵欠、寒栗、高热、汗出热退依次出现；温疟经过与正疟相似，以热盛寒微、舌红苔黄为辨证要点；暑疟为暑热亢盛而挟湿所致，表现为疟疾基本证候，兼热重寒轻、面垢齿燥、胸闷呕恶等症；湿疟为疟邪夹湿之证，表现为疟疾基本证候，兼身热不扬、汗出不畅、身体困重、呕逆胀满等症；寒疟是素体阳虚，疟邪内伏，兼感寒邪为病，在诊断疟疾的前提下，以寒多热少、舌苔薄白、脉弦紧为辨证要点；热瘴为感受山岚热毒疟邪所致，表现为高热而伴见神昏、痉厥、舌质红绛、脉弦数等症；冷瘴为素体阳虚，感受瘴毒湿浊，壅遏三焦所致，以山岚瘴疟流行地域、起病急骤、寒甚热微、神昏不语为辨证要点；劳疟为疟久不愈，耗伤气血，正虚邪留之证，表现为疟久不愈、遇劳即发、面白无华、倦怠嗜卧等气血亏虚之象；疟母有久疟病史，以左胁下有痞块为辨证要点。

疟病的病机转化决定于感受疟邪的轻重、兼夹时邪的性质及人体正气的强弱等因素。正气强，感邪轻，兼夹时邪不突出，疟发的部位以少阳半表半里为主，这就是常见的正疟，表现为寒热往来、休作定时的典型症状；如素体阳盛，感受疟邪后，阳热亢盛者，称为温疟；如疟邪与暑邪兼感为病，则为暑疟；疟邪寒邪兼感，则为寒疟；疟邪与湿邪兼感，则为湿疟；又有在岭南山瘴之地感受瘴毒而病者，则为瘴疟。瘴疟亦是疟邪中的一种，因其发病多在山瘴湿热秽浊较盛地区，而致病又较急重，故称之为瘴毒。其中有热毒偏盛者，可见壮热、神昏、痉厥，是为热瘴；有因瘴毒湿浊内闭，阻遏阳气而偏于寒者，称为寒瘴。如疟疾反复发作，日久不愈，则可耗伤气血，以致正虚邪恋，每遇劳而发，称为劳疟。如邪阻日久，气血运行不畅，瘀血积于左胁下而形成痞块，称为疟母。

疟病的初期，一般正气未衰，邪气较盛，病变属实，以祛邪截疟为主；如疟发多时，则邪势渐衰而正气亦虚，病属正虚邪实，应扶正祛邪，标本兼顾；邪在少阳半表半里者，和解以达邪；偏热者，清热以达邪；偏寒者，辛温以散邪；感染瘴疫之气而病者，治当辟秽除瘴解毒。如挟痰者祛痰，挟食者消滞，挟瘀者化瘀。疟久而转化为虚证者，可以根据不同情况，随证调治，或调补脾胃，或补养气血。如虚实夹杂、寒热交错，则当攻补兼施，温凉并用。治疗疟疾的服药时间，一般以症状发作前两小时为宜。

疟疾是疟病的主要内容，疟病的范围应该更加宽泛，包括了某些感染症。

【引申发挥】

疟，酷虐之谓也，一寒一热，使人难以耐受，染疾之后多毙命。《内经》中对疟病的记载，如《素问·疟论》："疟之始发也，先起于毫毛，伸欠乃作，寒栗鼓颔，腰脊俱痛，寒去则内外皆热，头痛如破，渴欲冷饮"；"夫疟者之寒，汤火不能温也，及其热，冰水不能寒也"。《素问·刺疟论》："凡刺疟，先发如食倾乃可以治，过之则失时也。"《本草经》中有恒山、蜀漆等治疟药，《金匮要略》中有疟病证治专篇，《肘后方》中有青蒿治疟，《诸病源候论》中提出瘴疟，《外台秘要》中提出劳疟。《三因方》中有"疫疟"的提法，《严氏济生方》提出所谓"无痰不成疟也"。金代张子和治疟主张用汗吐下三法。明代《医学入门》中对疟疾的辨证施治，论述甚详，主张分阴阳、辨寒热、明六经、别异气。

关于疟病，其历史之悠久，可以追溯到公元前1200年前，甲骨文中已有记载。《内经》中有"痎疟"、"寒疟"、"温疟"、"瘅疟"、"风疟"之称。《素问·疟论》将病因称为"疟气"，亦即后世所称的疟邪。《内经》对疟病的描述与现今疟疾的表现十分相似，治疗偏于针刺。《本经》中已有治疟药的记载。以后《肘后方》中的青蒿治疟，启发今人研究开发出青蒿素，临床使用，疗效卓捷。隋唐时期的医书中有"瘴疟"的提法，也有停痰成疟，积久不瘥，小劳便发劳疟的提法，以及伤暑之疟等。宋代《三因方》中归纳的疟病范围又广，不限于疟疾。明代医家有质疑因痰致疟者，也是认识精辟，不为表面现象所迷惑。明清医家将疟列入温疫病中论治，虽有常山、草果截疟之专药，但方剂还是随证变化者多。

《景岳全书·质疑录》中提出："疟邪随人身之卫气为出入，故有迟、早、一日、间日之发，而非痰之可以为疟也。"认为是"疟邪"致疟，而非痰致疟，指出："严用和论疟，谓无痰不作疟，若指痰为疟邪之主，反以疟邪为痰病之客矣。岂有人身津液变痰，而为寒为热以成疟者乎？痰本因疟邪以生，而非因痰以有疟邪者。"对张子和治疟主汗吐下三法，认为"恐此言属偏见也"，他的治疟诸方多用柴胡等和解法。张景岳对截疟法的使用也作了论述："至如截疟诸方，虽不可执，亦不可无。第有效于此而不效于彼者，亦以人之气血阴阳各有不同故耳。"指出了截疟诸方的适应证。明清医家将疟列入温疫病中论治，虽用常山、草果等截疟之专药，但方剂还是随证变化者多。如吴又可制定"达原饮"，用槟榔、厚朴、草果等"使邪气溃散，速离募原"，此方用治瘟疫或疟疾之邪伏募原者。清代中叶以后随着温热病学说的发展和成熟，不少医家把疟疾列入温热病范畴进行讨论。叶天士《三时伏气外感篇》指出："疟之为病，因暑而发者居多，方书虽有痰食、寒热、瘴岚之异，幼稚之体，多因脾胃受病。"叶氏从"脾胃受病"立论，提出"草果治太阴独胜之寒，知母治阳明独盛之热。"《时病论》中提出了疟病的十多种名称。

对于疟病的发生，尽管古人也想到了不同于六淫的疟邪，或瘴岚之气，但苦于缺乏特效药品，治疗还是要从寒温湿热考虑，劳疟和疟母多少也还是反映了本病的规律。东方用常山、草果截疟，西方用金鸡纳以及后来提取的奎宁治疗，都体现出专病专药的意思。

《金匮要略》疟病篇的内容虽少，但十分了不起的是，有蜀漆散对疟疾的治疗，有鳖甲煎丸对疟疾脾脏肿大的治疗。这是在临证中对规律的总结和把握，把它区别于六经病证，也可以反映出专病专方的精神。如果我们把目光放远看，世界上其他地方在古代也早有疟病的记载。Malaria 意指恶气，与古代瘴岚恶气同义，也是摸不清病原的大体猜测，长期以来大家都认为是吸入了沼泽地所产生的毒气所致，此说直到十九世纪才被纠正，即 1880 年 11 月疟原虫被发现，其后的研究又证实通过饮用水不会传染，继而认定了蚊子的传播作用，对疟原虫的生活轨迹几乎费时一个世纪才搞清楚，一旦知道蚊子是传媒后，灭蚊使疟疾的发病大幅度下降。以后随着抗疟药奎宁、氯喹的面世，更为有效地控制了疟疾。但几十年后疟原虫又产生抗药性，据称至今全球仍有相当数量的人口处在疟疾的威胁中，每年导致有几百万人的死亡。

（十三）霍乱

【基本认识】

《伤寒论》中立有霍乱的专门证治。原文提到："呕吐而利，名为霍乱。"此为霍乱的主症，针对临证所见的热多、寒多、亡阴、亡阳等类型有不同的治法方药，为后世霍乱病证治的深化奠定了基础。霍乱因其发病急骤，病情严重，病变常在顷刻之间发生，挥霍撩乱，故名。霍，迅速之意，即发病急，变化快，形容病变只在一挥之间。乱，逆乱之意，即清浊相干，中焦气机升降逆乱。《医宗必读》谓："霍乱者，挥霍变乱，起于仓促。"《景岳全书》谓："霍乱一证，以其上吐下泻，反复不宁而挥霍撩乱，故曰霍乱"。

仲景原文对霍乱证治的叙述，发热恶寒，头痛身疼，吐利交作，治疗热多欲饮水者用五苓散，寒多不用水者以理中汤。如见到汗出肢冷，四肢拘急，脉微欲绝（甚者内寒外热）者，当急投四逆汤或四逆加人参汤（利无所利）。再进一步有通脉四逆加猪胆汁汤，针对吐已下断，汗出而厥，四肢拘急不解，脉微欲绝的情况。最后当吐利缓解以后，而身痛不休者，可以用桂枝汤消息和解其外，其实桂枝汤有调和内外之妙。

《伤寒论》中的霍乱病应当和太阴对看，个中已经含有辨证和辨病的意思在内，尽管在处理上二者相近处多，同样多是腹部症状为主，同样都是温中补虚为主。以后霍乱的病名让位给外来的传染病，只是清末的事情，作为烈性传染病，治疗也有了不同于伤寒的方法，以至于最后形成霍乱的专书。霍乱从最初由发病急骤得名，到最后被区别为另一种不同的疾病，有了许多针对性的治疗，这也不能不说是一种历史的进步。

【引申发挥】

对霍乱病证必须从历史沿革的角度加以把握，从《伤寒论》的霍乱到王孟英的霍乱，有了本质上的区别，以至于今天定位于西医的霍乱的病名成为常识。本病四季均有发生，但以夏秋湿邪较盛之季尤易发病。本病为感受疫疠之邪所致，具有很强的传染性。按照病因、证候特点、传染性等因素，本病在文献上尚有寒霍乱、热霍乱、干霍乱、转筋霍乱、绞肠痧、吊脚痧、痧胀、时行霍乱等名称。西医感染病学中将由霍乱弧菌引起的称为真霍乱或古典霍乱，由埃尔托弧菌引起的称为副霍乱，均属于中医霍乱范围。至于急性胃肠炎、食物中毒等虽不属于本病讨论范围，但在治疗上，也可参照论治。

霍乱是感受时行疫疠之邪，经口入胃肠，以发热、腹痛不甚、频繁呕吐、泄泻为临床特征的一种急性疫病。本病好发于夏秋之季，因当令暑湿之气较盛，氤氲蒸腾，充斥上下，若调摄不慎，极易感受暑湿秽浊疫疠邪气；或因贪凉露宿，以致寒湿疫秽之气侵犯中焦，均可导致脾胃受伤，运化失常，气机不利，升降失司，清浊相干，乱于肠胃，而成上吐下泻之乱。此外，气候变化的异常，非其时而有其气，也是导致霍乱发生的重要原因。由于饮食不洁，误进腐馊变质之物；或因贪凉饮冷，恣食生冷瓜果；或因暴饮暴食，最易造成脾胃损伤，则正常的运化功能受阻，以致清浊相干，乱于肠胃，终成霍乱。

霍乱有寒证和热证的不同，又有干霍乱和湿霍乱的区分。寒霍乱主要表现为吐泻物澄澈清冷，不甚秽臭，舌苔白腻，脉象濡弱；热霍乱，以吐泻物酸腐臭秽、身热心烦、舌苔黄腻、脉象濡数等为辨证要点；干霍乱表现为欲吐不吐，欲泻不泻，腹中绞痛等；若感邪太重，吐泻频作不止可致亡阴证，主要表现为目眶凹陷、指螺皱瘪、舌质干红、脉象细数等症；吐泻过久，阳气暴脱可致亡阳证，以四肢厥冷、汗出身凉、呼吸微弱、舌淡脉沉细欲绝为辨证要点。

霍乱的病位在脾胃、大小肠；人体感受疫疠秽浊之邪，损伤脾胃，引起脾胃气机，升降失司，气逆于上为呕吐，湿浊下趋，清气不升为泄泻，此即所谓清浊相干，升降逆乱，发为霍乱。病发之后，即有寒热之分，如为湿热秽浊之邪壅滞中焦，或者阳盛之体，邪从热化，成为热霍乱；若寒湿生冷伤及脾胃，或由素体阳虚，邪从寒化，则成为寒霍乱；剧烈吐泻，伤津脱液，阴津耗竭，有亡阴之弊，可出现目眶下陷、皮肤松皱，甚至螺纹干瘪等一系列阴津耗竭现象，进而发展为阴损及阳，阴竭阳脱，危及生命。大量津液丢失，筋脉失去濡养而拘急，可以引起小腿及腿部肌肉痉挛，即民间所谓的“绞肠痧”或“吊脚痧”，亦有疫疠秽浊之气过重，邪浊阴滞中焦，气机升降窒塞，上下不通，发为“干霍乱”者，病情尤为深重。

由于本病的发生比较急骤，来势凶猛，常常使人暴泻，极易损伤人体阴津和脾胃阳气，因此，本病发病初起阶段是以邪实为主，到中后阶段常常呈现出邪气未去，而津液亡失、阳气虚脱的虚实夹杂的病理特点。霍乱的治疗在芳香化浊、和中化湿基础上，分别立清热化湿和温化寒湿法。前者以蚕矢汤为代表，后者以藿香正气汤、附子理中丸为代表方。在亡阴时应急救其阴，方用生脉饮、大定风珠等；在亡阳时要回阳固脱，方用通脉四逆汤或参附汤等。对于干霍乱表现的重危证候，应该采用综合治疗方法，除药物玉枢丹、行军散外，还可用探吐、取嚏、针刺、熨灸等方法，现在也还应注意采取各种措施，及时补液，纠正水电解质紊乱等。

（十四）百合病

【基本认识】

百合病的主症，根据《金匮要略》原文的描述，为日常生活中的语言、行动、饮食、感觉等失调，具体如常默默，欲食不能食，饮食或有美时，或有不用闻食臭时，欲卧不能卧，欲行不能行，如寒无寒，如热无热等。另外，口苦、小便赤、脉微数则为一般常见之症。

关于百合病的病因，《金匮要略》未明确阐述。一般而言，多为热病之后（或情志不遂），引起心肺阴虚内热所致。大多数百合病患者的机体处于一种津亏血燥，元气困乏的状况，这是百合病发病的关键因素。机体的这种状况，或是患病前已形成，或是热病后所产生。津亏血燥，则阴液滋润、濡养功能不足；元气困乏，则气机的正常功能受阻。在这情形下，气血运行不畅，阴虚而内热萌生，故见口苦、小便赤、脉微数；脏腑经脉失养，而导致多种功能失调。心肺阴虚内热为主要病机。其中尤以心所受的影响为最，心失所养，心之阴阳失调，以致心神失守。影响人体各方面生理功能的协调平衡，造成其他脏腑与经脉的不正常，因而产生种种如有神灵所作的异常表现。

百合病治以清心润肺、益气安神，方用百合地黄汤。如经误汗、误下或误吐而产生变证，可分别选用百合知母汤、滑石代赭汤、百合鸡子黄汤；如未经误治，日久变渴，配用百合洗方或瓜蒌牡蛎散；如变发热，则用百合滑石散。

【引申发挥】

百合病的病名，首见于《金匮要略》，《内经》中无考。

以后《诸病源候论》有谓："伤寒，虚劳，大病之后不平复，变成斯疾。"热病后余邪未尽，亦为定说，一直为医家临证所沿用。至清一代，注家渐多，于是认识亦趋于活跃，如病名得之于药，病机除了热病后期余热未清以外，情志不遂亦被提出，并加以强调。时至今日，更多医家、医书直接把本病指为情志病，而热病竟被淡忘。

百合病是以精神恍惚不定，饮食、行动违常为特征的疾患。此病因临床表现多端，难以捉摸，且后世医书中描述较少，故有的医家认为该病"古有而今无"，有的认为是"奇症"。然而，从历代文献及晚近的临床资料看，百合病乃是一种常见疾患。汉以后的许多重要医著，都将本病归入伤寒门类，认为本病或随伤寒而发，或伤寒后所生。如《太平圣惠方》云："其病亦有始中伤寒，便成斯疾，或患经多日，方始变为此证。"本病在西医疾患中与何者相当，见解不容易同一。

有关百合病的讨论，亦是《金匮要略》颇为热闹的地方，有关对应的现代疾病名，有关病因病机的认识，有关临证治法方药等等。若从汉唐时期将本病归在伤寒或热病中可以体会，本病最初当与热病关系最密切，故治疗以百合地黄汤及其加减变化，均着眼于甘寒养阴清热，调养为主，属热病晚期，体力尚未恢复，故不用较峻猛的祛邪之剂，治法可补六经病证中少阴、厥阴之不逮。仲景将它另立出来，其实也只是热病中的某一阶段的证治。如果说本病由情志发病，或认为是病后机体失调综合症等，只能看作是后人的发挥，有将古病名范围扩大化之嫌，当然这样的做法在临床上有一定的积极意义，此又是另一回事。

百合病在汉唐时期定位在伤寒热病，热病后期的阴虚，又有别于少阴的热化黄连阿胶汤的证治，此可以视为甘寒养阴的发端，热病阴虚有不同的程度，清热养阴又可以看作安神的常法。由于热病以后得之者多，故也有提“伤寒继发”的。汉以后的许多重要医著，如《小品方》、《千金要方》、《外台秘要》、《太平圣惠方》、《类证活人书》、《圣济总录》、《普济方》、《证治准绳》等，都将百合病归入伤寒门类，称之为伤寒百合，或百合伤寒。认为其病与伤寒密切有关，许多文献更指出百合病系伤寒热病后的继发病。如《太平圣惠方》云：“其病亦有始中伤寒，便成斯疾，或患经多日，方始变为此证。”《东医宝鉴》说：“大病后，未平复，失于调理，余证在阳，医反下之，余证在阴，医反汗之。以此百脉一宗，悉致其病，无复经络，故谓之百合伤寒。”《太平圣惠方》、《圣济总录》还载有百合散、柴胡散、百合前胡汤、百合紫菀花汤等方十余首，分别治疗有不同见证的伤寒百合病。这些方剂都是后世医家在《金匮要略》百合类方的基础上，进行加减化裁而成，用以治疗因伤寒等疾患引起的百合病。临床上有认为百合病多发生在一些外感热病后，如有报道百合病53例的临床分析中，有37例就是发生在重感冒、大叶性肺炎等疾病后，这一观察结果表明，外感热病是导致百合病的主要原因，并提示了“伤寒百合”与“百合伤寒”之说有一定的根据。从热病的角度考虑百合病，则百合地黄汤其实提供了热病后期养阴清热的甘寒方药，现在的人往往记住了增液汤，而逐渐将此方淡忘。

（十五）狐惑病

【基本认识】

狐惑病的主症为反复出现口腔、咽喉及前后二阴蚀烂，目赤如鸠眼。另外还可以伴有声音嘶哑，状如伤寒，默默欲眠，目不得闭，卧起不安，不欲饮食，恶闻食嗅，其面目乍赤、乍黑、乍白，或脉数，无热，微烦，默默但欲卧，汗出，舌红，苔黄，脉微数等。

狐惑病是由湿热内蕴，虫毒内扰，导致目赤、咽喉嘶哑及前后二阴溃烂为特点的病证。湿热瘀浊，腐败生虫，虫毒上下游移，是导致狐惑病咽喉及前后二阴反复腐蚀糜烂的主要病因。咽喉、口腔、二阴均为湿润之地，又为关窍所通，易感染邪气，并腐化湿热虫毒。内生湿热多源于肝脾，肝郁化热，脾虚生湿，热重则湿热毒邪上蒸，口眼蚀烂；湿重则湿热毒邪下注，前后阴蚀烂。肝脉络阴器，开窍于目。虽然狐惑病早期的口、眼、二阴蚀烂，与晚期的口、眼、二阴糜烂在病损部位上无甚区别，但病变程度及所涉及的脏腑却有所不同。前者为肝热脾湿相合，湿毒循肝经为患；后者为湿热瘀虫毒久郁不解，病及心肾，正虚邪恋，秽浊之邪黏腻难解，是本病反复发作，经久不愈之关键所在。

清热燥湿、解毒杀虫是狐惑病的主要治法，临床根据病变的不同阶段和不同部位，采用相应的治疗方法。仲景拟内外并治之法，出湿热、瘀毒兼顾四方，定狐惑病早期治疗：蚀于上部则声喝，治以甘草泻心汤，清热解毒、燥湿杀虫；蚀于目者，治以赤小豆当归散，清热利湿、活血排脓；蚀于下部则咽干，外以苦参汤燥湿杀虫以洗之；蚀于肛者，以雄黄解毒杀虫以熏之。

【引申发挥】

狐惑病的病名出自《金匮要略》，《诸病源候论》中将本病归入伤寒病诸候，指出“皆湿毒气所为也”，“初得状如伤寒，或因伤寒而变成斯病”。以后注家中对本病的探讨较多，见解不一。如很多医家认为本病与湿热生虫有关，《金鉴》看法独特，认为是牙疳、下疳等疮之古名，进而认为甘草泻心汤与本病证治不相符合，为传写之误等。及至现代更多学者将本病与白塞氏症（Behcet's disease，即白塞氏综合征，或称口、眼、生殖器三联综合征）相联系，该病由土耳其医生 Behcet 于 1937 年首次描述并报告。尽管《金匮要略》的论述过于简略，二者很难一一对应，但总的还是关联之处多。后世对本病的病机和治法方药补充也多，如病机上有强调热毒蕴结或湿热蕴于肝脾，有强调中气亏虚，气阴亏损或肝肾亏虚、脾肾亏虚等，有从缓解期、发作期加以认识者，也有强调虚实寒热错杂者。在治疗上，临床上各种方药的运用更是精彩纷呈，很多经验方药的报道，不胜枚举。但从病机、治法来把握方药是主要方法，即寒热虚实的错杂是根本，从这个意义上看，《金匮要略》的甘草泻心汤倒是十分精当的，而且有报道说对白塞氏症，往往是寒热并投、虚实兼顾的效果较好，能起到免疫调节的作用。

狐惑也归属在热病中，所以我们不一定要把它死死地扣在白塞氏症上。由于狐惑病与白塞氏综合征正相类似，故不少学者把中医对白塞征的辨治规律与狐惑病的具体证治相联系，并进行了补充。在病因病机方面有的指出是湿热内蕴，上蒸下注；有的指出是湿热化虫、上下相蚀，湿热阻络，气滞血瘀；更有学者对湿热影响所及的脏腑作了探讨，认为病变脏腑主要在肝，其次在心脾。因肝之经脉绕阴器，循少腹，上通咽喉，肝开窍于目，故本病见前阴、咽和眼部病变。心开窍于舌，脾开窍于口，其华在唇，心脾湿热则引起以上部位的病变。

不应该忘记的是，本病在汉唐时期是归属在外感热病中，称“伤寒狐惑”。所以对本病也有从传染病（羌虫病）角度加以考虑的，看来也有相当的理由。有时仅凭原文的简单描述就判断为现今的什么什么病，确有一定的难度。好在从临证的角度，更加重要的是治法方药，我们可以在病证的理解上留有一定的余地，而在治法方药上注意把握。中医的古病名很难与西医的某病完全对号入座，因此，可从研究角度来探讨，而不必机械地作对等。本病用甘草泻心汤，我认为值得重视。可以把该方作为代表性的治法来理解，即药物的寒温并用、虚实兼顾应该是一个基本方法。

（十六）阴阳毒

【基本认识】

阴阳毒是与感受疫毒有关的病证，临床以发斑、咽喉痛为主症。本病可分为阴毒和阳毒。凡机体强盛，素有积热，受邪后，邪毒侵害血分，热壅于上，而见面红有斑似锦纹者为阳毒，同时毒热结于咽喉，气血腐败成脓，故见有咽喉痛、唾脓血。凡体质素弱，或里有虚寒，受邪后，邪毒阻于经络，内陷血脉，气血凝滞不通，故见面目青，斑色晦暗者为阴毒，同时见周身疼痛如被木棍杖打；疫毒结于咽喉则咽喉痛。

升麻鳖甲汤为《金匮要略》中治疗阴阳毒之主方。方中的升麻，《本经》谓："解百毒，辟瘟疾、障邪"，与当归配合，则既能发散风热与疫疠之气，又能祛血中热毒而化瘀活血；佐以生甘草泻火解毒，消肿而止咽喉疼痛；鳖甲与当归合用，养阴，活血，散瘀。阴阳二毒均用此四药以清热解毒，活血化瘀，达邪外出。雄黄解毒，辟秽化腐，蜀椒辛散温行，顾护中气，以助正气之抵抗。本方疏散疫邪，清热解毒，化瘀活血，消肿定痛，适于外感时疫而属热毒发斑者。

【引申发挥】

阴阳毒病的证治，出自《金匮要略》。以后，虽经历代医家的不断补充，最终在临床上也没有形成固定的病名而被沿用，相反为温病学中更加细化的病证治疗所取代。但以此作为线索，大体可以看出古代医家对发斑性传染病的认识和治疗的进步。升麻鳖甲汤的加减治疗发斑性传染病，体现了中医临证的一种思路和具体治疗中的一般规律，这实际上也为仲景以后的医家所接受，特别是在温病的具体证治中有所体现，有所发展和补充。

显然到了《诸病源候论》，阴阳毒病的范围似有扩展，巢氏也不得不感叹"阴阳毒病无常也"。且阴阳毒病又有向阴证、阳证变异的倾向，通过手足冷热的观察，以及赤斑、黑斑来判断预后，其对阴阳毒的时气和伤寒的区分也有一定的临床意义，《诸病源候论》对后世的影响不可忽视。后世的相关方治也有助于我们的理解，阴毒相应多用温药，而阳毒则以寒凉解毒之品为多。如我们看《三因方》中有关阴阳毒病的记载，阳毒见"燥热，面赤，咽痛，身斑斑如锦文，下利赤黄，内外结热，舌焦鼻黑，类如烟煤，妄言，狂走，多因肠胃躁热，阳气暴盛，阴气暴绝，妄服燥药，热食所致”；阴毒见“手足冷，腰背强，头疼，腹痛，或烦渴，精神恍惚，额与手背时出冷汗，音声郑重，爪甲面色青黑，多因脾肾虚寒伏阴，重感于寒所致”。请注意以上对证候的描述和对病机的认识，强调了燥热和虚寒的不同，此直接贯穿到遣方用药，阳毒用升麻汤（升麻、犀角、射干、黄芩、人参、甘草）、栀子仁汤（栀子仁、赤芍、大青、知母、升麻、黄芩、石膏、杏仁、柴胡、甘草）；阴毒用附子散（附子、桂心、当归、白术、半夏、干姜）、返阴丹（硫黄、硝石、太阴玄精、干姜、桂心、附子）。《三因方》的认识在宋金元时期的医家中应该具有一定的代表性，当时的伤寒大家如朱肱、庞安常等也有相类似的论述。

至明清时代，赵献可要言不烦地指出：“此阴阳二毒专感天地疫疠非常之气，沿家传染，所谓时疫证也”。用疫疠之气将阴阳毒的病因收住，强调了阴阳毒是疫毒造成的传染病。既然是感受疫毒，无疑治疗当清热解毒，后世温病学家提出要早用清下法，且药量要大，这也是从临床中得到的启示，仲景书中对发斑性热病的证治，本病是一个典型，故很多学者认为升麻鳖甲汤是后世治疗温毒疫疠的祖方，这完全能够站得住脚。以后不少医家循此以进，清代杨栗山在《伤寒瘟疫条辨》中有如下叙述：“（杂气）适中人之阳分，则为阳毒，适中人之阴分，则阴毒。观其所主之药，二证一方，并不用大寒大热之剂，可知长沙所谓阳毒阴毒，乃天地之杂气。……此二证者，即所谓温病是也，即大头瘟、蝦蟆瘟、瓜瓤瘟、以及痧胀之类是也。吴又可温病无阴证之论，实本长沙阳毒、阴毒中于杂气之说，受毒有浅深，为病有轻重，一而二，二而一者也。……凡中此杂气之人，不止咽喉痛身痛，甚至心腹指甲色如靛叶，口噤牙紧，心中忙乱，一二日即可死者，此类是也。但刺尺泽、委中、十指出血，即令服玉枢丹最妙，拨正散尤为奇方，男左女右吹入鼻中，虽危必甦，以增损双解散主之。”杨栗山是一位瘟疫大家，他把阴阳毒直比温疫，指出阴阳不过表示受毒的浅深轻重而已，并出方增损双解散（白僵蚕、全蝉蜕、防风、薄荷、荆芥、当归、白芍、黄连、连翘、栀子、黄芩、桔梗、石膏、滑石、甘草、大黄、芒硝）。证治又回归到仲景之简朴，但用药却大有发展。

阴阳毒也是首见于《金匮要略》的病名，后世有提出类似于猩红热者，则与温病学中烂喉痧相当，原文叙述过简，仅作参考而已。因为我们如果放开眼界看一下，仲景以后对阴阳毒的描述，文字记载比《金匮要略》原文更加详细，体现了对发斑性传染病从阴阳两个角度的把握。这样来看，有认为阴阳毒是斑疹伤寒，咽部化脓性感染继发败血症、流行性出血热、登革热，某些免疫系统疾病的病程中的某一阶段，以及急性播散性血管内凝血某阶段的表现等，都是有点道理的。升麻鳖甲汤是否也体现有专病专方的意思，当然这个病的范围也广。临证时唯疗效是求，唯简便是求，此古今一致。从升麻鳖甲汤可以想到达原饮、升降散以及清瘟败毒饮等方，治法也总是越来越完善，越来越丰富。

（十七）补遗

1. 风温

【基本认识】

风温，是感受风热病邪而引起的急性外感热病，本病好发于春冬两季，发于冬季的又称冬温。病初以发热、微恶风寒、咳嗽、口微渴、苔薄白、脉浮数等为主要症状，继则出现邪热壅肺等气分证候，后期多表现为肺胃阴伤。

风温以手太阴肺为病变中心，初起即见发热、微恶风寒、咳嗽等肺卫见证。继则传里，邪热壅肺，出现身热、咳喘、汗出、口渴等表现。若损伤肺络者兼见胸痛，咯吐血痰；引动肝风者兼见抽搐；肺热传胃，症见壮热，大汗，口渴，脉洪大；肺热移肠，其热结者可见潮热，便秘；热迫大肠者下利色黄臭；肺经邪热波及营分，窜扰血络者，则见肌肤红疹等；若邪热灼津为痰，结于胸膈胃脘，可见胸脘痞闷，按之疼痛；肺经病变严重者，可见化源枯竭，出现大汗淋漓，鼻煽，脉散大等危重症情。

外感风热病邪，多从口鼻而入，肺位居高，首当其冲，所以本病初起以邪在上焦手太阴肺经为病变中心。由于肺主气属卫，与皮毛相合，卫气敷布于皮毛，因而病变初起即出现发热、微恶风寒、咳嗽、口微渴等肺卫证候。如肺卫之邪不解，则其发展趋向大致有两种情况：一为传入气分；一为传入心包。邪热传入气分，病位主要在肺、胸膈、胃、大肠等。热壅于肺者，致肺热作喘，继则炼液为痰，而成痰热壅肺之证。肺热若波及营分，窜于血络，又形成肺热发疹。总之，风温以肺经痰热见症为多，以肺为病变中心，这是风温的主要特点。风温的阳明胃肠证候，多由肺热下传而致，又称“顺传”，可出现阳明热盛证或阳明热结证。风热病邪从肺卫直入心包，则出现痰热内闭心包证，临床出现神昏谵语，甚至昏聩不语，称为“逆传”。逆传多因素体心气亏虚，或感邪过重，致使邪热径入心包所致，此即叶天士所云

“温邪上受，首先犯肺，逆传心包”。病至后期，则多呈肺胃阴伤之象，这亦是本病的特点之一。

风温初起邪在肺卫，宜辛凉宣解以驱邪外出；如邪传气分则宜辛寒清热或苦寒攻下；内陷心包，则宜清心开窍。至于本病后期，邪热已退而肺胃阴液未复，则治宜甘寒清养肺胃之阴。

【引申发挥】

风温病名亦见于《伤寒论》原文，作为误汗坏证提出：“若发汗已，身灼热者，名曰风温。”以后叶天士明确为春季的新感温病，陈平伯归纳为：“风温为病，春月与冬季居多，或恶风，或不恶风，必身热，咳嗽，烦渴。”春天乍暖还寒，呼吸道感染常见，所谓“风温吸入，先伤太阴肺分。”本病以发热、咳嗽、口渴、烦躁为临床主要表现，治疗初用肺卫辛凉，继用气分清泄，末用清养肺胃阴液法善后。若见高热神昏，则为热入心包，清热开窍也在所必用。从现代医学的角度，发生于冬春季节的流行性感冒、急性支气管炎、大叶性肺炎、病毒性肺炎等疾病大致在风温的范围中。

从六经的框架看风温，风温主要补充了太阳热和阳明这一块，突出了初起时的呼吸道症状，强调了一开始要重视对凉药的运用，等到明显的阳明里热实证出现，具体的证治应该不会有问题，但始终还是走在肺胃，或清肺，或泻胃，如果邪热传入心包，则又必须及时运用清热开窍之剂。

2. 春温

【基本认识】

春温，是发生在春季或冬春之交的急性外感热病。该病初起即可出现高热烦渴、舌红苔黄，甚则神昏痉厥等里热证表现，起病急，病情重，变化快，故多认为是里热内伏所致，而被视为伏邪温病的代表。

本病初起有发于气分和营分的不同。发于气分者多始自少阳，病情尚轻，症见身热，口苦而渴，心烦溲赤，舌红苔黄，脉数等；发于营分者，病情较重，症见身热夜甚，心烦躁扰，甚或时有谵语，咽燥口干，口反不甚渴饮，斑疹隐现，舌红绛，脉细数等。如果属于“新感引动伏邪”，在病初可见短暂的恶寒、无汗等症。病在气分，可见阳明经气热盛或腑实热结之证，并伴有不同程度阴津亏损之象而见口舌干燥，甚或倦怠少气，目昏神迷，脉沉细或弱等气阴两虚的表现；邪热盛极，引动肝风则见抽搐。若邪入营血，可引起热闭心包或动血伤络而出现神昏、狂乱或斑疹、出血等表现。若气分未解，邪已入营血，则成气营（血）两燔之势，既有壮热、口渴、苔黄等气分热盛表现，又可见烦燥、斑疹、出血、舌绛等营血分热盛表现。病变后期，若阴虚火炽，可见身热，心烦不得卧，脉细数等表现；若真阴亏损，可见身热不退，手足心热甚于手足背，神疲咽干，舌干绛，脉细数等表现；若虚风内动，邪气衰微，可见手足蠕动，筋惕肉瞤，心中澹澹大动，时时欲脱，形消神疲，舌干绛，脉虚细促等表现；若余邪留于阴分，可见夜热早凉，热退无汗等表现。

根据本病初起临床表现的不同，又可把本病分为两种类型：一是初起即呈里热炽盛之证的，称为“伏邪自发”；二是兼有恶寒、头痛等卫表证的，称为“新感引发”。本病虽是以邪郁内发、里热炽盛为特点，但由于人体感邪有轻重，正虚程度亦有不同，因此，起病之初有热邪郁气分和热邪郁营分之分。热邪郁发气分的，邪虽盛，正亦强，其病情较郁发营分者为轻，如病势发展，则可向营、血分深入。热郁营分，为热邪深伏，营阴亏耗，病情较郁发气分者为重。其病势发展，如兼见气分证，说明邪有向外透达之机，则预后较好；如深入血分，或耗伤下焦肝肾之阴，说明阴竭正虚，预后较差。由于本病里热炽盛，邪热甚易侵犯心包而发生神昏。又由于本病患者阴精先亏，加之病变过程中里热炽盛，阴液更易耗损，故本病多见热盛动风。至病变后期，每致热烁肝肾之阴而为邪少虚多之候。

本病的治疗当以清泄里热为原则，同时应注意顾护阴液。热在气分，初起即宜苦寒清泄里热；热在营分，主以清营泄热，透邪外达；如兼有表证，在清里同时，佐以解表；如热盛动血，迫血妄行而见斑疹或出血，治宜清热凉血解毒；热盛动风者，治宜凉肝息风；热入心包者，治以清心开窍；后期病入下焦，肝肾阴伤者，治宜滋填真阴。

【引申发挥】

同样发生在春季的温病，春温与风温有明显的不同。临证又用新感和伏气来区别起病的不同，以方便治疗。同样是里证，又须用气分和营分来把握疾病的轻重及预后，治疗上应当加重清热的力量，后期的肝肾阴虚又有别于风温的肺胃阴虚。毫无无疑，邪入心包、热盛动风在春温中也更加多见。

春温的证治，充实了阳明的治疗。其实，阳明病也有本经自发的说法，此应该和伏气温病相当。阳明自发，来势比较凶猛，证情比较重，进展也相对快，因此治疗也要求出手快而狠，用大剂的清热解毒凉血药成为一般规矩。另外，热盛容易耗阴、容易动风、容易神昏，温病的很多重要的治法方药于此有集中体现。从现代医学的角度，发生在春季或冬春之交的重型流感、流行性脑脊髓膜炎、病毒性脑炎、败血症等见有上述临床特点者大致在春温的范围中，显然不是一般的呼吸道的感染了。

3．暑温

【基本认识】

暑温，是夏季感受暑热病邪所引起的急性外感热病。其特点是发病急骤，初起即见壮热、烦渴、汗多、脉洪大等阳明气分热盛的表现。本病传变迅速，病情较重，临床上容易出现闭窍动风和津气欲脱等危重证情。

暑温初起，邪入阳明气分，见壮热、烦渴、大汗、脉洪大等里热炽盛证候；暑热内炽阳明，极易伤津耗气，见身热心烦、口渴自汗、气短而促、神疲肢倦、小便短赤等症；若津气耗伤太甚，可致津气欲脱，而见身热骤退、汗出不止、喘喝不宁、脉散大等症；暑热与燥屎搏结形成阳明腑实证者，见身灼热日哺为甚、腹胀满硬痛、大便秘结或热结旁流、时有谵语、循衣摸床、舌卷囊缩、舌红苔黄燥、脉沉数等症。暑热内陷心营，可见身热肢厥、神昏谵语、舌謇、舌绛、脉数，或突然昏仆、不省人事、身热肢厥、气粗如喘、牙关紧闭等症；若暑热犯肺，可见身热、头晕、心烦、咳痰等表现，损伤肺络而见骤然咯血、衄血、咳嗽气促、头目不清、灼热烦渴、舌红苔黄、脉弦数等症。若暑入血分，引动肝风，则可见身灼热躁扰、神志谵妄、四肢抽搐、斑疹密布、各种出血见证、舌绛苔焦等症。暑温后期，多表现为暑伤心肾之心热烦躁、消渴不已、麻痹、舌红绛、苔黄黑干燥、脉细等症；或肝肾阴虚，虚风内动之手足徐徐蠕动，甚则瘛疭，形消神倦、齿黑唇裂、舌光绛无苔、脉虚弱等症。本病的后遗症为余邪兼夹痰，热瘀留滞所致，若痰热余邪留滞包络，机窍失灵者，见痴呆、失语、失聪等症；若痰瘀阻滞经络，筋脉不利者，见肢体强直、手足瘫痪等症；若气阴两虚，瘀血阻滞者，见筋脉瞤动、肢体震颤等症。

暑温的治疗以清泄暑热为基本法则。根据本病发展过程中的病理变化及其证候表现，具体治法如：初起暑入阳明气分，治宜辛寒清气，涤暑泄热；如暑伤气阴宜甘寒清热涤暑，益气养阴；若暑热已解，气阴欲脱，则宜用甘酸之品益气敛阴，酸苦之品泄热生津。张凤逵说“暑病首用辛凉，继用甘寒，再用酸泄酸敛”，此概括了本病在气分阶段的治疗大法。若腑实已成，则当攻下腑实。暑热化火，生痰生风，则多内陷营血，导致闭窍、动风、动血之变，应分别采用清心开窍、化痰息风、凉血止血之法。暑温后期正气耗伤，治以益气养阴为主；余邪挟痰、挟瘀留滞络脉者，法当清除余邪，并同时化痰行瘀通络。

【引申发挥】

暑乃季节，温为邪热。由于《素问·热论》中有“凡病伤寒而成温者，先夏至日者为病温，后夏至日者为病暑”的说法，引发后人新感、伏气的争论。一般临证初起即见高热、烦渴、汗出、脉洪等气分热盛的表现，此亦即叶氏所谓“夏暑发自阳明”的意思。暑为热邪，本病的发生季节性明显，性质与春温大体相同，所以在处理上相类似处亦多，在六经中主要也是走在阳明。热盛则动风、动血，在本病的过程中，内闭、外脱等危重之证也多见。治法则清热一以贯之，或凉血，或息风，或开窍。从现代医学的角度，发生于夏季的流行性乙型脑炎、钩端螺旋体病、登革热、小儿夏季热及中暑等急性传染病大体与本病相当。

4. 湿温

【基本认识】

湿温，是感受湿热病邪所引起的急性外感热病。初起以身热不扬、恶寒头痛、身重肢倦、胸闷脘痞、苔腻脉缓为主要临床表现。起病较缓，病势缠绵，好发于雨湿较盛的夏秋季节。湿热病邪主要稽留于气分，以脾胃为主要病变部位；病变过程可湿热化燥伤阴，也可湿盛困阻伤阳。关于本病发生，吴鞠通说："内不能运水谷之湿，外复感时令之湿"，指出仅有外感而无内伤，或仅有内伤而无外感，皆不易形成湿温，惟"外邪入里，里湿为合"方能发病。如薛生白说："太阴内伤，湿饮停聚，客邪再至，内外相引，故病湿热，此皆先有内伤，再感客邪。"湿温病由于其病邪性质的特异性，因此病机传变与一般温热为病有所不同。因湿为阴邪，其性重浊腻滞，与热相合，蕴蒸不化，胶着难解，故本病传变较一般温病缓慢，病程较长，往往缠绵难愈。

湿温初起，一般表现湿象重，热象轻，邪遏卫气者，多见恶寒少汗，身热不扬，身重肢倦，胸闷脘痞，苔腻脉缓等；邪遏膜原者，多见寒热往来，呕逆胀满，苔白厚腻浊如积粉，脉缓等。邪入气分后，热重者，则热势较高，汗出，口渴，苔黄腻，脉滑数等热象较甚；湿重者，则热势不显而食少口淡无味，渴不欲饮或不渴，苔白腻，脉濡缓等湿象较明显；湿热并重者，则见身热，汗出垢腻，脘痞呕恶，口渴不欲多饮，大便溏黄，苔黄腻，脉濡数等热象、湿象均较著。湿温虽以脾胃为病变中心，常见胸闷脘痞、纳呆腹胀、恶心呕吐等表现。湿热酿痰，蒙蔽心包者，可见神志昏蒙似轻似寐或时清时寐，身热不退，朝轻暮重等；湿热蕴毒，上壅咽喉，横犯肝胆者，则咽喉肿痛，身目发黄等；湿热下流，阻滞大肠，则便溏不爽或大便胶闭；湿热下注小肠，蕴结膀胱，则小便不利，甚或尿闭；化燥入血，伤及肠络则便血，伤及其他部位血络，则发斑或上下失血；湿热内郁，外蒸肌腠则发白痦；如化燥入血，便血不止，可致骤然热退身凉、汗出肢冷、脉细欲绝的气随血脱证；湿热寒化，损伤阳气而致身冷汗泄、胸痞、苔白腻、脉细缓的湿盛阳微证等。后期邪退正虚，以脘中微闷、知饥不食等脾胃不醒表现为主。

湿温的治疗，总以分解湿热，使湿去热孤为原则，既要祛湿，又要清热，正如吴鞠通所说："徒清热则热不退，徒祛湿则热愈炽。"首先是针对湿邪而化湿，如湿郁上焦，以宣肺化湿为主；湿阻中焦，以苦温燥湿为主；湿留下焦者，以淡渗利湿为主。同时要针对热邪治以清热，如热在上焦者，轻清气热为主；热在中焦者，苦泄热邪为主；热在下焦者，苦寒通导为主。化湿与清热孰主孰次，应根据湿重于热或热重于湿的辨析以及病变阶段的不同来拟定，一般湿郁卫表者，当宣化透邪；湿热在气者，可清化湿热；湿热化燥入营者，应清营凉血。

【引申发挥】

湿温发于夏季，湿和热纠缠在一起，湿为太阴，热乃阳明，湿热相合，应该走在少阳这一块，但具体证治与少阳还是有着明显的差别，即少阳是寒热往来，而湿热是身热不扬，少阳是胸胁苦满，湿热是胸脘痞闷。湿热居中，时有移动，辛开苦降的治法可以作为基调，随湿热的偏胜，或移向阳明，或移向太阴，也总是在六经的框架之中。温病更加注意运用通利的方法，或通大便，或利小便，使邪有出路，而少用或不用参枣草之类甘补，此又是和伤寒半夏泻心汤不同的地方，也是十分切合温热病证治的。

同样发生在夏季的热病，偏于湿热者以湿温命名。从外界看是雨湿偏盛，从内部看是“太阴内伤，湿饮停聚”，内外相引，故病湿温。其实，用湿字要表达的是病程的缠绵，消化道机能的障碍，也有医家径直以阳明和太阴来区别湿与热的偏胜。针对湿热，临证治疗讲究芳香宣透、苦温开泄、苦辛通降、淡渗利湿等法。亦即寒温并投、升降并调为常法，在没有完全热化时，当慎用苦寒。凉遏阳气，湿必难除。从现代医学的角度，凡发生于夏秋季节的伤寒、副伤寒、钩端螺旋体病、沙门菌属感染，某些肠道病毒感染性疾病，以及其他一些有湿热见证的感染性疾病，均可参考本病辨证治疗。

5．暑湿

【基本认识】

暑湿，是感受暑湿病邪，发生于夏季或夏秋之交的急性外感热病。暑湿病邪兼有暑邪炎热酷烈、传变迅速和湿邪重浊、易犯中焦、弥漫三焦、病势缠绵的双重特点。暑湿亦是暑病的一种，临床以暑热见证为主，兼具湿邪郁阻证候。即除有暑热见证外，还有胸痞、身重、苔腻、脉濡等湿邪内阻表现。

暑湿初起，先伤上焦肺卫，见身热，微恶风寒，头胀，胸闷，身重肢酸，脘痞，苔腻等表现；若寒邪外束，暑湿内阻，则症见发热恶寒，无汗，身形拘急，心烦，脘痞，呕恶等。邪入气分，若暑湿蕴滞肺络，症见发热，汗出不解，口渴心烦，胸闷气喘，咳嗽痰多，苔白腻或黄腻，脉滑数等；暑湿困阻中焦，则见壮热，烦渴，脘痞，呕恶，小便短赤，苔黄腻，脉濡数；邪干胃肠则腹痛，呕恶，下利急迫臭秽，发热，苔腻等；暑湿弥漫三焦，则可见发热，面赤耳聋，胸闷咳喘，脘痞呕恶，下利臭秽，小便短赤等上、中、下三焦证候表现。暑湿化燥入血，伤及肺络则咳血、咯血；暑湿内陷心营，出现高热，神识不清，清窍失聪等。恢复期余邪蒙扰清窍，多见头目不清、昏胀不适等症。

本病的治疗当以清暑泄热为主，兼以宣化湿邪。病初邪在肺卫，宜清暑化湿、透表祛邪。病至气分，如邪干胃肠，宜清泄暑热、化气利湿；困阻中焦，宜清阳明暑热，兼化太阴湿邪；弥漫三焦，宜清暑利湿、宣通三焦。若暑湿损伤气阴，则当清暑化湿、益气和中。一旦暑湿化燥化火而深入营血者，一般可参照暑温营血证治。在暑湿后期，尚须清余邪、调气机、和脾胃。

【引申发挥】

本病与暑温大体相近，暑温临床上热化者多，而暑湿偏湿者多。从现代医学的角度，凡发于夏季或夏秋之交的上呼吸道感染、急性胃肠炎、钩端螺旋体病、夏季热及流行性乙型脑炎等病而见有上述临床特点者，可参考本病辨证治疗。

6. 伏暑

【基本认识】

伏暑，是由于暑热病邪或暑湿病邪郁伏于内，而发生在秋冬季节的急性外感热病。本病初起即有高热、烦渴、脉数等里热证。感受暑湿病邪者，还有脘痞、苔腻等暑湿郁蒸气分表现；感受暑热者，有口干不甚渴饮、心烦、舌红等暑热扰于心营表现。本病发病急、病情重，暑湿在气分往往病势缠绵。伏暑因其初起以里热证为主，所以属于伏气温病，在发病季节上又有迟早的不同，因而又有晚发、伏暑晚发、伏暑秋发、冬月伏暑等名称。

伏暑发于气分，暑湿郁阻少阳，以寒热似疟，午后身热，入暮尤剧，天明得汗诸症稍减，但胸腹灼热不除为特征；若暑湿夹滞，阻结肠道，则以胸腹灼热，便溏不爽，色黄如酱，舌苔垢腻为特征。暑热病邪郁伏营分，热灼心营，可见身热夜甚，心烦不寐，舌绛等；若兼心营邪热下移小肠，则伴小便短赤热痛；若兼血分瘀热内闭心包，则伴神昏谵语，斑疹，舌绛紫暗等特征。若暑热郁阻气分，热结阴伤则小便短少不利，身热，口渴，无汗，舌干红，苔黄燥，脉细数；瘀热内结，逼迫气阴者，见身热面赤，斑疹，心烦，四肢厥冷，汗出不止，舌暗绛，脉虚数；肾虚失固者，以尿频量多，甚至遗尿，腰酸耳鸣等为临床特征。

伏暑因感邪性质和邪伏部位不同，初发证候有不同的类别，若为感受暑湿病邪郁伏气分而发，其病变以暑湿内郁气分为重心；若为暑热病邪郁伏营分而发，其病变以暑热内舍营分为重心。由于伏邪由当令时邪外感引起而发，故两种类型初起均有表证可察，初起或为卫气同病，或为卫营同病。

卫气同病者，因表解则见暑湿内蕴气分，郁阻少阳；进而则暑湿困阻脾胃，或与胃肠积滞交结，阻于肠道。由于暑与湿有轻重的区别，以及胃阳、脾气有强弱的不同，故病程的演变尚可转化为不同的证候类型，或可化燥伤阴而深入营血。初起即卫营同病，表解之后则见热郁营分，可表现为心营热盛下移小肠证；营热进而深入血分，多见热瘀交结、内闭包络，或瘀热蕴结下焦。无论是暑湿内郁气分，还是暑热内舍营分，均可在病邪骤退之后而有正气耗伤，甚至导致阳气外脱，或气阴两脱。后期可见肾气大伤，下元亏虚固摄失职的病机变化。

伏暑的治疗以清泄里热为主，初起兼以解表。然里证有在气在营之分，若是气分兼表，则宜解表清暑化湿；若是营分兼表，则宜解表清营。如表邪已解而暑湿之邪郁于少阳气分，则宜清泄少阳、分消湿热。如湿热挟滞而郁于肠腑，则须苦辛通降导滞通便，以疏通其郁热湿滞之邪。若暑湿完全化燥而进入营血，出现邪闭心包，或热盛动血，或肝风内动等证，其治法即与一般邪入营血证治同。

【引申发挥】

伏暑走在阳明，初起就见阳明里热之证，治疗当重用清热之剂。伏暑指夏暑受邪，蕴伏至秋冬才发病者。伏暑病名，首出《局方》，其他有“伏暑秋发”、“冬月伏暑”等称呼。一般而言，秋当燥，冬当寒，现在秋冬季节而见偏湿或偏热之象，所以用伏暑来解释较为妥当。由于起病急遽，本病归在伏气温病的范围之中，临证时根据偏于热和湿的不同而遣方用药，大法亦在暑温和湿温之中。从现代医学的角度，凡流行性感冒、流行性乙型脑炎、钩端螺旋体病、流行性出血热等发于秋冬季节而见有上述临床特点者，可参考本病辨证治疗。

7. 秋燥

【基本认识】

秋燥，是秋季感受燥热病邪所引起的外感热病。初起病在肺卫时即有咽干、鼻燥、咳嗽少痰、皮肤干燥等津液干燥表现为其特征。本病多发生在秋季，尤以秋分后小雪前为多见。本病病势轻浅，除极少数可以传入肝肾者外，一般传变较少，病程亦短，容易痊愈。

秋燥病以肺为病变重心。初起邪在肺卫见到发热，微恶风寒，头痛，咳嗽，口鼻咽干燥等症。若燥热化火，上扰清窍，见发热，口渴，耳鸣，目赤，龈肿，咽痛，苔黄而干，脉数等症；若燥热伤肺，见发热，口渴，心烦，干咳气喘，胸闷胁痛，咽干鼻燥，舌边尖红，苔薄而干，脉数等症；若中燥热下移大肠，而致肺燥肠热，见咽痒干咳，胸胁疼痛，腹部灼热，大便泄泻，舌红苔黄，脉数等症，兼燥伤肺络，则有咳血见症；若肺燥肠闭，见咳嗽不爽而多痰，胸满腹胀，大便秘结，舌红而干等症。病至后期，多为肺胃阴伤，见身热已退，或身有微热，干咳或痰少，口鼻唇咽干燥，口渴，舌干红少苔，脉细数等症；少数病例，燥热内陷营血，而致气营（血）两燔，可见身热，口渴，烦躁不安，甚或吐血、衄血，舌绛苔黄燥，脉数等症；若燥热耗伤肝肾之阴，则见夜热早凉，口渴，或干咳，或不咳，甚或痉厥，舌干绛，脉虚等症。

燥热为患，最易消耗津液，故滋润法是治疗秋燥的基本原则，疾病初起邪在肺卫，以辛凉甘润为先。病至中期，病邪已进入气分，燥热已炽，津伤尤甚，宜清养并施，即在泻肺、清胃、通腑之时，注重养阴增液。少数病例因燥热化火，内陷营血者，治宜清营凉血，与其他温邪深入营血病证的治疗基本相同。其邪热如深入下焦，耗伤肝肾之阴，病属后期（末期），须滋培真阴。故方书所载“上燥治气，中燥增液，下燥治血”可以概括秋燥初、中、末三期的治疗大法。

【引申发挥】

秋燥走在太阳（热）和阳明，和风温相近，但有明显的季节不同，所以润燥贯穿始终。秋季干燥，初秋温热，深秋寒凉，因为是温病，所以一般凉燥被排除在外。本病在整个温病中属于病情较轻者，病程短，传变少，晚期也只不过伤及肺胃之阴。此又有些类同于风温，都是以呼吸道感染为主，只是本病临证燥热之象明显，故治疗中除了清热之外，甘寒滋润贯穿始终。从现代医学的角度，凡发于秋季的上呼吸道感染、急性支气管炎、肺炎等而见有上述临床特点者，可参考本病辨证治疗。

8. 疫疹

【基本认识】

疫疹，是由疫疠毒邪所致，以肌肤斑疹为特征的急性热病。本病发病急，传变快，临床上以壮热、肌肤斑疹，伴有各种出血为特征。疫疹是温疫一类病证，其发病有一定的季节性，同时具有较强的传染性和流行性。《金匮要略》所描述的阴阳毒，与当今认识到的具有发斑、出血、身痛等临床表现的疫疹十分相似。

疫疹初起多见风热郁肺或卫气同病，若肌肤突发斑疹，以头面四肢为多，伴有发热、恶寒、咳嗽等，证属风热郁肺；若颜面潮红，疹点隐现而伴有卫气分证候，此属卫气同病；若疫疹临床表现为湿热蕴伏膜原，可见寒热起伏，肢体酸楚，胸脘痞闷，腹满胀痛，苔白厚腻，而见头目红赤疹点显现；若见阳明热炽、迫及营血，可见壮热，口渴，烦躁不宁或腹满便秘，斑色红赤，甚或紫黑，舌红苔黄燥。若邪毒炽盛、气营（血）两燔，可见壮热头痛，骨节烦痛，身如被杖，两目昏瞀或狂躁谵妄，或四肢抽搐，或吐血、衄血，斑疹深紫，疏密不均；若血分实热、血热妄行，可见斑疹显露，颜色深红，伴见身热，心烦或衄血、便血等出血症状；若毒陷心包、肝风内动，可见身热，神昏，肢厥，颈项强直，呕吐频作，而斑疹紫黑；若疫疹正气暴脱，可见身热骤降，面色苍白，气短息微，大汗不止，四肢湿冷，斑疹暗晦，甚则突然隐退。倘若斑疹渐退，低热未除，头目不清，疲倦乏力，脘痞纳呆，此属余邪未净。

疫疠毒邪是疫疹的主要病因。

疫疹肌肤发斑疹的病机，主要取决于感邪方式、性质以及毒蕴部位的深浅。如风热之疫邪多自口鼻而犯太阴、壅迫于肺、波及营分，自血络而发为疹；暑热之疫邪多直干于阳明，炽盛于胃，内陷营血，从肌肉而发为斑，正如陆子贤所说“斑为阳明热毒，疹为太阴风热”。如疫毒太甚，或治疗失误，疫毒乘虚而入，则可充斥于表里上下，波及于十二经。逆传心包，神明失主而见神昏谵语；内郁阳气，则热深厥深；内陷厥阴，肝不主筋而见动风抽搐；直犯于脾，运化失司，腹痛、吐泻；穷及于肾，膀胱气化失常则少尿、多尿。

疫疹的治疗总的应该清热透疹、凉血化斑。疾病初起，风热伤络宜疏散风热、宣肺透疹；若暑热阻遏卫气，宜清暑化湿、透疹凉斑；若邪伏膜原，宜疏利透达、辟秽化浊；若阳明热炽、迫于营血者，宜清胃解毒、凉血化斑；疫疹极期见气营（血）两燔，宜清气凉营、解毒化斑；若血热妄行，宜清热解毒、凉血止血；若毒陷心包者，宜清心开窍、凉血解毒；若正气暴脱，宜益气固脱、回阳救逆。疫疹后期肺胃阴伤者，宜滋养肺胃之阴；若肝肾阴伤者，宜滋补肝肾；若余邪未净、气阴两伤者，宜清泄余热、益气生津。

【引申发挥】

疫疹走在阳明，但有别于阳明的经证和腑证，证情更加重，温病中用气血两燔来表述。《金匮要略》中有阴阳毒证治，原文描述过于简略，出方仅升麻鳖甲汤。从阴阳（寒热虚实）的角度对发斑性热病进行把握是一种方法，而温病中更加注重于阶段性的变化，注重斑和疹的不同，并且积累了更多的用药经验，相对更加细致和深入。根据疫疹的临床特征，从现代医学的角度，凡登革热、登革出血热、斑疹伤寒、流行性出血热等病的相关证治均可与本病互相参照。

9．烂喉痧

【基本认识】

烂喉痧，是感受温热时毒而引起的，以咽喉肿痛糜烂、肌肤丹痧密布为特征的急性热病。该病多发于冬春两季，且具有较强的传染性，易引起流行，故又名“疫喉痧”。有认为，《金匮要略》中描述的“阳毒之为病，面赤斑斑如锦纹，咽喉痛，唾脓血”，与本病的表现比较接近。

温热时毒自口鼻而入，肺胃首先受病。病邪入里，热势转盛，毒壅上焦，而见壮热、口渴、烦躁、咽喉红肿糜烂，肌肤丹痧更为显著，舌红赤有珠。咽喉为肺胃之门户，皮毛与肌肉分别为肺胃所主。热毒充斥肺胃，肺气不宣，卫受邪郁，则见发热恶寒，肺胃热毒上攻咽喉，故红肿疼痛，甚则糜烂。肺胃热毒窜扰血络，则肌肤丹痧密布。此如何廉臣所说："疫痧时气，吸从口鼻，并入肺经气分则烂喉，并入胃经血分者发痧"；"喉痧气血同病，内外异形，其病根不外热毒，热胜则肿，毒盛则烂"。感邪较轻者，邪在肺胃而外解；感邪严重者，邪毒不仅可内陷营血，出现气营（血）两燔的重证，而且可迅速内陷心包，症见高热，神昏，肢厥，舌绛干燥，遍起盲刺，状如杨梅，丹痧紫黑等，证情甚为凶险，甚至因内闭外脱而死亡。本病后期，毒去阴伤，则症见低热、咽痛、肌肤甲错、舌红苔少，脉细数等。

本病的治疗重在清泄热毒，即初期邪在肺卫，治宜辛凉清解；病邪传里后，热极化火，治宜清火解毒；如见阳明腑实者，可用苦寒攻下以泄热；热毒陷入营血者，宜清营凉血；若气营（血）两燔者，宜清气凉营（血）并施；后期宜清热育阴。

【引申发挥】

烂喉痧的病名，针对性更强，注重了临床表现的特殊。现在讲的猩红热，由于临证见有发热、咽喉肿痛糜烂、肌肤丹痧密布，故一般认为与烂喉痧相近，因其有一定的传染性，故又有"疫喉痧"的叫法。清代的《疫痧草》、《疫喉浅论》是本病的专著。本病热毒炽盛的表现外在可见，也是局部症状明显，故治疗要求清热解毒一以贯之，变化无多，所谓清透、清化、清下、清养等等，辛温之品多在禁例。

10. 大头瘟

【基本认识】

大头瘟，是感受风热时毒而引起，以头面焮赤肿痛为特征的急性热病。该病多发于冬春之季，起病急而变化较快，初起即见憎寒壮热，头面或咽喉红肿热痛，有一定的传染性和流行性。

本病的致病因素是风热时毒。在温暖多风的春季及应寒反暖的冬季，邪毒容易传播。当人体正气不足，或气血阴阳失调时，风热时毒从口鼻而入，发为本病而见憎寒发热，面肿咽痛，上攻头面，焮赤肿痛，壮热口渴。病初邪毒内袭，卫气同病，因卫受邪郁，故有憎寒发热。热毒蒸迫气分，肺胃受病，故相继出现壮热，口渴引饮，咽喉疼痛等里热炽盛等症状；毒结肠腑，则身热如焚，头面红肿目赤，大便秘结。由于风邪容易上犯的特性，所以邪毒上攻，窜于头面，壅结于脉络，即导致头面红肿疼痛，甚至溃烂。如失治或误治，邪毒可以进一步内陷营血，出现脉络热毒瘀滞，或耗血动血等病理变化，临证当高度重视。后期胃阴耗伤，表现为身热退，头面焮肿消退，而口渴欲饮，不欲食，咽干。

本病的治法以疏风清热、解毒消肿为主。如邪偏卫表，宜疏风透邪，兼以解毒消肿；若毒壅肺胃则宜清热解毒为主；如局部红肿严重，又当以解毒消肿为主。此外，也可配合清热解毒、行瘀止痛之方外敷，以增强临床疗效。

【引申发挥】

大头瘟的表现有独到之处，疾病的进展也有一定的规律，治疗重在清热解毒。现代医学中的颜面丹毒和流行性腮腺炎，过去称为大头瘟，或大头病、大头风、虾蟆瘟、大头天行、大头伤寒等，此亦是对临床见症的重视，以表现特点来表述病名。临证所见，局部的红肿热痛明显，所以归因于温毒、热毒、邪毒，也是容易理解的。在治疗上清热解毒消肿，相对其他病证较为简略，主要用普济消毒饮加减，患部外用敷药，也有较好的疗效。

二、卒 病

卒病，指突然发生的疾病。一般起病急，主要症状突出，证情也比较重笃，临床必须即刻作出相应的处理，尽快缓解急迫。毫无疑问，这些内容在《伤寒论》的六经病的证治中也比比皆是，因为热病，本身也是卒病。除了热病之外，在《金匮要略》中卒病也多，最为典型的莫过于疼痛，有关节痛，有胸痛、腹痛、腰痛等，而且分别使用了相应的病名。同时，有些突如其来的症状，如出血、咳喘、呕吐、下利等等，也是要尽快作出鉴别，迅速采取治疗措施。在这个过程中，往往贯穿着由症状到病和证的鉴别、判断。如果三者的关系能够十分明确，那么治疗也一定能够更加到位。

热病和卒病，既可分又不可分。于此我们可以理解，《金匮要略》中每每出现《伤寒论》的相关原文。作为卒病，必须即刻作出判断和处理，所以《伤寒论》的三阳三阴篇章之后会有“可不可”内容的罗列，所谓仓促之间，便于翻检，古人的用心，于此又可加以体会。

（一）腹满（寒疝）

【基本认识】

临床上腹痛与发热一样，属于最为常见的症状，必须仔细鉴别，才能作出相应的治疗，但有时又刻不容缓，必须立即处理。在《伤寒论》、《金匮要略》中，对腹痛的证治有广泛涉及，这里将相关内容作一整理归纳，以便举一反三，加深对中医临床证治的理解。

《伤寒论》六经病中都有腹痛，但大体可以分作三大块，即实（热）则阳明，虚（寒）则太阴，寒热虚实错杂者少阳。阳明最为典型的是腑实证，不典型者有懊恼、结胸、蓄血等，太阴最为典型的是虚寒证，不典型的有桂枝人参汤或桂枝加芍药或大黄汤。排除了阳明实热和太阴虚寒以后，所谓错杂的情况大部分可以归入少阳，这里的少阳取一个宽泛的含义，除了柴胡汤本证之外，热入血室、痞证也归在一起，其实痞证是骑跨在阳明和太阴之间的。三大块，示人以三个大法，或寒下，或温补，或寒温并用，虚实兼顾，辛开苦降，甘补调和。当然也不排除还有温下等其他治法方药。

《金匮要略》中的腹痛证治以腹满寒疝宿食病篇为主，其他还涉及心痛、黄疸、肠痈、蛔虫、下利等，妇人病中的不少具体方治也不可忽视。应该说，六经的框架在这里仍然适用，但具体的方药又有不少变化，值得临证参考，即在辨证的基础上，进一步有对病、对症的考虑和处理。有人强调《伤寒》辨证，《金匮要略》辨病，其实也未必尽然，《伤寒论》在六经中不也还有具体病证和方证的展开吗？《金匮要略》在具体证治中也离不开基本的辨证治疗，病和证如同经和纬，一纵一横，如此把握才有利于临床的治疗。

以六经的框架看腹痛，实则阳明，虚则太阴，是最基本的认识，也是辨证的第一步。换一句话说，实热和虚寒是两个临证时绝对不能搞错的方向。阳明腑实证的腹痛要用大承气汤治疗，大承气汤证强调："胃中有燥屎者，可攻。……宜大承气汤"；"病人不大便五六日，绕脐痛，烦躁，发作有时者，此有燥屎，故使不大便也"；"大下后，六七日不大便，烦不解，腹满痛者，此有燥屎也。所以然者，本有宿食故也，宜大承气汤"；"发汗不解，腹满痛者，急下之，宜大承气汤"。太阴虚寒证的腹痛要用理中汤治疗，太阴病强调："太阴之为病，腹满而吐，食不下，自利益甚，时腹自痛。若下之，必胸下结硬"；"本太阳病，医反下之，因而腹满时痛者，属太阴也，桂枝加芍药汤主之；大实痛者，桂枝加大黄汤主之"；"太阳病，外证未除，而数下之，随协热而利，利下不止，心下痞硬，表里不解者，桂枝人参汤主之"。少阳病的腹痛要用小（大）柴胡汤来解决，小柴胡汤证除了胸胁苦满以外，还有"或腹中痛，或胁下痞硬"等，另外如："本太阳病不解，转入少阳者，胁下硬满，干呕不能食，往来寒热，尚未吐下，脉沉紧者，与小柴胡汤"；"阳明病，胁下硬满，不大便而呕，舌上白胎者，可与小柴胡汤。上焦得通，津液得下，胃气因和，身濈然汗出而解"。大柴胡汤的证治则更加明显，原文强调："太阳病，过经十余日，反二三下之，后四五日，柴胡证仍在者，先与小柴胡。呕不止，心下急，郁郁微烦者，为未解也，与大柴胡汤下之则愈"；"伤寒十余日，热结在里，复往来寒热者，与大柴胡汤”；“伤寒发热，汗出不解，心中痞硬，呕吐而下利者，大柴胡汤主之”。

《金匮要略》中专门设有腹满病篇，对腹痛的证治有所展开，具体内容基本上还是在六经的框架中，即如上所述，以承气、柴胡和理中为主要线条，如：“腹满不减，减不足言，当须下之，宜大承气汤”；“痛而闭者，厚朴三物汤主之”；“按之心下满痛者，此为实也，当下之，宜大柴胡汤”；“病腹满，发热十日，脉浮而数，饮食如故，厚朴七物汤主之”。有所变化的是虚寒用附子粳米汤和大建中汤，“腹中寒气，雷鸣切痛，胸胁逆满，呕吐，附子粳米汤主之”；“心胸中大寒痛，呕不能饮食，腹中寒，上冲皮起，出见有头足，上下痛而不可触近，大建中汤主之”。有所补充的是寒实内结用大黄附子汤，“胁下偏痛，发热，其脉紧弦，此寒也，以温药下之，宜大黄附子汤”。

【引申发挥】

疾病的鉴别诊断在《金匮要略》中体现更多，辨病和辨证相辅相成，辨病使治疗更加具有针对性。但是，限于古代的条件，辨病不可避免有相当的局限性。和腹满并立的宿食就体现了这一层意思，宿食相对容易辨认，解决的方法也比较简单，用瓜蒂散吐，用大承气汤下，尽快排除积滞以后，脾胃的运化机能才能够恢复。

另外，在《金匮要略》中可以举出的如蛔虫病、肠痈、黄疸、呕吐、下利等等。蛔虫病在《伤寒论》、《金匮要略》中都有涉及，《金匮要略》中专门设有病名，论治则有乌梅丸、甘草粉蜜汤和大建中汤，以乌梅丸治疗蛔厥，以甘草粉蜜汤治疗心痛，以大建中汤治疗蛔虫性肠梗阻，好像都着眼于疼痛的尽快缓解。

一般将肠痈与阑尾炎相对应者多，其实肠痈的面应该更加宽泛些。姑且将肠痈认做阑尾炎，那么原文的描述也够精彩。如果大黄牡丹汤对应的是急性的证治，那么“少腹肿痞，按之即痛如淋，小便自调”就强调了局部明显的压痛、放射痛，且进一步有和淋病鉴别的必要，所谓小便自调。而慢性化以后，则“其身甲错，腹皮急，按之濡，如肿状，腹无积聚，身无热”，原文强调局部有包块，触之柔软，且需要和积聚相鉴别。

黄疸多伴有消化道症状，严重的当有腹痛，在六经中处于阳明和太阴的位置。阳明身黄强调发热，《金匮要略》中称为谷疸。一般把它和急性肝炎相联系者多，其实从原文描述看，钩端螺旋体病的可能性也大，此病以夏季多见，在病程中有明显的黄疸期、少尿期等，今人对此已经生疏。黄疸病篇中的原文“诸黄，腹痛而呕者，宜柴胡汤”，则有别于阳明证治，林亿在后面附小字注：“必小柴胡汤，方见呕吐中。”其实未必，呕吐病中的小柴胡汤强调“呕而发热”，临床上如果见症以黄疸、腹痛、呕吐为主者，当用大柴胡汤者多，其症状还应补充一个发热，从现在来看，似以肝胆胰腺方面的疾病为多。白头翁汤和紫参汤治疗的“热利下重”和“下利”，毫无疑问，也当伴有较为明显的腹痛。

值得一提的是，《伤寒论》中除了六经病证以外，和腹痛关联密切的病证还有结胸、蓄血、痞证等等，原文将其另立出来，专门加以命名，也有辨病的意思在内。结胸很明显是以腹痛为主症的，用大陷胸汤（丸）治疗，如：“伤寒六七日，结胸热实，脉沉而紧，心下痛，按之石硬者，大陷胸汤主之”；“太阳病，重发汗而复下之，不大便五六日，舌上燥而渴，日晡所小有潮热，从心下至少腹硬满而痛不可近者，大陷胸汤主之。”结胸疼痛范围小者，称小结胸，用小陷胸汤治疗，如：“小结胸病，正在心下，按之则痛，脉浮滑者，小陷胸汤主之。”蓄血腹痛偏下，以少腹硬满急结为主症，有桃核承气汤和抵当汤丸的治疗。如：“太阳病不解，热结膀胱，其人如狂，血自下，下者愈。其外不解者，尚未可攻，当先解其外，外解已，但少腹急结者，乃可攻之，宜桃核承气汤”；“太阳病六七日，表证仍在，脉微而沉，反不结胸，其人发狂者，以热在下焦，少腹当硬满，小便自利者，下血乃愈。所以然者，以太阳随经，瘀热在里故也。抵当汤主之”；“太阳病身黄，脉沉结，少腹硬，小便不利者，为无血也。小便自利，其人如狂者，血证谛也，抵当汤主之。”痞证原则上是但满而不痛，但临床上未必如此绝对，原文以五泻心汤的不同证治对此有所展开，如大黄黄连泻心汤证的“心下痞，按之濡”，而生姜泻心汤和甘草泻心汤则“腹中雷鸣，心下痞硬而满”，而黄连汤证则直言“伤寒胸中有热，胃中有邪气，腹中痛，欲呕吐者，黄连汤主之”。

作为鉴别诊断，心痛和胸痹并立在一起，胸痹有时表现为腹痛，需要认真区别，不得混淆。其他如虚劳里急腹中痛，用小建中汤治疗，也有病证鉴别的含义。

《金匮要略》妇人病中与腹痛相关的内容也不少，有枳实芍药散、当归芍药散、胶艾汤、温经汤等行气活血、调和肝脾、调补冲任的方治，也有小建中汤、当归生姜羊肉汤等温补缓急之剂，必要时甚至有大承气汤、大黄甘遂汤、下瘀血汤等峻下攻逐的治法。通用方的考虑，也是临证可以采用的方法之一。如“妇人腹中诸疾痛，当归芍药散主之”；“产后腹痛，烦满不得卧，枳实芍药散主之”；“师曰：产妇腹痛，法当以枳实芍药散，假令不愈者，此为腹中有干血著脐下，宜下血汤主之”。

对腹痛的辨证、辨病固然重要，但在治疗中还必须考虑如何尽快缓解疼痛的问题，这在表面上看来似乎是对症的处理，其实和辨证、辨病又是并行不悖的，因为对症也必须以辨病、辨证为前提的，这也是尽快缓解疼痛的关键，但也不排除必要的对症处理。对症处理有时要涉及到乌头附子类药物的使用，此以寒疝的证治最为典型，如：“寒疝绕脐痛，若发则白汗出，手足厥冷，其脉沉紧者，大乌头煎主之”；“心痛彻背，背痛彻心，乌头赤石脂丸主之。”蛔虫病的治疗基本上也是以安蛔缓解疼痛为主。

对腹痛的治疗，辨证、辨病以及方证相对、缓解症状，这些都是临证所必须考虑，也是必然会遇到的问题。仲景原文中对腹痛的观察和描述相当细致，从具体部位、疼痛性质、持续时间等一直到治法方药，无不体现出中医的临床思维和处理方法，中医的治疗是从大处着眼的，但也不乏精细到位之处，从这一点说，一旦临证的框架和主要治则治法确定以后，后世所有的具体治法都不过是补充而已。

（二）结胸

【基本认识】

结胸证是指邪热或寒邪内入，与水饮相互搏结于胸膈和脘腹，以胸腹部疼痛为主症的病证。《伤寒论》根据邪陷不同，体质差异，辨证区分为热实结胸、痰热结胸、寒实结胸等不同类型。温病学认为暑温挟饮、血热挟饮亦可致结胸证，有关记载见于暑温、伏暑、热入血室各病证的具体描述中。

结胸主要可见胸脘部硬痛，或胃脘部至少腹硬满痛。常伴有项亦强如柔痉状，小便短，发热，烦躁；或伴大便秘结；或伴身体重等。具体表现也可作如下分类：①热实结胸：见心下痛，按之石硬，或从心下至少腹硬满而痛不可近，兼见不大便，小有潮热，脉沉紧，舌红苔黄腻。其证与现代医学中急性单纯型肠梗阻、麻痹性肠梗阻、粘连性肠梗阻、急性腹膜炎、急性胆囊炎、急性胰腺炎临床表现相似；②痰热结胸：见胸胁或心下痞胀，按之痛，发热不恶寒。兼现咳嗽痰黄稠；或纳少欲饮，苔黄或黄腻而滑。其病机为邪热与痰相结，或阻于咽喉，或阻于肺络，或结于胸膈，或停于胃脘，病位较高，病势较缓。其证与现代医学中急慢性胃炎、肺部感染、胸膜炎、胆道炎证临床表现相似；③寒实结胸：见胸脘疼痛、大便秘结，唯无发热、烦躁等热证。痰饮寒邪结于肺，除见胸闷满痛外还可见痰多气急；寒饮夹食结于肠则见腹痛拒按，大便秘结。其证与现代医学中胸膜炎、肠梗阻的临床表现相似；④小结胸：见心下胀闷，按之则痛，脉浮滑。还可见咳嗽，痰黄稠，呕吐，恶心，苔黄腻等；⑤水结胸：见胸胁硬痛，无大热，但头汗出；⑥血结胸：此证见于《伤寒论》、《温热论》。主症：发热恶寒，热除而脉迟身凉，胸胁下满，如结胸状，谵语。其病机为热邪与瘀血结于血室，邪气入于经络，上下流行。其状如结胸，但与结胸心下痛、按之石硬需相鉴别。

有关结胸证的病因，一般认为多因误下邪热内陷；或未经误下，邪热内入；或水饮寒邪内结；或血与热结络脉被阻。具体可作如下区分：①热实结胸：为实热结聚胃肠，故心下硬满，脉沉紧；邪热实邪积聚较重，所以见从心下至少腹硬满痛而不可近，舌红苔黄腻；热结于阳明胃与大肠，日晡（申时，15～17 时）为阳明经气当旺之时，阳明气盛加之有实热，故日晡热甚；热邪结聚，腑气不通，故见不大便。②痰热结胸：为痰热严重结聚于胸胁，所以胸胁硬痛；热邪在内，故苔黄腻；痰热结聚，阻碍气机，少阳经脉不利故致项强；痰热阻于肺络可见咳喘、气急、痰黄稠。③寒实结胸：为寒痰冷饮结聚于胸膈，见胸脘疼痛之症；因属寒实结胸，故不见发热，烦躁等热证；水寒内结，阻滞胸阳，气机不利，津液不布，可见畏寒喜暖，以至大便秘结等症；如痰饮寒邪结于肺，还可见痰多气急。④小结胸：其病机是痰热结聚于肺或胃，结聚程度较轻。由于邪气积聚较轻，故仅见心下胀闷，按之则痛；病邪为痰热，故见苔黄腻，脉浮滑；若结聚于肺，则见咳嗽，痰黄稠，结聚于胃则恶心，呕吐。⑤水结胸：由水气与热邪严重结聚于胸胁，故胸胁硬痛；热与水结，虽有发热，但无大热；又因其水热郁结，不能向外透达，故仅见头汗出，周身无汗，这也是水热结胸的特征之一。⑥血结胸：热邪与瘀血结于血室，瘀热互结上扰心神，故见如狂之失常，谵语；由于血蓄下焦（血室），故见少腹急结，状如结胸；外感热邪袭表，故见发热恶寒；表解，则热除而脉迟身凉，胸胁下满。

结胸证的治疗以攻下结聚为主，根据结聚的程度与病位分别采用不同的治法。热实结胸当峻下破结，用大陷胸汤；

痰热结胸治宜峻下痰热，峻药缓服，用大陷胸丸；寒实结胸当温下破结，用三物白散；小结胸治法是清热化痰、宽胸散结，用小陷胸汤；水结胸当峻下逐水破结，用大陷胸汤；血结胸治法当攻下瘀热，用桃仁承气汤。

【引申发挥】

结胸病证以腹部的危急症状为主要表现，典型者类似腹膜炎见症或腹腔器官的感染症等，《伤寒论》中有较多条文展开，也是根据症状的缓急轻重，涉及范围的大小而定治法方药，总的可以看作是对阳明病证治的补充，另立出腹痛的具体治法方药，因为放在太阳病篇中容易被忽略，或者作为误治的变证被列为另类。结胸的有些表现显然要比阳明腑实证还要急重，所以在治疗上仅用大黄、芒硝不够，还必须加上甘遂，以加强通下的力量。

结胸，主要指腹痛，与承气汤证也有相近处，治疗都用下法。结胸所用的下法力量更加峻猛，局部症状更加明显、严重，故另立病名，以示和阳明病的区别。结胸证的大小陷胸汤证的区别，除了有病情轻重、药力峻缓的表示之外，还可以从腹部症状的范围大小来理解。大陷胸汤证从心下至少腹硬满而痛不可近，小陷胸汤证则正在心下，比较局限。

结胸的主证原文强调以心下痛、按之硬为特征，沉紧之脉提示痛剧。结胸从现今来看应当主要指急腹症，故腹痛是主症，腹痛部位偏上（一说胸，有些场合亦指腹），原文描述最典型者如心下硬痛，从心下至少腹硬痛不可触近。关于急腹症的内容可以和《金匮》腹满寒疝病的内容对看，《金匮》中的证治更加全面些，其中亦不乏典型描述，如心胸中大寒痛，上冲皮起，出见有头足，上下痛不可触近等，很明显与肠梗阻相类似。

（三）痞证

【基本认识】

痞证以心下痞为主症，伴有呕吐、下利等症状。根据原文所述，痞证由表证误下，病邪内陷所致。临床上痞证既可以见于外感病，也可见于杂病。

痞证的病机较为复杂，有热痞、热痞兼阳虚、寒热错杂痞等不同表现。①热痞的主症为心下痞，按之濡，其脉关上浮。临床还可见不大便，口苦，目赤，咽红，牙龈肿痛，脉数等。热痞为无形热邪侵犯中焦，故心下痞；病邪为无形之热邪，故按之柔软；热邪结聚，腑气不畅，则不大便；热邪结聚，故口苦、目赤、咽红、脉数；热邪上炎，则牙龈肿痛。②热痞兼阳虚的主症为心下痞，而复恶寒汗出。临床还可见畏寒，四肢欠温，面色苍白，汗出等。热痞兼阳虚为无形热邪侵犯中焦，故心下痞；阳气虚衰，则恶寒、畏寒、四肢欠温、面色苍白；阳气虚，固摄作用减弱，则汗出。③寒热错杂痞的主症为心下痞，呕吐，下利。临床还可见干噫食臭，腹中雷鸣，或下利日数十行，谷不化，腹中雷鸣，心下痞硬满，干呕，心烦不得安等。寒热错杂痞为寒热之邪错杂，结于中焦，故心下痞硬或心下痞硬满，心烦不得安；胃气上逆，则干噫食臭或干呕；脾虚失运，肠道传化失司，则腹中雷鸣、下利。总的病机为寒热错杂，虚实夹杂，脾胃升降失司。

痞证的治疗当以行气消痞为主，根据证型的不同，分别采用清热、辛开苦降、和胃消痞等。热痞当清热消痞，方用大黄黄连泻心汤；热痞兼阳虚当清热消痞兼温阳，方用附子泻心汤；寒热错杂痞当辛开苦降、和胃消痞，方用半夏泻心汤。水气偏盛者，用生姜泻心汤；气虚偏盛者，用甘草泻心汤。

围绕一个痞字，原文叙述中有细致的方证鉴别，如大黄黄连泻心汤证是“心下痞，按之濡，其脉关上浮”。附子泻心汤证是“心下痞，而复恶寒汗出”。生姜泻心汤证是“伤寒汗出解之后，胃中不和，心下痞硬，干噫食臭，胁下有水气，腹中雷鸣，下利者”。甘草泻心汤证是“伤寒中风，医反下之，其人下利日数十行，谷不化，腹中雷鸣，心下痞硬而满，干呕心烦不得安，医见心下痞，谓病不尽，复下之，其痞益甚，此非结热，但以胃中虚，客气上逆，故使硬也”。四张泻心汤分别对应于热痞、热痞兼体虚、水气、胃虚气逆，示人以方药如何加减变化的方法。以半夏泻心汤为典型，再作进一步引申的话，有黄连汤、旋覆代赭汤、桂枝人参汤等等，都是针对方证方药所作的进一步微调。黄连汤的腹痛欲呕，原文指出是“胸中有热，胃中有邪气”；旋覆代赭汤为汗吐下，病解后的心下痞硬，噫气不除，含有较明显的对症善后的意思；桂枝人参汤为太阳误下，利下不止，心下痞硬，原文认为是“表里不解”。在甘草泻心汤条下，有林亿等的按语：“上生姜泻心汤法，本云理中人参黄芩汤，今详泻心以疗痞。痞气因发阴而生，是半夏、生姜、甘草泻心三方，皆本于理中也。”可见泻心汤也可以看作是从理中出发的变化，因为里面都用参草枣姜等，错杂者靠少阳，而大黄黄连泻心汤则完全进到阳明了。

【引申发挥】

痞证可以靠在太阴，但实际上是在太阴与阳明之间移动，换言之，痞证既非典型的太阴，亦非典型的阳明，处理上可变性亦大，所以《伤寒论》出五泻心汤以供选择。痞证和结胸对举以作鉴别，处理的方法别开生面，清法和温法并用，辛开苦降，并且还配上了甘补，带有和解的意思。结胸的证治靠在阳明，痞证的证治则靠向了少阳，结胸有有形之邪，痞证为无形热邪，结胸用通下的方法让邪从下出，痞证用温补的方法让正气振奋，机能早日恢复。

痞证为寒热错杂，虚实兼夹，因此很难说把它归在六经的何处比较合适，但部位在心下，在中焦，病机强调脾胃升降失司，好像是骑跨在阳明和太阴之间，所以五泻心汤有偏热偏寒、偏虚偏实的不同演示，用药可以居中，也可以偏向两侧。其实，严格地说，寒温并投、辛开苦降法当以半夏、生姜、甘草三泻心汤为准，如果再扩展的话，当推黄连汤、干姜芩连人参汤等。而大黄黄连泻心汤纯粹是苦寒剂的运用，附子泻心汤则是大黄附子共用的一种变化，尽管主症也是心下痞，其实治法已有相当的偏离。

如果说，小柴胡汤为不典型的发热开出一条治疗的途径，那么半夏泻心汤等三方则为不典型的阳明、太阴腹证提出了一个治法。寒温并用的辛开苦降法，其临床的适应面很宽广。寒热互结、虚实夹杂是泻心汤证的基本病机。以半夏泻心汤较典型，偏实偏热是大黄黄连泻心汤，偏虚偏寒是生姜和甘草泻心汤证，再扩大范围考虑就是黄连汤、旋覆代赭汤、桂枝人参汤等等。叶桂《温热论》认为，（热痞）脘在腹上，其地位处于中，按之痛，或自痛，或痞胀，当用苦泄，以其入腹近也。必验之于舌：或黄或浊，可与小陷胸汤或泻心汤，随证治之。

痞证与结胸不同，结胸可以速战速决，以攻下逐水法取效，而痞证则寒热虚实错综复杂者多，当然也不排除有单纯偏于热者。痞证与结胸有时也可以重叠，如小结胸，药用瓜蒌、黄连、半夏之有泻心意，病名叫什么在此处无妨，只要理解治法即可。如果说结胸可以往阳明腑实靠，那么痞证可以往太阴里虚靠，但都不典型了，故治法有变通。痞证的重要在于对中焦升降失司，以心下痞为主症，兼呕利并作，都给出了辛开苦降的正确治法，并演示了随证变化。

（四）蛔虫病

【基本认识】

《金匮要略》中立有蛔虫病的专论。原文提出的蛔虫病的诊断，腹痛放在首位，脉象作为参考。有关用乌梅丸治疗的蛔厥则描述更加具体："蚘厥者，当吐蚘，令病者静而复时烦，此为脏寒，蛔上入膈，故烦，须臾复止，得食而呕，又烦者，蚘闻食臭出，其人当自吐蚘。"除了腹痛以外，还可以了解到"其人当自吐蛔"等比较明确的症状。

对蛔虫病的腹痛证治，有甘草粉蜜汤证的描述："蚘虫之为病，令人吐涎，心痛，发作有时，毒药不止，甘草粉蜜汤主之。"蛔虫病所致的心痛以甘草粉蜜汤治疗。蛔虫聚于腹，扰于上，虫动则心痛发作，时缓时剧，伴有呕吐，此前已用毒药杀虫而未果，可考虑以甘草粉蜜汤甘缓之剂以安蛔止痛。该方之用，可以和腹满病中的大建中对看，虫动而痛亦以甘温之品缓之，疼痛之时，不急于杀虫驱蛔，而以缓解急迫为主，以甘物作妥协，日后再伺机杀虫。对于蛔虫病的治疗，仲景所出的方治以安蛔止痛为主。

【引申发挥】

蛔虫病离我们远去，这是现代社会的事情，因为蛔虫在充满化学制剂的环境中难以生存，在这个意义上，蛔虫病常见的那个时代还真有点令人怀念。临床上与蛔虫病的周旋，尤其是急症的处理，还真是一种智慧，安蛔还是杀蛔，要把握好一定的时机。后世有专门从杀虫方面的努力，用特效的药物，组成相应的方剂，杀虫与泻下同用，构思也属巧妙。

（五）肠痈

【基本认识】

肠痈为内痈之一，主要指下腹部热毒内聚，腐化血肉为痈脓，而引起腹痛的病证，西医学中的急性阑尾炎或阑尾脓肿等可与本病互参。肠痈急性期表现为发热恶寒，汗出，少腹肿痞，拘急拒按，按之则疼痛向前阴放射，小便正常，脉迟紧有力等；若日久不愈，则进入慢性期，常表现为不发热，腹部皮肤紧张，按之如有肿块而柔软，肌肤甲错，脉数无力等。

肠痈急性期热毒内聚肠中，热结血瘀，邪正交争剧烈，故发热恶寒汗出，少腹肿痞，疼痛拒按，热聚于肠而未及于膀胱，故小便正常；脉迟紧有力是邪气亢盛之象。慢性期，痈脓已成而正气无力驱之外出，正虚邪亦怯，故不发热，腹部肿块柔软，按之疼痛不明显；脓成既久，耗伤气血，肌肤失养故干燥粗糙；脉数无力是余邪未清，正气无力抗邪之兆。

急性期当以祛邪为主，荡涤实热，逐瘀排脓，大黄牡丹汤为正治之方；慢性期当振奋阳气，清除余热，排脓消痈，方用薏苡附子败酱散加减。

【引申发挥】

从现代医学的角度加以诠释，如果说“肠痈”主要指阑尾炎的话，那么应当肯定中医下法在阑尾炎治疗过程中的确切效用。阑尾炎是外科的常见病证，居各种急腹症之首。西医认为阑尾炎的发生，由于阑尾腔内狭窄（指盲管），如果阑尾正常的蠕动运送功能发生障碍，腔内分泌物便会堆积，或饭后运动过于剧烈，食物残渣、粪块或肠内寄生虫阻塞阑尾腔内，致使压力增高，阑尾壁供血不足，细菌因而繁殖，导致阑尾炎的发生。根据以上病因病机，理想的治法是提高阑尾腔管蠕动，清除管腔内的阻塞物，恢复管壁正常的血循环，促进炎症的消退，用中药泻下的方法，能去除管腔内的阻塞物，恢复肠管道蠕动运化功能，使局部血液循环，促进炎症的消退。大黄牡丹汤自仲景创制以来，历经各代医家的反复实践证实，该方确系治疗肠痈有效方剂，从全方配伍来看，以泻下药大黄、芒硝，配伍活血化瘀、排脓消肿的桃仁、丹皮、冬瓜仁。由于活血化瘀药物可以改善血液循环，解除血运障碍，这有利于泻下作用的发挥，而泻下药物亦能促进血运障碍进一步改善，这样配伍可以产生协调作用，对于肠道的炎症如肠痈等，有相当的疗效。

薏苡附子败酱散，在《金匮要略》中是用以治慢性肠痈脓已成之主方，由于脓成以排脓为主，又因肠痈到脓成一般病程较长，故又用附子助阳行气，而败酱是清热解毒之品。有行瘀解毒之功。全方以薏苡仁甘淡微寒，排脓利湿，健脾益气为主；配败酱辛苦微寒以清热解毒，行瘀排脓；少加辛温之附子以振奋衰弱之机能，行郁积之气滞，三药合用，共奏排脓消肿之功。薏苡附子败酱散在后世多用于慢性虚寒型肠痈。关于肠痈的证治，《经方实验录》中有如下的论述：“依《金匮》法，肠痈实分二种，一种为热性者，为大黄牡丹汤所主。一种为寒性者，为薏苡附子败酱散所主。热性者多急性，寒性者多慢性。热性者痛如淋，寒性者痛缓。热性者属阳明，故大黄牡丹汤即诸承气之攻方，寒性属太阴，故薏苡附子败酱散乃附子理中之变局，且散与丸为近。热性者病灶多在盲肠，寒性者病灶不即于盲肠。能知乎此，则二汤之分，明矣。”

（六）淋病

【基本认识】

淋病，《金匮要略》中的内容不多，但对主症的描述，简明扼要，强调了“小便如粟状”，并伴有疼痛。其病变部位与机理，《内经》中指出在肾与膀胱，由肾虚和膀胱气化不利所致。故《素问·五常政大论》云：“涸流之纪，其病癃闭，邪伤肾也。”《素问·宣明五气篇》亦云：“五气所病，……膀胱不利为癃。”其病机若借用《诸病源候论》的话，则为“肾虚膀胱热”，言简而意赅。治疗可参考小便不利的方法，如猪苓汤、蒲灰散等。

淋病，本篇中仅有一条原文（治禁从《伤寒论》原文过来），虽然仅此一条，叙述却十分精当，抓住了临证要点。由于淋病与小便不利在症状有相似之处，且主要病变都在于肾与膀胱，所出方治可以互相参照使用，所以《金匮要略》将二者合在一起讨论。

【引申发挥】

《金匮要略》中对淋病的描述，现今作为尿路结石来认识的多，篇中并未出方。而淋病的证治，对照小便不利的原文，则有猪苓汤、蒲灰散、滑石白鱼散、茯苓戎盐汤等的治疗。小便不利，现今已不作为病名，小便不利在许多原文中被用以叙症，相关的病证难以枚举，篇中也是个大概，追根刨底，在《金匮要略》中小便不利一般多指小便量少，顾名思义，当又包含排尿不畅，或痛或不痛，故淋与癃又与此关联。《金匮要略》中无癃的病名（一说避讳汉殇帝刘隆，106年），当予以注意。宋代戴桐《刘书故》："癃淋，实一声也，人病小便不通者，今谓之淋，古作癃。"后世内科中对此区分较细，而在仲景书中线条较粗，或有缺漏，方治互用者多。

（七）转胞

【基本认识】

转胞出自《金匮要略》妇人杂病篇，原文叙述如下："问曰：妇人病饮食如故，烦热不得卧，而反倚息者何也？师曰：此名转胞，不得溺也，以胞系了戾，故致此病，但利小便则愈，宜肾气丸主之。"此条文字虽少，但却清晰地勾勒出转胞病证的脉因证治。原文强调，小便不通为转胞的主要表现，而胞系了戾为其病理机制，最后提出治疗用肾气丸。以方测证，可见其病机在于肾虚而膀胱气化不行。由于病在下焦，故饮食无碍，又因水不下行，浊气上逆，可见烦热而不得卧、倚几而息等症。治以肾气丸温振肾气。肾气振奋，膀胱能化气行水，则小便自出。

【引申发挥】

以上只是限于文字的理解。小便不通，其实可以有很多原因，后世医家对转胞的证治也有各种不同见解。临床上较为常见的应该是尿潴留，对此相关医书中也有具体的处理方法（如《千金要方》中有用葱管导尿的做法），如果结合具体的描述，应当不难理解。从历代医家的临床证治来看，如《世医得效方》中有用葱白炒热帕裹熨脐下或以盐炒热囊盛熨小腹的方法，有用良姜、葱头、紫苏茎叶煎汤熏洗小腹外阴，并以手抚脐的方法。《证治汇补》、《医宗必读》等还记有探吐法。《金匮要略》中用肾气丸治疗转胞，只是临证的一端，从现代认识看，也未必就是尿潴留。

联系目前临床，有许多可按转胞论治的疾病，例如现代医学所讲的妊娠合并肾盂积水、产后尿潴留、麻醉、手术后和中枢神经系统或周围神经的损伤引起的动力性梗阻所致尿潴留、松弛平滑肌药物如阿托品等所引起的尿潴留；部分肾功能不全所致的少尿或无尿等皆可从转胞来认识。当然，具体的治法完全不必局限在肾气丸一方。

（八）阴狐疝

【基本认识】

《金匮要略》原文关于阴狐疝的证治描述如下："阴狐疝气者，偏有小大，时时上下，蜘蛛散主之。"阴狐疝，是形容局部所见之物或上或下，出没无时。根据临床所见，此病多因扛举重物，叫号努力所致。患者平卧，推揉之即能还于腹中，但劳动或劳累后又能坠下。由此可知，原文中所谓"偏有大小"是因坠下之物"时上时下"所致。此病相当于现代医学所称的腹股沟斜疝。疝的发病都与肝经有关，由于足厥阴肝经络阴器，入少腹，又主筋，故治疗每与肝经相关，多用苦辛通降来散结止痛，蜘蛛散中蜘蛛的泄结利气，合桂枝的芳香辛温，具有走散通利的作用。

【引申发挥】

关于阴狐疝，张子和在《儒门事亲》中的说法有助于理解，所谓“狐疝者，其状如瓦，卧则入少腹，行立则出少腹入囊中。狐昼则出穴而溺，夜则入穴而不溺，此疝出入上下往来，正与狐相类也”。中医学中所述之疝，范围较广。《素问·骨空论》中就有冲疝、狐疝、颓疝、厥疝、瘕疝、贯疝、癃疝的记载，可见凡阴囊、睾丸部位的一些病变，也都全包括在疝之中，故“偏有大小”一句，似也不能排除睾丸疾患，但如果和“时时上下”对看，则还是理解为腹股沟斜疝较妥当。《金匮要略》中另有寒疝证治，指的是阴寒性的腹痛而言。

至于治疗中所用的蜘蛛散，由于蜘蛛品类繁多，相当的品种都有毒，后世已不大采用本方，故临床经验的积累也困难。目前临床上比较常用疏肝理气的方药，如金铃子散、天台乌药散等，遇到年老体弱，疝突可以回纳，又不愿意手术修补者，补中益气汤的方药也常常能收到一定的疗效。

（九）奔豚气

【基本认识】

奔豚气病是以“气从少腹上冲咽喉，发作欲死，复还止”为特点的发作性疾病。该病多从惊恐得之，与情志不遂、精神刺激等因素密切相关。该病发作时由于气机逆乱上冲，导致患者痛苦异常，有濒死的感觉，气复返后症状消失，恢复如常人。由于气机逆乱上冲的程度及部位有所不同，故轻者自觉气从少腹上冲胸，或气从少腹上冲至心，严重者上冲咽喉，兼见腹痛，往来寒热等症。本病也可由外寒引动内寒，寒气引动冲气而诱发，或因下焦水饮妄动，脐下筑筑动悸而欲作奔豚。

根据《伤寒论》和《金匮要略》所论，奔豚气病的病因病机较为复杂，发病与惊恐有关，同时与人的体质（有称为癔病体质）及精神情志状态密切相关，其既可因情志因素而诱发，也可因表证误汗伤阳而诱发，也可因脐下停饮而欲作奔豚。无论何种原因，终以气机逆乱上冲而导致本病的发作。

奔豚气病的治则以降逆气、止冲逆为要，使逆乱之气机恢复正常的升降出入有序状态。若奔豚气发作因于肝气郁结化热，气机逆乱上冲，症见奔豚气上冲胸、腹痛、往来寒热，以疏肝清热、降逆平冲的奔豚汤治疗。若因于汗后伤阳又感寒，证属外寒引动内寒，寒气引动冲气者，症见奔豚气冲少腹上至心，外治灸其核上各一壮，内治桂枝加桂汤调和营卫，散寒平冲。若因水饮素停下焦，汗后阳虚不能治水，水饮妄动而欲作奔豚者，治以苓桂草枣汤通阳降逆，培土制水。

【引申发挥】

奔豚气病，以奔豚气三字连称而作为病名，首出《金匮要略》。《内经》中有冲疝之称，强调气“从少腹上冲心而痛，不得前后”。《难经》中有肾积奔豚，作为五脏积的一种提法。《诸病源候论》承本篇有奔豚气候，强调惊恐，强调气上下游走，如豚之奔，强调有精神情志方面的变化。

奔豚气病相当于现今什么疾病，很多书中将此归入情志病，从神经官能症或癔病角度考虑较多。但从至今为止的讨论范围看，好像还不止于情志疾患，如有从内脏神经功能紊乱来探讨的，有认为与间歇性腹主动脉异常相关者，有认为与心脏功能不全相关者，甚或提出与不完全性肠梗阻相关者。可见，奔豚气也许仅是一个临床症状而已。篇中所出奔豚汤，有腹痛与寒热往来，用药以清热活血理气为主，与桂枝加桂和苓桂草枣完全不同，似也暗藏鉴别之意在内。若再扩大一点，讲到冲气的话，《金匮要略》中提到的地方也不少，而处理方法迥然有异，如痰饮病中小青龙汤用后出现冲气上逆用苓桂味甘汤等。

奔豚汤中李根白皮可清肝泄热，主烦热奔豚；生姜、半夏平降冲逆；当归、白芍、川芎养血调肝；黄芩、生葛清热平肝；甘草缓急，诸药合用，功可养血清肝、平降冲逆。因此可以治疗本证。对本方证不可忽视的是原文所述的“腹痛，往来寒热”，不能简单归结于肝郁情志所发。据《外台秘要》收此方，无黄芩，有桂心。《千金要方》有治气奔急欲绝方，药用吴茱萸、桂心、芍药、生姜、人参、半夏、川芎、石膏、葛根、茯苓、当归、李根白皮，此也由奔豚汤加减变化而成。另外《外台秘要》引《小品》治手足逆冷，胸满气促，从脐左右起郁冒方，药用桂心、芍药、人参、川芎、葛根、李根白皮、炙甘草、瓜蒌、黄芩。《外台秘要》引《集验》治奔豚方，药用茯苓、葛根、生姜、人参、当归、川芎、炙甘草、李根白皮。从以上摘引的资料可以看出，即汉唐时期类似的方药运用的情况很多，其变化大体不出清热、理气、活血、降逆几个方面。这样的奔豚类似于现今的什么病证，可能较难判断，但是从临床的一些报道来看，如果单纯属于气冲者，本方的应用亦少。

（十）惊悸

【基本认识】

惊悸，惊为外受惊恐，心惕怵不安；悸为阴血不足，心失所养而悸动不安。惊悸有区别又有联系，惊悸在《金匮要略》中没有过多的展开，三条原文，二首方剂。一条以脉论病，强调惊得之于外，悸得之于内，如原文第 1 条："寸口脉动而弱，动即为惊，弱则为悸。"原文以脉论病，惊为心神受扰，脉动不安，动释为脉来促动而数；悸为心失所养，脉象见弱。动和弱，惊和悸二者又常关联，如阴血不足，悸动不安者又常易受惊。二首方剂，有桂枝去芍药加蜀漆牡蛎龙骨救逆汤和半夏麻黄丸。

【引申发挥】

将惊悸与出血证治合在一起，有一定的道理。本篇中惊悸的内容不多，但联系仲景的原文，相关的地方还是不少，如虚劳病、痰饮病中的悸，奔豚气病中的惊，相关的方治也可移到此处作一对照，有利于参考。

治疗举出二方，各有所偏，可供临床参考。一为火邪，原文第 12 条："火邪者，桂枝去芍药加蜀漆牡蛎龙骨救逆汤主之。"原文仅火邪者三字，提示是在用了物理性汗法以后，且已造成一定的后果。再对照《伤寒论》的描述："亡阳，必惊狂，卧起不安。"亡阳是什么状态，不得而知，必和汗出过多虚脱有关，或伴肢冷，原文强调患者极度不安，亡阳要用甘温复阳，故桂枝汤去芍也妥贴，精神不安以龙牡重镇且能敛阳。蜀漆之用令人费解，一般认为阳虚痰易内生而停滞，故蜀漆化痰。蜀漆用在牝疟，是为抗疟邪，古人见到吐后一时安定，以为是痰在作祟，此为时代局限，推测时有失当。本条也许是用了火劫温热之法以后，汗出多而心动速，蜀漆的致呕刺激迷走神经，可反射性使心跳平稳，也许本方救逆籍此获效。一为水饮，原文第13条：“心下悸者，半夏麻黄丸主之。”心下悸动，用半夏麻黄丸蠲饮通阳。以药测证，其病机为水饮内停凌心所致。水停致悸与阴血不足之悸，治法方药完全不同，本方治也含有对比鉴别之意。有曰本方用治病态窦房结综合征，此与上方又形成一个对照，一为心动过数，一为心动过缓，虽均用温药，但具体选择上有区别，桂枝强心，麻黄升压且能加快心率。

（十一）胸痹（心痛）

【基本认识】

胸痹病，胸指病位，痹为闭塞不通，指病机。本病是以胸膺部痞闷疼痛为主症的发作性的病证，主要与现代医学中的冠心病相当。胸痹的主要见症为喘息咳唾，胸背痛，短气，脉紧弦等。严重者可见心痛彻背，背痛彻心，轻者仅见心中痞，胸满，气上冲胸，牵引心窝部作痛等。胸痹病的主要病机为胸阳不振，阴寒痰饮之邪上乘，所谓“阳微阴弦”，以邪实为主。

胸痹病的治疗，以宣痹通阳为基本大法，薤白、瓜蒌、半夏、桂枝、枳实、厚朴等为常用之药，瓜蒌薤白白酒汤为代表方，重者可用瓜蒌薤白半夏汤或枳实薤白桂枝汤；胸痹急性发作，当用薏苡附子散以缓急；阴寒痼结，闭阻心脉，见心痛彻背，背痛彻心者，当温阳散寒，峻逐阴邪，方用乌头赤石脂丸；胸痹轻症，胸满短气者，可用茯苓杏仁甘草汤或橘枳姜汤；治疗中焦虚寒，胸阳不展之胸痹，治以温中助阳，人参汤为代表方，所谓“塞因塞用”。

【引申发挥】

胸痹名称，见于《灵枢·本脏》篇：“肺大则多饮，善病胸痹，喉痹逆气。”似乎与《金匮要略》所述有一定距离，而《诸病源候论》中的描述则比《金匮要略》又进了一层，更加形象而生动，曰：“胸痹之候，胸中愊愊如满，噎塞不利，习习如痒，喉里涩，唾燥，甚者心里强痞急痛，肌肉苦痹，绞急如刺，不得俯仰，胸前皮皆痛，手不能犯，胸满短气，咳唾引痛，烦闷，自汗出，或彻背膂，其脉浮而微者是也。”对病机方面的认识，历代医家沿袭《金匮要略》者亦多，如《类证治裁》：“胸痹，胸中阳微不运，久则阴乘阳位而为痹结也”；“胸中阳气不舒，浊阴得以上逆，而阻气升降”。

历史上胸痹与心痛相关、相混者多。《内经》中有卒心痛、厥心痛、真心痛，其“真心痛，手足青至节，心痛甚，旦发夕死，夕发旦死”。与现今心肌梗塞相似。《千金》中有许多针灸的经验。宋金元时代论述多，治法也渐丰富，如温通理气、活血开窍方药的运用，《局方》中有苏合香丸芳香通窍的运用。明清时期的医家将胸痹归入心痛门论述者多，并注意到将其与胃脘痛相鉴别。

从现代医学的角度来看，胸痹、心痛、短气三者并立，也是非常符合临证实际的。如果说该篇的内容以胸痹为主，胸痹的内容又是以冠心病的心绞痛和心肌梗塞为主，那么在临床上通常必须要和“心痛”作鉴别，同时，疾病发作时以“短气”为特征也就十分容易理解了。现今也常常耳闻有将心绞痛甚或心肌梗塞等误作胃痛而耽误了治疗的，可见，临床上的一些具体问题，古今相通。于此，也更能体会仲景的原文与临床是那样地贴近。

胸痹的治疗，以瓜蒌薤白剂为主。因胸痹是上焦阳虚，寒饮滞塞，瓜蒌可以开胸通窍，荡涤痰浊，《名医别录》说瓜蒌“主治胸痹”。薤白辛温通阳，豁痰下气，以宣通上焦之阳。《名医别录》说，“薤白去水气，温中散结气”，同瓜蒌配伍治疗胸中之寒。实验结果证实，瓜蒌薤白这一药对对多项血流变学指标均有明显的改善作用，对血小板聚集有强烈抑制作用，因而有利于改善血液流变性，抑制血栓形成，达到预防或缓解心肌缺血的目的。同时，实验结果也证明药对的整体作用明显强于单味药。胸痹、心痛共存者，病变在胸胃，瓜蒌、薤白与桂枝、厚朴、枳实、生姜同用；乌头、附子为主的方剂则是针对疼痛急性发作，或者专治沉寒痼冷的。我们现在往往记住了活血化瘀剂，而遗忘了《金匮要略》中的瓜蒌薤白剂，其实瓜蒌薤白剂可以和活血药同用，和行气药同用，和散寒止痛药同用，都会有很好的协同作用。

目前临床上将胸痹与冠心病相对应者多，但胸痹的范围似应更广些，当然，胸痹主要与冠心病相当。对冠心病的治疗受现代医学影响，几乎千篇一律都用丹参类活血化瘀药，各种制剂充斥市场。在这种形势下，重温胸痹的证治十分必要，即《金匮要略》的重点不在活血，而在散寒化饮、宽胸理气上，宣痹通阳是本病治疗的本，不应该舍本求末，活血化瘀充其量只是治法之一。老年病人属阳气虚衰，饮邪内停者更要注意这个问题。

有学者提出现代医学的某些肺部疾患如慢性阻塞性肺病以及后期并发的肺源性心脏病以喘息咳唾、喘鸣迫塞、胸满如窒、胸痛短气、甚者喘息不得卧为主症时，可按胸痹论治，冠心心绞痛、心肌梗死伴疼痛、胸闷、喘息者，其他如肋软骨炎、肋间神经痛、食管裂孔疝等也可按胸痹论治。

（十二）肺痈

【基本认识】

肺痈是肺生痈脓，以发热、咳嗽、胸痛、咳唾脓血痰为主要见症的病证，病由外感邪热于肺，过营入血，热结血瘀，血肉腐败成脓而成。病程有外感表证期、酿脓期、溃脓期之分。本病可与西医学中的肺脓疡互参。本病之初有一过性外感风热表证期，表现为发热恶寒，汗出，咳嗽，脉浮数。旋即邪热入里，过营入血，热结血瘀，进入酿脓期，表现为高热寒战，咳嗽，胸痛，口干咽燥，咳吐脓血腥臭，脉滑数。脓成之后，进入溃脓期，表现为咳吐米粥样脓痰。邪热入肺，过营入血，热结血瘀，瘀热蓄结发为痈脓，此为肺痈酿脓期，此期邪正交争剧烈，故表现为振寒脉数，高热胸痛，咳嗽咽干。脓已成，正亏邪怯，脓成欲出，进入溃脓期，热减，咳吐脓痰如米粥。

肺痈正治应清肺化痰、活血排脓，方用千金苇茎汤。溃脓期，宜解毒排脓，方用桔梗汤。《金匮要略》中肺痈之治另有葶苈大枣泻肺汤，该方开闭泻肺、利尿平喘，主要用于风热痰涎闭肺，导致喘满不得卧，胸满胀，甚至一身面目浮肿，咳逆上气，喘鸣迫塞者。

【引申发挥】

《金匮要略》原文对肺痈有阶段性的描述，说明古人在临床证治中已摸索到了一定的规律，分阶段论治也就是辨证论治的体现。原文中的脉微，《金鉴》提出当为脉浮，浮数之脉为风热，风热袭肺有发热恶寒汗出，仲景用什么方，不得而知，想必用辛温剂不妥。原文中对肺痈酿脓期的描述用了振寒二字，此即寒战，在重度感染症中常见，此时治疗当不为寒字所惑，径用清热解毒即可。肺痈有发热，但无明显的六经传变规律，故在杂病中另立篇章论述。

对外感热病的分段治疗，大一点的如伤寒六经辨证，小一点的到温病的卫气营血辨证，再小点，如肺痈的治疗也是如此，可见根据阶段性的变化，决定不同的治法方药，这是临床诊治疾病的一个重要原则和方法。其实不仅是中医，就是现代医学也不违背这个规矩，特别是对发热性的疾患。

临床上常以千金苇茎汤作为治疗肺痈的主方，不论脓成或未成，均可随证加减运用。故《心典》曰："此方具下热、散结、通瘀之力，而重不伤峻，缓不伤懈，可以补桔梗汤、桔梗白散两方之偏，亦良法也。"事实上，目前《中医内科学》教材中也将其作为酿脓期的主方。但要注意，如果临床上原封不动地使用本方，则会显得力量不足，特别是清热解毒不够。一般痈脓将成，可加入鱼腥草、蒲公英、紫花地丁、银花、连翘等以增强清热解毒之力，促其消散；若脓已成，则可加入桔梗、甘草、贝母等以增强其化痰排脓之效。

（十三）咳嗽上气（肺胀）

【基本认识】

《金匮要略》所论咳嗽上气病涉及今之咳嗽、哮喘、肺胀等病证。三者在病因方面都与感受外邪、痰饮内停相关；病机上多有邪实气闭，宣降失常；症状表现上都有咳嗽气急，或喘逆不能平卧，或喉中有痰鸣声等；治法上均以宣降肺气，调畅气机为主；遣方用药方面也有许多相通之处。

咳嗽上气的发病，多由外邪犯表，肺失宣降，风寒束表，腠理闭郁，肺气失宣所致，且与体质因素和邪气内伏密切相关。《金匮要略》中有原文提出："膈上病痰，满喘咳吐，发则寒热，背痛腰痛，目泣自出，其人振振身瞤剧，必有伏饮。"因该病患者体质较弱，极易外感，又因脾虚运化不佳，平素即痰涎壅盛，痰多易咳，稍感外邪，即成外有非时之感，内有壅塞之气，膈有胶固之痰之势，而使该病急发缓复，缠绵难愈，病根难除。

咳嗽上气病以宣降肺气，祛痰化饮，通利气道，宣畅气机，止咳平喘为治疗大法。咳喘上气属寒饮郁肺者，治以射干麻黄汤散寒宣肺，降逆化痰；属浊痰壅闭肺窍者，治以皂荚丸峻攻浊痰，宣壅利窍；饮邪挟热上迫，壅肺喘咳者，治以厚朴麻黄汤散饮降逆，止咳平喘；饮热互结，壅遏肺气的肺胀咳喘证，治以越婢加半夏汤化饮泻热，降逆平喘；寒饮挟热，壅遏肺气的肺胀咳喘证，治以小青龙加石膏汤解表化饮，降逆平喘，清热除烦。后世医家对上气病的治疗提出发作期驱邪治标，以治肺为主，缓解期扶正固本，以治肾为主。

【引申发挥】

本篇提供的一个咳喘证治框架，寒热虚实表里，切合临床实用，基本方是小青龙汤，加减变化出小青龙加石膏汤、射干麻黄汤、厚朴麻黄汤、越婢加半夏汤，这些方治的变化体现出表里寒热的微妙之处，从虚实来讲，偏于实的小青龙汤，偏于虚的篇中未出方，偏于虚实夹杂的泽漆汤。

从痰和饮来分，则稠痰黏肺的皂荚丸为一端，其余大都靠在水饮内停一侧；从虚和实来看，则虚实错杂的泽漆汤为一端，其余大都偏在外受风寒、内有停饮的一边，而偏于虚证的咳喘几乎没有出方；以寒和热为辨，则阴虚内热的麦门冬汤为一端，其余大部分是寒饮郁热的情况。此处的加减变化是非常精彩的部分，是十分符合临床实际的，也是每个医生在诊疗中必然会遇到的问题。

肺胀病名，《灵枢》中有“肺胀者，虚满而喘咳”一说。本篇篇名中不用肺胀，而用咳嗽上气，但在原文中多处见肺胀，可见肺胀当时作为病名的运用可以成立。而咳嗽上气所指更广，以咳喘为主的病证都可收罗。肺胀作为病名，后世医书中亦有出现，胀字落在肺气胀满、喘息而呼吸困难上，如“动则喘满，气急息重”，“气满胀，膨膨而咳喘”，“嗽而肺胀壅遏不得眠者，难治”。更有《丹溪心法》中提出“此痰挟瘀血碍气而病”，直指病机，在治疗上提出用活血化瘀之品。

从《金匮要略》中对肺胀的证治看，主要用小青龙汤加减。所谓内饮外寒之证，无疑温肺化饮、平喘止咳为正治。而《金匮要略》中又有支饮病证，也用小青龙治疗。那么仲景为什么要立两个病证？现今多将肺胀与支饮等同，都指慢性支气管炎、肺气肿、肺原性心脏病这一类疾患，从字面上看，肺胀与肺气肿似乎更加靠近，但从内容上看，《金匮要略》肺胀证治较简，也许指支气管哮喘者多，而支饮也有肺气胀满，从具体证治上看似乎与肺气肿、肺原性心脏病更加相近。

肺胀的证治若扩大到咳嗽上气，则在治疗上意义更大，它向我们提示了小青龙汤或越婢汤的临证变化，即温化与清化离合的问题。本篇也提出了寒热的转化问题，寒饮并非一成不变的东西，一旦变化，如何处置，寒热虚实错杂如何投药，痰黏着肺，症情急迫时如何对症处置，篇中所出的方治临证时都可以仿效。

（十四）风水

【基本认识】

风水起于外邪袭表犯肺，肺气不宣，通调失职，以至于水湿泛溢于肌表，故病初有明显的表证，如脉浮，恶风，骨节疼痛，发热及身肿等情况，当充分注意。风水初期，脉见沉滑，为水气互结，病势增剧之象。风为阳邪，头面属阳，水为风激，留滞于胸颈以上，故头面部肿，以眼胞特别明显，肿势波及全身后又可见四肢肿而按之凹陷不起。风水影响于肺而见时时咳，水湿侵及肺胃而见颈脉动。将原文两相对照，才能比较清楚地看到仲景对风水的描述，这也可以视为古人对一个病证的动态观察。同时也提醒我们阅读原文之时，要注意彼此之间的内在联系，如此，在理解具体问题时方能全面。

风水之病，因风致水，来势急而病在于表，故病初可见脉浮、恶风等表证。水为风激而泛溢周身，故见全身肿胀。口渴，为邪已化热之端倪。继而汗出无大热，为风热之邪，性偏开泄，与风寒之邪束表不同，故见汗出，因汗出热泄而体表暂无灼手之感。本条所述之证，虽有汗出而表邪尚未解除，外无大热而里热仍旧郁滞，故治疗用越婢汤散邪清热，发越水气。方中重用麻黄，配生姜以宣散发越，石膏辛凉以清内郁之里热，甘草、大枣和中以助药力。风水若肿势较甚者，可加白术健脾除湿，麻黄、白术相配，并行表里之湿，可增强利水退肿之效。风水病证属实者多，可径用宣肺散邪之品，如杏子汤。杏子汤方未见，后世医家有疑为麻杏石甘汤或甘草麻黄汤加杏子（即三拗汤）者，前者适用于内有郁热之证，后者则用于内无郁热之证。风水起病于风邪袭表，故见脉浮。身重为水泛肌表，汗出恶风，是由表卫气虚不固所致，所以治疗用防己黄芪汤益气固表，利水除湿。

【引申发挥】

《金匮要略》水气病篇中对汗法的运用有很好的演绎，以甘草麻黄汤为基础分出两端，一路偏温，用麻黄桂枝，不用或少用凉药；一路偏凉，用麻黄石膏，尽量避免麻桂同用。从仲景的用法看，偏温的有杏子汤（麻黄、杏仁、甘草）、麻黄汤、麻黄加术汤、大小青龙汤等；偏凉的有杏子汤（麻杏石甘汤）、越婢汤、越婢加术汤、越婢加半夏汤、麻杏薏甘汤等。本篇对水气病的治疗特别是风水，是重在辛凉发散上，这在临床上也是很有现实意义的，结合现代医学的认识也完全站得住脚。

（十五）黄汗

【基本认识】

黄汗病在《金匮要略》中有专论，列入水气病篇，主要是为了与风水进行鉴别。另外，本病有关节疼痛，原文提示当与历节相鉴别。黄汗的主症为汗出沾衣，色正黄，如柏汁，另可伴见身体肿，发热汗出而渴，状如风水，或身重，汗出则轻，久之必身瞤，胸中痛，或腰以上汗出，下无汗，腰髋驰痛，如有物在皮中状，剧者不能食，身疼重，烦躁小便不利，或发热不止，生恶疮，或身发热，胸满，四肢头面肿，脉沉迟，久不愈，必致痈脓等。因汗出入水中浴，水从汗孔入而得病。汗出之时，腠理开泄，表卫空疏，水湿寒气容易内侵。水湿停于肌腠，营卫郁滞，卫郁营热，湿热交蒸而成黄汗。本病的治法以调和营卫，固表散湿为基础。《金匮要略》中所出二方（芪芍桂酒汤、桂枝加黄芪汤）皆有黄芪、桂枝、芍药之用。另外若湿郁而化热明显者，又当配加清利之品。

【引申发挥】

黄汗的治疗，《金匮要略》出黄芪芍药桂枝苦酒汤和桂枝加黄芪汤两方，均能调和营卫，通阳散邪，着重强调扶正固表，都运用了黄芪、芍药、桂枝三药，宣达阳气，调和营卫。另外，根据药理方面的研究结果，以上3味药物都有抗菌抑菌作用，特别是对金黄色葡萄球菌、柠檬葡萄球菌作用更强。同时，黄芪、桂枝又有强壮作用，能增强人体免疫功能，调节汗出情况。

近年有学者对黄汗病的论述比较全面，观点也有新意，值得参考。黄汗当与水肿、黄疸明确鉴别，指出黄汗既非水肿病，也非黄疸的一个症状，而是一个独立的疾病。按现代医学的观点加以分析，可能是一种汗腺炎症，是由一类带黄颜色或产生黄色色素的细菌侵入汗腺所致。因夏天池塘、湖泊中繁殖着各种各样的细菌，当人全身汗出，突然入池塘，细菌便会乘机侵入人体汗腺，从而可以发生汗腺炎性病变。带有色素或产生色素的细菌如金黄色葡萄球菌、绿脓杆菌等，侵入汗腺，繁殖产生毒素，人体分泌的汗液就会带有颜色，而《金匮要略》所用的芪芍桂酒汤等都有抗菌的作用，黄芪又能增强人体的免疫功能，这一汗腺炎症说，有一定的参考价值。

（十六）黄疸

【基本认识】

《金匮要略》对黄疸从病因病机上分出谷疸、酒疸、女劳疸之类，黑疸为诸疸转归。对发黄的原因，重点强调了湿热，兼及寒湿、火劫、燥结、女劳、虚寒等。故治疗方法也多样，汗吐下和温清消补等八法在黄疸的治疗中皆有应用。现代医学中的急慢性肝炎、胆道感染、肝硬化等可以与本病相互参照。

黄疸病以身黄、目黄、小便黄为主症。依据《金匮要略》分类，表现又各自不同。如：谷疸见食谷即眩，食难用饱，饱则发烦、头眩、小便不通（小便必难），寒热不食，心胸不安等；酒疸见心中懊侬而热痛，不能食，时欲吐，小便不利，或无热，靖言了了，腹满欲吐等；女劳疸见额上黑，微汗出，手足中热，薄暮即发，膀胱急，小便自利，腹如水状不治，或膀胱急，少腹满，一身尽黄，额上黑，足下热，腹如水状，大便必黑，时溏；黑疸见目青面黑，心中如啖蒜虀状，大便正黑，皮肤爪之不仁，面虽黑微黄，脉浮弱等。

黄疸病以湿热内蕴为主要原因。湿热熏蒸，首先影响脾胃运化功能，反映在消化道症状上，如食难用饱，食谷即眩等，谷疸酒疸多与此相关。女劳疸与房劳伤肾相关，肾虚其色外露，故见额上黑，所谓色黑为劳，也提示其病程的缠绵迁延。黑疸为黄疸日久不愈，湿热陷入血分，血分瘀滞所致。故有皮肤爪之不仁，皮肤黄中带黑，大便正黑等表现。

黄疸病的治疗，以清利湿热为主，湿热内蕴，还当区分湿与热的偏胜而遣方用药。如茵陈蒿汤、栀子大黄汤、茵陈五苓散、大黄硝石汤等，这也主要是谷疸与酒疸的治法。对女劳疸的治疗，一般以补肾为主，若夹有瘀血，可用硝石矾石散祛湿化瘀，此法亦可施于黑疸。对虚黄有小建中汤健脾开发气血生化之源。另外还有柴胡汤的和解、桂枝加黄芪汤的解表、膏发煎的润、瓜蒂散的吐、理中或四逆加茵陈的温等诸法可供参考。

【引申发挥】

黄疸，《内经》中了不起的地方是有“目黄者曰黄疸”的记载，可见古人观察之细微。当然还有溺黄赤，身黄以及安卧、不嗜食、水闭等，所涉亦广。《诸病源候论》分为二十八候，其中“急黄”的描述，所谓“卒然发黄，心满气喘，命在顷刻”，亦属首创。以后《圣济总录》有九疸三十六黄，更趋纷繁，都是古人临证用心所到之处。元以后又返朴归简，《卫生宝鉴》提出阳黄、阴黄之说。《景岳全书》

中有“胆黄”一说，指出“盖胆伤，胆气败而胆液泄”。在认识上落实到生理解剖上，亦让人耳目一新。以后医家又有总结，如“瘟黄杀人最急”等，在病机上强调湿热阻于脾，胆液泄于外等，治疗上亦将清利与疏肝理气等相联系。

对黄疸病机的认识和理解，其实也是有一个逐步深入的过程。也就是说，对本篇中的黄疸证治要比较客观地分析，而不要用今天的定说去套，比如原文所说的“脾色必黄，瘀热以行”，在这一句中，仲景指出黄疸病发生的一个重要问题当责之于脾。

中医对黄疸的认识一直就十分重视脾胃。仲景本意，黄疸的病变从脏腑的角度与脾胃密切相关，素体脾胃虚弱或饮食劳倦思虑，外感伤脾，致脾运不健而生湿，湿邪蕴结于脾胃而发黄，故曰“脾色必黄”。治疗所用茵陈蒿汤、茵陈五苓散等方也均从太阴脾或阳明胃论治。脾色必黄从病机上强调湿，从临床表现上突出了消化道症状，这也反映了古人直接从临床上观察得到的结果，即湿热黄疸最多见的是脾胃症状。

仲景论黄疸证治，在伤寒六经中有阳明发黄，此与发热相关，杂病中亦将此移入，茵陈蒿汤加减无疑成为湿热黄疸的正治，但本篇中的内容涵盖更广。谷疸似从急性黄疸型肝炎着眼，谷字偏重在症状的强调（强调饮食传染亦通），原文中反复出现食谷即眩，食即为满，寒热不食，此有类于肝炎病人初起的消化道症状及全身的不适（四肢苦烦）。酒疸述其因，饮酒过度，非一日所为。女劳强调肾虚的病机，但这也有一个较长的过程。黑疸为其果，最后出现目青面黑，大便正黑，皮肤爪之不仁（或腹如水状），现今临床上亦属难治，类似于肝硬化门脉高压、消化道出血或腹水。这样的一个叙述较符合临床上的演变过程。由此，在病机上实在也是逐步深入而加重的，及至黑疸，不光是瘀血，前面的老问题依然存在，也可以说是气水血三者皆瘀滞了。本篇对此少出治法，除了硝石矾石散外未见他方。其实治法也可以在《金匮要略》其他篇章中寻找，如鳖甲煎丸、大黄䗪虫丸、己椒苈黄丸、甘遂半夏汤、十枣汤、当归芍药散，甚至如桂枝茯苓丸、黄土汤等都可以参照而变化应用。

（十七）吐衄下血

【基本认识】

对各种出血的证治，在《金匮要略》中有专论，原文对血证的诊断，伴见的症状以及预后等均有阐述，其中有些具体方法至今在临床上仍被广泛应用。对各种出血病证，《金匮要略》中除了以寒热虚实辨析外，还重视部位上下，故除了血色鲜红、暗黑，量的多少等，应注意伴随症状。如先便后血的远血，当见出血色紫暗，并伴腹痛，喜温喜按，面色无华，神疲懒言，四肢不温，舌淡脉细虚弱等；先血后便的近血，当见下血色鲜红或有黏液，大便不畅，苔黄腻，脉数等。吐血属虚寒者当伴见面色苍白或萎黄，舌淡苔白，脉细弱或虚弱无力；属血热妄行者当伴见面红口渴，烦躁不安，便秘，舌红苔黄，脉洪数等。

嗜饮之人，饮酒过度，湿热蕴结，积于胃而熏于肺，肺失清肃而咳，灼伤血络则吐血。中焦虚寒可以因气不摄血，血不归经而吐血，也可以统摄无权，血渗于下而便血；实热所致的出血，可以由心火亢盛，迫血妄行而吐衄，也可因湿热下注大肠，迫血下行而下血。根据病机的寒热虚实，而分别有清热凉血止血，如泻心汤、赤小豆当归散；有补虚温中止血，如黄土汤、柏叶汤等。

【引申发挥】

吐衄下血，出血有急性、慢性，有大量、少量，也有危及生命者，必须即刻作出处理。《金匮要略》最有价值当在具体证治上，四首方剂中二首对吐衄，二首对下血，各又以虚寒、实热相对展开，依法施治，示人以规矩。四方中又以泻心汤和黄土汤最为常用，苦寒直折，清热凉血止血和温中健脾益气摄血，亦是治疗的两端。原文的远血、近血以外揣内，欲判明出血之部位，古人有此见解也相当不易，体现出临床注重观察的求实精神。

（十八）中风

【基本认识】

中风在《金匮要略》中有专论，本病以突然半身不遂为临床特征。古人认为本病的发生与感受外风有关，且发病急骤，变化多端，故以中风命名。但应注意本病与《伤寒论》中的太阳中风不同。《金匮要略》中有关本病的论治过简，当注意参照后世医家的经验。

中风病的主症为半身不遂，口眼㖞斜，甚者跌仆昏倒。根据病情的轻重缓急，表现又有不同，原文提出邪在于络，肌肤不仁；邪在于经，即重不胜；邪入于腑，即不识人；邪入于脏，舌即难言，口吐涎。此成为预后判断的重要依据。中风因气血不足，外邪诱发为病。具体地说，由于气血不足，脉络不充，脉络空虚，则外邪随虚处而停留，患处气血瘀滞，筋脉肌肉失养而不用，呈现弛缓状态，如原文对“口眼㖞斜”强调“邪气反缓，正气即急，正气引邪，㖞僻不遂”。邪气若深入脏腑，蒙蔽清窍，则可阻碍脏腑功能，出现不识人，不能言，口吐涎等症。秦汉时期对中风病因病机的认识，可以概括“正虚邪中”，且重点在“邪中”上，此可以从当时所用的治法方药中加以体会。

《金匮要略》中对中风的治疗仅有附方四首，分别代表了清肝化瘀、养血祛风（侯氏黑散）、清热降火镇惊息风（风引汤）、滋阴降火、养血息风、透表通络（防己地黄汤）、散寒通络（头风摩散）。根据原文所述，补虚和散邪当为基本原则，汉唐医书治疗中风多用小续命汤类方剂，多用祛风散邪类药物。

【引申发挥】

《金匮要略》中以邪在经络、脏腑来区别中风病的邪之深浅、证之轻重。其实在《内经》中就以皮肤、筋脉、脏腑来分别指代病情的轻重层次，《素问·阴阳应象大论》曰：“故邪风之至，疾如风雨，故善治者治皮毛，其次治筋脉，其次治六府，其次治五藏，治五藏者，半死半生也。”故《心典》释曰：“是则络浅而经深，络小而经大，故络邪病于肌肤，而经邪病连筋骨，甚而入腑又甚而入脏，则邪递深矣。盖神藏于脏而通于腑，腑病则神窒于内，故不识人，诸阴皆连舌本，脏气厥不至舌下，则机息于上，故舌难而涎自出也。”谭日强也认为：“入腑入脏……是表示邪入的浅深，病势的轻重。”原文区分较细，后世强调实用，因为在临床上经和络、脏和腑的区别对治疗的实际意义已经不大，故临证时分为脏腑和经络两端反而方便。

现代医学对中风在临床上有出血性和缺血性的判断和把握，古代医家尽管还没有这方面的认识，但临床上的把握还是一致的。目前中医内科临床上仍沿袭《金匮要略》的概念，将中风分为无神志改变的中经络轻证和有神志不清的中脏腑重证。

关于中风病，汉唐时期以正虚邪中立论，重点多偏重于邪字上，故方治多往彼处着力，及至后世，特别是金元以后，偏重正虚，以内风立论，如李东垣的“本气自病”，张景岳的“内伤积损，颓败而然”，王清任的“气虚血瘀”等，这反映了临床的经验丰富后，认识自然会深入。临床经验更多来自于用药的实践，即从疗效再反思既往对病因病机的认识，然后作出适当的修正，如王清任的补阳还五汤是再好不过的说明了。今天我们会从脑血管的病变，缺血性、出血性方面来认识。将中西医的不同认识和处理两相对照，竟然发现可相通之处不少，如对预后的判断能够反映病变程度的轻重，与缺血、出血相关。本篇的治疗尚有欠缺，但几首附方都有一定的参考价值。尽管后世的认识有很大进展，但祛风散寒等药的运用仍不能全盘否定，尽管认识或许是错误的，但治疗效果是实在的。临床治疗也证明祛风类药物对局部或全身血液循环有改善，和活血通络补益气血药物同用有相得益彰的效果。

（十九）补遗

作为急症的处理，无疑临床上以发热和腹痛最为常见，《伤寒论》和《金匮要略》于此内容也最多。同时不可否认，当生命的基本征象难以维持时，必须采取急救措施，比如脉微、肢冷、神情淡漠等所谓少阴寒象十分明显时，必须急温之，刻不容缓，所用的四逆汤回阳救逆，已经为大家熟知。另外，还有大承气汤的阳明三急下和少阴三急下，也是众所周知。一个是急急温补，一个是急急寒下，都是用来解决临证中的极端情况，属于救急的措施。在《伤寒论》的六经证治中方向和原则已经奠定，后世在这方面才可能走得更加精细准确，在具体的方药上，才能够做得更加到位。有时厥脱证和神昏证往往同时并见，如感染性休克，寒热并存，或者亡阳亡阴同在，具体处理上常常让人为难，顾此失彼，不容易把握，但总离不开寒或温，或者二者并用。六经中厥阴病证的治疗，于此着眼，也比较容易明白，不必过分局限于提纲原文和一个乌梅丸证治，今天如果结合一些现代医学的知识，应该会更加有助于理解。

一般脱证（休克），可以见有汗出、肢冷、口开、失禁、脉或芤或伏，神或淡漠或烦躁，甚或有神昏（可以伴有阳亢、邪毒、阴亏、浊阴上泛），治疗有独参汤、生脉散、四逆汤（亡血脱液，热毒内陷）。临床上见到神昏，属邪毒（高热）盛者用菖蒲郁金汤；属内闭外脱者要回阳固脱、开窍通闭，用回阳救逆汤（附姜桂、参苓术、味陈草）；进一步若脱证亡阳者用陶氏回阳急救汤（附姜桂、参麦味、麝术陈草）；脱证亡阴者用冯氏全真一气汤（参麦味、附术地黄牛膝）。厥脱之证多见于高热、卒心腹痛、脱证、中风、急性大出血、外伤、意外事故、神昏抽搐、呼吸困难、面紫、心肺肾衰、急性中毒等具体病证中。

现在更多注意到了多脏器功能失调综合症，发生在严重感染、创伤或休克等过程中，发病在24小时以上，出现2

个以上脏器的功能障碍或衰竭。急性呼吸窘迫综合症，同样发生在严重感染、创伤或休克等过程中，属暴喘等范围。临床上的所见，难以用某一脏器的衰竭来解释，所以必须有一个整体的目光，这和中医的临证把握应该是一致的。

三、难 病

难病，病久而证情复杂，一般都是慢性病到了后期的阶段，治疗也难有速效，有的甚至难以用一个恰当的病名来表述。现在我们习惯于用疑难二字来称呼，无疑又增加了诊断上困难的浓厚色彩。即便医学发展到了今天，科技手段日新月异，其实未知的病证或病理仍多。从中医的证治考虑，临床上寒热虚实，真真假假，必须把握病机，治疗才不会出大错。有时尽管证治相符，但也有疗效不如人意者，这是否又在提示我们，对疾病的认识无止境，对治疗方法、对具体药物的追求也是永远没有止境的。

此处所举，以《金匮要略》中的虚劳、水饮（痰饮和水气）和瘀血等病证为主。虚衰劳损、水饮停滞和瘀血内留，其实都只是一种病理状态，大凡疾病慢性化以后容易出现这种情况，但是在《金匮要略》中倒确实是作为病证名提出的，也许于今看来不妥，有些也已经不作为病证来对待了，但有些仍然作为病的证治而被继续沿用，或许这反映出了中医在认识上的局限，但这无关紧要。因为从临床的角度看，最终要求的是治法方药，长期以来已经形成的一套堪称经典的理法方药，至今仍有相当的指导意义和实用价值

（当然后世医家的补充和发展也不少），这样的东西如果舍弃不用，一时倒真的还拿不出什么更好的方法来呢。

（一）虚劳

【基本认识】

《金匮要略》虚劳病篇记载了对虚劳病辨证论治的较为系统的理法方药，是目前所能见到的最早的有关虚劳病临床具体证治的文献。虚劳病是指由五脏虚损所致的慢性衰弱性病证，也可以说是多种严重的慢性消耗性疾病的总称。《金匮要略》对虚劳病的论治有特色，但也有未到之处，学习原文，当注意补其不足。秦汉时期虚劳与肺劳混，晋唐时期对肺劳有尸注、鬼疰、传尸之称，并定其主症为骨蒸发热，《三因方》以“痨瘵”名，《普济方》指出病因为“肺虫”，可见后世医家对肺痨的充分关注，临证时当注意《金匮要略》虚劳与后世肺劳在证治上的的区别。

临床表现，原文中描述到的脉象有 17 种之多，如浮、大、芤、革、微、迟、虚、细、小、动、涩、弱、沉、弦、紧、动、结等。并且对脉象的描述多又以复合脉的形式出现，如虚沉弦、虚弱细微、极虚芤迟、芤动微紧、浮弱而涩、沉小迟等，于此可以体会古人对脉象观察的细致入微。篇中另立虚劳脉象的大纲，有谓“脉大为劳，极虚亦为劳”，此处“大”言其形，“极虚”言其力，其实临证时二者并非绝对分离。总的提示我们，脉象表现尽管散漫多变，终可以“大”和“极虚”收住，亦即大凡见到外形有余而力度不足，或极度无力的脉象皆当考虑到虚劳。

原文中描述了虚劳病的具体表现症状共 37 个。其中有偏于阳虚的症状，如手足逆寒、阴寒、精气清冷、少腹弦急、腹中痛、喘、短气、面色白、小便不利等；有偏于阴虚的症状，如盗汗、虚烦不得眠、手足心热、咽干口燥、羸瘦、肌肤甲错、马刀、侠瘿、梦交、发落、瘦削不能行、衄血等；也有一般虚损的常见症状，如面色薄、悸、目瞑、目眩、失精、无子、亡血、半产、漏下、四肢酸痛、腰痛、两目黯黑、不能饮食、腹满、肠鸣等。其中有些特别应该引起注意的是各种反复的出血、慢性持续性的疼痛（如腰痛、腹痛）、性机能异常（如精气清冷、不育、阴寒、失精、梦交），还有失眠、出汗异常、肌肤甲错且色黑、食欲减退、顽固性腹泻等。其实，虚劳并无特定的主症，而是一种综合性的判断，所以，临证时应该注意症与症之间的主次、关联等，此有助于辨证遣方用药（见表6）。

表6 虚劳病证治的简单归纳

<table>
<tr><td rowspan="4">一般见证</td><td colspan="5">脉象：浮、大、芤、革、微、迟、虚、细、小、动、涩、弱、沉、弱、弦、紧、动、结等。另外，如虚沉弦、虚弱细微、极虚芤迟、芤动微紧、浮弱而涩、沉小迟等。</td></tr>
<tr><td colspan="5">原文所述的症状约30多个，偏于阳虚的，如手足逆寒、阴寒、精气清冷、少腹弦急、腹中痛、喘、短气、面色白、小便不利等。</td></tr>
<tr><td colspan="5">偏于阴虚的，如盗汗、虚烦不得眠、手足心热、咽干口燥、羸瘦、肌肤甲错、马刀、侠瘿、梦交、发落、瘦削不能行、衄血等。</td></tr>
<tr><td colspan="5">也有一般常见的症候，如面色薄、悸、目瞑、目眩、失精、无子、亡血、半产、漏下、四肢酸痛、腰痛、两目黯黑、不能饮食、腹满、肠鸣等。</td></tr>
<tr><td rowspan="5">具体证治</td><td>桂枝加龙骨牡蛎汤、小建中汤、黄芪建中汤</td><td>阴阳两虚</td><td>失精梦交
里急腹痛</td><td>健脾</td><td rowspan="3">甘温扶阳</td></tr>
<tr><td>薯蓣丸</td><td>气血两虚</td><td>虚劳不足，风气百疾</td><td>扶正祛邪</td></tr>
<tr><td>肾气丸</td><td>肾气亏虚</td><td>腰痛</td><td>补肾</td></tr>
<tr><td>酸枣仁汤</td><td>阴血不足</td><td>失眠</td><td>养阴</td><td></td></tr>
<tr><td>大黄䗪虫丸</td><td>虚劳干血</td><td>腹满羸瘦，暗黑甲错</td><td>祛瘀</td><td></td></tr>
</table>

对病因，原文中提到几个方面，如食伤、忧伤、饮伤、房室伤、饥伤、劳伤、经络营卫气伤等，提示虚劳的形成与饮食饥饱、精神状态、过度劳累相关，其中经络营卫气伤是结果，实际上可以理解为五脏气血阴阳的亏损或障碍，由此引出各种虚损的表现。原文中明确讲病因的不多，但也可以作某些推测，如男子精气清冷无子、脉虚弱细微、喜盗汗等与禀赋、体质相关；腹满不能饮食、羸瘦、肌肤甲错、两目黯黑、内有干血等与客邪久留、疾病迁延相关；而虚烦失眠、失精梦交等则与情志、劳倦、饮食嗜欲等相关。《金匮要略》原文的重点在“证”和“治”上，对病因病机的认识和阐述有待补充。

《金匮要略》所论虚劳，多内伤积损所致，脉大中空或极虚无力，面色不华，形体瘦削，少气乏力，神疲易倦，头晕目眩，肢体酸疼，口燥咽干，气喘心悸，心烦易怒，失眠梦交，腹满腹胀，纳少，腰痛，小便不利，崩漏下血，亡血失精，甚则少腹拘急疼痛，阴头寒，精气清冷，遗精滑泄，无子，发落齿摇，手足逆冷，肠鸣泄泻，食不消化，虚极可至羸弱骨立，腹满不能饮食，肌肤甲错，两目黯黑。诸症不必悉具，病程长，见症可时多时少，时轻时重。

《金匮要略》所论虚劳，多阴阳气血俱虚。阴血不足，虚阳外浮，故脉大中空；阴血不足，无以外荣，故见面白不华；血虚不能养心，故心悸；血虚津亏，故口干咽燥；春夏阳盛阴虚，秋冬阴盛阳衰，故阴虚之证春夏病重，秋冬病轻；阴血不能濡养筋脉肌肤，故见肌肤麻木不仁；阴血亏虚，阳不入阴，故失眠多梦梦交；阴血不能上荣，故发落；元阳不足，鼓动无力，故脉极虚细弱；阳气亏虚故气喘短气，神疲乏力，形寒肢冷，腹满泄泻，食不消化，肾气亏虚，故精气清冷，遗精滑泄，无子；气虚不能摄血，故亡血；气虚不能行血，血瘀日久，渐成干血，故见虚极羸瘦，肌肤甲错，两目黯黑。

《金匮要略》中虚劳病的证治特点可以归纳为以下几点。

①注意阴阳互损，虚劳病在表现上的复杂，当从阴阳互损的角度理解。虚劳之成，一般都有一个过程，及至症状出现，都不是单纯的情形了。阴阳互损，表现出来的就是阴阳两虚，就是气血双亏，就是寒热错杂等等。可以说，在虚劳病篇中，阴阳互损的观点从证候的描述，到病机的认识，一直贯穿到治疗方药。

②注意五脏虚损，对阴阳气血作进一步的探究，必然涉及五脏。五脏之中，《金匮要略》首重脾肾，脾肾对五脏阴阳气血的作用，可以从精气的互相化生来理解。从具体方治看，如建中汤之健脾、肾气丸之温肾、炙甘草汤之养心、酸枣仁汤之补肝，另外麦门冬汤和甘草干姜汤的润肺、温肺虽不在虚劳病篇，但也可借作参考。对五脏的虚损应注意从具体方证中去揣摩。

③注意甘温治损，从治法而言，《金匮要略》治虚劳以甘温扶阳为主轴。治虚七方中甘温者占五，其基点是立在阴阳互损，扶阳为先。治虚从甘温健脾入手，如清代医家尤怡所说："欲求阴阳之和者，必于中气，求中气之立者，必以建中。"健脾为治虚开一法门，后世众多医家于此发挥，形成系统学说，临床应用也早已不限于虚劳病证。

④注意脾肾为本，肾为先天之本，是真阴真阳所寄之

处；脾胃为后天之本，是气血生化之源，故补益脾肾是虚劳的治本之法。虚劳诸不足，用薯蓣丸气血双补，兼以祛邪；虚劳虚烦不得眠，用酸枣仁汤养血安神；虚劳干血，用大黄䗪虫丸祛瘀生新；虚劳失精，用桂枝加龙骨牡蛎汤甘温摄精，甚者用天雄散补阳摄精；阴阳两虚，用小建中汤甘温建中，甚者用黄芪建中汤温中补虚；虚劳腰痛，用肾气丸温肾化气。

【引申发挥】

《素问·通评虚实论》所谓“精气夺则虚”是泛指，而《素问·玉机真脏论》所出五虚，如“脉细、皮寒、气少、泄利前后、饮食不入”，则可视为虚劳病证的具体表现。《素问·宣明五气篇》的五劳所伤，如“久视伤血，久卧伤气，久坐伤肉，久立伤骨，久行伤筋”，又是对虚劳病因的考虑。《素问·三部九候论》“虚则补之”，是治疗总则，《素问·至真要大论》提出“劳者温之”，“损者温之”，可见温振阳气在《内经》中已经得到倡导。然，《素问·阴阳应象大论》更有所谓“形不足者温之以气，精不足者补之以味”的归纳，使虚劳治法稳妥而无偏倚。

《难经》中的五损，从五脏立论，提出虚损常见之症，如“皮聚而毛落；血脉虚少，不能荣于五脏六腑；肌肉消瘦，饮食不能为肌肤；筋缓不能自收持；骨痿不能起于床。”后世医家有将五损归纳为：损于肺者见咳喘、劳嗽；损于心者见惊悸、不寐、盗汗；损于脾胃者见食减、腹泻；损于肝者见郁怒、胁痛；损于肾者见遗浊、经闭、淋漏等。五脏有上下，病情有轻重，凡五脏皆累及者，预后不佳，所谓：“从上下者，骨痿不能起于床者死；从下上者，皮聚而毛落者死。”另外，又有“自上损者，过于胃则不可治，自下而损者，过于脾则不可治”之说，虚劳病人，待到脾胃衰败之症出现，亦属难治。

《难经》对虚劳从五脏立治则，所谓“损其肺者，益其气；损其心者，调其营卫；损其脾者，调其饮食，适其寒温；损其肝者，缓其中；损其肾者，益其精也”，一直为后世所遵循。鄙见认为，五脏之治可分，但也不宜作过分强调，应当注意治法之间的联系。

隋唐以及宋元时期的医家对虚劳的证治皆有归纳、发挥，此在《诸病源候论》、《千金要方》、《外台秘要》、《本事方》、《济生方》以及李东垣、朱丹溪、葛可久等的论著中均有反映。

明代张景岳对虚劳常用的补法，阐述甚为全面：“凡气虚者宜补其上，人参黄芪之属是也；精虚者宜补其下，熟地、枸杞之属是也；阳虚者宜补而兼暖，桂附干姜之属是也；阴虚者宜补而兼清，门冬芍药生地之属是也。”然后话锋一转，又强调：“其有气因精而虚者，自当补精以化气；精因气而虚者，自当补气以生精。又有阳失阴而离者，不补阴何以收散亡之气；水失火而败者，不补火何以醒垂寂之阴，此又阴阳两济之妙用也。故善补阳者，必于阴中求阳，则阳得阴助而生化无穷；善补阴者，必于阳中求阴，则阴得阳升而泉源不竭。”此在王太仆“壮水”、“益火”的基础上，更上了一层楼。最后提出：“故凡阳虚多寒者，宜补以甘温，而清润之品非所宜；阴虚多热者，宜补以甘凉，而辛燥之类不可用。”寥寥数语，无所偏颇，而治法意蕴，尽在其中了。

明代绮石在《理虚元鉴》中提出的“治虚有三本”和“治虚有二统”，可补《金匮要略》之不足，可广临证之思路。所谓治虚三本，“肺脾肾是也。肺为五脏之天，脾为百骸之母，肾为性命之根。治肺、治脾、治肾，治虚之道毕矣。”治虚二统，“统之于肺脾而已。凡阳虚为本者，其治之有统，统于脾也；阴虚为本者，其治之有统，统于肺也。”绮石在治法上对肺有独到之处，于清金保肺，补肺以滋肾水之源等，议论详尽，透达精微。所列方剂，如百部清金汤、固金养荣汤、清金加减百合固金汤、清金甘桔汤、清金养荣丸等皆可供临证参考。

纵观历代虚劳病治法方药的演变，可以体会仲景所奠定的基础至关重要。考虑《金匮要略》虚劳证治，要以虚劳病篇为基础，但也不必受其局限。清人有谓：“理阳气当推建中，顾阴液须投复脉。”也是着眼阴阳，以仲景法贯穿始终。其实辛甘化阳如桂枝甘草汤、甘草干姜汤，酸甘化阴如芍药甘草汤，甘寒养阴清热的百合地黄汤，咸寒滋阴清热的黄连阿胶汤，以及寒温并用、阴阳并调的桂枝汤、炙甘草汤等，仲景方治无不垂范后世，度人金针。

（二）痰饮（水气）

【基本认识】

在《金匮要略》中痰饮与水气是两个病证，各较大篇幅展开论述，一言饮，一言水。但原文中每每有以“水饮”称者，如桂枝去芍药加麻辛附子汤证和枳术汤证的“水饮所作”，也有较多场合用“水”或“水气”来表达，如小青龙加石膏汤证“心下有水”；痰饮病中“食少饮多，水停心下”，“水走肠间，沥沥有声”；己椒苈黄丸证“肠间有水气”；五苓散证“脐下有悸，吐涎沫而癫眩，此水也”；水气病中“水走皮间”，“水不沾流，走于肠间”等等；《伤寒论》中小青龙汤证也有“心下有水气”的说法，似乎水的所指更广泛些。

水气和痰饮在《金匮要略》中作为病名提出，且二者都还有具体分类，饮有四饮，水有四水，以此为临床表现的基础。然后，似又嫌不足，再作补充，饮有五脏饮，水有五脏水；饮有留饮、伏饮、微饮；水有气分、水分、血分。这些看起来竟十分对称，互相呼应，逐步把水饮的问题展开（见表7）。

表7 痰饮水气的主要内容归纳

治法	主症		分类		分类	主症				治法
						阳、热、表、初、浅、轻				
温药	五脏饮	肿＋表证	溢饮	痰饮⟷水气	风水	表证＋肿	心水		气分	温阳
发汗	留饮	呕利眩满等	痰饮		皮水	肿－表证	肺水肿	小	⇓	发汗
利水	伏饮	咳喘＋肿	支饮	局部 全身	正水	肿满＋喘	脾水	便	水分	利水
攻逐	微饮	咳唾引痛	悬饮		石水	肿满－喘	肝水腹满	难	⇓	攻逐
							肾水		血分	活血
						阴、寒、里、晚、深、重				

首先应该肯定的是，仲景书中对水饮所致的病证已有相当细致的观察，积累了不少经验，并且掌握了一定的规律，这表现在对水饮的分类上，痰饮是个大概念，底下分出四个子概念，也是更加细化的病名。饮是根据水所停的部位命名，如走于肠间为痰饮，溢于四肢肌表为溢饮，停于胸胁为悬饮，伏于胸膈为支饮。而水泛肌表为肿，则据其发病的快慢、症状的特点来命名，如风水起病急骤，而正水起病缓

慢，风水有表证，皮水无表证，石水有下腹部的症状等等。痰饮病中以微饮和伏饮等来描述病情的缓解或发作，而水气病中以气分、水分、血分来表示病情的轻重和治疗的难易。痰饮的五脏饮是对四饮的补充，水气的五脏水则更多的是对正水、石水的补充，描绘了难治性水肿的临床所见。从具体表现看，水饮所致的疾病，临床表现十分丰富，如咳、喘、呕、利、满、痛、眩、悸、肿、小便不利等等。原文中很多描述十分简练，而且捕捉到了一定的规律，如悬饮的“咳唾引痛”；支饮的“咳逆倚息，短气不得卧，其形如肿”；风水初起有太阳表证，继而“面目肿大”，“目窠上微拥，如蚕新卧起状”等等。

痰饮与水气病中的具体治法方剂，如温法有苓桂术甘汤、肾气丸、麻黄附子汤、桂去芍加麻辛附汤等；发汗法有甘草麻黄汤、杏子汤、越婢汤、越婢加术汤、大小青龙汤等；通利小便的有葶苈大枣泻肺汤、蒲灰散、泽泻汤、防己黄芪汤、五苓散、苓桂术甘汤、防己茯苓汤、小半夏加茯苓汤、木防己汤等；通便逐水的有十枣汤、甘遂半夏汤、己椒苈黄汤等。整体上看，治法方药颇成体系。《金匮要略》中对痰饮和水气的治疗，有治本和治标的区别，也可以借用“行消开导”四个字来表达，即用温行的药物从根本上消除水饮，用开泄的方法（发汗、利水、攻逐）导邪外出，以缓解症状，当然也要注意标本间的联系。

其他篇章中与水饮证治相关的病证，如湿病、咳嗽上气、胸痹、奔豚、悸、呕吐等；相关的方剂如麻黄加术汤、麻杏薏甘汤、三附子汤、射干麻黄汤、厚朴麻黄汤、越婢加半夏汤、小青龙加石膏汤、枳实薤白半夏汤、枳实薤白桂枝汤、桂枝加桂汤、苓桂术甘汤、苓桂草枣汤、半夏麻黄汤、生姜半夏汤、干姜半夏散等，这些内容都可以互相参照。

【引申发挥】

在古代，限于条件，对病的把握总有限度。尽管书中对痰饮和水气以四饮、四水区分，但二者重叠之处亦多，有时又难以完全将二者绝然分割。从道理上讲，饮停局部，水泛全身；饮在内，饮以部位分，水在外，水以阶段分。但你中有我，我中有你的情况亦多。如溢饮的饮水流行，归于四肢，支饮的其形如肿，水气病中有气分为水饮所作等，即饮病中也可以见到肿，水气病中以亦可见到饮停。当然，这在另一方面，也提示了饮与水在病机上的密切关联。

水饮为津液代谢紊乱所引起，《金匮要略》对此以二个病证加以归纳表述，可以体会古人对津液代谢紊乱病证的重视。另外，由两个病证再引出八种分类，引出五脏的分部或定位，引出轻重缓急的不同阶段，又可以体会古人对津液代谢紊乱病证临床观察的细致，以及积累经验的丰富。

关于病因病机的阐述，在痰饮病中几乎没有原文展开，而在水气病中却集中了相当以脉论病的原文，可以弥补痰饮病的不足。从病因病机看，水与饮二者基本相同，即都是由津液代谢紊乱所致。再进一步考虑是肺、脾、肾三脏的阳气衰弱或机能障碍所致，或因三焦气化失司所致。细分，则又有外感、内伤等各不相同的种种原因。

对病机的强调，是水气病篇的偏重所在，所出原文，既有对外感的注意，也有对内伤、五脏亏虚的重视，特别是对肺、脾、肾的强调。鄙见以为，水气病中提出的气分、水分、血分是对水饮病机从整体上的恰如其分的阐释。气与水的关系，如水气病名所示，水得阳则为气，气得阴则化为水。原文中有“阴阳相得，其气乃行，大气一转，其气乃散”的提法。阳虚而阴寒内盛，则水寒之气易停聚，水湿之气易泛滥，肿可以现于外，水可以停于内，治疗用桂枝去芍药加麻黄附子细辛汤，也是温阳散寒利水治法的体现。这和痰饮病用苓桂术甘汤、肾气丸温阳化饮相呼应，和少阴病用真武汤温阳利水相呼应，都是对病机认识的体现。阳气的重要性，在整个治疗中一贯到底。水气病中提到的“血不利则为水”，也是很不简单，气滞水停可以逐步造成血瘀，可是一旦瘀血形成，反过来又可以进一步加重水停气滞，而形成更加棘手的问题。对瘀血所致的水停，可以活血利水，作为治则治法，临证指导价值很大，包括现代医学用手术治疗解决局部的压迫以缓解症状等，都可以视为此种方法的延伸。

从临床表现看，津液代谢紊乱这个病机在其他病证中都广泛存在，所以实际上并非用二个篇章就可以完全把问题讲清楚的。我们在学习中，还应当注意到分布在其他篇章中的相关内容，如咳嗽上气病中的肺胀，奔豚气中的误汗伤阳，水饮内动，呕吐病中的饮邪致呕，惊悸中的水饮致悸等等。从病机角度看，起主导作用的阳气一旦有亏虚或紊乱，最先受影响的毫无疑问是津液的流行。对此，后世医家的认识越来越深刻。

在临证治疗的方面，痰饮与水气也是互补的，二篇的内容当合看才比较全面。痰饮病有“温药和之”原则的确立，水气病中有发汗、利小便和逐水三大治则的提出，前者治本，后者治标。其实，痰饮病中尽管未明确提出治标之法，但具体方药的运用倒是确实俱在的，而水气病中，虽未明确提温阳利水，但将痰饮病中的温药治则移入亦无妨。实际上有关气分病的“大气一转，其气乃散”，治疗用桂枝去芍药加麻黄附子细辛汤，已经含有温阳的意思在内了。

水饮停留，同样有表证，一有肿，一有咳喘，处理也不一样。溢饮用大青龙汤，在水气病中，大青龙汤一变而为越婢汤加减，用治风水与皮水，此为发热而身肿者设，而咳喘身肿伴恶寒发热时，则用小青龙汤治疗。这里也充分体现出仲景在临证中对寒温把握得体，对急性水肿的独到的观察与处理。

饮也好，水也好，皆属阴邪，温为图本之治，应当没有疑问。水饮既停，气机被碍，又当尽快祛除已停之水，以便气机尽早得以恢复，症状得以尽快缓解，故有发汗和通利二便的方法。二篇中的方剂都可以用标本二法加以归纳。然而，问题到此并未完结。以上只是提出治疗大法，具体运用中还要注意如何掌握得当，二篇中皆有治验记录，而以痰饮病中的叙述更加详细。小青龙汤温肺化饮，原为支饮的当之治，但竟然用后亦会冲气上逆，四肢厥冷。水气病见面目肿，小便不利等，用葶苈丸下水亦对，但病情随即反复，肿复如前，胸胁苦痛，象若奔豚。这些都告诉我们用药有个度的问题，特别是像水饮即停的病证，在遣方用药时一定要权衡标本，否则顾此失彼，影响疗效。

（三）瘀血

【基本认识】

瘀血在《金匮要略》中作为一个病名提出，但篇中并没有太多的展开。瘀血和痰饮，同样都是作为二次病因、作为病理产物，为什么水饮的内容较集中，而瘀血的证治那么分散呢？而瘀血作为病名，也未被后世临床所采用，而较多用血瘀证表述。痰饮和水肿作为病名，却从古至今一直沿用。在《金匮要略》中，或临床上，瘀血是个客观存在，不管采用什么方式表述，而且在当今临床上也有举足轻重的位置。本文将《金匮要略》中有关的内容作些归纳分析，以厘清瘀血证治的脉络。

《金匮要略》中立瘀血病名，意在强调瘀血的诊断标准，以引起大家对瘀血的重视。关于瘀血的原文在瘀血病篇中仅二条，而第十条更见重要，其叙述为："病人胸满，唇痿舌青，口燥，但欲漱水不欲咽，无寒热，脉微大来迟，腹不满，其人言我满，为有瘀血。"原文的要点可以用四个字概括：满、燥、青、涩。满指胸满、腹满，为气机郁滞之证；燥由于津停，故但欲漱水不欲咽；青为舌青，即青紫舌，此为肉眼可见的最有力的证据；涩即脉微大来迟（见表8）。四者中，舌与脉一直为后世所重，并沿袭至今。

在《金匮要略》中，瘀血作为病名提出，但在相关原文下却未见有具体的方治，具体的方治都散在其他病证中，这体现出瘀血的治疗也是随病而异，瘀血作为其他病证过程中的伴随的一个过程或结果，毫无疑问要考虑其他病证的病机，故瘀血的治疗基本上都是和其他治疗结合在一起的，具体展开的话，有清热化瘀、补虚化瘀、消癥化瘀、温经化瘀、行气化瘀等等。

表8 瘀血病证的具体表现和临床诊断归纳

诊断标准（强调病机）	相关病证（突出表现）
满 …… 气滞	癥病（衃）：…… 漏下
腹不满，其人言我满	积聚、疟母：痞块（癥瘕） …… 癥块
烦满如热状，脉无热	肝着：痞闷，疼痛 …… 疼痛
	（胸痹：痞闷疼痛）
燥 …… 津停	虚劳（干血）：…… 虚极羸瘦
口燥，漱水不欲咽	腹满不能饮食 …… 腹满
口干燥而渴	两目黯黑 …… 黯黑
	肌肤甲错 …… 甲错
青 …… 瘀阻	黑疸：（女劳） …… 目青面黑、黑便、腹满
唇痿，舌青	妇人病：血气刺痛
	腹痛 …… 腹痛
涩 …… 血阻	下利（血）不止，暮即发热，少腹里急，
脉微大来迟	腹满，手掌烦热，唇口干燥
	（肺痈 肠痈 阴阳毒） …… 疼痛、甲错、发热

一旦瘀血已经形成，《金匮要略》中有治法方药。总的来说，方药无多，以丸剂消磨，软坚化癥，扶正祛瘀等，如鳖甲煎丸、大黄䗪虫丸、桂枝茯苓丸、硝石矾石散等，而在几个关键地方竟或无方，如瘀血病、积聚病、黑疸、石水等等，其中的含义可以体会。

仔细推敲，似乎《金匮要略》原文所提出的标准是不够完善的，因为胸满或腹满并无特殊性，口燥与脉微大来迟亦如此，所以必须结合相关的病证来理解。如积聚病中，积之病，其“脉来细而附骨”，可以和脉微大来迟对看。仲景原文中的脉涩，表示虚多，而在瘀血病中竟或不用，其含意可以进一步探究。再如虚劳干血，有腹满不能饮食；肝着病，其人常欲蹈其胸上等，与瘀血条文的满字相应。温经汤证中反复强调唇口干燥，也与瘀血病条文中的口燥相对应。如再扩展一点，由满而及痛，妇人病中提到血气刺痛、腹部疠痛等。另外有癥块可见，如积病终不移；疟母有癥瘕痞块；妇人癥病；妇人有干血着脐下等等。还有瘀血内阻造成的出血，有漏下等等。其他如肌肤甲错、目青面黑、两目暗黑、大便正黑、腹如水状等等，都可以作为瘀血诊断的标准而加以重视。将瘀血病的原文与散在各处的相关内容对看，才能够比较全面把握瘀血的具体表现，这和我们现在中诊讲的内容并无二致，也可以说，中诊强调的内容在《金匮要略》中均已经涉及。

【引申发挥】

古人对瘀血的判断，早就注意到标准的问题，今天我们不也还是在这方面继续摸索着规律性的东西吗？上个世纪八十年代曾有从中西医结合的角度对血瘀证下过诊断标准，综合了古今的认识，更加严密完整，此也可视为《金匮要略》瘀血病诊断的发展补充。很多病证有自己独特的规律，不能以瘀血病相称。但在病变的某阶段，特别是在晚期，或慢性化以后，都存在瘀血内停的问题，作为某些病证的转归提出，如疟母、黑疸、虚劳干血、积聚等。这也就是平时所说的久病必瘀，久病入络的意思。瘀血和水饮不同，瘀血往往出现在许多病证的晚期，而水饮可以在中期出现，即水饮内停，以后还有向愈或进一步发展、恶化的趋向。当然，在晚期水饮与瘀血并见亦多，所谓血不利则为水，血瘀则加重了水停。

瘀血作为结果，血瘀作为过程。血瘀在疾病的过程中是广泛存在的，这里比较明显的是表现在伴有发热的一些疾病中，如阴阳毒、肺痈、肠痈等，这些病相对来说，不是久病，但却都有血瘀的病理变化。在表现上或有发斑，或有咳吐脓血，或有腹痞块，或有肌肤甲错，或有疼痛等，治疗要用清热解毒的药物。这种过程性的变化，我们若稍加注意，在许多病证中可以体会，如黄疸病，湿热作为起因多，以谷疸、酒疸多见，而久久则有黑疸之变；如水气病，以风水、皮水为初始者多，而日久不愈，侵及五脏，则有腹大、阴肿、脐肿、心下坚满等（包括痰饮病中的心下坚满等），未尝不与血瘀有关；包括现今对肺胀的认识，咳喘日久，血络必瘀（其实古人也早有认识），强调治水之际也要重视血瘀；对胸痹病的胸背痛，由饮停及瘀阻，治疗上须痰瘀同治等等。

所以，在《金匮要略》中作为病名提出的是要重视结果，瘀血一旦形成，应及时察觉。但作为其他病证的转归出现，是要注意过程，血瘀伴随在其他病变的过程中，对此要有清醒认识。《金匮要略》中明确提出了瘀血病名及诊断基准。瘀血常是其他病变的结果，又是加重病情的原因。因而，有关瘀血的证治，在伤寒、温病和《金匮要略》中比较散乱，当注意和其他病证相互参照，如内伤杂病中的虚劳、黑疸、疟母、癥病、水肿、经行不利等，温病热入营血发斑，伤寒蓄血证等。但在过程中可以积极干预，特别是对一些急性的，有血瘀倾向者，如《伤寒论》中的蓄血用桃核承气汤、抵当汤（丸）等；在《金匮要略》中对阴阳毒的发斑以升麻鳖甲汤；对内痈以苇茎汤、大黄牡丹汤等；对水停者或温阳行水或攻逐利水，以苓桂术甘汤、葶苈大枣泻肺汤、己椒苈黄丸等；对腹痛（满）者以当归芍药散、大黄甘遂汤。在妇科病中有下瘀血汤、土瓜根散、抵当汤的逐瘀，有枳实芍药散的行气活血，有温经汤的调补兼化瘀，有红蓝花酒的活血止痛等等。所以活血化瘀法在实际运用中常常是和清热解毒、攻下、利水、行气等兼用者多，也就不难理解了。以至于在现今临证中被广泛应用，也完全在道理中了。

我们从不同的角度看《金匮要略》，也许更加可以体会仲景的苦心所在，可以理解瘀血（或血瘀）的特点要点所在，真是古今一致，只是借助现代医学，我们可以做的事更多一些，既往药物不到之处，现今可以用其他手段为之，达到缓解症状、改善生活质量、延长寿命的目的。

（四）历节

【基本认识】

历节病是由肝肾亏虚，阴血不足，风寒湿邪浸淫关节，导致经脉痹阻不通，以疼痛遍历关节，身体羸瘦，甚者关节活动障碍为主症的病变。因其疼痛剧烈如虎之啮，故后世医家又称其为白虎病、白虎历节风等；又因其病久可导致关节肿大变形，后世又有鹤膝风、顽痹之称，因其休作无定，故又有历节风、痛风等称呼。现代医学中类风关（以及痛风）等可与本病互参。

历节病的主症为关节肿胀疼痛，痛势剧烈而难忍，日久关节肿大变形。另外，风湿偏重者症见头眩短气，温温欲吐，脚肿如脱，身体羸瘦，舌红，苔黄腻，脉滑数等；寒湿偏重者症见骨节剧痛而冷，屈伸不利，酸困麻木冷痛，或肿胀、僵硬、变形，舌质暗，舌淡胖，苔白腻或白滑，脉沉迟等。《金匮要略》认为，历节发病除了“风寒湿三气杂至”的外来因素外，更强调肝肾亏虚的内在因素。在外为风寒湿浸淫，为发病之诱因。另外，阴血不足，风邪入中；阳气虚衰，风湿侵袭；饮食不当，偏嗜酸碱，肝肾受损等在历节的发病中也是不可忽视的重要因素。

【引申发挥】

历节的治疗大体上可分为发作期治标、缓解期治本两个阶段。在不同的病变阶段中又须根据不同的发病体质、气血阴阳虚弱的程度、风寒湿邪的孰多孰少等给予相应的药物治疗。在历节发作期，症状表现急且重，病机特点以邪实为主，《金匮要略》中将其分为风湿和寒湿两个类型进行辨治。若病属风湿弥漫三焦，下注筋骨，上扰头目，则治以桂枝芍药知母汤祛风除湿，温经散寒，滋阴清热。若肿胀明显为湿甚，可酌加薏苡仁、苍术、白术等除湿。红肿热痛明显为湿热甚，可酌加酒炒黄芩、酒炒黄柏、忍冬藤、连翘、地骨皮等清热燥湿。若病属寒湿为患，治以乌头汤温经散寒，除湿止痛，并可酌情加入海风藤、桂枝等温经通络、祛风除湿药。

后世医家在《金匮要略》历节病的辨证分型上更加细化，治法用药上也更加趋于多样化。如治疗上分为急性和慢性两期，治疗手段除了外治法和内治法外，还辅以相应的饮食调养。后世医家的调补肝肾，祛瘀通络，虫类搜剔等治法，皆可补《金匮要略》历节病治法用药之不足。

（五）消渴（血痹）

【基本认识】

消渴在原文中含义有二：一是指病名，以多饮、多食、多尿、消瘦为主症；二是指症状，即口渴而多饮，此可以出现于许多病证中，在《金匮要略》中主要作为病名提出。现代医学中的糖尿病、尿崩症以及热病中的口渴可与本病互参。

消渴病的主症为渴而多饮，易饥多食，尿频量多，形体渐瘦。作为伴见的症状，在病的初期“三多”症状可不明显，有的食而不多，有的饮而不多，有的消瘦不明显。《金匮要略》明确提出营气不足，燥热内生；肾虚、胃热是消渴发病的关键。胃火炽盛，一者消谷，致多食善饥；二者消烁津液，致口渴多饮；三者火迫津液，偏渗膀胱，致多尿；壮火食气，日久元气受损，肾气失固，开合失司而津精随小便大量外泄。因体质不同，起始脏腑不同，消渴的临床表现不尽一致，当谨守辨证论治之法，不必固守肾虚胃热之说。《金匮要略》治消渴病，一则重在治肾，以肾气丸补肾化气治肾虚消渴，“以饮一斗，小便一斗”。一则重在治胃，以白虎加人参汤清胃热、护津液，治“渴欲饮水，口干舌燥”的胃热伤津之消渴。《金匮要略》论消渴尚有不备之处，后世各家发展可补篇中之不足。另有瓜蒌瞿麦丸化气、利水、润燥，治下寒上燥之在上苦渴，在下小便不利。热病中的消渴当以清热生津为治。

血痹，病名提示了血行痹阻，临床以“身体不仁，如风痹状”为特征，其主症为局部肢体或肌肤麻木，同时还可以伴有肢体的轻微酸痛，脉象微涩或紧等。其病机为气血不足，感受风邪，阳气痹阻，血行不畅。本病好发于养尊处优之人，因其肌肉虽然丰满，但是缺少锻炼，筋骨脆弱，腠理疏松，抗病能力薄弱。其有余于外，不足于内，稍劳即易汗出，阳气外泄，略有不慎，感受微风，以致血行不畅，阳气痹阻，而见肢体麻木或伴轻微酸痛，脉微涩或紧等症。值得一提的是，这里的血行不畅，实则由于阳气痹阻，治疗时不可疏忽。血痹的治疗当通阳行痹，临证可以针药并施。轻证可用针刺引动阳气，较重者投用黄芪桂枝五物汤益气活血，通达气血。

【引申发挥】

《金匮要略》中关于消渴病的证治内容不多，但在一些大的方面已经作了提示，强调了胃热亢盛，强调了肾虚，尤其可贵的是，不排除温热药物的使用，并非一派养阴清热。

对血痹的叙述也少，但在临床上却是很有意义的。从现今社会情况考虑，所谓尊荣人骨弱肌肤盛，外症肌肤不仁，如风痹状的情况在不断增加。我们今天不必受到有些思维定势的限制，如糖尿病的治法方药只在消渴病中寻找和考虑，其实相关的内容很多，这里血痹病用的益气活血法可以考虑，也有用桃核承气汤的清热通腑活血法来治疗糖尿病的，只有这样想，仲景的整个方治才会活起来。

（六）肺痿

【基本认识】

肺痿由久咳导致肺气痿弱不振，临床以咳吐浊唾涎沫为主症，治疗当注意有虚热与虚寒之分。后世有将本病称为劳嗽者。肺痿属虚热者主要见有咳喘，痰少黏稠，口干咽燥，咽喉不利，脉虚数等症；肺痿属虚寒者主要见有咳痰清稀，唾涎沫，口不渴，头眩，遗尿等症。汗、吐、下太过，重伤阴液，阴虚生内热，内热灼肺，耗气伤阴，发为虚热肺痿，故见咳喘痰少，咽干口燥，咽喉不利；肺中虚冷，无力布津，津停为痰，发为虚寒肺痿，见咳痰清稀，吐涎沫，多涎唾，不渴。多涎唾已现脾虚之象；清阳无力不升，浊阴越而上逆，故头眩；上虚不能制下，故遗尿。无论寒热，总因于肺气虚弱。虚则补其母，肺虚当培土生金，况脾为气血生化之源。虚热肺痿治以清养肺胃，止逆下气，方用麦门冬汤；虚寒肺痿治以温中益气，方宜甘草干姜汤。

【引申发挥】

《金匮要略》对肺痿论述较少，而后世医家有不少补充。《诸病源候论》中列有伤寒肺痿候和肺痿候，认为肺痿与伤于风邪、气血虚弱、津液竭乏、肺气壅塞等有关。《千金要方》指出："肺痿虽有寒热之分，从无实热为例。"后世医家更多地从证候上对肺痿作了补充，如明代《证治准绳》根据咳吐涎沫或咳血的不同主证，将肺痿分别编入诸气门和血证门。清代《证治汇补》说："久嗽肺虚，寒热往来，皮毛枯燥，声音不清，或嗽红线，口中有浊唾涎沫，脉数而虚，为肺痿之病，因津液重亡，火炎金燥，如草木亢旱而枝叶萎落也。治宜养血润肺，养气清金，初用二地二冬汤以滋阴，后用门冬清肺饮以收功。"《杂病源流犀烛》也说："其症之发，必寒热往来，自汗气急，烦闷多唾，或带红线脓血，宜急治之，切忌升散辛燥温热。……大约此症总以养肺、养气、养血、清金、降火为主。"以上清代医家除了在表现上强调可嗽红线外，在治法上也突出了当以润养为主，似重在虚热方面。

肺痿，后世多列入咳嗽门或与肺痈并举，一般认为与久嗽、劳嗽相当。如丹波元简所述："肺痿非比别病，即后世所谓劳嗽耳。"如果从现代医学的角度加以探讨的话，有认为属肺结核、矽肺等晚期引起的肺不张者，有将肺脓疡合并胸膜炎、慢支肺气肿伴气胸、Ⅱ期矽肺、或大肠杆菌引起的肺部感染按肺痿论治的。《实用中医内科学》中有如下较为全面的论说，可以参考：“举凡各种原因所致的慢性咳嗽，如西医的慢性支气管炎，支气管扩张症，慢性肺脓疡后期，肺纤维化，肺不张，肺硬变，矽肺等，经久不愈，咳唾稠痰、脓痰，或涎沫，或痰中带血丝、咯血者，均可参照肺痿的辨证论治。”有人提出本病可定义为：由各种原因所致的以肺脏萎缩为基本病理特征，以咳喘唾涎为主要临床表现的慢性虚损性难治病，预后不佳，与西医学各种原因所致的肺纤维化相关。有人强调了喘当为本病主症之一，并且本病大多预后不良。

（七）肝着

【基本认识】

肝着由肝脏受邪，肝经气血郁滞，着而不行所致，是以胸胁部痞闷疼痛不适为主要表现的病证。肝着的主症为胸胁痞闷不舒，甚或胀痛、刺痛。另外，可伴有病初喜热饮及叩打胸部则轻减等表现。肝受邪而疏泄失职，以致肝经气血郁滞、着而不行故成此病。肝经布胁络胸，所以症见胸胁闷、胀或痛。叩打胸部，可使气血运行暂时通畅，则稍舒；病初喜热饮，也可使气机暂通，病暂得缓。及病既成，经脉凝瘀，热饮、叩打均无济于事。肝着治以行气活血、通阳散结，用旋覆花汤。

【引申发挥】

本病后世当属胁痛的范围，有认为与肋间神经痛相当者，也有认为属慢性肝病表现之一者，原文叙述过简，难有定论。但此处的出方，提示活血通络的治法方药，对后世会有启迪。众所周知，清代叶天士善用辛润通络法治疗胁痛，亦可以看作是对肝着证治的补充和拓展。

（八）脾约

【基本认识】

脾约是胃热津液不足，脾不能为胃行津液而出现大便硬的病证。本证由于胃热津亏肠燥，故大便硬。除了见于外感热病外，也见于内伤杂病。脾约证的主症为大便硬。临床表现可见大便硬，大便干涩，或不大便数日无所苦，小便数，趺阳脉浮而涩等。

胃热旺盛，津液损伤，肠液枯燥，则大便硬，大便干涩，或不大便数日无所苦；小便数为津液损伤之象；胃热盛，津液亏，故脉浮而涩。也可由太阳病发汗过多，损伤津液所致，如《伤寒论·阳明病》篇指出“太阳阳明者，脾约是也”。《温疫论》认为“大便数日不行，别无他证，此足三阴不足，以致大肠虚燥”，是肝、脾、肾三阴经虚衰，津液不足所致。《温病条辨》认为本证的病因病机是“热结液干”，“偏于阴亏液涸之半虚半实证”。

脾约证当用下法，以麻子仁丸润下通便为代表。用清热润燥之品，润肠通下。《温疫论》认为“不可攻，饮食渐加，津液流通，自能润下也。觉谷道夯闷，宜作蜜煎导，甚则宜六成汤”。取蜜煎因势利导，立六成汤养血和血，增液润肠。《温病条辨·中焦篇》认为“阳明温病，无上焦证，数日不大便，当下之。若其人阴素虚，不可行承气者，增液汤主之”，取增水行舟之意，丰富了本证的治疗方法。

【引申发挥】

脾约在《伤寒论》和《金匮要略》中均有出现，作为通便的方法与阳明有关，作为病证却放在五脏风寒积聚病中，也是说明麻仁丸临证应用的广泛。脾约二字，更加扩展一点理解，胃家实可以见到便秘，脾弱，也可以大便坚。仲景的处理总以承气为基础，后世以助阳益气之品，如补中益气汤、济川煎等，也是有效的方法。

（九）肾着

【基本认识】

肾着又作肾著，著通着，为留滞附着之意。其病是寒湿痹着于腰部所致，因腰为肾之外府，故名肾着，本病当属中医痹证范畴。肾着的主症为腰以下冷、痛、重。另外可伴有身重，倦怠，口不渴，小便自利，饮食如常等症。本病多因劳动汗出之后，寒湿侵袭腰部，阳气痹着不行，所以腰部有冷、痛、重之感。此病虽在腰部，属下焦，但是内脏尚无病变，故口不渴，小便自利，饮食如常。病在肾之外府，故不必温肾，只需祛除在经之寒湿。治以温中散寒，健脾除湿，用甘姜苓术汤（又名肾着汤）。

【引申发挥】

腰痛有虚劳病的肾气丸，此处又出一张健脾除湿的甘姜苓术汤，也是突出中焦太阴的重要，哪怕是体表的症状，后世医家治疗痹证，除了运用祛风散寒祛湿之品，也比较注意到调补气血，补气肝肾，二者相配，往往可以增强疗效。

（十）黑疸（女劳疸）

【基本认识】

关于黑疸，原文为："酒疸下之，久久为黑疸，目青面黑，心中如噉蒜齑状，大便正黑，皮肤爪之不仁，其脉浮弱，虽黑微黄，故知之。"原文首先强调黑疸源于酒疸。酒疸本有可下之证，但必须下之得当。若屡屡误用下法，不但徒伤正气，脉见浮弱，还可导致湿热内陷，深入血分，湿热郁阻，营血停滞。这种情况持续日久，即可变为黑疸。黑疸之证，血瘀于内，不荣于外，故目青面黑，皮肤爪之不仁；瘀热内积，流滞于肠腑，则"大便正黑"；血滞脉络，瘀热上蒸于心，则"心中如噉蒜齑状"。患者面目虽黑而犹带黄色，可知由酒疸误下转变而来。

《金匮要略》的原文对女劳疸的描述，如第2条："额上黑，微汗出，手足中热，薄暮即发，膀胱急，小便自利，名曰女劳疸；腹如水状不治。"房室过度而直接导致黄疸，似乎从道理上难以解释，所以，女劳一般理解为强调肾虚。肾虚而其色外现，故其人额上黑；肾虚生热，故见微汗出、手足中热、薄暮而发等症；因病非单纯的湿热内蕴之证，故小便自利。如病至后期，出现腹如水状，是脾肾两败之候，故曰不治。

对女劳疸挟瘀证治的描述，如原文第14条："黄家日晡所发热，而反恶寒，此为女劳得之。膀胱急，少腹满，身尽黄，额上黑，足下热，因作黑疸。其腹胀如水状，大便必黑，时溏，此女劳之病，非水也。腹满者难治。硝石矾石散主之。"黄疸以湿热郁于阳明所致者多见，故日晡所发热而不恶寒。若反见恶寒，则非阳明热证，而是女劳疸的见症。女劳疸病机相对复杂，除肾虚外也有内蕴之湿热，湿热阻遏，阳气不能外达可见恶寒，故云："此为女劳得之"。膀胱急，少腹满等，为瘀热内着所致；身尽黄为湿热熏蒸，额上黑为肾虚其色外泛，足下热由肾虚内热所致。女劳疸日久不愈可发展为黑疸，故言"因作黑疸"。既为黑疸，当有瘀血，病机更趋复杂。大便必黑，为瘀阻而出血，此与本篇第7条相呼应。若脾不健运，则时见大便稀溏。脾虚生湿，湿浊与瘀血内阻，虽腹胀满如水状，但与水肿病无关，故云"非水也"。如病至后期脾肾两败，其病难治。"硝石矾石散主之"一句是倒装笔法，其意实为"此女劳之病，非水也，硝石矾石散主之"。硝石矾石散有消瘀化湿的功能，方中硝石即火硝，味苦性咸寒，能入血分消瘀除热；矾石能入气分化湿利水；因石药碍胃，故以大麦粥汁调服以保养胃气。女劳疸若不兼瘀血，而以肾虚诸症为主要表现者，应用补肾法治疗。

酒疸、谷疸和女劳疸经久不愈，皆有可能变为黑疸。原文强调酒疸误下，久久为黑疸，此处女劳疸亦"因作黑疸"。二者所伴随的症状不同，治疗重点亦当有所偏重，临床上除了活血化瘀之外，还当注意选择清利湿热或补益脾肾之品。

【引申发挥】

有认为女劳疸、黑疸与阴黄相似。也有不同意见，认为女劳疸见于慢性肝炎血清胆红质正常的患者，以及部分肝炎后肝硬化的病人，常有肝掌，蜘蛛痣，面部皮肤黝黑。而阴黄见于慢肝血清胆红质反复增高的患者，以及肝炎后肝硬化，原发性胆汁性肝硬化，先天性胆道梗阻等。疸久不愈（阴黄）可能转变为黑疸，黑疸是女劳疸、阴黄的一种变型病证。

一般认为肝硬化或肝硬化腹水在女劳疸范畴之内。此外，慢性肾上腺皮质机能减退症也与女劳疸相关。从这个角度考虑，女劳疸的病因病机，似乎单用肾虚有热难概其全。有学者引证历代医家的有关论述，对女劳疸的证候、病机、治法作了补充，提出了不可排除湿热内蕴的因素。有人对此进一步补充，认为除了肾虚湿热之邪未尽外，女劳疸必兼瘀血之证，即瘀血发黄、瘀热发黄，所以在临床上活血祛瘀为必用之法。

有人从病毒性肝炎的角度，探讨了《金匮要略》黄疸病证，认为女劳疸与慢性淤胆型肝炎相当，病机偏于瘀热相结，女劳疸腹如水状则与慢性重症型肝炎相当，病机偏于湿毒、瘀热胶结，而黑疸则与肝炎后肝硬化活动期低度黄疸相关，因酪氨酸代谢异常，出现面色黯黑。对于女劳疸的治疗，仲景可能尚未摸索出有效的方法，除了凉血活血外，他法实难奏效。

有人指出女劳疸的临床表现与现代医学中肾上腺皮质功能减退引起的阿狄森氏病及垂体前叶功能减退引起的席汉氏综合征中的一种类型十分近似。多由房劳过度，元气被伤，肾中精血两亏，阴损及阳，肾气不足所致。临床治疗以补肾为主，重用填精益髓之品，兼顾于脾，药用右归饮加减，温补脾肾，益精补髓。临床治疗 7 例，疗效均佳。硝石矾石散可视为变法，另外喻昌用八味肾气丸，《圣惠方》治房黄所用鹿茸散都可参考。

有学者探讨了黑疸的证治，认为黑疸的形成原因有下列数端：①酒疸转变；②女劳疸所致；③谷疸形成；④脾虚受风而成；⑤非疸而致。临床治疗有以下数法：①祛邪散积：以硝石矾石散消瘀逐湿，以桃核承气场合抵当汤用于黑疸瘀血乘心时（肝硬化引起肝昏迷）；②攻补兼施：活血养阴如膏发煎，姜春华以活血利尿与养阴同用：大黄、桃仁、地鳖虫、西瓜皮、玉米须、陈葫芦、对座草、黑大豆、炮山甲。清热凉血养阴，如张璐用栀子大黄汤去大黄合犀角地黄汤治黑疸；③扶正以祛邪，温里助阳，药用附子、椒目、干姜、桂枝、茯苓、猪苓、白术、泽泻、防己。补益脾胃，方选小建中汤，如《类证治裁》所谓“疸久不愈则补脾”。有学者认为女劳疸挟有瘀血之时，即可看作黑疸，因而，硝石矾石散也可看作是黑疸之治，女劳疸与黑疸的相通之处甚多。

（十一）胃反

【基本认识】

胃反病的证治出自《金匮要略》呕吐病篇，主症为朝食暮吐，暮食朝吐。病机为脾伤而不能磨谷，不能消谷，以至于宿谷不化又被吐出。文中借浮而涩的脉象强调脾胃两虚，并以紧涩之脉提示胃反之难治。原文中强调阳微膈气虚，胃中虚冷，胃气无余，气血不足，胸中冷，并且提示本病的发生与误汗、误下也有关。本篇中有条文专门论述胃反的病机、主症与预后，如原文第 5 条：“趺阳脉浮而涩，浮则为虚，涩则伤脾，脾伤则不磨，朝食暮吐，暮食朝吐，宿谷不化，名曰胃反。脉紧而涩，其病难治。”第 3 条：“以发其汗，令阳微，膈气虚，脉乃数。数为客热，不能消谷，胃中虚冷故也。”

【引申发挥】

关于胃反的治疗，原文提出用大半夏汤补虚降逆润燥。小半夏汤为治呕之祖方，是常用方。大半夏汤不用姜用人参，可见其呕吐已呈慢性化，久病必虚，用人参之补，亦在情理中。胃反病现今多考虑为幽门部的梗阻，可是如果从幽门的完全或不完全梗阻考虑，其原因又存在着各种可能性，也就完全不是一张大半夏汤所能解决的，也就完全不是用虚冷、脾不磨谷能够说清楚的问题了。再进一步想，由于从幽门部通过的食物较少，食物在肠道内滞留时间长，水分被充分收干，大便也如羊屎，古人以为肠燥，用蜜润肠，这也许是出自直接的观察和推测。

（十二）脏躁（咽中炙脔）

【基本认识】

脏躁病出自《金匮要略》妇人杂病篇，病由情志不舒，肝郁化火，阴液耗伤，心脾两虚所致，以情志失常，无故悲伤哭泣，郁闷烦躁，呵欠频作，神疲乏力为主症。该病好发于女子，尤以更年期妇女为多见，但男子也间有发病。临床上有认为该病与癔病、更年期综合征、抑郁证等相当者。

脏躁病的临床表现还可以作适当的补充，如除了无故悲伤哭泣、情志失常、失控之外，常可伴见精神抑郁，多疑善虑，烦躁易怒，记忆力减退，乍寒乍热，或失眠，心悸，多汗，呵欠频作，神疲乏力，咽干口燥，舌红少苔，脉细数等，见症多变化不一，常因人而异。一般认为本病多由情志不遂，或思虑过度，肝郁化火，阴液暗耗，日久心脾两虚，加之更年期肾衰精亏，肾不能滋养五脏，五脏阴衰，脏腑失润，脏气失养，导致情志失调。

对本病的治疗，《金匮要略》以甘缓润躁，补益心脾，安神定志为法，用甘麦大枣汤。方中小麦养心安神除烦，甘草、大枣甘润缓急，补中润躁，全方甘缓和中，通过调和脏腑，调和脏气，以达到调和情志的目的。另外，尚须注意，临床治疗本病当辅以相应的心理疏导和心理治疗。

与脏躁并立，有“咽中如有炙脔”的原文，描述了“梅核气”的具体证治。临床上表现为咽喉梗阻，有如异物堵塞，咯之不出，吞之不下，但不妨碍饮食吞咽。另外，常可伴有：患者常感咽喉不适，或痒，或干，证情常随心境而改变，或随情绪的起伏而变化。精神愉快时，诸症减轻或消失，精神抑郁时，诸症加重或出现。或兼失眠多梦，或兼多虑善疑，或急躁易怒，胸部痞闷，喜太息，舌淡，日久可暗红，苔白滑，或厚腻，脉弦滑。本病的发病与情志因素密切相关。一般认为本病是由气滞津停、痰气交阻于咽喉而成。后世从肝的角度考虑较多，肝主调畅情志，肝气调畅有助于津液的正常输布。若七情郁结，气机不畅，气滞痰凝，上阻咽喉，则可使病人咽中梗阻，如有异物。

本病的治疗以降气化痰、行气开郁散结为主，用半夏厚朴汤。方中半夏、厚朴、生姜辛开苦降，化痰散结，行气开郁；茯苓除湿化痰；苏叶芳香解郁。临证时也可以本方为主，酌加疏肝理气药物，或佐以咸味化痰之品，以提高临床疗效。对本病的临床治疗也不可忽视运用一定的心理疏导方法。

【引申发挥】

关于脏躁之脏究竟何指，医家看法不一。如：尤在泾认为指子宫："脏躁，沈氏所谓子宫血虚，受风化热者是也。"《金鉴》认为指心脏："脏，心脏也，心静则神藏，若为心情所伤，则心不得静，而神躁扰不宁也。"曹颖甫认为指肺脏："肺主悲，亦主哭，悲伤欲哭，病当在肺。"也有认为脏乃泛指，不必拘于何脏者，如陈修园："脏属阴，阴虚而火乘之则为躁，不拘于何脏。"黄树曾："脏指五脏而言，脏躁，谓五脏之全部或一部，津液阴血不足。"

关于脏躁病的具体表现，又牵涉到从现代医学角度对该病的认识，意见较为集中的是癔病。不少学者又认为本病虽与癔病大体相当，但二者间又不能绝然划上等号，因为除了癔病之外，其他如神经官能症、精神分裂症抑郁状态、反应性抑郁症、更年期抑郁症、内因性抑郁症等，均与脏躁有涉。观古代医家的验案，以抑郁性病证多见。如果从癔病的角度考虑，则歇斯底里是它的原本表述，而这个希腊语原来的意思是指子宫，结合《金匮要略》将本病归在妇人杂病中，脏为子脏，也许只是提示以往本病女性多见，而并无别的深意。

脏躁的临床表现，原文只是简要地作了提示，强调患者的情绪极不稳定，但诊断时仅凭原文又是远远不够的。曾有学者在 20 世纪 50 年代提出过脏躁的诊断标准：①言行失常，或无故悲伤或喜怒不节；②心烦不得眠，或恍惚多梦，或坐卧不安，或身如蚁走样；③汗多，口干，不思饮食，大便秘结，常数日不更衣；④怕一切声光，怕与人交言，喜独居暗室；⑤腹诊见右腹直肌挛急，或右胁下脐旁拘急有结块者。有人提出40例脏躁患者的主症是：精神忧郁，悲伤啼哭，神情呆滞，胸胁满闷，呵欠频作，心烦急躁，少寐易惊，经闭腹痛，持续发作或间断、周期性发作。有人认为悲伤欲哭当为临床主症，而数欠伸却少见。根据50例临床资料分析，具体见证有33例以心的证候为主，如惊悸、虚痛、健忘、不得卧、怔忡、多梦、注意力散乱等。以上所举，无疑在一定程度上可以补充原文的具体描述，有助于临床诊断。

对脏躁的治疗，实际上并不限于本篇中的甘麦大枣汤，临床上一般都应随证加减。较多加入了大队养血安神、疏肝解郁的药物，且用量或药味往往也超过了原方。一些名老中医也有各自独到的临床经验，如施今墨以百合地黄汤、黄连阿胶鸡子黄汤、柴胡加龙牡汤配合；黄文东常配合郁金、菖蒲、胆星、生铁落、夜交藤等治郁证；朱小南常加用茯神、远志、柏子仁、酸枣仁、炒百合等，因此临床对脏躁的治疗不能按图索骥，不识变通，一见脏躁辄投甘麦大枣汤，而应根据具体情况，分别采用养阴润燥、甘温补虚、化痰解郁等方法。

当然，如果是癔病的话，甘麦大枣汤也不排除含有暗示疗法的意思在内。另外，除了药物之外，临床上还当配合一定的心理疗法。

（十三）补遗

对于难治性疾病的论述，较多集中在《金匮要略》，这不难理解。换一个角度，如果仲景的书原来叫《伤寒卒病论》，以发热等急性病证为主，有些难病虽然已经提到，但无治法，如《伤寒论》中提到的脏结，《金匮要略》中的所述更多，如石水、黑疸等，有些即便有治法方药，疗效也许不会尽如人意，如鳖甲煎丸、大黄䗪虫丸、大半夏汤等。《伤寒论》、《金匮要略》中对某些病证提出了不治、难治、死等的表述。《金匮要略》中五脏风寒积聚病篇中的相关论述，也是难病聚集之处，给人的感觉是论多治少，和临床的实际情况比较贴近。

相对仲景，《内经》中关于难病倒有不少论述，如癫、痫、痿、颤等，也许仲景的书更加注目于临床的治疗，而不偏重在一般观察和议论上。当然，随着临床证治的不断进步，在这方面的补充以后逐渐增多。

后世讲到难病，一般都会提“风劳鼓膈”，四者具有一定的代表性，都是疾病的终末阶段，或者是比较棘手的难病。中风的证治《金匮要略》中比较欠缺，应该参照后世医家的补充。后世从《金匮要略》的虚劳中分出肺痨，分别有传尸、尸注、虫疰、鬼疰、骨蒸、劳嗽、肺痿、伏连、急痨等不同称呼，这里可以体会古人对本病有所把握。《本事方》提出肺虫说，朱丹溪倡导阴虚说，葛可久的《十药神书》成为治疗专著，杀虫、补虚成为二大原则，一直到现代临床的芩部丹，也许针对性更强。

再如鼓胀病（水鼓、血鼓、蛊胀、蜘蛛蛊、蜘蛛病），《灵枢·水胀》：“鼓胀何如？岐伯曰：腹胀，身皆大，大与肤胀等也，色苍黄，腹筋起，此其候也。”《素问·腹中论》：“治之以鸡矢醴。”《金匮要略》中虽然不提鼓胀，但是水气病中的脾水、肝水、肾水等所谓腹大，小便难等，黄疸病中的女劳疸、黑疸见到腹如水状，大便正黑等，应该与此相关。若论病机，则《诸病源候论》："经络痞涩，水气停聚，在于腹内。"《丹溪心法》："清浊相混，隧道壅塞。"《医门法律》："凡有癥瘕、积块、痞块，即是胀病之根。"诸说都有一定道理。临证中所谓的阳虚易治，阴虚难调，也是一定规律的反映。

关于噎膈病证（食道痉挛、食道或贲门炎、食道或贲门癌），主要见有吞咽困难，饮食不下。《诸病源候论》：分为五噎（气忧食劳思）五膈（忧恚气寒热）。唐宋将噎膈并称，《临证指南医案》中指出噎膈反胃是"脘管窄隘"，气滞痰阻血瘀。《金匮要略》中有胃反，后世常常将其于胃癌并列，这样的话，仅以大半夏汤取效也有相当的难处。

对于难病的认识，目前已经有了长足的进展，现今的临床不得不借助于现代医学的知识。清代的王清任曾经大声疾呼："著书不明脏腑，岂不是痴人说梦；治病不明脏腑，何异于盲子夜行。"中医限于临证观察的多，经文有曰："有诸内必形诸外"，其实这一般是到了严重阶段。在病变的早期，有诸内未必立即形诸外，所以清代医家王孟英也曾感叹：身中之事而身外揣测，虽圣人亦不免有未尽然之处。

过去有句话说：伤寒难治开头，虚劳难治末尾，是因为对发热性的疾病一开始不容易把握，而难治性疾病最后阶段疗效不佳，这是不争的事实。对难病的治疗，如若没有特效的方药，也就只能退到辨证和对症。当然，对症处理以缓解症状的急迫，临床上有时也十分必要。

辨　症

（症状鉴别）

症状鉴别并非西医的专利，其实一直是和临床诊疗相伴的。也可以说，中医的临证，从来就十分重视对症状的观察和辨别，当然，最后的落点是在中医的病和证。这样的一个精神始终体现在《伤寒杂病论》中间，也体现在后来的临床著作中间。通过文字的具体描述，我们得以了解前人在这方面所下的功夫、所积累的经验以及所形成的方法和格局。

症状指患者自己觉察到的身体的各种异常感觉，或医生通过诊察而了解到的病人的各种体征。症状是病情的表现，是病证最直接的、外在的客观反映，也是我们认识疾病、掌握病证本质的基本线索，尤其在古代社会中。症状是诊断疾病和辨别证候的主要依据，特别是重要的症状，成为临证时分析病情、确立诊断的向导。

症状是单独成立的，但每种病证一般总有多个症状出现。症状仅仅是疾病过程中所出现的各种具体表现，仅凭个别症状，无法深入疾病的本质，就症状论症状，有相当的局限性。因此，当我们面对某一个症状，要考虑它在辨证中的实际意义时，除了对它的表现形式进行详细了解以外，还有必要将它和其他的相关症状结合起来进行分析。它所表现的形式或伴随的症状不同，所反映的病机也不同，诊断与治疗当然也就完全不一样。中医临床的古典医籍中早就有了这方面认识的详细记载和积累，这也实际上已经贯穿在我们的日常诊疗过程中了。

必须注意到中医的不少病名就是以症状命名的，以今天的目光看，是症状鉴别诊断。一个症状，可以出现在不同的疾病过程中间，因而也具备不同的病因病机，所以治法方药也就各不相同。有些症状仲景也是作为病证名提出，反复进行辨析的。当然反过来看，有些即便是在《金匮要略》篇名中的表述，也不完全是病的概念，如短气、咳嗽、胸满等等。病和症有时混淆而无法区分，也是一种无奈，好在临床的治疗大多是落实在辨证上（不排除辨病），所以对症状的全面把握至关重要。

或问：对症状是否也可以用三三六九来定位呢？作为主要症状，出现在哪一块的位置上，就会出现一定的表现特点，或者相伴有一定的其他症状，就必须用那一块的治法方药来处理。这样看来，症状和证候一样，也还是存活在六经的框架中。六经这样的一个框架，可以管辨证，也可以管症状的鉴别，一直管到具体的治法方药，换言之，中医的理法方药尽在其中。当然话要讲回来，临床上光用六经还是不够，因为还有病的问题，很多疾病的诊断。有时仅凭个别特殊的症状，就能断定为某种疾病，如同现在的有些特殊检测结果，好在这对中医的证治有时并不起主要作用。

作为临床症状的展开，范围实在太大，1982年出版的《中医症状鉴别诊断学》罗列有500左右。大体可以从内科症状（全身症状、头项症状、四肢症状、腰背症状、胸腹症状、二阴症状）、妇科症状（经、带、胎、产）以及其他各科的症状展开。限于篇幅，本章节仅选取几个比较常见或典型的症状，作一些简单的归纳和分析，所谓意思点到即可，本章节不作为本书的重点，读者若要求更多的了解，请参考其他相关的书籍。

一、恶 寒

【基本认识】

恶寒，是患者自觉发冷或怕风，故也有恶风之称。一般以恶风为怕冷较轻，遇风才有冷感；恶寒则怕冷较重，不受风冷感也十分明显。临床上有时根据恶风或恶寒对感邪的轻重加以区别，此处以恶寒展开论述。

恶寒有外感表证与内伤里虚寒证的区别，表证恶寒多伴有发热，或恶寒之后发热，恶寒时即使添衣加被亦觉发冷，遭遇风吹则冷感尤甚，冷感遍布全身。而里虚寒证之恶寒多无发热，且添衣向暖多有减轻，冷感也多呈局部化。恶寒是表证的主要表现之一，古人有“有一分恶寒便有一分表证”之说，外感热病的初期以恶寒和发热并见为特征。《伤寒论》的原文中有啬啬恶寒、淅淅恶风等具体而细致的描述。当然，临床上并非见有恶寒都可以认为表证，如《伤寒论》的原文强调：“病有发热恶寒者，发于阳也；无热恶寒者，发于阴也。”发于阳，是指邪在三阳经，阳气被遏，邪正交争则发热，多属表属热，故发热而恶寒；而发于阴，则指病在三阴经，正气偏衰无力与邪争，故无热而恶寒。无热而恶寒者，阳虚多见，也有用畏寒来表述的。杂病中所见的恶寒，也多与感邪有关，《金匮要略》痉病、湿病、暍病、疟病、肺痈、风水等均可见恶寒，另外如百合病、狐惑病、黄疸、肠痈等也有寒热的描述。杂病中也可见有局部的恶寒，如《金匮要略》痰饮病中有“其人背寒冷如掌大”的记载。表证误治，里阳受损，也可出现恶寒。另外要注意的是，原文的描述中另有“振寒”，如肺痈见振寒脉数等，振寒与现在表述的寒战相似，和恶寒有明显不同，治疗也完全不一样，这说明中医在临床诊疗中是十分细致的。

总之，对恶寒的辨证，基本上还是可以从六经加以认识。要注意其伴随的症状，首先是发热，若二者并见，多为邪在肌表，如太阳病或卫分证，若恶寒与发热交替出现，则为邪在半表半里或邪伏募原，为少阳病或气分证，热盛而汗出太过后的恶寒，此为阳明里热或气分证，而无热恶寒则应考虑为少阴病的阳虚阴盛之证。恶寒若伴见发热、头痛、鼻塞、身痛等则为表证无疑，若伴见肢冷、便溏、但欲卧、脉微细等则可确定为里虚寒证。

【鉴别分析】

表证恶寒　恶寒属表证者，临床上一般多伴有发热、无汗或少汗、头痛、脉浮、苔薄等，由邪犯肌表、卫阳郁闭所致，但也有表证初期而仅见恶寒者，如《伤寒论》太阳病提纲强调：“脉浮，头项强痛而恶寒。”表证的恶寒根据感邪的性质与轻重不同，其临床表现亦不同，如太阳中风桂枝汤证的头痛、发热、汗出、恶风，为风寒外束肌表，腠理疏松，营卫失和所致；而太阳伤寒麻黄汤证的恶寒明显，伴有头痛、身痛、发热、无汗而脉浮紧等，为风寒袭表，卫阳郁闭所致。

同样是表证的恶寒，其与发热孰轻孰重，对于辨证也有一定的参考价值，如感受风热之邪的表证为恶寒轻而发热重，同时伴有口渴、咽痛、舌边尖红、苔薄、脉浮数等。另外，暑邪兼湿而致的表证，发热恶寒二者皆重，恶寒时间短，伴见头痛、无汗、心烦、溲赤。湿热病初起见恶寒重而发热轻，继则出现头身困重、胸脘痞闷等。燥邪所致的表证见恶寒轻，发热重，伴有口渴、咽燥、鼻干等。恶寒的轻重与感邪的性质有关，如感受风寒、寒湿之邪寒偏重者，一般恶寒亦重，且持续时间亦较长；若感受风热、湿热之邪者，则恶寒相对较轻，持续时间亦较短。

里证恶寒 里证之恶寒较为复杂，有寒热虚实之分。如阳明病也可见恶寒，此由阳气一时被遏，肌表失于温煦而致，其特点是出现的时间极为短暂，往往在发热的同时恶寒就会消失，原文所谓“虽得之一日，恶寒将自罢，即自汗出而恶热也。”阳明里热白虎加人参汤证见身大热而背微恶寒，此为表里俱热，热盛汗出，一时肌腠疏松而致微恶风寒，此既非表证未解，亦非阳气虚衰。若恶寒与发热交替出现，则为邪热郁于少阳而作，伴见口苦、咽干、目眩、胸胁苦满等，提示邪正相持，少阳枢机不利。

若阳气虚衰，阴寒内盛所致的恶寒，则属少阴病的见证之一，可伴见一派寒象，如肢冷、口淡不渴、尿清便溏、舌淡、脉沉细无力等，《伤寒论》中有“恶寒踡卧”，或“其背恶寒”等描述。恶寒或恶风常常提示阳气虚衰，有作为主症出现在误汗之后的，也有作为兼症出现的，如“恶风不欲去衣”，“汗出恶风”，“若发其汗，即恶寒甚”，“汗出即寒栗而振”，“恶风加附子一枚”等等。

二、发 热

【基本认识】

发热由体温升高所致，除了病人自觉身热外，也可通过触诊得知，现代多用体温计测得，发热也可仅仅来自于患者的感觉。发热是临床上最常见的症状之一，尤其在外感热病的过程中。发热一词，在《内经》中已经出现，在《伤寒论》、《金匮要略》及温病学的有关著作中有翕翕发热、蒸蒸发热、热多寒少、微热、身灼热、日晡潮热、寒热往来、身热不扬等详细描述。引起发热的原因，首先应该考虑到外邪的侵袭，体内的正气为了抵御外邪的入侵而奋起抗争，邪正相持则发热。感受外邪而发热，说明了机体应答机制的存在，有些年高体弱者反应低下，发热不高，反而有正气亏虚、不敌外邪之虞。换个角度，发热也可以从阴阳失衡、阳气亢盛来认识，内伤发热如此，外感发热也如此。但虚阳外越而见假热则又另当别论。

外感发热，从伤寒六经来看，以三阳病为主要表现，有太阳的发热恶寒、阳明的发热不恶寒但恶热、少阳的寒热往来等，邪入三阴，正气有所偏衰，则发热相对少见。从温病的卫气营血来看，发热贯穿始终，且各具特色，如卫分的发热重恶寒轻；气分的壮热，潮热，身热不扬；热入营血的发热则以夜间为甚。《金匮要略》以论治内伤为主，其中涉及发热的病证也多，如痉湿暍病初起均有发热恶寒；百合病的如寒无寒、如热无热；狐惑病的状如伤寒；疟病的身无寒但热；肺痈的咳而微热；谷疸的寒热不食；肠痈的时时发热；以及腹满、风水、黄汗、呕吐、产后等都有发热，仔细分析病因，实际上大多仍与感受外邪有关。

另外《伤寒论》中的有些发热的情况也不可忽视，如少阴病见发热，下利微厥，烦躁而不得卧，或见呕而脉弱，小便复利，身有微热，并见肢厥。此处的发热由阴寒内盛，虚阳外越所致，为阳气将脱的危重情况，不得和一般的发热相混淆。再如厥阴病中根据厥和热的多少、厥和热的胜复，可以判断疾病的预后。

【鉴别分析】

对发热的辨析，首先要注意区分外感与内伤。在具体辨证的过程中，应当注意发热的热型及伴随的症状，此有助于判断病邪的性质、疾病的病程和病位等，是辨证的主要内容。外感发热由外邪入侵所引起，其发病急，进展快，病程短，一般多先见发热恶寒，继则寒热交替或但热不寒，热势鸱张，然后热减，临床上以急性感染性疾病多见。内伤发热多由久病体弱、劳倦等因素造成的脏腑失调、阴阳失和所致，一般热势不高，或微寒微热，或午后低热，发热起伏不定，日久不退，病程长，且进展也缓慢。临证遇到外感发热，则应进一步区分热之在表在里、在气在血以及引起发热的病邪等因素。《伤寒论》中对发热的观察和描述细致入微，温病学中又有较多补充。病在表卫要注意所感外邪的性质，其特点为发热恶寒共见。

太阳发热 太阳病的发热，由风寒外袭，营卫郁滞或营卫不和所致者，常伴见恶风或恶寒，头痛身痛，脉浮紧或浮缓等证，据其有汗无汗等，可以进一步作太阳中风与太阳伤寒的区别。同样是风寒表证发热，太阳中风证的汗出而翕翕发热与太阳伤寒证的发热而恶寒身痛明显又有很大不同。另外太阳病有邪郁化热，见发热恶寒如疟状或热多寒少等证，此又与一般的风寒表证不同。

阳明发热 病邪入里化热或邪热在里不解，可见高热持续不退，不恶寒而恶热，此以伤寒阳明里热之证最为典型。若汗多，口渴，心烦，舌红，尿赤，脉洪，则为邪热弥漫的阳明经证；若潮热，腹满，腹痛，便秘，谵语，苔黄，则为热结在里的阳明腑实证。温热类病证一般也多表现出壮热，汗出，渴饮，心烦，便秘，舌红，脉洪大等症，但其热势炽盛，体内津液耗损明显，疾病传变迅速，很快邪热传入营分和血分，出现动血、动风之证。热留胸膈为邪热在里的轻证，其特点是发热不甚而伴见心烦，懊恼。

少阳发热 发热若表现为寒热往来，则有病在伤寒少阳半表半里之说，伴见胸胁苦满，默默不欲饮食，心烦喜呕等症，或见有少阳邪热上扰所致的口苦，咽干，目眩等。这样的发热从卫气营血的辨证来看，还是处在气分的阶段。

温病发热 如果太阳病发热而渴，不恶寒，则为温病，此由外感温邪而成。太阳病与中受暑邪有关，则有暍病之称，初起也有发热恶寒，身重疼痛等症。温病初起感受温热之邪，邪在表卫则见发热重而微恶风寒，咽痛，咳嗽，舌边尖红等症。对于邪在表卫的发热，温病学中补充甚多，有湿邪壅遏肌表卫阳而见身热不扬，恶寒，头身困重，胸闷脘痞等症。伤于秋燥的发热，初起也在表卫，伴见微恶风寒，咽干口渴，咳嗽少痰等症。湿热类病证一般多表现出身热不扬，虽汗出而热不退，身重肢倦，脘痞泛恶，腹胀，便泻不爽，或有发黄，苔黄腻，脉濡缓等症，其特点为热势不高而缠绵难愈，病程长而变化也慢，且病情容易反复。

温病学中更有热入营血的发热，其表现特点为发热以夜间甚，同时伴见心烦躁扰，口干不甚渴饮，斑疹隐现或见各种出血，舌红绛，脉细数等。据其病变轻重，又有热在营分与血分的区别。外感病至后期，低热持续，伴见颧红，手足蠕动，以及其他阴虚证候者，此为邪热久羁，灼伤阴液所致，也有伤寒少阴热化之证，见发热而心烦不得卧。

三、口　渴

【基本认识】

口渴是自觉口干而欲饮水的症状。正常情况下也可出现口渴，如体力劳动出汗后易口渴等。这里的口渴是指病理情况下，如由于津液损伤或津液输布障碍等引起的口渴。相关原文中常用渴、口燥、咽干、欲饮水等表述。不但见于外感热病，也见于内伤杂病，是临床常见症状之一。口渴的程度常因病机不同而异，如热盛伤津严重可出现大渴，表现为饮水数升还不能解渴。若由于水气内停，气化不利，津液不能上承也可见口渴，这种口渴一般不欲饮水，即使欲饮水，量也不多，若饮水太多会出现呕水的水逆证。有时还可出现口渴，但只欲漱水，不欲咽的症状，为邪在营血，营阴蒸腾消耗所致。可见口渴的病机是多种多样的，辨清引起口渴的原因，对于疾病的诊断与治疗十分重要。

【鉴别分析】

外感热病中出现口渴可以是感受温热之邪，损伤津液所致。如《伤寒论》指出“太阳病，发热而渴，不恶寒者，为温病。”这种情况主要见于温病早期，且常与表证同时存在。如吴鞠通《温病条辨》太阴温病的早期临床表现中既有微恶风寒的表证，又有口渴等症状；风温证初起，见“身热，畏风，头痛，咳嗽，口渴，脉浮数，舌苔白”；湿热证初起，见“始恶寒，后但热不寒，汗出，胸痞，舌白，口渴不引饮”等。盖温热之邪属阳邪，极易损伤津液，故感受温热之邪后即出现口渴。由于是早期，伤津不严重，一般口渴不甚，饮水也不多。

阳明口渴 温热之邪入里，或寒邪化热，由表入里，进一步损失津液，则可出现里热炽盛，热盛伤津的证候。如出现身大热，大汗出，大烦渴不解，脉洪大，是阳明经证，温病学称为气分热盛证。其特点是口渴较甚，即使饮水也不解渴，《伤寒论》描述为“大烦渴不解”，“大渴，舌上干燥而烦，欲饮水数升”。临床表现为口渴与大汗出并见，其饮水量与伤津程度呈正比，是严重伤津的表现。百合病，若热盛伤津也会出现口渴的症状。

阳明温病也常见口渴症状，如表现为面目俱赤，肢厥，神昏，不大便，胸腹满坚，甚则拒按，喜凉饮；温病三焦俱急，出现大热，大渴，舌燥，脉躁，舌色金黄。为阳土燥烈，煎熬肾水所致。叶桂《温热论》认为：“若烦渴，烦热，舌心干，四边色红，中心或黄或白者，此非血分也。乃上焦气热烁津”。阳明病若见“目中不了了，睛不和”，“发热，汗多”，“腹满痛”的是阳明急下证，也有严重口渴的症状，为热邪炽盛，阴液严重损伤的表现。若“下后数日，热不退，或退不尽，口燥，咽干，舌苔干黑，或金黄色，脉沉而有力”，是邪气不尽、复聚于胃、阴津亏损所引起。

风温证，热灼肺胃，可见“身灼热，口大渴，咳嗽，烦闷，谵语如梦语，脉弦数，干呕”等；风温证，热毒深入，可见“身大热，口大渴，目赤，唇肿，气粗烦躁，舌绛”等；风温证，热劫津液，可见“身热，痰咳，口渴，神迷，手足瘛疭，状若惊痫，脉弦数”等，均为热盛津伤所致。

湿热口渴 湿热黄疸，肝胆功能异常，也可出现口渴症状。常表现为身黄如橘子色，但头汗出，身无汗，小便不利，渴引水浆，腹微满，舌燥黄等。为湿热内蕴，肝失疏泄，热邪伤津所致。《金匮要略》也指出“病黄疸，发热烦喘，胸满口燥者，以病发时火劫其汗，两热所得。然黄家所得，从湿得之。……脉沉，渴欲饮水，小便不利者，皆发黄。”并认为“疸而渴者，其疸难治；疸而不渴者，其疸可治。”黄汗病可见“身体肿，发热汗出而渴，状如风水，汗沾衣，色正黄如柏汁，脉自沉”。其机理为气不化津。

湿热证，湿滞阳明，可见“舌遍体白，口渴”，为湿邪极盛，气机阻遏，津液不上升所致；湿热证，若湿中少阴之阳，可见“身冷，脉细，汗泄，胸痞，口渴，舌白”等，其口渴为湿邪伤阳，阳气虚，津液不能布化所致。

阳明暑温见“脉洪滑，面赤，身热，头晕，不恶寒，但恶热，舌上黄滑苔，渴欲凉饮，饮不解渴，得水则呕，按之胸下痛，小便短，大便闭”等症。其口渴是暑兼湿热，热盛伤津，引水求救所致。若“阳明暑温，湿气已化，热结独存，口燥咽干，渴欲饮水，面目俱赤，舌燥黄，脉沉实”，是湿先从热化尽，余热结中焦，热邪伤津所致。暑温伏暑，三焦均受，见“舌灰白，胸痞闷，潮热，呕恶，烦渴，自利，汗出，溺短”。其口渴是热邪伤津，但本证为湿热交混，故饮水不多。

少阴口渴 少阴热化证，表现为急下证，见“口燥，咽干”，“自利清水，色纯青，心下必痛，口干燥”等，是热邪损伤阴液所致。下焦温病，表现为“身热，面赤，口干，舌燥，甚则齿黑唇裂，脉沉实”，或“口燥，咽干，神倦欲眠，舌赤苔老”等，为热邪深入下焦，真阴衰竭所致。热性下利，表现为暴注下迫，或里急后重，口渴，欲饮水，为津液损伤所致。

蓄水口渴 表邪入里，水气内停，津不上承，也可见口渴。常表现为“脉浮，小便不利，微热，消渴”的蓄水证。水气为阴邪，一般无口渴。但由于水气内停，气化不利，津液输布障碍，若津不上承，则会出现口渴。由于水气内停，一般不欲饮水，即使欲饮水，饮水量也不多。若饮水量过多，会导致水入则吐的水逆证。邪入少阳兼水气内停也会出现口渴，表现为“胸胁满微结，小便不利，渴而不呕，但头汗出，往来寒热，心烦”等，其机理为气化不利，津不上承。口渴还见于既有水气内停，又有热盛伤津，水热互结的病证，常见于外感热病汗后，表现为发热，口渴，欲饮水，小便不利，或下利，心烦不得眠等，当注意辨别。

瘀血口渴 外感热病中还有一种特殊的证候，表现为“口燥，但欲漱水不欲咽”，或伴有“胸满，唇痿舌青，……无寒热，脉微大来迟，腹不满，其人言我满”等，《金匮要略》认为“有瘀血”。吴鞠通《温病条辨》认为是“邪在血分”，当注意辨别。消渴病常表现为“消渴，小便反多，以饮一斗，小便一斗”，为肾虚，既不能蒸腾津液上承，又不能化气以摄水。

四、出 汗

【基本认识】

出汗，是人体的正常生理现象。《素问·阴阳别论》曰：“阳加于阴，谓之汗。”即汗是由阳气蒸化津液而成。汗出异常是指人体患病情况下的汗出。相关原文中常用“自汗出”、“大汗出”、“头汗出”、“漐漐汗出”、“战汗”、“盗汗”等描述，反映了不同的汗出异常，当注意辨别。如感受风邪，风性疏泄，腠理疏松，营不内守而出现汗出。里热炽盛，迫津外泄可出现大汗出，如《伤寒论》的“濈濈然汗出”。若既有里热蒸腾，又有气机不畅则可表现为头汗出。邪正斗争激烈可出现战汗，表现为先寒战，后发热汗出而解。又如阳气虚衰，固摄作用减弱而出现大汗淋漓，若不及时治疗，会有生命危险。因此对于汗出异常的辨别具有重要的临床意义。无汗，是指当有汗出而无汗。如《伤寒论》原文载“阳明病，法多汗，反无汗，其身如行皮中状者，此以久虚故也。”《温疫论》提出了“夺液无汗”的观点，认为是“血燥津枯”所致。

【鉴别分析】

表证汗出 表证的汗出常与发热恶寒（或恶风）等症

状并见，如“太阳病，发热，汗出，恶风，脉缓者，名为中风”。其病机是风寒袭表，营卫不和，营不内守。也见于温病，如“太阴之为病，脉不缓不紧而动数，或两寸独盛大，尺肤热，头痛，微恶风寒，身热，自汗，口渴，或不渴而咳，午后热甚者，为温病。”这种出汗的特点是汗出量不大，且与发热恶寒等症状并见。

里热汗出 里证的汗出主要是由热盛迫津所致。如“大汗出后，大烦渴不解，脉洪大”等，为里热炽盛，迫津外泄所致。这种汗出常见于阳明经证、太阴温病、风温证、湿热证等，如“阳明病，其人多汗，以津液外泄，胃中燥，大便必硬，硬则谵语”；“太阴温病，脉浮洪，舌黄，渴甚，大汗，面赤，恶热”；“风温证，身热，自汗，面赤，神迷，身重难转侧，多眠睡，鼻鼾，语难出，脉数”；“湿热证，壮热，口渴，自汗，身重，胸痞，脉洪大而长”。其中“自汗”是指不经用发汗药而出汗，吴又可《温疫论》认为“自汗者，不因发散，自然汗出也”，当与卫气虚的自汗区别。如《伤寒论》所述：“病常自汗出者，此为荣气和，荣气和者，外不谐，以卫气不共荣气谐和故尔。以荣行脉中，卫行脉外，复发其汗，荣卫和则愈。”此处的病机是“卫气不共荣气谐和”，卫气失于固外之汗出，而非热盛迫津之汗出，不可不辨。

战汗 战汗是外感热病过程中正邪相争的一种表现，战汗的过程《伤寒论》描述为“蒸蒸而振，却发热汗出而解。”即先表现为寒战，继而发热汗出。若正能胜邪，则病随汗而解，是一种好现象；若正气不足，寒战而不能出汗，是邪有内陷的可能；或虽能汗出而正气也随之外脱，则是危重现象。叶桂《温热论》提出了战汗的护理方法，“令病者安舒静卧，以养阳气来复，旁人切勿惊惶，频频呼唤，扰其元神，使其烦躁。”

狂汗 《温疫论》论述了狂汗，指出伏邪中溃，欲作汗解，因其人禀赋充盛，阳气冲击，不能顿开，故忽然坐卧不安，且狂且躁，少顷大汗淋漓，狂躁顿止，脉静身凉，霍然而愈。也是正邪相争的表现。

头汗 但头汗出，是指仅头部出汗，身体的其他部位无汗。为邪热内蕴，气机不畅所致。邪热内蕴，蒸腾则汗出；气机不畅，则仅头汗出而余处无汗。如“太阳病，……若不结胸，但头汗出，余处无汗，剂颈而还，小便不利，身必发黄”，为湿热内蕴郁蒸，气机不畅，欲发黄疸之先兆。“阳明病，下血，谵语者，此为热入血室。但头汗出者，刺期门，随其实而泻之，濈然汗出则愈”，为热邪郁于肝经，气机不畅所致。

盗汗 盗汗也见于外感热病中，如《伤寒论》“太阳病，脉浮而动数，……头痛，发热，微盗汗出，而反恶寒者，表未解也”；“阳明病，脉浮而紧者，必潮热发作有时。但浮者，必盗汗出。”为热邪所致，《温疫论》指出“凡人目张，则卫气行于阳，目瞑，则卫气行于阴，行阳谓升发于表，行阴谓敛降于内。今内有伏热，而又遇卫气，两阳相抟，热蒸于外则腠理开而盗汗出矣。”

大汗 少阴寒化证常表现为阴证的汗出，如“大汗，若大下利而厥冷者，四逆汤主之”；“伤寒六七日不利，便发热而利，其人汗出不止者，死。有阴无阳故也”。为阳气虚衰，阴寒内盛，亡阳所致。又如“下利清谷，里寒外热，汗出而厥者，通脉四逆汤主之”，为阴寒内盛，格阳于外之汗出，为危重证候。少阴寒化证的大汗出也可由太阳表证，或阳明热盛证发展而来，如“病人脉阴阳俱紧，反汗出者，亡阳也。此属少阴”；“大汗出，热不去，内拘急，四肢疼，又下利，厥逆而恶寒者，四逆汤主之。”前者由太阳伤寒发展而来；后者为阳明病汗出太过，损伤阳气，发展为少阴病。霍乱病也可出现阳虚的汗出，如霍乱“既吐且利，小便复利而大汗出，下利清谷，内寒外热，脉微欲绝”。为阳虚阴竭之危重证。阳虚汗出之特征是常伴有四肢厥冷、下利清谷，脉微细等虚寒表现。湿热证，若因变证也可出现阳虚之汗出，如“湿热证，四五日，忽大汗出，手足冷，脉细如丝或绝，口渴，茎痛，而起坐自如，神清语亮，乃汗出过多，卫外之阳暂亡，湿热之邪仍结，一时表里不通，脉故伏，非热证，身冷，脉细，汗泄，胸痞，口渴，舌白”，为湿中少阴之阳，阳气虚衰之汗泄。湿温证常易出现卫阳外脱，当与阳虚之汗泄区别。

黄汗　《金匮要略》中有黄汗病，以汗出色黄如柏汁，汗沾衣为特征，常伴身体肿，发热汗出而渴，脉沉等症。为汗出入水中浴，水从汗孔入，湿热交蒸于营卫所致。

五、呕　吐

【基本认识】

呕吐是临床常见症状，《伤寒论》、《金匮要略》及温病学中都有论述。其中《金匮要略》中将呕吐作为独立病种加以论述，并立胃反病强调其证治的特殊，伤寒和温病中的呕吐多为其他疾病的伴随症状。

呕吐患者的呕吐物可为涎沫、痰饮、脓血、清水、蛔虫、胃内食物残渣等。呕吐的病因有外感、热毒、蓄水、停饮、痈脓、寒邪、湿热、虚寒、妊娠等等，病变脏腑可涉及胃肠、脾、肝胆等。呕吐以伴有症状依据病因病机而不同，外感内伤皆可导致呕吐，其病因病机可以寒热虚实为纲进行归类。寒邪犯胃、热邪扰胃、寒饮阻胃、水饮停胃、食积于胃、腑气不通、蛔虫扰胃、外邪犯胃等诸多因素，皆可导致胃失和降，胃气上逆而呕吐。内伤杂病中肝气上犯，挟胃中寒饮上逆；胆胃失和，胃气上逆，也可导致呕吐。尽管寒热虚实皆可致呕，然呕之病机总不离胃失和降，胃气上逆。故治疗也以和胃降逆止呕为大法。

【鉴别分析】

实证呕吐 一般说来，实邪所致呕吐，起病较急，多见于以下情况：感受外邪，如太阳病中风、伤寒，太阳与阳明合病，由于外邪袭表，表气不透，里气失和，致胃失和降，导致呕逆或干呕，其症多兼发热、恶寒、头身痛，鼻塞，苔白，脉浮紧或缓等表证；暑湿、湿温之邪，最易伤及脾胃，困阻气机，致胃失和降而呕吐，此类呕吐多兼腹痛泻利，身重头胀，胸腹脘闷，口渴不欲饮，苔白腻或黄腻；胆热犯胃呕吐多见于少阳病，或太阳少阳合病，并伴见往来寒热，心烦，胸胁苦满，腹痛，心下痞硬，便秘，舌红，小便赤，脉弦等症；实热积聚，腑气不通的呕吐，常见于阳明病，腹满必伴便秘或热结旁流。少阳阳明合病的呕吐与胆热犯胃，腑气不通有关；寒邪犯及肝胃，也可导致胃失和降，胃气上逆而呕吐；伤食呕吐，食积于胃，浊气上泛，呕吐酸腐食物，兼嗳气泛酸，脘腹胀满拒按，大便或溏或秘结；太阳蓄水证、水逆证，痰饮病，悬饮等出现呕吐与饮停气滞，胃失和降有关，其呕吐物多为清水，并伴见小便不利，咳喘，水入即吐，头眩，心下悸等。另外，胃中有痈脓者，可自吐脓血，脓尽自愈，不必治呕。饮酒家，误服桂枝汤，热伤胃络，也可吐脓血。《伤寒论》的厥阴病，《金匮要略》的蛔厥病呕吐，则由蛔虫扰动，胃气失和所致。妊娠病呕吐由于胎气上逆，引动胃气上逆所致，是正常生理现象，一般不需治疗，严重者可适当用药。

虚证呕吐 虚性呕吐多由病人素体脾胃虚弱，或误治，或久病胃气、胃阴、胃阳受损，胃失和降所致。一般有虚寒、虚热两类。如《伤寒论》太阳病经误汗、误吐、误下后，及太阴病、少阴病、《金匮要略》胃反病，虚寒性腹满痛等的呕吐多属脾胃虚寒，不能运化，胃失和降，阳衰阴盛。其症多伴纳差，朝食暮吐，下利，腹满，腹痛绵绵，或腹痛严重，寒气攻冲，出现上下痛不可触近，见有形的块状物，舌淡，苔白滑，严重者有脉微欲绝，手足逆冷，但欲寐，烦躁等危象。阴盛格阳，胃不受纳，则食入口即吐。

六、下　利

【基本认识】

下利，在《伤寒论》、《金匮要略》中既作为病名，也作为症状描述，在原文的叙述中频繁出现。今天看来，汉唐时期所称的下利，主要可以区分为泄泻和痢疾两种，病因无非外感与内伤两类。外感下利多见于伤寒和温病中，内伤杂病下利多见于《金匮要略》中。下利有虚实之分，寒热之辨，表里之别，病变脏腑涉及胃、肠、脾、肾、肝，但病因病机总不离胃肠功能失调，传导失司，中焦气机升降失常。

泄泻以大便次数增多，大便不成形为主症。另外，因于食积者，泻下物多臭秽，嗳腐吞酸。因于湿盛者，泻下水样便。因于脾肾阳虚者，兼完谷不化。因于中气大虚者，滑脱不禁，严重者大便随矢气而泄，或脱肛，舌淡，苔白，脉虚或濡等为主症。

痢疾以腹痛，里急后重，下利赤白脓血为主症。临床上多伴有肛门灼热，发热，舌红，苔黄，脉数等症。温病中出现下利多为痢疾或疫痢，因而具有一定的传染性。

【鉴别分析】

泄泻　泄泻有实有虚。实者多因食积伤胃，传导失司。虚者多因脾虚湿盛，运化失司，升降失常。由于患者体质不同，即使病因相类，病机上也存在差异，或因脾虚不运，湿滞气阻，蕴结肠道；或气虚失固，滑脱不禁，气利泄泻；或脾肾阳虚，水谷不能腐熟，下利完谷不化；或因中气下陷，清气不升而下利脱肛。

泄泻属实，有因食积下利，不欲食者；有下利谵语有燥屎者；有少阳病兼阳明里实证的下利，发热，汗出不解，心中痞硬，呕而胸胁满，潮热者；有邪热内犯胃肠，干呕而利者；也有气郁致厥而见下利者。

泄泻属虚，有下利清谷，里寒外热，汗出而厥者；有虚寒下利兼有表证者；有太阳病，误下伤脾，协热下利而不止者；有少阴病阳虚阴盛，或阳虚水泛下利者；有少阴阴虚，水热互结下利者；有厥阴病寒热错杂下利，甚者吐蛔者；有肠虚滑脱不禁，大便随矢气而出者；有泻利日久，脾肾两虚，下焦不固之滑脱不禁者。

痢疾 痢疾多因湿热毒邪蕴结肠腑所致。初者多实，病久兼虚，成虚实错杂，正虚邪恋之势。因外邪所致者，多由病邪初犯太阳表，进而侵犯阳明里，或影响于太阴、少阴，导致太阳阳明同病下利、太阴病下利，或少阴病下利。病机多因表邪入里化热，影响胃肠气机；或因表证误下，邪气内陷，扰乱胃肠，导致中焦气机升降失常；或湿热毒邪直犯肠腑，蒸腐血络，壅滞气机；或湿热毒邪下注大肠，脉络受损；或痢邪稽留，损正伤中，中焦虚寒，大肠失约，络脉不固。疫痢多见于温病中，是痢疾中的一种特殊类型，由疫毒时邪，扰乱肠腑传导功能所致，具有起病急，传染性强的特点，病情较严重，因而又有肠澼、滞下、脓血痢、赤白痢、五色痢、血痢、噤口痢等不同名称。

七、小便不利

【基本认识】

小便不利是指小便的量和次数减少，或者有时也包含排尿困难的意思。《伤寒论》中的小便不利，在六经病中皆可见。《金匮要略》中小便不利曾作为病名出现在篇名中，小便不利作为症状又多见于水气病、黄疸病、湿病、淋病等中。原文中又称“小便少”、“小便难”等。需要指出的是，

《金匮要略》中有淋病与小便不利并列以示区别，淋病中的小便不利还包括了尿频、尿急、尿痛的症状，但一般原文所述小便不利无此症状。故《金匮要略》有“消渴小便不利淋病”篇，以区分一般的小便不利与淋病的小便不利。小便不利的病机多因津液耗伤和气化不利所致，主要与三焦、膀胱、肺脾肾三脏有关。

津液耗伤之小便不利多见于外感病误治，汗吐下太过的情况。如《伤寒论》的温病误下；太阳病误汗、误下、误用火攻；少阴病被火劫伤津；《伤寒论》少阴病下利便脓血；《金匮要略》的刚痉等。多伴口燥咽干，舌红少津，脉细数等症。《金匮要略》的妇人妊娠后小便难是血虚有热，气郁化燥。水热互结，郁热伤阴的小便不利，同时见于《伤寒论》阳明病与《金匮要略》的淋病。《伤寒论》太阳病发汗太过，阳虚而漏汗不止的小便不利有津液不足，阳虚不能化气的双重因素。

小便量少，主要是津亏和气化不利，津亏在热病中常见，多和过汗有关，此时以补充水分为主，若气化一时有障碍，水入则吐，则应通阳化气利水。气化不利多少与阳虚相关，杂病中尤其常见，轻者在上在中，宣肺温中即可，重者在下，当温少阴，用四逆真武之类。杂病中虚劳、瘀血都见有小便不利，痰饮、水气（五脏水）、黄疸（女劳疸、黑疸）等出现此症都提示证情较重。

【鉴别分析】

津亏　伤寒六经病证中有太阳蓄水证的说法，此为感受外邪，入太阳经之膀胱腑，致膀胱气化不利而小便不利，伴见发热，消渴，口中燥，心烦，脉浮。邪入于少阳，少阳枢机不利，三焦决渎失职，可有小便不利，伴寒热往来，胸胁苦满等少阳病主证。若病伤寒而被误下后，邪入少阳，也可出现小便不利，及胸满烦惊，谵语，一身尽重，不可转侧的症状。若三阳合病，邪热充斥，三焦壅塞，则小便难，腹满，胁下及心痛，鼻干，潮热，耳前耳后肿，一身尽黄。另阳明病腑实未成者也可出现小便不利，伴不大便六七日，此时不可攻下。

气滞 湿邪阻滞气机，气化不利常可致小便不利。典型的如《金匮要略》湿病、淋病，《伤寒论》的太阳病、阳明病中风湿等。外受风湿之邪者，伴关节疼痛，汗出短气，恶风，身微肿，便溏，脉沉而细。湿热为患者，见于《伤寒论》阳明病湿热发黄，《金匮要略》的黄疸病、黄汗中，除小便不利外，还可见身黄、目黄、小便黄，发热，但头汗出，心中懊侬，口渴，腹胀满，大便秘结或溏，舌红苔黄腻，脉濡数等症。《金匮要略》的淋病是湿热结于下焦膀胱，膀胱气化不利而致，典型症状为尿频、尿急、尿痛甚至尿血。

肝气郁结，气机不畅的小便不利可兼四肢逆冷，腹痛下利，咳，心悸等，但多无浮肿，属《伤寒论》的厥阴病。肾虚，膀胱气化不利，见于《金匮要略》的虚劳病，往往是小便不利伴腰痛，少腹拘急。妇女在妊娠中常出现小便不利，若由于胎气压迫导致膀胱气化被阻，水饮内停者，可有浮肿，身重，洒淅恶寒，起即头眩，即后世的子肿；若妊娠七月，胎气受伤，心气实而手太阴当养不养，肺失通调也可有小便不利，腹满，腰以下重。

虚寒 脾胃虚不能运化水湿，寒湿为患者，多见于

《伤寒论》之太阴病，阳明病中寒证和《金匮要略》的谷疸寒化，兼腹胀，不能食，或食难用饱，饱则微烦头眩，面色萎黄，大便先硬后溏，手足汗出，舌淡胖，脉迟细。外邪侵袭或阳气不足，脏腑功能衰退，都可造成水饮内停，气不化水，出现小便不利，多见于《金匮要略》的水气病、痰饮病，及《伤寒论》少阴病阳虚水泛证等。往往伴浮肿，咳喘，头眩，短气，心悸，或呕，腹痛，四肢沉重疼痛，下利甚至腹水等。《伤寒论》少阳病兼水饮证，除小便不利外，还伴少阳病的典型症状，及胸胁满微结，渴而不呕，但头汗出等症。

八、肢 冷

【基本认识】

四肢厥冷，也称厥证，为临证常见，必须重视。《伤寒论》中的厥证，是指由于阴阳气不相顺接而出现的手足逆冷。由于病因的不同，可分为蛔厥、脏厥、寒厥、热厥、气厥、血虚寒厥、水饮之厥、痰厥、痰热之厥、温热之厥等。外感热病与内伤杂病均可出现厥证，吴鞠通《温病条辨》认为：“伤寒之厥，足厥阴病也。温热之厥，手厥阴病也。舌卷囊缩，虽同系厥阴现证，要之舌属手，囊属足也。盖舌为心窍，包络代心用事，肾囊前后，皆肝经所过，不可断以阴阳二厥混而为一。”并进一步提出热厥不同情况的区别。

肢冷总以阳气不能通达于四肢为基本病机，仔细分析，首先应当考虑阳虚，急者回阳以救厥逆。热厥的处理稍复杂，或径清其热，或暂时先温，或温清并投，临证当属危重之症，不可忽视，不可犹豫而错失治疗的最佳时机。至于其他原因引起的肢冷，又当辨病辨证，审因而后施治。

【鉴别分析】

寒厥 阳气虚衰，阴寒内盛，不能温养四肢，则四肢厥冷；阳气虚衰，阴血不足，则脉微细；阳虚阴盛，精神疲惫，神失所养，则但欲寐；脾肾阳虚，阴寒内盛，肠道传化失司，则下利清谷；阳气虚衰，无力抗邪，则无热恶寒；阴寒内盛，则踡卧。

脏厥 肾阳虚衰，阴寒内盛，不能温养四肢，则手足厥冷；阳气虚衰，推动作用减弱，则脉微；阳气虚，不能温煦肌肤，则肤冷；阴寒内盛，正不胜邪，则持续性烦躁。

血虚寒厥 血虚受寒，寒邪凝滞血脉，气血运行不畅，四肢失于温养，则手足厥寒；血虚则脉细；血虚无以濡养肌肤，则面色萎黄或淡白无华；爪甲淡白，舌淡，为血虚之象。

热厥 里热炽盛，则壮热，躯体灼热；热郁于里，阳气格拒，不达四肢，则手足逆冷；舌红，苔黄，脉滑数，均为热盛之象。《伤寒论》有“厥（热厥）应下之”的论述。《温疫论》中有“阳证脉阴，身冷如冰，为体厥”的说法。

热厥常和神昏、痉厥相伴，如邪在心包络，则舌蹇肢厥；邪结阳明，阳明邪热，上薰心包，则面目俱赤，肢厥，甚则通体皆厥，神昏，不大便，小便赤，脉沉伏，胸腹满坚，拒按，喜凉饮；日久邪热耗伤阴血，则热深厥甚，脉细促，心中憺憺大动，甚则心中痛。

气厥 肝气郁结，气机不畅，阳气不达四肢，则手足逆冷；同时若肺寒气逆则咳；若心阳不振则悸；若气化失司则小便不利；若肝木侮土，气机阻滞，则腹中痛、泄利下重。

痰饮之厥 痰壅胸中，阳气阻滞，不达四肢，也可见手足厥冷；痰壅胸中，则心下满而烦，脉乍紧，饥不能食。痰热之厥可见痰热郁滞，气机不利，阳气不达四肢，则手足厥冷；痰热熏蒸，肉腐络伤，则喉咽不利、唾脓血；另外，胃阳不足，水停中焦，阳气不得宣达，则手足逆冷，脉沉迟；水停中焦，则心下悸，口不渴，胃脘不适；水走肠间则下利。

蛔厥 蛔上入其膈，气机受阻，阳气不达四肢，则手足逆冷；蛔伏则静，蛔虫窜扰则烦，故时静时烦，发作性烦躁，或右上腹疼痛；蛔上入其膈，则得食而呕，或吐蛔。

方治

（治法方药）

药物都有性味，寒热温凉，辛甘苦酸咸。性味不同，引起的机体反应也迥然有异。由于口服一直是中医给药的主要途径，故性味与药物的疗效须臾不可分离。关于性味与治法，《内经》中不乏精辟论述，如《素问·至真要大论》中讲到五味阴阳之用时，有以下论述：“辛甘发散为阳，酸苦涌泄为阴，咸味涌泄为阴，淡味渗泄为阳。六者或收或散，或缓或急，或燥或润，或软或坚，以所利而行之，调其气使其平也。”所谓调其气使其平，就是以药物的性味来纠正六气的胜复。《汉书·艺文志·方技略》：“经方者，本草石之寒温，量疾病之浅深，假药味之滋，因气感之宜，辨五苦六辛，致水火之剂，以通闭解结，反之于平。”能够体现性味具体运用、达到预期治疗目标的非方剂莫属。

关于方剂，李士材谓：“方者，定而不可易者也；法者，活而不可拘者也。非法无以善其方，非方无以疗其症。”（《伤寒括要总论》）蔡陆仙谓：“盖所谓方者，谓支配之法度；所谓剂者，谓兼定其分量标准也。方则仅定其药味，剂则必斟酌其轻重焉。（《中国医药汇海. 方剂总论》）大量精当有效方剂的出现，标志着中医临床证治开始趋向成熟。《伤寒杂病论》为中医临床的奠基之作，方有执谓：“前乎仲景有法无方，后乎仲景有方无法。方法具备者，唯仲景此书。”仲景之书，不仅确立了临床辨证的基本方法，而且在遣方用药上也垂范后世，示人以一定的章法。《伤寒论》有方剂112首，《金匮要略》的方剂共262首。《伤寒论》、《金匮要略》被誉为方书之祖，其方剂来源于张仲景及当时医家的广泛的医疗实践。

方证的体系，根基在六经，六经的基本治法方药是一个体系。六经的主要方证又进一步形成各自的局部或分支体系。这些方剂的重要程度，如果要用几个不同的级别来表示的话，那么是否可以将六经的基础方视为一级方，延伸补充的方剂则为二级，而对前二者的加减变化则可定为三级方。如果用类方的表述来体系经方，则经方中又有各成一体的系统，如桂枝汤类方、麻黄汤类方、白虎汤类方、承气汤类方、柴胡汤类方、泻心汤类方、苓桂剂类方、四逆汤类方等。经方方证的体系许多甚至可以延伸到后世的相关方剂。经方的加减，每一味药都有它一定的道理，提示着一定的章法。

整个六经是一个体系，几张基本方就像它的布局，有它一定的不可动摇的位置，而每一张基本方又可以进一步加减变化，形成各自独特的体系，用以应对临证的复杂情况。经方中证与证之间的移动和转换以及主症的变化，都可以十分敏感地通过方证反映出来。因此我们又应该用变动不居的眼光来看经方。谁说临床上经方的应用不能加减或不应该变化呢？桂枝汤的加减变化在仲景书中不就演化出二十多首方剂么？其实，《伤寒论》、《金匮要略》的大部分原文都是在不厌其烦地教人如何化裁变化、遣方用药，当然，我们也承认临证中也不乏方证对应、可以原封不动使用原方的情况。

经方有主次，有开合，有延伸。从这一点来看，可以说经方一直贯穿到了时方。《温病条辨》为温病学代表作之一，方论俱全，颇成体系，其中方剂共206首，其源于经方或由经方变化而成者，计44首（21.4%），由此可见温病医家在本质上并不排斥经方。从伤寒到温病，从张仲景到吴鞠通，跨度约一千五百多年。基础奠定在前，发展、变通、补充在后。经方是临床证治的源头，明白了经方也就大体明白了中医的证治。

阅读柯琴的《伤寒来苏集》，能够感觉到柯氏是能够从大处把握伤寒六经的人。柯琴在书中指出："仲景立方精而不杂，其中以六方为主，诸方从而加减焉。凡汗剂皆本桂枝；吐剂皆本栀豉；攻剂皆本承气；和剂皆本柴胡；寒剂皆本泻心；温剂皆本四逆。溷而数之为113方者，未之审也"；"方各有经而用不可拘，是仲景法也"；"仲景制方不拘病之命名，惟求证之切当。知其机，得其情，凡中风伤寒杂病，宜主某方，随手拈来，无不活法，此谓医不执方也"；"仲景六经为百病立法，不专为伤寒一种，伤寒杂病治无二理，咸归六经之节制"；"岂知仲景约法能合百病，兼该于六经，而不能逃六经之外，只在六经上求根本，不在诸病名目上寻枝叶"。以上所引，比较集中地反映了柯氏的观点。其实，清代已有不少医家已经看出了六经框架、六经方药的根本所在，进而在临证中循六经框架拓展治法方药的。章虚谷也说过："理有一定而法无定，法有定而方无定，方有定而病则无一定也。执一定之方，治不定之病，其焉能合哉?"仲景六经所概者广，凡风寒温热内伤外感，自表及里，有寒有热，或虚或实，无所不包。六经证治体系成为中医临证的基础，这句话实在内涵很深。

《伤寒论》六经病证的治法方药，是个开合自如的体系，它所展现的是一个临证的世界，构成这个体系的主要线条是六经、病证和方证。本文沿着六经的脉络，将治法方药稍作展开。六经的阶段和层次，初、中、晚和上、中、下，三三得到九大块的内容，如果坚持用六经表述，则有如下的表格（见表9，治法方药前的序号与框图中的六经序号对应）。左寒右热，上实下虚，先表后里。其实在六经这个框架里，也是能够容纳卫气营血和三焦辨证内容的。若要讲常用的治法，诸如辛温、甘温、辛热、苦温、辛凉、苦寒、甘寒、咸寒、辛苦等等，大都也能够找到各自合适的位置，而且都有相应的方药。

表9　六经的治法方药位置

1 温散	2 调和营卫	3 凉泄
4 温补	5 扶正达邪	6 寒泻
7 回阳	8 寒热兼顾	9 救阴

1 麻黄汤（温散）麻、桂
2 桂枝汤（调和营卫）桂、芍、姜、枣、草
3 越婢汤（凉泄）麻、石
4 理中汤（温补）参、术、姜、草
5 柴胡汤（扶正达邪）柴芩、姜夏、参枣草
6 白虎汤（寒泄）知、石
6 承气汤（寒下）硝、黄、枳、朴
7 四逆汤（散寒回阳）姜、附
8 乌梅丸（寒热虚实兼顾）柏连、姜附、参
9 黄连阿胶汤（清热养阴）芩、连、胶、鸡

在九大块中间再作细分的话，一是对仲景方可以把握得更加精细，一是对后世方能够认识得更加具体。执简驭繁，从六经到整个热病，再从热病到杂病，所谓“以六经钤百病”、“六经为百病之六经”。如果能够充分理解存在于六经病证中的治法方药体系，所谓“寻余所集”，那么，对中医临床的证治也就能“思过半矣”。以下分九个方面对六经的治法方药作

一个大概的叙述。除了文字的分析，另有框图对方药的位置提示。每一个治法其实都可以再作展开，框图也可以作三三六九区分，上表下里，左寒右热，这样会比较清楚每首方剂的具体位置，也许有助于理解和把握（见表10）。当然，这只是一个大概，并不绝对，实际上还可以做进一步的斟酌推敲。

表10　三三六九法的代表方剂归纳

温散（太阳寒） …………………… 1 麻黄汤 2 大青龙汤 3 小青龙汤 4 麻黄附子细辛汤 5 乌头汤 6 川芎茶调散	和营卫（太阳） …………………… 1 桂枝汤 2 桂枝麻黄各半汤 3 桂枝加大黄汤 4 桂枝加附子汤 5 小建中汤 6 桂枝加龙骨牡蛎汤	凉泄（太阳热） …………………… 1 越婢汤 2 麻杏甘石汤 3 麻黄连翘赤小豆汤 4 升麻葛根汤 5 银翘散 6 清燥救肺汤
温补（太阴） …………………… 1 参苏饮 2 藿香正气散 3 理中汤 4 四君子汤 5 补中益气汤 6 半夏厚朴汤 7 瓜蒌薤白半夏汤 8 吴茱萸汤 9 外台茯苓饮 10 防己黄芪汤 11 五苓散 12 大黄附子汤	调升降（少阳） …………………… 1 小柴胡汤 2 达原饮 3 半夏泻心汤 4 藿朴夏苓汤 5 四逆散 6 当归芍药散	寒泻（阳明） …………………… 1 栀子豉汤 2 白虎汤 3 黄芩汤 4 大黄黄连泻心汤 5 茵陈蒿汤 6 大黄牡丹汤 7 升麻鳖甲汤 8 大承气汤 9 大陷胸汤 10 抵当汤 11 安宫牛黄丸 12 镇肝熄风汤
回阳（少阴寒） …………………… 1 四逆汤 2 真武汤 3 桃花汤 4 阳和汤	顾寒热（厥阴） …………………… 1 乌梅丸 2 干姜芩连人参汤 3 麻黄升麻汤 4 肾气丸	救阴（少阴热） …………………… 1 黄连阿胶汤 2 百合地黄汤 3 竹叶石膏汤 4 加减复脉汤

本章节中所罗列的方药，还是按照三三六九的治法框架展开。九个治疗大法，每个又可以作若干的细分，以法统方，方有主方、类方、变方，有些差别太大，则列为附方。整个方药的体系，以经方为基础，但也不排除后世的一些常用方，我在归纳中尽量做些源流上的梳理，以清楚整个证治系统的眉目，从而更加方便我们对每首方剂的理解和掌握。这里举出的代表方有60首，进一步展开涉及的方剂近400首。如果将三三六九的代表方剂加以罗列的话，则有如下的归纳，可以看出，大体上是中间的内容多，左右两边的内容多，个中缘由，如果结合临床应该不难理解。

一、温散（辛温散寒）

辛温发散，辛入肺，辛以行，温以通。辛温宣发，开泄升散，辛温助阳行气，化湿利水。气行则津布，故又可以说，辛以润之。温散所对应的病证，首先当然是太阳病，如果太阳指热病初期，则温散的范围太大，所以必须缩小到太阳伤寒麻黄汤证。麻黄八证，一派寒邪遏表的症状。表寒用辛温发散是对的，但是容易让人造成错觉，即辛温只限于表寒证。我们通常所说的辛温发汗，发汗是为了祛除表邪，所以辛温似乎就成了发汗解表剂，所谓“辛胜即为汗药”，也有一定的道理。

其实，辛温的用途甚广，辛温鼓动人体阳气向外、向上，看一下《金匮要略》中的证治也可以清楚，湿病要温散，痰饮、水气要温散或温消，中风也有用温散。辛温通达阳气，辛味行气，促进消化、循环、呼吸系统的功能（温散能化痰祛湿、通络、利尿、平喘止咳）。一般认为温散走表，其实辛温又何尝不走里呢？如果把温散作为配角，则涉及的面就更广了。

辛温发越太过则成弊端（应该重视《伤寒论》原文提出的麻桂剂的禁忌），所谓过汗伤阳，温燥伤阴。除了临证把握住用药的尺度以外，也要理解有升必有降的道理，如麻黄汤中麻桂宣散，杏仁就含肃降意，大小青龙汤中或用石膏或用芍药也是要求降下内敛的效果。

表证属实，其实虚实又是相对的，邪留之处，其气必虚（虚体受邪，其病则实），仲景方中有麻黄附子的同用，后世的温散方中多加入人参、黄芪等补虚之品，也是提示了发汗散邪的相对性。即外感不避扶正，而在于把握扶正的时机与方法，注意邪正的主次，所以又有扶正解表的说法，可以用附子，也可以用人参。如果在温散中多用化湿行气之品，则就靠向藿香正气散法了。

辛温散寒也可以作广义解，即解表发汗是散寒，温经发汗也是散寒，此外，辛温还可以散寒止痛，辛温还可以温中补虚，辛温还可以回阳救逆，这样辛温就从太阳一直通到了太阴、少阴。辛温的主要作用是推动阳气的运行，故辛温可散内外之寒。辛温的代表方药，当推麻桂之配伍，麻黄汤无疑为代表方剂。但辛温并不局限于发汗，他如麻黄附子细辛汤、四逆汤、干姜附子汤、桂枝去芍加麻黄附子细辛汤、乌头赤石脂丸等，也均以辛温见长。发散力量最强者在此，因为非辛温则不足以发散。

甘草麻黄汤发越水气，半夏麻黄丸蠲饮定悸，麻黄加术汤温散寒湿，葛根汤发汗散邪舒缓筋脉，小青龙汤散寒温肺化饮，麻黄附子细辛汤助阳散寒，桂枝去芍药加麻辛附汤治疗气分心下坚而内外皆寒者。以上各方温散到底，用药的轻重缓急随病证而异。大青龙汤则明显有兼夹，即辛温当配清热，如麻杏薏甘汤也有些转向凉散，小青龙加石膏汤、射干麻黄汤、厚朴麻黄汤多少都显示了这一倾向。到了越婢汤、麻杏甘石汤、白虎汤则就完全转向到以寒凉为主的清热阵营中了。《宣明论》的防风通圣散（大黄、芒硝、山栀、黄芩、连翘、石膏、滑石清热攻下，麻黄、荆芥、防风解表，当归、川芎、芍药活血）。尽管也有麻黄、荆芥、防风解表药的运用，但就整个药方来看，则彻底转向主以清热为主了。

《古今录验》的续命汤治疗中风痱，肢体不遂，口不能言等，药用麻桂、参姜、归芎、石膏、杏仁、甘草。魏晋时期的方书中都有续命汤的记载，除了大小续命汤，还有西州续命汤，用药大同小异，不外温散、活血、清利，在药量的大小上体现出作用的强弱。《千金要方》中有续命煮散，更加附子、细辛、防风、防己、茯苓、白术、升麻、独活等，细看此处，辛温不是散邪而是行气了。后世辛温中注意用川芎止痛，注意用行气化湿和胃药如苍白术、厚朴、陈皮、半夏、茯苓等，以适应夏季热病的治疗，特别在南方梅雨或北方的多雨季节，沿这个方向再跨一步就可以进入太阴的领域了，如《局方》的藿香正气散、东垣的清暑益气汤，偏于温散、温燥，表里兼顾，也是临证的常用治法。

对温散治法的临证把握，最为典型的要推太阳伤寒证，或提麻黄八证。基本病机以寒邪束表、郁遏营卫为主。症见面色白，恶寒怕风明显（也许有发热，用手可以触知，但病人无热感），无汗，颈项板滞，头痛，身痛，腰痛。或伴有咳喘，痰白而稀。或伴有腹泻，苔薄白，舌不红，脉浮紧。病程较短，一般在二三天内，临床上以上呼吸道感染多，病毒性感染多。慢性病以慢支咳喘和类风关肢体疼痛多见。

此处将温散大法再细分为六个具体治法，也可以看作麻黄汤的辛温发汗的延伸，辛温发散行水兼清郁热的大青龙汤，有温肺化饮平喘的小青龙汤，有温经助阳发汗的麻黄附子细辛汤，有祛风散寒、益气和营通络的小续命汤，有发汗解表、祛风止痛的川芎茶调散。其实，再往细走，还有很多层次可分。

（一）辛温发汗

【主方】

麻黄汤 本方发汗解表，宣肺平喘，主治太阳伤寒证，是辛温解表的代表方剂，一般用于风寒表证。方由麻黄、桂枝、甘草、杏仁四味药物组成。方中麻黄发汗解表，宣肺平喘为主药；桂枝发汗解表，助麻黄辛温发汗；甘草和中，甘草配桂枝，辛甘发散，宣通阳气，助麻黄发汗；杏仁降气平喘，与麻黄相配宣肺平喘。本方证的原文叙述有“麻黄八证”之说，主要见到头痛，发热，身疼，腰痛，骨节疼痛，恶风，无汗而喘，脉浮紧。其主要病机为风寒之邪袭表，影响到肺，卫气被遏，故恶风或恶寒；卫气抗邪则发热，脉浮；寒主收引，经脉不利，营阴郁滞则头痛，身疼，腰痛，骨节疼痛；寒主收引，腠理闭塞则无汗；风寒袭表，肺气失宣则喘；风寒束表则脉紧。方有执对本方有如下说：“麻黄味苦而性温，力能发汗以散寒，然桂枝汤中忌麻黄，而麻黄汤中用桂枝，何也？曰：麻黄者，突阵擒敌之大将也。桂枝者，运筹帷幄之参军也。故委之以麻黄，必胜之算也；监之以桂枝，节制之妙也。甘草和中而除热，杏仁下气而定喘，惟麻黄有专功之能，故不须啜粥之助。”（《伤寒论条辨·卷之二》）本方证一般常见于外感热病的早期阶段。

本方属辛温发汗峻剂，而发汗过多会损伤正气。《伤寒论》中提出了不可发汗的禁例，如咽喉干燥、亡血等阴虚火旺、气血不足的病人不能用峻汗法，所以临床应用麻黄汤时应特别注意避免过汗伤正。柯韵伯指出：（麻黄汤）“此乃纯阳之剂，过于发散，如单刀直入之将，投之恰当，一剂成功，不当则不戢而招祸。故用之发表，可一而不可再，如汗后不解，便当以桂枝汤代之。”麻黄汤坐镇于太阳寒的位置，温散力强，属于以偏纠偏的典型方法，所以禁忌也多，一旦用错，弊害也大，而且临证时一般也不可能长期投用。另外应该注意麻黄汤和麻黄不是一回事，麻桂相配的温散用在表寒证，而麻黄与它药相配在热证或里证中应用亦多，我们大可不必因方而废了药。

后世医者对本方的运用有颇多发展，柯韵伯用本方治疗寒性哮喘及风寒湿痹，亦有用本方治疗水肿初起有风寒表实证者，说明不应该将本方仅仅局限在发汗解除表证这一点上。本方临证所用的几个方面，发汗解表也好，宣肺平喘也好，散寒通络也好，利水消肿也好，基础应该都在温散二字之上，由温散进一步演化，才有其他一系列的类方变化。

本方临床上多用于治疗呼吸系统的病证，如感冒、流行性感冒、肺炎、急性支气管炎、支气管哮喘等，临证所见为恶寒发热，无汗，咳喘，苔白，脉浮等；也有用于神经运动系统的病证，如坐骨神经痛、肩周炎、关节炎等，临证所见为肢痛，肌肉疼痛，恶寒，脉紧，苔白等；也有用于泌尿系统的病证，如肾炎水肿而兼有风寒表证者等等。

【类方】

麻黄加术汤 本方由麻黄汤加白术而成，在《金匮要略》中治疗湿病“湿家身烦疼”，属于温散的治法，辛温解表，散寒祛湿。方中麻黄配白术，虽发汗而不致过汗，且能行表里之湿邪，是湿病兼表寒的治疗方法。寒湿袭表，经脉不利，临证可见发热，恶寒，无汗，关节疼痛且沉重，脉浮紧，舌苔白腻等。

甘草麻黄汤 本方在《金匮要略》用于水气病的治疗，甘草与麻黄相配，宣肺而散水气，用以治疗皮水，此可以视为温散发汗最为基础的药对，水气病证治中的汗法就是由此扩展，或麻黄桂枝同用偏向于温，或麻黄石膏同用偏向于凉，用以应对不同病证的治疗。

杏子汤 本方出自《金匮要略》水气病的证治，方虽佚，但一般考虑为麻杏甘石汤或甘草麻黄汤加杏仁，也是解表宣肺利水的方剂。本方证为外邪侵袭，肺失宣肃，以至于水湿泛滥于肌表，临证可见发热，恶寒，喘息，浮肿，脉浮等。

作为麻黄汤的进一步的引申，后世有《千金要方》麻黄引气汤、《摄生众妙方》定喘汤、《兰室秘藏》麻黄苍术汤、《脾胃论》麻黄人参芍药汤、麻黄蝉衣汤、加味麻黄汤、《张氏医通》麻黄续命汤、《三因方》麻黄甘草汤、麻黄左经汤、麻黄白术汤、《伤科补要》麻黄温经汤、麻黄桂枝汤、《衷中参西录》麻黄加知母汤等等，也可以举出不少变方。历代医家中也不乏精于运用者，如《类证治裁》中用麻黄汤加半夏、橘红、苏叶、姜枣，治疗风寒咳嗽，也可以看作很典型的变通吧。今天的临床，麻黄汤之所以少用，主要是发热初期的患者走到西医那边的多了，或者是受到西医的影响中医投用辛凉或苦寒药的多了，还有就是对麻黄桂枝的弊端渲染过度，使不少医者对温散药物敬而远之。当然过用或误用温散弊害立现，也是事实，如此一来，对麻黄汤应用的经验也就难以积累。

（二）辛温发汗散水，兼清郁热

【主方】

大青龙汤 本方发汗解表，兼清里热，主要治疗太阳伤寒证兼见烦躁（郁热）以及溢饮（出自《金匮要略》痰饮病篇，身痛与身肿并见）等病证。原文对主症的描述为：发热，恶寒，身疼痛，不汗出而烦躁，脉浮紧；或当汗出而不汗出，身体疼重或身不疼但重，乍有轻时，伴四肢浮肿。本方证的病机为风寒袭表，里有郁热，或水气泛滥。风寒之邪袭表，卫气被遏则恶寒，身疼痛；正气抗邪则发热；风寒袭表，腠理闭塞则无汗；风寒袭表，兼有郁热则烦躁。当汗出而不汗出，水湿不得外越，溢于肌肤则身体疼重，四肢浮肿。本方由麻黄、桂枝、甘草、杏仁、生姜、大枣、石膏七味药物组成，方中麻黄、桂枝发汗解表；石膏辛寒清泄里热，配麻黄透解郁热；杏仁下气肃肺，配麻黄平喘；生姜、甘草、大枣和中散邪。

本方的特点是温散的力量强，甚至超过麻黄汤，但同时又朝向清热，既有麻桂同用，又有麻石同用，如果减轻温散，则就偏向越婢汤的凉泄了。在《类聚方广义》中有用本方治疗麻疹，以及眼目疼痛，流泪不止，赤脉怒胀，云翳四围，或眉棱骨疼痛，或头痛耳痛等的记载。本方证在外感热病与内伤杂病都能见到，本方在临证中主要用于治疗呼吸系统的疾病，如感冒、急性支气管炎、支气管哮喘、大叶性肺炎等；也有用于治疗急性肾炎、急性关节炎等病证治疗的。

【变方】

葛根汤 本方也可以看作由桂枝汤加麻黄、葛根而成，方中既有麻黄、桂枝的发散，又有芍药、葛根的清热生津，从这个意义上来说，本方开合的力量应该胜过桂枝汤，在《伤寒论》中治疗项背强几几，在《金匮要略》中本方用治刚痉，皆属无汗。本方的治疗也具有双向性，体表无汗项背强可以用，二阳合病下利也可用。方中葛根性平，味甘辛，辛温能升能散，升清阳以止泻，散外邪以退热，甘味生津以滋养筋脉，治外有麻黄、桂枝的温散，治内有芍药、葛根的清泄，因为葛根汤在整体上是以升散为主的，所以本方用于表证兼下利，也有称为逆流挽舟的。本方有作为麻黄汤类方的，也有专门另列为一类的，此处把它和大青龙汤列在一起，是因为发汗清里二者大致相同。

另外，在不少医书中都有葛根汤方名的出现，名同而药异，作为药物的配伍有葛根、栀子、枳实、豆豉（《济生方》）；有葛根、赤芍、赤茯苓、甘草（《疡医大全》）；有葛根、牛蒡子、荆芥、蝉蜕、连翘、郁金、桔梗、甘草（《疫痧草》)；有葛根、枳壳、半夏、生地、杏仁、茯苓、黄芩、生姜、甘草、黑豆（《奇效良方》)；有葛根、秦艽、荆芥、赤芍、苏叶、白芷、生姜、甘草（《医学心悟》）等，很明显，葛根汤的用药后来被引向清热的方向。日本方面习惯于将本方列为治疗肩背板滞症的首选，也是基于方证的相对，临证所见轻一点是强急，重一点则为痉。其实和桂枝汤合看，把它作为桂枝汤的加减变化也可以，本方也可视作调和气血营卫的方剂之一，它比桂枝汤调和的力量更大，既有麻黄、桂枝的升阳，又有葛根、芍药的凉泄，和桂枝汤证的不同在于汗之有无，可见本方的温散之力胜过桂枝汤，所以把它靠在温散这边也无妨。

（三）温肺化饮平喘

【主方】

小青龙汤 本方既能发汗解表，又能温肺化饮。药物由麻黄、桂枝、半夏、干姜、细辛、五味子、芍药、甘草等八味组成。方中麻黄、桂枝发汗解表，温散风寒，宣肺平喘；半夏、干姜、细辛温肺化饮，加五味子、芍药，则辛散之中寓有酸收苦降，温燥而不会太过，甘草调和诸药。本方证为外受风寒之邪，内有痰饮之停，临床所见以咳喘而兼有表寒之证为主。原文对本方证的描述为：发热，恶寒，咳喘，干呕等；或四肢浮肿，沉重疼痛，而咳逆倚息不得卧等。风寒之邪袭表，卫气受邪，故发热恶寒而身痛；肺有痰饮，肺气上逆，则咳喘，甚则倚息不得平卧；饮停气逆则干呕，甚或吐涎沫；水气内停，溢于肌肤则四肢浮肿而重。《伤寒论》将本方用于治疗风寒外袭，肺有停饮的咳喘，《金匮要略》

用于治疗水气溢于肌肤的溢饮和咳喘满吐的支饮，或也用于妇人吐涎沫等的治疗。

本方的特点是温散轻，而温里化饮的力量强，里是指肺，里中之表，原则上还是宣散为主，肺主气，温散通达阳气。本方临床上主要用于治疗呼吸系统的病证，如急慢性支气管炎、支气管哮喘、肺气肿、肺心病、渗出性胸膜炎等；也有用于治疗肾炎水肿，以及过敏性鼻炎等病证的。本方用药偏于温燥，临证时可以加减变化，所以《金匮要略》治疗咳嗽上气又有如下变化了的三首方，这三首方演示了小青龙汤的临证加减，有助于我们体会经方的活用。

【类方】

小青龙加石膏汤 本方主治肺胀，该病证临床主要表现为咳而上气，烦躁而喘，脉浮等症。病机为外感风寒，内有饮邪，饮邪郁久化热，治法为表里兼顾。本方发汗解表，宣肺平喘，兼清里热。本方以小青龙汤发汗解表，温肺化饮，止咳平喘，加石膏清泄里热，适用于小青龙汤证伴有郁热烦躁者。

射干麻黄汤 本方主治咳而上气的病证，临床表现为咳而上气，喉中有水鸡声等。其病机为寒邪束表，痰饮郁肺，肺气不宣，治法为外散寒邪，宣肺降逆。方中射干消痰开结，麻黄宣肺平喘，细辛、生姜散寒行水，半夏、款冬、紫菀化痰降气止咳，五味子收敛肺气，大枣和中。本方仍然用于寒饮咳喘等病证，但已经减轻了小青龙汤的温燥。

厚朴麻黄汤 本方主治的咳逆，临床表现还可以见到胸满，烦躁，咽喉不利，痰声漉漉，或见头汗出，倚息不能平卧，脉浮等。病机为表邪未解，肺有停饮，兼有郁热。治法为化饮降逆，止咳平喘，兼清热。方中厚朴、麻黄、杏仁宣肺利气降逆，兼散外邪；细辛、干姜、半夏、五味子化饮平喘止咳，石膏清热除烦，小麦扶正安中。适用于表邪未解，肺失宣肃，兼有郁热的咳喘病证。

【附方】

甘草干姜汤 本方温肺复气，温中散寒，原文中称肺痿、肺中冷，症见吐痰清稀而不咳不渴，由于肺气虚弱不能制约下焦，而见遗尿，小便数，阳虚而清阳不升则眩。本方可以视为辛甘温补剂的基础药对，治疗虚寒证的基本方，可以走上，也可以走中，所谓温肺温胃，其实干姜是中焦的药物，温中就已经带有温肺的意思了，用“培土生金”的套话，亦通。若加上附子则成为四逆汤，就一下子走到少阴寒证的位置上了，具有回阳救逆之功。

半夏麻黄丸、牡蛎汤 半夏麻黄丸宣肺化饮，蠲饮通阳，见症以心下悸动为主，其病机为水饮内停凌心所致。本方出在《金匮要略》惊悸的证治中，水停致悸与阴血不足之悸，治法方药完全不同，本方治在杂病中也含有对比鉴别之意，二味药都偏温，但麻黄应该是起主要作用的。本方在临床上有用于治疗病态窦房结综合征的，临证时又可以变通加减，如进一步可以变到桂枝去芍加麻辛附子汤的，即温的力度自己可以酌情调节。牡蛎汤作为《金匮要略》疟病篇的附方，治疗牡疟，药用牡蛎、麻黄、甘草、蜀漆，也可以用来治疗胸腹饮停而致的悸动，麻黄的宣散，和蜀漆的化痰同用，也是临证的选择之一。以上二方中都用麻黄，但化痰饮的药物有所不同。

（四）温经助阳发汗

【主方】

麻黄细辛附子汤 本方证可以视为表里同病，虚实夹杂之证，主要靠在寒证一边，也有简称为太少两感证，一般见于外感病初期，临床主要表现为发热，恶寒，头项强痛，无汗，舌淡，苔白，脉沉等。病机主要为表受风寒，里阳虚衰。里阳尽管已有不足，但当风寒袭表时正气尚能抗邪，故见发热，但抗邪力显然不足，气血流行不旺，不能全力趋表以抗邪，故脉不显浮而见沉，同时发热也只是低热。本方由麻黄、细辛、附子三味药组成，麻黄、细辛相配，以辛温发汗解表，附子辛热温阳，不用生附子，说明阳虚尚不严重，还没有到非救急回阳不可的时候。

本方的治疗体现了温阳解表的大法，表有风寒，里阳不支，如不温里阳则表寒不易速去，如一味发汗温散太过，又有耗散阳气的弊端，故需在解表散寒的同时扶助阳气。由于本方证病属初起，正虚不重，辛温发汗解表和温经助阳二者相辅相成，相得益彰。本方所代表的温阳散寒，非常重要，即机体本身的散寒力量不够，就必须用助阳药从里往外托，或用干姜温中，或用附子温肾，机体的表里、上中下本来就是贯通的。

作为温散和助阳的结合，本方的临床应用就比较广泛了，从疾病的角度如病态窦房结综合征、低血压症、房室传导阻滞、冠心病、心律失常、支气管炎、支气管哮喘、肺心病、阳虚感冒等都可考虑用本方加减。对哮喘见肾阳虚衰、气化失司、水泛为痰，症见咳喘引痛、气短背寒、喘息不得卧、浮肿、心下悸等，以及屡用大剂量激素疗效不佳者，用本方多有效验。另外如面神经瘫痪、中风半身不遂、神经性头痛、类风湿性关节炎、过敏性鼻炎、寒性咽痛、虚寒齿痛等使用本方也有一定的疗效，也有用于多形性红斑、慢性荨麻疹、带状疱疹皮损消退后遗留的疼痛等治疗的。

【类方】

麻黄附子甘草汤 本方证亦属太少两感证，即风寒表证兼里虚寒，治疗亦属温阳解表法。也许本证病程较长，里虚寒较麻黄细辛附子汤证要重些，因此没有重用发汗解表药，怕过用伤正，而扶正的药力则稍有加强。本方用麻黄解表，附子、甘草二味药相配温阳益气，微微发汗，扶正以散外邪。

麻黄附子汤 本方出自《金匮要略》水气病的证治，属阳虚而水泛肌表之证，临证可见身肿，恶寒，无汗，小便不利，舌淡，苔白，脉沉等症，治以温阳益气，发汗利水。方中麻黄一方面发汗散寒，另一方面宣肺而通利水道，附子、甘草的温阳益气也有助于水气的消散。

以上二方，名称不一，药物相同，体现了在药物轻重力度上的把握。

（五）祛风散寒，益气和血通络

【主方】

乌头汤、乌头桂枝汤 乌头汤散寒祛湿止痛，在《金匮要略》中主治寒湿历节。寒湿痹阻关节，致关节剧烈疼痛，屈伸不利，药用麻黄发散寒湿，川乌散寒镇痛，芍药、甘草缓急止痛，黄芪益气走表，可以免麻黄发散之虚，可以助乌头祛寒止痛之力。而乌头桂枝汤尽管出在《金匮要略》寒疝病的证治中，但原文描述也有身疼痛，桂枝汤调和营卫气血而通利血脉，乌头散寒止痛，临证用于痹证的治疗亦多。

桂枝芍药知母汤 本方祛风散寒除湿清热，宣痹止痛。方中防风、桂枝、麻黄、生姜辛温发汗，祛风散寒除湿，辛以散邪，辛以通痹；附子辛热温经散寒止痛；白术健脾燥湿；知母清热；芍药缓急止痛。本方在《金匮要略》主治风湿历节，症见身体羸瘦，肢体关节疼痛肿大变形，伴见头眩短气，温温欲吐等。病因风寒湿邪痹着于关节，寒湿流注筋脉关节，阻滞气血，日久而有郁热，甚或兼有肝肾气血亏虚等体质因素。本方用药的特点是温散为主，祛风散寒除湿止痛，同时用药上也已经配伍了苦寒清热，注意到兼顾了疾病慢性化以后的化热倾向，但真的要用于慢性缓解期的治疗，则应当适当加入补益肝肾之品。本方临床主要用于治疗风湿性、类风湿性关节炎活动期、痛风急性期，其他以躯体关节活动不利为主要临床表现的疾病，如坐骨神经痛、颞下颌关节紊乱综合征、椎间盘突出、关节型银屑病、膝关节僵硬、膝关节滑膜炎等也有用本方加减治疗的，另外也有将本方用于以疼痛为主症疾病的治疗的，如头痛、牙痛、痛经等。

【类方】

小续命汤 本方作为附方，出现在《金匮要略》的中风病篇，药由麻黄、桂枝、杏仁、黄芩、芍药、川芎、防风、防己、附子、人参、生姜、甘草等组成，用于治疗中风痱等，原文描述的症状当属中风病证。本方祛风散寒，益气活血，方中人参、生姜、甘草温中益气，当归、川芎养血活血，麻黄、桂枝温散风寒，石膏、杏仁泄热，此方反映了汉唐时期对中风的治法，其实当时续命汤的加减变化亦多，但总以祛风温散通利之品为主。

千金三黄汤 本方作为附方，出现在《金匮要略》的中风病篇，药用麻黄、黄芪、黄芩、独活、细辛。温散祛风散寒，配有益气、清热。治疗中风手足拘急，百节疼痛，烦热心乱，恶寒，终日不欲食。本方与续命汤有相似处，用药则更加精简缩略。

侯氏黑散 本方作为附方，出现在《金匮要略》的中风病篇，由桂枝、细辛、防风、当归、川芎、人参、干姜、白术、茯苓、桔梗、黄芩、菊花、牡蛎、矾石等组成。方中菊花、牡蛎息内风，桂枝、细辛散外寒，人参、白术、干姜、茯苓健脾化痰湿，矾石、桔梗祛既停之痰，当归、川芎活已滞之血。本方祛风化痰与益气活血共用，有健脾化痰、祛风通络的作用，寒温并投，补泻兼施，也是一张可以较长时期服用的方剂，临床用于中风后遗症较多。

三附子汤、独活寄生汤 作为温散通络止痛的方剂，有《金匮要略》治疗湿病的三附子汤（分别为甘草、桂枝、白术附子汤），由此而延伸到治疗历节的桂枝芍药知母汤、乌头汤、治疗寒疝的乌头桂枝汤，以及后世补益气血、祛风散寒除湿的独活寄生汤等，这些都可以作为参考。经方用药偏于温散，乌头、附子、麻黄、桂枝、芍药、防风、白术等为常用之品，大体也是由湿病到历节，由三附子汤到桂枝芍药知母汤，主要针对风湿痹痛的治疗，后世的独活寄生汤相对结合了一些调养气血的药物，邪正兼顾，对痹证的缓解期治疗比较合适，现代医家焦树德的补肾祛寒治尫汤也可以看做是对仲景治疗痹痛方的补充和扩展。

（六）发汗解表，祛风止痛

【主方】

川芎茶调散 本方散寒祛风而止头痛，出自《和剂局方》，主治外感风邪头痛、偏正头痛或巅顶作痛，伴见恶寒发热，目眩鼻塞，舌苔薄白，脉浮者。药物由川芎、荆防风、细辛、白芷、羌活、甘草、薄荷等组成。本方证由风邪外袭，循经上扰头部，阻遏清阳之气所致，故见头痛。风邪袭表，邪正相争，故见恶寒发热，目眩鼻塞，脉浮等症。外风宜散，方中川芎、白芷、羌活疏风止痛，其中川芎长于止痛，善治少阳、厥阴经头痛（头顶痛或两侧头痛），羌活善治太阳经头痛（后头痛牵连顶部），白芷善治阳明经头痛（前额部），都可以视为主要药物。细辛散寒止痛，并长于治少阴经头痛；薄荷用量较重，能清利头目，搜风散热；荆芥、防风辛散上行，疏散上部风邪。服用时以清茶调下，取茶叶的苦寒性味，既可上清头目，又能制约风药的过于温燥与升散，使升中有降。这种温散止痛的方剂更加精细到位，针对性也更强，可以补麻黄汤温散的不足。

【变方】

荆防败毒散 本方发汗解表，消疮止痛，出自《摄生众妙方》。药物由荆防风、羌独活、柴前胡、川芎、桔梗、枳壳、茯苓、薄荷、生姜、甘草等组成。本方原来用以治疗疮肿初起见红肿热痛，恶寒发热，无汗不渴，舌苔薄白，脉浮数者。目前临证所见的表证，大多已经失去了初期的治疗，而以本方随证加减取效者亦多，一般适当加入清热之品。

杏苏散 本方辛温疏透，轻宣凉燥，宣肺化痰，药物的组成为杏仁、紫苏、半夏、陈皮、茯苓、甘草、前胡、桔梗、枳壳、生姜、大枣。方中紫苏、前胡解表散邪，微发其汗；杏仁、桔梗宣肺达邪止咳；半夏、茯苓祛湿化痰；枳壳、橘皮理气宽胸；生姜、大枣、甘草调营卫，诸药相合，发表宣肺散寒，理气化痰而止咳。本方所治乃凉燥外袭，一般症见恶寒无汗，头痛，咳嗽痰稀等。本方也可以看作是参苏饮去人参、葛根、木香加杏仁而成。参苏饮原治虚人外感，风寒袭肺，故其人咳嗽痰多，胸膈满闷，头痛鼻塞，恶寒发热。二方用药相近，可见凉燥一病，实乃秋寒犯肺，故治疗也还是要从温散入手，治法相近，但所用药物已经有了很大的不同。

二、调和营卫（和谐阴阳）

调和营卫的讲法稍嫌模糊，但是如果把桂枝汤放在中间的位置，模糊一点也对。营卫、气血、阴阳、寒热、虚实、表里的不和，就必须考虑这样的方法。桂枝汤应对太阳中风，有用表虚证来表述的，也有不完全同意这样说法的。

但是不管怎么说，桂枝汤应该是一张回旋余地很大的处于过渡阶段的方剂。柯琴曾提出："桂枝之自汗，大青龙之烦躁，皆兼里热，仲景于表剂中便用寒药以清里。"如果将芍药看作清热，则很明确，说桂枝汤证表虚自汗，也就未必合适了。表证可以分出寒热，但临床上的证情所见，不可能非此即彼，划分那么清楚，所以不妨把桂枝汤证看成是一个过渡的证型，可以是寒热间的转换，也可以是虚实间的错杂，甚或是由表及里的过渡。这样一考虑，对于很多情况下用桂枝汤来应对也就比较容易理解了。所谓桂枝汤“外证得之解肌和营卫，内证得之化气调阴阳”。这样的讲法基本到位，桂枝汤在临床证治中左右逢源，应对范围宽广，也就一点也不奇怪了。

桂枝汤或者桂枝和芍药的相配，杂病证治中也到处可以见到如此的用法，如痉病、历节、血痹、虚劳、奔豚气、腹满、寒疝、黄汗、黄疸、妊娠等具体方治中都可以见到桂枝汤的影子。桂枝汤所用的药物，大多为药食两用之品，于此又可以感悟医药起源于生活实践，体会药疗和食疗的关系。所以，桂枝汤在仲景书中成为开首第一方，成为加减变化最多的一张方剂，也是顺理成章。如果要在后世方中举出一张与桂枝汤相似的方剂，一时竟也想不出哪首合适，真是后不见来者，桂枝汤的调和营卫，成了此类治法方药中的绝响。

桂枝汤作为和解剂，和解力量稍轻者在此，因为桂芍毕竟势单力薄，而姜枣草的配合，使整张方稍稍偏向于温散。而桂枝汤的加减变化则内容丰富，在仲景书中细数竟有如下之多：①桂枝加桂汤（核起而赤，气上冲心）；②桂枝加附子汤（汗漏不止，恶风，小便难，肢难屈伸）；③桂枝加芍药汤（太阳下后，腹满时痛属太阴）；④桂枝加大黄汤（同上，大实痛）；⑤桂枝加葛根汤（汗出恶风项背强几几）；⑥桂枝二越婢一汤（热多寒少脉微弱）；⑦桂枝二麻黄一汤（发热形似疟一日再发）；⑧桂枝麻黄各半汤（发热如疟状面有热色）；⑨桂枝新加汤（汗后身痛脉沉迟）；⑩桂枝附子汤（发热身疼烦脉浮虚涩）；⑪桂枝甘草汤（过汗心下悸欲得按）；⑫桂枝甘草龙骨牡蛎汤（烧针汗后烦躁）；⑬桂枝去芍药汤（下后脉促胸满）；⑭桂枝去芍药加附子汤（同上微恶寒）；⑮桂枝去芍药加蜀漆龙牡救逆汤（火劫取汗后惊狂不安）；⑯桂枝加龙骨牡蛎汤（虚劳失精）；⑰黄芪桂枝五物汤（血痹肌肤不仁）；⑱桂枝加黄芪汤（黄汗、黄疸）；⑲桂枝加厚朴杏子汤（喘家见太阳中风）；⑳桂枝去芍药加麻黄细辛附子汤（气分心下坚大如盘）；㉑瓜蒌桂枝汤（柔痉）；㉒乌头桂枝汤（寒疝兼身痛）；㉓桂枝去桂加茯苓白术汤（汗下后头项强痛发热无汗心下满微痛小便不利）。桂枝汤像是搭建了一个可以广泛利用的平台，临证中可以应对的病情亦多。

对调和营卫治法的临证把握，以太阳中风桂枝汤证为典型，基本病机以气血营卫阴阳失和为主，程度尚轻浅并不严重。一般见症为发热，恶寒怕风，有汗，皮肤稍松弛或湿润，面色稍红润，脉浮缓，苔薄白，舌不淡。患者易外感，或外感后迁延不愈，一般情况可，病情大体属于由实转虚，由寒转热的过程中，在慢性病中属于气血两亏较轻者。

换一个角度，以桂枝汤的调和营卫为基点扩展开来，有小发其汗的桂枝二麻黄一汤，有和营清热通利的桂枝加芍药汤，有和营益气的黄芪桂枝五物汤，有温阳和营建中的黄芪建中汤，补虚和营敛阳的桂枝加龙骨牡蛎汤等，以下不妨从六个方面加以归纳。

（一）调和营卫

【主方】

桂枝汤 本方证的基本病机是营卫不和，在热病中的主要临床表现为发热，恶风，汗出，舌淡红，苔薄白，脉浮缓。发热较高时可见脉浮数，正气较弱时可见脉浮弱，汗出较多时可见脉洪大。本方证亦可表现为经常自汗出，或身痛不止，或气上冲等症。太阳中风证是本方的主要适应证之一，属风寒外袭营卫，卫强营弱之证。病邪以风邪为主，导致卫阳受遏，营弱不能内守，故见症既有恶风，又有汗出，然尽管风性开泄，营不内守，但由于卫阳受遏，故汗出而不畅。由于风寒袭表，卫气奋起抗邪，气血流行趋于体表，故见发热，脉浮，由于寒邪不盛，且营气较弱，故脉不呈紧而见缓。但如邪正抗争较盛，发热较高，可见脉浮数。如已用汗解，汗出较多，气血流行较旺，而表邪仍未尽去，甚或可见脉象洪大，此时仍可再用本方解表。营卫不和是本方证的主要病机，营卫不和的表述比较抽象笼统，既可因外邪导致或加重，亦可因气血不足所致，或两者兼有之。营卫不和进一步可致阴阳失调。太阳中风证的治法为解肌祛风，调和营卫，调和营卫成为桂枝汤的基本功效。桂枝汤方由桂枝、芍药、甘草、生姜、大枣五味药组成。桂枝辛温发散风寒外邪，芍药苦寒而酸，泄热养营敛阴，两药相配宣卫益营，一散一收，营卫气血调和，则表邪得以解除。方中生姜助桂枝发散风寒，大枣助芍药调养营阴，甘草配桂枝辛甘通阳，配芍药酸甘化阴。一般将本方归属于辛温，与麻黄汤并立，故凡有里热、热毒、湿热者当禁用或慎用。本方辛温发汗力较弱，对于太阳伤寒证见到发热、恶寒、无汗者亦不可用，以免药轻病重，贻误治疗的最佳时机。

本方的适应范围极为广泛，有人认为它是“汗剂”，有人认为它是“和剂”，有人认为它是“补剂”。诸说不一，各执一词，但都只从一个侧面反映了本方的作用，而未能全面地揭示其效能与特点。其实本方是一首既能治表，又能治里；既能散邪，又能扶正的具有多种功能的方剂，正如徐忠可所云：“外证得之解肌和营卫；内证得之化气调阴阳。”所以柯韵伯用本方治疗自汗、盗汗、虚疟、虚痢，均称“随手而愈”。柯韵伯认为：“本方为仲景群方之魁，乃滋阴和阳，调和营卫，解肌发汗之总方也。凡头痛、发热、恶风、恶寒其脉浮而弱，汗自出者，不拘何经，不论中风、伤寒、杂病，咸得用此发汗。若妄汗妄下，而表不解者，仍当用此解肌，如所云头痛、发热、恶寒、恶风、鼻鸣干呕等病，但见一症即是，不必悉具，惟以脉弱自汗为主耳。”（《伤寒附翼·卷上》）吴鞠通将桂枝汤列为温病初起恶风寒的治疗，提出温热自内发，风寒从外搏的内热外寒之证可用本方辛温解肌，也是体现了桂枝汤所具有的两面性，即对寒热的兼顾。曹颖甫则换了一个角度，提出：“素体虚寒之老人及孕妇服此，诚有意想不到的效力，故仲景以本汤为温补之主方。”

本方在《伤寒论》条文中出现多达27次，其适应病证较多，如太阳中风证、阳明病表未解、太阴病兼表证、营卫不和证、气血不和证等等。《温病条辨》中用桂枝汤治疗风温、温热、瘟疫、冬温初起恶风寒者，及温病解后，脉迟、身凉、汗自出者。我在三三六九的框架中将本方定位在太阳中，本方是一张左右上下都可以移动的方剂，和麻黄汤并立在一起并不合适，容易造成误解，而使人不敢使用。桂枝汤提供了一个调和的平台，理解了它的方义，学会了使用方法，十分方便。前人所谓“桂枝下咽，阳盛则毙”，其实未必如此。本方的类方较多，在《伤寒论》中主要有桂枝加附子汤、桂枝加厚朴杏子汤、桂枝加葛根汤、桂枝加桂汤、小建中汤等。在《金匮要略》中有桂枝加黄芪汤、桂枝加龙骨牡蛎汤、黄芪桂枝五物汤等。这些类方证候均有桂枝汤证的基本病机，但各方主治病证有异，故各方证的主症、病机、治法、方药均有一些区别。

本方在临床上常用于一般的感冒、流感、呼吸道感染等病证，辨证属于外感而营卫不和者。本方也用于治疗心脏疾患，其基础在于诸药相配有调和气血、调和阴阳的功能，本方也能调补脾胃，对肠胃蠕动有双向调节作用，故可治疗多种肠胃疾病。本方对汗液分泌有双向调节作用，临证无论多汗、无汗等汗出异常，都可从营卫不和的角度用本方加味治疗。本方又有活血通脉、镇痛等作用，常用于治疗软组织损伤、肩周炎、腰颈椎病、肢体麻木等证。本方有温经活血、调和气血作用，也常用治妇女病，如治疗妊娠恶阻、寒凝胞宫、更年期综合症、经行发热、产后自汗等病证。

【类方】

桂枝加厚朴杏子汤　本方治外感风寒表证误用泻下剂后，表证未解，增见微喘者，是邪犹在表，里气上逆，所以加厚朴、杏仁，下气平喘。若平素有喘病，又见外感风寒的表虚证，也可用本方。在桂枝汤证基础上出现咳喘，咯痰等症，此属外感风寒，营卫不和，肺气不利。治以桂枝汤解表、和营卫，加厚朴、杏子以宣肺化痰降逆。加味的目的很明确，对症处理，此类方剂后世也有，如桂枝汤加半夏、皂角化痰等。

（二）小发其汗

【主方】

桂枝麻黄各半汤 本方取桂枝汤调和兼以滋汗源，用麻黄汤发散以逐外邪，小其量而不使过汗。本方证病延数日，邪正相持，所以在处理上既要发汗又不宜太猛。此处麻桂合用属发汗轻剂，这样的做法提示，要做到药证相符，一是在药物的配合上下功夫，另外也可以在药量的轻重上进行调整。原文中提出的见症为发热恶寒，热多寒少；不呕，提示邪不在少阳；二便自可，提示与阳明无涉；寒热如疟，一天中有二三次发作；若面色红、身痒、汗出不彻，为邪郁在表。此时可考虑用本方，方名各半，实际上是桂麻各取1/3的量。

桂枝二麻黄一汤 本方证见发热形似疟，即热型已有变化，一日二见，汗出而解，提示了邪正相争，而汗出不透，故治疗仍须汗解。一般汗出后不可再用猛剂，故变桂麻各半为桂二麻一，其实关键在热型的改变。如疟状，但尚无里证见，提示邪在将出未出之际，以桂麻相合，既可托里又可散邪。

桂枝二越婢一汤 原文提出太阳表证，发热恶寒，热多寒少，可用桂二越一汤。以方测证，麻桂辛温发散依旧，但伍入石膏，提示病情有化热倾向，也许临证可见口渴、心烦等症。表寒而里热，类似大青龙汤证，但用药的力量明显轻减。

以上三方作为一个系列，体现了发汗轻剂的用法，体现出临证遣方用药的变化法则。药和药可以相配，方与方可以叠加，麻桂并用小其量，以应对不典型的太阳病证治，根据病情逐步化热的倾向，从麻桂同用加芍药，到最后加入石膏以清热，也是体现了从辛温到辛凉的变法，为发表的轻剂开出一条途径。

（三）和营清热通利

【主方】

桂枝加葛根汤 本方证基本上仍属太阳中风证，如可见发热、恶风、汗出、头痛、项强等症，只是项强一症较甚，从项部波及背部均感牵强拘急不舒，所谓“项背强几几”，此乃太阳经脉受邪，经气不利，经脉失养所致。治当解肌祛风，调和营卫，升津舒经，方取桂枝汤的药物组成，加用葛根，葛根味甘性平，解肌退热，升阳生津，升津液以养经脉，可以助桂枝汤解肌祛邪。这里可以和葛根汤对看。葛根汤以麻桂同用，症见无汗，而本方证有汗，以此来决定温散和凉泄的孰轻孰重。

瓜蒌桂枝汤 本方的治疗用桂枝汤解肌调和营卫，加瓜蒌根生津滋液，濡润筋脉，是治疗柔痉的代表方。方中瓜蒌根性偏凉，性凉者下行，使桂枝汤中芍药作用的方向加强，本方已有辛凉宣散之意。原文所说太阳病，其证备，是指头项强痛，发热汗出、恶寒等证俱备。身体强几几然，为痉病主症，脉反沉迟提示邪阻而经脉不利。本方用药偏凉，对痉的初期以有汗无汗决定辛温发散药的轻重，并注意凉药的运用，说明仲景已经有这方面的经验，同时也为后世的清热息风开出路径。

桂枝加芍药汤、桂枝加大黄汤、桂枝去桂加茯苓白术汤

桂枝加芍药汤证为太阳误下，伤及里阳而出现腹满时痛，此属太阴虚寒之证，但和理中汤证有别，所以用桂枝汤调和，加芍药以和络缓急止痛，如果疼痛较甚而里有积滞，则当加大黄以泻结滞。至于桂枝去桂加茯苓白术汤利水通阳，主症为小便不利，同时见有发热，头项强痛，无汗，又有心下满而微痛，此为水气内停而太阳经气不利，当然关于本方的药物历来看法不一，去桂去芍或者二者皆不去。其实对此我们一要尊重原文，一要考虑临证实际，既然各种可能性都有，就不必过分执意于谋求唯一正确的解说。

（四）和营益气温阳

【主方】

黄芪桂枝五物汤　本方益气通阳，和营行痹，为桂枝汤倍生姜，去甘草加黄芪，是益气活血法的体现，也有将本方视为补阳还五汤雏形的。本方在《金匮要略》中治疗血痹，而以益气的黄芪在方名中打头，也是气行则血行基本原理的体现。原文描述本方证以身体不仁、如风痹状为主症，临床上本方的应用十分广泛，举凡体表的症状如荨麻疹、肢体麻木等，甚或中风后遗症的半身不遂、糖尿病的末梢神经炎等，都可以本方为基础加减防治。

桂枝加黄芪汤　本方在《金匮要略》中治疗黄疸或黄汗，症见身黄兼发热恶寒，脉浮自汗等表虚证者，此邪气在表，治当固表除湿、调和荣卫，宜选桂枝加黄芪汤。方中桂枝汤调和营卫，以黄芪固表除湿，使营卫调和，汗出湿去，则身黄可愈。黄疸病初期，常见有表证，本方可用于寒湿发黄或湿重于热兼表虚发黄之证，若表实无汗者，则当用麻黄连翘赤小豆汤治疗。

桂枝加附子汤 本方调和营卫，温卫固表，临床所见是在桂枝汤证的基础上出现漏汗不止，恶风频频，小便难，四肢微拘急，难以屈伸等症，此乃营卫不和兼卫表阳虚。因卫阳不固致漏汗不止，汗出过多而伤津液，故导致小便减少，筋脉失养等症。治疗是在桂枝汤基础上加量甘草，并加用附子，使卫阳得固，漏汗得止，津液不再受损，则阴阳自和。

【变方】

桂枝加桂汤、桂枝去芍药汤、桂枝去芍药加附子汤 桂枝加桂汤为汗后伤阳，复感寒邪而发奔豚，加桂以散寒邪，以平冲逆，以伐水邪。桂枝去芍药汤用于下后脉促胸满，表未解而里已虚，芍药苦寒有碍于阳气的恢复，故去之。桂枝去芍药加附子汤则进一步出现恶寒，此为阳气亏虚不行于表，故加附子温经助阳。

桂枝去芍药加麻黄细辛附子汤 本方温通阳气，散寒化饮，在《金匮要略》中治疗气分病，见症以心下坚的症状为主，且大如盘而边如旋杯，此为阳气虚衰，阴寒凝聚，水气留滞而成，同时可以见到身痛骨冷等虚寒症状。桂枝汤去芍药则甘辛温通之力增，再加麻黄细辛附子汤则温经散寒之效更显，此方的用药体现了“大气一转，其气乃散”的精神。本方证除了心下坚以外，当还可以见到手足逆冷，腹满肠鸣，骨节疼痛，恶寒身冷等症。从药物的运用看，本方是温药一边倒，上中下，太阳、太阴、少阴全都顾及，可以视为温阳散寒的峻剂，已经离开桂枝汤而走偏。

此处所举的和营益气温阳的方治，要和前面的和营清热通利对看，二者在一起很好地示范了桂枝汤寒温用药加减的变化，桂枝汤加桂或去芍药则靠向温，桂枝汤加芍药或去桂则转向寒，以此来适应临证的各种复杂变化。只是桂枝尽管温升温散，但本身却有平冲降逆的作用。芍药尽管苦降寒泻，但原来也有缓急和利水的效用，此又是药物应用的为妙之处，临证值得注意。

（五）和营建中补虚

【主方】

小建中汤 本方温中补虚缓急，在《金匮要略》中治疗虚劳里急腹中痛，一般疼痛而喜得温按，按之则痛减，常伴见心中悸动，虚烦不宁，面色无华等，后世也有将本方用于阳虚发热治疗的。《伤寒论》的原文描述为：“伤寒，阳脉涩，阴脉弦，法当腹中急痛，先与小建中汤；不差者，小柴胡汤主之”；“伤寒二三日，心中悸而烦者，小建中汤主之。”本方为桂枝汤倍芍药加饴糖而成，方中用饴糖温中补虚，以桂枝与甘草配伍，辛甘化阳，以芍药与甘草合用，酸甘化阴，生姜、大枣健脾补中，调和营卫，诸药相合，共奏温中健脾、补虚缓急、调阴阳而和气血之功。

【类方】

黄芪建中汤 本方由小建中汤加黄芪，益气温中，治疗小建中汤证兼见气虚自汗，短气困倦等。《千金要方》中本方有人参，治疗病后不复，面白少色，心中虚悸，饮食无味，甚至提到因五脏气竭，六脉不足，而致虚寒乏气，少腹拘急，羸瘠百病，轻者百日，甚者积年者。可见本方临证应用较小建中汤更加广泛。

当归建中汤 作为附方，出自《金匮要略》妇人产后病篇，治疗产后虚羸不足，腹中刺痛不止，吸吸少气，或苦少腹拘急，挛痛引腰背，不能食饮，令人强壮。本方与黄芪建中汤对峙，一补血，一益气，开启了建中汤的加减变化，临证如果不是针对腹痛，也可以退到桂枝汤的基础上，和营卫，养气血，作为一般的调补方剂亦可。由建中进到补中益气，用药虽有不同，但着眼点都在中焦，后世也有所谓“理阳气当推建中”的说法，桂枝汤和营卫偏重于上焦之表，调阴阳作用在中焦之里。

桂枝甘草汤、桂枝加芍药生姜人参新加汤 桂枝甘草汤用于恶寒后伤阳，见叉手自冒心，此方可以看作辛甘化阳的基本方。桂枝加芍药生姜人参新加汤为发汗后损伤气营，见身痛而脉沉迟，所以加重生姜散未尽之邪，加重芍药以和营缓急，加人参补益不足之气血。

（六）和营敛阳

【主方】

桂枝加龙骨牡蛎汤 本方调和阴阳，潜镇摄纳，在《金匮要略》中为虚劳失精的证治。久患失精的病人，阴损可以及阳，故除了目眩、发落之外，又可见少腹弦急、阴头寒。无论是芤动微紧的脉，还是极虚芤迟的脉，皆为虚劳之象。本方为桂枝汤加减变化而成，桂枝汤的调和体现在桂枝和芍药上，体现在辛甘（温）和苦酸（寒）上，加龙牡潜镇摄纳。临床上用于遗精、自汗、遗尿等皆可收效。

【变方】

桂枝去芍药加蜀漆龙牡救逆汤、桂枝甘草龙骨牡蛎汤

伤寒脉浮，医以火迫劫之，亡阳。救逆汤的主症为惊狂，卧起不安。阳亡，则去芍药之苦寒，而当用桂甘之助阳，龙牡以收浮越之阳，蜀漆以祛痰。本方在《金匮要略》的惊悸病中也有运用。桂枝甘草龙骨牡蛎汤可以作为对照参考，用药大体相仿，而轻重有所不同。

以上的方剂用药提示了桂枝汤用于敛阳时，可以保留芍药，也可以去除芍药，一般阳气有所散亡时不用芍药为好。

三、凉泄（辛凉泄热）

辛凉宣泄，辛以散，凉以清，辛以透达，凉以润下，辛升凉降，辛凉宣透而泄热。凉泄即辛凉解表，辛散谋汗，寒凉是为了清泄邪热。仔细分析，其实这应该是一种复合的治法。《伤寒论》中有小发其汗的桂二越一汤，《金匮》中有治疗风水的越婢汤，以麻黄和石膏的相配最具代表性。痉病用瓜蒌桂枝汤、湿病用麻杏薏甘汤、暍病用白虎加人参汤，也都可以视为凉散的临证具体用例。风水用越婢汤是凉散，身黄用麻黄连翘赤小豆汤是凉散，咳喘用麻杏甘石汤也是凉散，其实麻桂中加入石膏也蕴含了凉散的意思，只是大小青龙汤（小青龙汤加石膏或厚朴麻黄汤）温散的力量大而凉泄的意思少，而凉泄原则上应该以凉为主，少佐辛散。

辛凉，从辛看，是发散，从凉看，是清热。所以有人将此看作清热法的变化，也不无道理。对一个问题的认识，可以有不同的角度，既然辛温发汗可以作为温法来对待，那么，辛凉发汗当然也可以作为清法来理解了，而辛味发汗是针对表证，针对热病的初期治疗而言。其实结合一下辨病，将更加有利于对辛温、辛凉的理解和掌握。凉散的做法是中医的独到，在温病证治中又有充分的拓展和补充，在热病治疗的初期，若要早用清热，必须提防寒凉抑遏生机，用药应该注意宣透轻灵，所谓投鼠忌器，这样的临证思路充满了哲理。

风热偏胜，当用辛凉，并佐以苦甘味，或再辅以酸，用辛散其风，用凉清其热，苦以清热，甘以缓急，酸以护阴。也可佐以苦寒、甘寒、咸寒，共同达到清热泻火的作用。仲景麻黄和石膏相配，可视为辛凉治法的发端，越婢汤是其代表方剂。在《温病条辨》中有辛凉平剂银翘散、辛凉轻剂桑菊饮、辛凉重剂白虎汤等方。如前所述，辛凉苦甘相合，故常用于温热初起。清热和温散或凉散联手，整体上偏在寒凉，构成了凉泄的基本用法。

辛凉宣泄，仲景有此治法，麻黄和石膏，麻黄和连翘，很明显这在六经治法中相对偏弱，甚或不为人们所重视。后世温病学家的临证经验较好地弥补了这方面的不足。用桑菊，用银翘，用升柴，用葛根，以头面部的症状为主，一般不用芩连之类的苦寒，尽量用叶用花，取其升散透热的意思，所谓治上焦用药当轻清如羽。

对凉泄治法的临证把握，以后世温病学家所提的卫分证为典型，在六经中仍属太阳病，但已经倾向于热，病程较短，以邪热在表较轻浅为病机特点。症见面色较红，皮肤较湿润，有汗，发热，热感明显而恶寒怕风较轻，头痛、身痛也不严重，口渴，咽干或痛，舌偏红，或干，苔薄黄，脉浮数，或伴有咳嗽，痰黄。此类表现多见于急性上呼吸道或肺部感染，一般为细菌感染。在慢性病中相对少见，用药往往多配甘寒养阴剂。

仲景方中的越婢汤发表清热、利水平喘为凉泄的代表方，扩展开来有清泄肺热、凉散除湿的麻杏甘石汤、麻杏薏甘汤，有发表清热、利湿退黄的麻黄连翘赤小豆汤。另外，后世补充的有解肌透疹、解表清热的升麻葛根汤，有疏风散热解毒的银翘散，有辛凉甘润解表的桑杏汤等，相对后世的方剂会多一点，温病中卫分证的治疗多集中于此。这方面的内容，也可以作如下六个方面的归纳。

（一）发表清热，利水平喘

【主方】

越婢汤 本方清热宣肺，发汗利水，在《金匮要略》中为风水治疗的代表方。方中的药物由麻黄、石膏、生姜、大枣、甘草五味组成，其中麻黄发汗解表，宣肺利水；石膏辛寒清热，配麻黄宣肺清热；生姜、大枣、甘草和中散邪。风水病证因外感风邪，肺气闭郁，肺失宣肃，水道失调而出现头面部先肿，并迅速发展至全身的水肿，同时伴见发热恶风，汗出，骨节疼痛，脉浮等症。

本方用于风水的治疗，临床上有重要的价值，即作为病证，风水和太阳伤寒与中风必须区别开来，作为治法，它和麻黄汤的温散也已经分道扬镳，为热病初期的治法又立了一个门户。后世医家的“三纲鼎立”中提青龙汤，我认为基本的立场应该也在于此，其实提越婢汤更加合适，也许因为越婢汤在《伤寒论》中没有单独出现。从本方可以体会，对于表证（热病初期）的治疗，经方中并非不讲辛凉，只是用药还不如后世临床那样丰富多变而已。

【类方】

越婢加半夏汤 本方宣肺清热，降逆平喘，由越婢汤加半夏而成。方中麻黄、石膏宣肺清热平喘；半夏降逆化痰；生姜、大枣、甘草和中散邪，在《金匮要略》中主治痰饮咳喘的肺胀病证，见症为咳而上气，喘而目如脱状，脉浮大等。病机为外感风热，里有痰饮，肺气上逆。

越婢加术汤 本方用越婢汤发汗散水，兼清郁热，配白术以加强除湿之效。在《金匮要略》中用治皮水。皮水的形成与肺失通调、脾失健运有关。水液不循常道输布，故一身面目肿甚，脉沉，小便不利，水郁于内而化热。本方可以和麻黄加术汤对看，加术祛湿一致，而有温散、凉泄的不同。

（二）清泄肺热，凉散除湿

【主方】

麻杏甘石汤 本方辛凉宣泄，清肺平喘，用于治疗外感风邪、痰热壅肺之证，症见身热不解，咳逆气急鼻痛，口渴，有汗或无汗，舌苔薄白或黄，脉滑而数等。方中以麻黄宣肺而散邪，属“火郁发之”，但麻黄辛温，故配伍辛甘大寒之石膏，而且用量倍于麻黄，二药相制为用，宣肺清肺，使肺气宣散肃降有权，则喘息可平。杏仁降肺气，助麻黄、石膏清肺平喘。炙甘草既能益气和中，又与石膏合而生津止渴，调和诸药。谢观认为：“本方为治肺家热证之方也。以杏仁利肺气以定喘，麻黄解肌表以散热，兼以石膏清之，甘草和之，故无汗而表闭者，可因麻黄而得汗；内热而自汗者，可用石膏以止汗。伤寒化热之后，其邪尚未离肺者，可以此方清解之；风温伏邪诸证，其邪蕴闷于肺者，可以此方疏散之。实治上焦热病之良方。但病不在肺以及在肺而无热证之现象不宜用。故施用以脉浮为标准，而以恶寒不渴为禁忌也。”（《中国医学大辞典》）本方其实可以和越婢汤并立，也可以看做是一张典型的凉泄方剂。

【变方】

文蛤汤 本方可以视为越婢汤和麻杏甘石汤的合方，再加上文蛤以止口渴。本方证的病机应该是表有风寒而里有郁热，主要的药物也是麻黄、石膏，仲景的原文表述可能有错简，文蛤汤和文蛤散的位置互换，比较符合临证实际。

麻杏薏甘汤 本方轻清宣化，解表祛湿，由麻黄、甘草、薏苡仁、杏仁四味药物组成，也可以看成是麻黄汤去桂枝加薏苡仁。方中麻黄微发其汗，祛风解表，宣散肌表之风湿；杏仁利肺气，助麻黄之力；薏苡仁淡渗祛湿，又制麻黄之温性；甘草和中，也助麻黄发汗。四药同用，以轻清宣化，使风湿之邪从微汗而解。本方在《金匮要略》中主治湿病，所谓风湿“一身尽疼，发热，日晡所剧者”。临床表现可见周身疼痛，恶寒，发热日晡加剧，脉浮等。大多由于汗出当风，或经常贪凉，感受湿邪所致。病机为风湿在表，所以治法当解表祛湿并用。本方为关节疼痛的治疗另辟一条路径，即有化热倾向或热象明显者，用药应该转向寒凉，仲景方中白虎加桂枝汤、防己地黄汤等皆可参考。

宣痹汤 本方主治湿痹，出自《温病条辨》。湿聚热蒸，湿热痹阻经络，致寒战高热，骨骱烦疼，舌色灰滞，面目痿黄，治当清热燥湿，宣痹止痛。药用防己、杏仁、滑石、薏仁、半夏、蚕砂、赤小豆清热燥湿利水，连翘、山栀清泻里热，痛甚加姜黄、海桐皮活血止痛。本方的意思和麻杏薏甘汤同，而具体用药则体现出时方的规矩，即一般大多尽量避开麻黄、石膏。

（三）发表清热，利湿退黄

【主方】

麻黄连翘赤小豆汤　本方为阳明身黄的治法之一，方中宣表用麻黄、杏仁、甘草，有类后世三拗汤，清热利湿用连翘、赤小豆、生梓白皮，用药偏重在宣散。原文只提身黄，病机为瘀热在里，但从用药看当表证未解，表未解，无汗或又有里热郁滞的腹部见症，治疗宣散与清利同用。解表药有升散流通的作用，有助于湿邪的祛除，也有助于消化道症状的改善，不失为黄疸初期治疗的选择之一。

【变方】

芪芍桂酒汤、桂枝加黄芪汤　二方都有固表祛湿，调和营卫，兼泄营热的作用，都用于《金匮要略》中的黄汗病治疗。芪芍桂酒汤中黄芪走表，益气祛湿，桂枝、芍药调和营卫，苦酒（即米醋）用以泄营中郁热。诸药相协，使营卫气血调和畅通，则水湿除而黄汗止。本方证由于汗出腠理开泄，表卫空疏，水寒之气容易内侵。水湿停于肌腠，营卫郁滞，卫郁营热，湿热交蒸而成黄汗。水湿留滞于肌表而身肿，营卫不调则发热，气不化津则口渴。症见身体肿，发热汗出而渴，状如风水，汗沾衣，色正黄如柏汁。桂枝加黄芪汤调和营卫，益气除湿，方中桂枝汤既能调和营卫，解散外邪，也能调和阴阳，恢复气化，黄芪协桂枝走表，通达阳气，祛除水湿，此方在《金匮要略》中也用于治疗黄疸。

以上二方，根基还是在桂枝汤，或者说在桂枝和芍药的配伍上，黄汗、黄疸都有营卫气血郁滞的问题，不管是先有湿滞，还是后来湿停，都是在通达营卫的基础上加黄芪益气走表，苦酒的走泄加强了芍药，临床上也可以加用茵陈蒿汤以清泄郁热湿滞，经方示人以方法，药物的具体应用并没有到顶，如何选择还可以斟酌。

（四）解肌透疹，解表清热

【主方】

升麻葛根汤　本方解肌透疹，出自《小儿药证直诀》。药用升麻、葛根、芍药、炙甘草。本方治伤寒、温疫或风热见壮热头痛，肢体痛，疮疹已发未发；或用于麻疹初起未发，或发而不透，身热头痛。麻疹由肺胃蕴热，又感时行之气而发，以外透为顺。若初起未发，或发而不透，必开其肌腠，疏其皮毛，助疹外透，邪有出路，自然热退病除。方中用升麻散阳明风邪，升胃中清阳，解毒透疹。葛根轻扬发散，开腠理以发汗，升津液以除热。芍药和营泄热，甘草益气解毒，助升麻、葛根透疹，解毒清热。且芍药与甘草相合，能养阴和中，使汗出疹透而不伤气阴，所以对麻疹初起，疹尚未发，或虽发不能畅透者较为合适。

柴葛解肌汤　本方辛凉解肌，兼清里热，出自《伤寒六书》，药用柴胡、葛根、羌活、白芷、桔梗、石膏、黄芩、芍药、甘草、生姜、大枣。用于感冒风寒，邪在肌表，郁而化热，故恶寒渐轻，身热转盛，而且鼻干目眶痛，心烦不眠，脉浮微洪，是太阳经风寒未解，已渐次传入阳明经，所以兼见风寒郁于肌腠化热之证。方用葛根、柴胡解肌清热，羌活、白芷助柴、葛解肌表，并除诸痛。黄芩、石膏，清邪郁所化之热；桔梗宣肺气以助疏泄外邪；芍药、甘草合而和营泄热。张秉成在《成方便读》中指出："本方治三阳合病，风邪外客，表不解而里有热者。故以柴胡解少阳之表，葛根、白芷解阳明之表，羌活解太阳之表，如是则表邪无容足之地矣。然表邪盛者，必内郁而为热，热则必伤阴，故以石膏、黄芩清其热，芍药、甘草护其阴，桔梗能升能降，可导可宣，使内外不留余蕴耳。用姜、枣者，亦不过借其和营卫，致津液，通表里，而邪去正安也。"

（五）疏风散热解毒

【主方】

银翘散 本方有疏散风热、清热解毒之功，出自《温病条辨》，为治疗风热病邪侵袭肺卫常用之方，原书称为"辛凉平剂"。方中清热解毒药与辛散解表药相配伍，主要用于风温初起，邪袭肺卫之证，症见发热、微恶风寒，头痛，无汗或少汗，咳嗽，口微渴，咽红或痛，舌边尖红，苔薄白欠润，脉浮数。因邪犯于表，卫气被郁，开合失司，故见发热，微恶风寒，无汗或少汗。卫气郁阻，经脉不利则见头痛。肺失于宣畅，故见咳嗽。风热之邪易伤津液，故初起即见口微渴；风热上袭，则咽红。舌苔薄白，舌边尖红，脉浮数，均为风热袭表之症。本方为辛凉解表，宣肺泄热的代表方。邪在上焦肺卫，病位在表而病势轻浅，治宜轻清宣透之品宣透泄卫、透邪外达。银翘散中银花、连翘、竹叶可清热宣透；荆芥、豆豉、薄荷有辛散解表、祛邪外出之功；桔梗、牛蒡、甘草可轻宣肺气，清热利咽；芦根甘凉生津，润而不腻。全方解表力较强，适用于以发热、微恶风寒为特点之表热证较重者。秦伯未曾经提出：银翘散的主治是风温，风温是一个外感病，外邪初期都应解表，所以银翘散的根据是“风淫于内，治以辛凉，佐以苦甘”，称为辛凉解表法。这样，它的组成就应该以豆豉、荆芥、薄荷的疏风解表为君，因系温邪，用银翘、竹叶为臣，又因邪在于肺，再用牛蒡、桔梗开宣上焦，最后用生甘草清热解毒，以鲜芦根清热止渴煎汤。

本方广泛运用于热病初期的风热表证，临床上常用于治疗流行性感冒、流行性腮腺炎、小儿水痘、风疹、麻疹、轻型流行性乙型脑炎、急性上呼吸道感染、大叶性肺炎、病毒性肺炎、小儿支原体肺炎、咽峡疱疹、小儿口疮、急性扁桃体炎等疾患。其他疾病如上部疮疡和头面部湿疹、接触性皮炎、药物性皮疹等皮肤病等也多有应用。

桑菊饮　出自《温病条辨》，亦可用于风热侵犯肺卫之证，本方证多见于风温初起时，症见咳嗽，身热不甚，口微渴，苔薄，脉浮数等。方中桑叶、菊花、连翘、薄荷辛凉轻透以泄风热，用桔梗、甘草、杏仁宣开肺气以止咳嗽，芦根清热生津止渴，全方宣肺止咳之力较胜，适用于肺气失宣而咳嗽较甚者。本方所用的药物多属辛凉苦甘之类，且俱为轻清之品，既符合《内经》“风淫于内，治以辛凉，佐以苦甘”之治则，又符合吴鞠通所谓“治上焦如羽”的原则。本方药量轻，解表泄热力量不及银翘散，所以被吴鞠通称为

“辛凉轻剂”。临床用于流行性感冒、上呼吸道感染、急性支气管炎、急性扁桃体炎、大叶性肺炎、百日咳、流行性结膜炎等属于风热表证者。

【变方】

银翘散去豆豉加细生地丹皮大青叶倍玄参方 本方宣肺泄热，凉营透疹。本方证为肺经气分热邪波及营络所致。症见身热，咳嗽，胸闷，肌肤发疹，疹点红润，苔薄白，舌质红，脉数。因邪不在表，故去解表之豆豉；又因肺热波及营分，窜入血络而发疹，所以加入生地、丹皮、大青叶、玄参以凉营泄热解毒。

银翘散加生地丹皮赤芍麦冬方 本方用银翘散辛凉解表，疏散风热，加生地、麦冬凉营滋阴，赤芍、丹皮清营泄热。本方证为暑热内郁营分，为风热时邪引发的卫营同病之证。除见发热，微恶风寒，头痛外，还可见心烦不寐，口干，但不甚渴，舌赤少苔，脉浮细数。

翘荷汤 本方轻苦微辛，出自《温病条辨》，药用连翘、薄荷、栀子、桔梗、绿豆皮、甘草，治疗燥气化火，清窍不利，见到耳鸣目赤，龈肿咽痛等症。

（六）辛凉甘润发表

【主方】

桑杏汤 本方主治燥证初起在肺卫者，症见发热、微恶风寒、头痛、少汗、咳嗽、少痰、咽干、鼻燥、口渴、苔薄白、舌干、脉数。温燥初起，邪袭肺卫。故见发热、恶寒、头痛、少汗；燥热在肺，肺气失宣则咳嗽少痰、咽干、鼻燥。苔薄白、舌红亦为燥热袭表之象。温燥的治法既不同于风热的辛凉解表，又不同于风寒的辛温解表。根据温者宜凉、燥者宜润的原则，治疗以辛凉甘润为主，本方由桑叶、杏仁、沙参、浙贝、豆豉、栀皮、梨皮组成，方中桑叶、豆豉辛散透邪；栀皮清热；杏仁、浙贝宣肺止咳；沙参、梨皮养阴清热润燥。由于温燥伤表的温燥证与风温邪在卫表有相同的卫表症状，故辛凉透表药可同用。但温燥证有明显的津液干燥的特征，因此治疗应加养阴药。后世医家有将本方作为辛凉甘润、轻透肺卫的代表方者，本方多用于上呼吸道感染、流行性感冒、肺炎初起属外感温燥者。

清燥救肺汤　本方辛凉甘润治燥，出自《医门法律》，药物由石膏、桑叶、甘草、胡麻、阿胶、麦冬、杏仁、枇杷叶、人参等组成。方中以桑叶清宣肺燥；以石膏、麦冬清肺经之热，润肺金之燥，使宣中有清，清中有润，石膏虽质重沉寒但量轻，故不碍桑叶轻宣之性；杏仁、枇杷叶利肺气，使肺气肃降有权；阿胶、胡麻仁润肺养阴，使肺阴得以濡润；人参、甘草益气和中，使土旺金生。本方证为温燥伤肺之重证，燥热伤肺，肺失宣肃，故气逆而喘，胸胁满痛。热伤气，燥伤阴，燥热偏胜，则耗气伤阴，故其病除身热头痛，干咳无痰外，并见咽喉干燥，心烦口渴，脉虚大等气阴两伤之症状。肺燥津亏之治，忌辛香苦燥之品，以免再伤气阴。

四、温补（甘温补中燥湿）

甘温补中，温燥寒湿。甘入脾，甘守中，甘以缓急，温以助阳，甘温健运中气，温补中焦、温中补虚、温中健脾、温中散寒，温助中焦脾阳，补虚以散内寒。药物走中者，多选用干姜、人参等，在六经中针对的是太阴病证。当然，《伤寒论》中还用治霍乱病，《金匮》中治疗腹满病温补也有半壁江山。治病重视中焦，是中医临床的基点之一，古今一贯，概莫能外。今天换个角度看问题，也许可以说是出于无奈。其实，尽管现代科技发达神奇，几乎可以为所欲为。但是，一个能够自行饮食的人，和必须靠输液或鼻饲而存活的人，精气神应该完全两样。

中焦有脾胃，温补针对脾运，而用于胃府的苦寒泻下应该是处在太阴的对面（阳明）。李东垣的《脾胃论》对温补、温燥作了补充发挥，影响亦大。当年战乱、灾荒和瘟疫结伴肆虐中原大地，虽然对疫病尚无特效手段（其实东垣有普济消毒饮），但补中益气也不失一定的疗效。不管是什么疾病，只要出现中焦虚寒，即消化功能低下，则理中先行应该成为一个原则。阳虚内寒湿滞，寒湿的治疗就在这一块。湿阻气滞，甘补稍嫌壅滞，此时用温燥行气即为补，所谓脾以升则健。温补温燥，久用过用，阴液容易耗伤，这又是在临证中必须随时加以注意的。

甘温建中，甘温扶阳，亦为仲景调治虚劳常用。甘温以恢复阳气，甘温以健脾益气，如甘草干姜汤、桂枝甘草汤、大小建中汤等可作为代表方。广而言之，如薯蓣丸、肾气丸等也都可以视为用例。补益一般是以脾为抓手，要达到一定的目的首先要使中焦的运化健旺。

用甘温之品健运中焦脾胃的方法，适用于脾胃虚弱、中气不足的病证，诸如虚劳、腹痛等病证。此法源于张仲景的小建中汤证。后世根据小建中汤的方名和组成药物，将其治法功效定为甘温建中。东垣于此发挥、建树亦多，以补中益气汤著名，人参、黄芪、当归益气养血，白术、陈皮行气燥湿，升麻、柴胡清透邪热。风药燥湿，也是特点之一，辛温升散之品，也能作用于内，升提脾气。东垣在此基础上扩展出清暑益气汤、升阳益胃汤等方，这些方剂又多被温病学家用治脾胃中气素虚、湿热内蕴的暑湿病证，也有将此法用于温病的后期调理。叶天士也善用此法治疗各种内科杂病，所谓“理阳气当推建中”。脾胃位居中洲，既为气血生化之源，又是精华和糟粕的转输之处。中气不足则气血阴阳俱损，升降运化失司，故表现为气血不足，虚实、寒热错杂。对这类病证，往往只要注意健运中气，则气血阴阳自调，五脏虚劳也容易向愈。

干姜、肉桂温中，人参、大枣甘补，吴萸是温，蜀椒是温，附子也是常用。太阴病原文有“宜四逆辈”之说，早用附子，先安未受邪之地，于理并无乖碍。理中汤益气健脾温中，太阴脾运不健则泻。理中汤加桂，理中汤加附，都是加重温的力量。吴萸暖肝温胃，半夏和胃降逆，针对的是呕。苓桂剂则另立一个系列，用药也有些微不同。这里集中的一些方药，或燥湿，或甘补，或辛散，或通利，各有所到，同中有异，异中有同，示人以变通的方法。后世的健脾燥湿、散寒化湿、温阳燥湿益气等方药，都从这里化出。

临证对温补治法的把握，以太阴病的提纲描述为典型，发病或急或缓、体质虚弱但多限于中焦，以消化道症状为主，以中焦虚寒、脾运失健为主要病机。症见面白欠华，身体瘦弱，腹部胀满或疼痛，食欲不振，大便不成形，排便次数多，饮食生冷或吹了冷风后更加明显，或食入即泻。四肢尚温，或肢肿午后明显，或晨起颜面虚浮，苔白腻而润，脉缓。

如果将温中补虚的理中汤为基础进一步展开，将后世的相关方剂也一起归入，则有益气健脾的四君子汤，有补中益气的补中益气汤，有燥湿行气化痰的半夏厚朴汤，有行气散寒化饮的瓜蒌薤白半夏汤，有和胃降逆止呕的小半夏汤，有行气健脾消痞的枳术汤，有益气化湿利水的防己黄芪汤，有通阳化气利水的五苓散，有温下寒实的大黄附子汤，有散寒化湿、疏表和胃的藿香正气散，有益气解表、和胃化痰的参苏饮等，这部分的内容丰富多彩，临证讲究也多，形成的一个证治体系颇为壮观。

（一）温中补虚

【主方】

理中汤（丸） 本方也称人参汤，是温中补虚的代表方剂，在《伤寒论》中主要用于霍乱病以及脾虚喜唾之症的治疗，在《金匮要略》中也出现于胸痹病的治疗，后世一般将本方视为治疗太阴病的主要方剂。本方由人参、干姜、甘草、白术四味药物组成。方中人参、甘草健脾益气；干姜温中散寒；白术健脾燥湿。脾阳健运，阳气振奋，寒湿得去。本方证不论见于霍乱，还是胸痹，其病机均为脾气虚弱，寒湿内阻，故治疗当用温补之法。本方健脾益气，散寒祛湿，适用于霍乱偏于脾虚寒湿内阻者，或脾虚失运，固摄功能减弱所致的多唾涎水，或胸痹偏于中焦阳气虚衰者，也多用于虚寒性的下利。本方在《妇人良方》中用于治疗产后阳气虚弱，小腹疼痛，或脾胃虚弱，或饮食难化，胸膈不利等。《景岳全书》用于治疗太阴病、霍乱、胸膈噎塞，或疟疾瘴气瘟疫属中气虚损、延久不愈者。现在临床上本方主要被用于消化系统的慢性胃肠炎、肠易激综合症等表现为虚寒性腹泻者；也用于治疗中焦脾气虚寒引起的口腔疾患，如口腔炎、口腔溃疡、小儿多诞等；也用于治疗妇科的经前呕吐、功能性子宫出血以及儿科所见的霉菌性肠炎、慢惊风、腹泻等。

【类方】

桂枝人参汤 本方温里解表，益气消痞，药用桂枝、甘草、白术、人参、干姜，主治太阳病误下而致下利的病证。临床表现为发热，恶寒，利下不止，心下痞硬，舌淡苔白，脉弱等症。病机为误下后表邪未解，脾气虚弱，寒湿内阻，肠道传化失司。本方即人参汤（理中丸）加桂枝而成，人参汤健脾益气，散寒祛湿，加桂枝既能解表，又能温中，适用于虚寒性下利兼表的病证。

附子理中丸、枳实理中丸、连理汤、理苓汤、理中化痰丸、理中安蛔丸 附子理中丸出自《阎氏小儿方论》、《和剂局方》，温阳祛寒，益气健脾，药用人参、白术、干姜、甘草、黑附子。主治脾胃虚寒，风冷相乘而致的心痛，霍乱吐利转筋。另外还有枳实理中丸（出自《局方》，即理中汤加枳实、茯苓，理中焦，除痞满，逐痰饮，止腹痛）、连理汤（出自《张氏医通》，即理中汤加黄连、茯苓，健脾而利湿热）、理苓汤（出自《张氏医通》，即理中汤与五苓散合方，治疗胃虚食滞，喘胀浮肿，小便不利）、理中化痰丸、理中安蛔丸（出自《类证治裁》，即理中汤去甘草，加茯苓、川椒、乌梅）等可以参考。

另外，可以列举的还有《万病回春》的理中汤（人参、茯苓、干姜、白术、藿香、半夏、陈皮、丁香、砂仁、肉桂，或人参、干姜、白术、附子、肉桂、厚朴、陈皮、吴茱萸、当归、生姜、大枣、甘草）、《症因脉治》的理中汤（人参、白术、干姜、甘草、陈皮）、《脾胃论》的温胃饮（人参、黄芪、干姜、甘草、陈皮、砂仁、蔻仁、厚朴、姜黄、益智仁、泽泻）、《景岳全书》的温胃饮（人参、白术、干姜、甘草、扁豆、陈皮）、《医宗金鉴》的温胃饮（人参、白术、干姜、甘草、吴茱萸、附子、丁香、沉香、柿蒂、生姜、甘草、大枣）、《证治准绳》的温中散（人参、白术、干姜、厚朴、蔻仁、当归）等等。以上方剂的药物配伍尽管不一，但温中补益、行气燥湿的治法则一，后人在药物的选择上曲尽了变化之妙，值得临证参考。

【变方】

附子粳米汤 本方温中散寒，化饮降逆，在《金匮要略》中治疗腹满病见到肠鸣，呕吐逆满。由于脾胃阳虚，不能运化水湿，水饮奔迫于肠胃之间，故见肠鸣亢进，腹痛如切。寒邪上逆，阳气痹阻，则胸胁逆满。胃失和降，则呕吐频作。方中附子温阳散寒以止痛，半夏化饮降逆以止呕，粳米、大枣、甘草补益脾胃以缓急。本方可以视为四逆辈或理中汤的变化，同样属中焦虚寒证，若见到以下利为主者，则附子理中汤也可以考虑。

大建中汤 本方在《金匮要略》中治疗虚寒性腹满痛证，其特点为移动性剧烈疼痛，整个腹部疼痛剧烈而手不可触摸，同时出现似头似足的块状、条索状物，为腹满病证中最为重笃的表现之一。其病机主要为寒气攻冲、阴寒凝滞，表里上下皆为寒邪所充斥，导致了心胸中大寒痛，呕不能饮食，腹中寒，上冲皮起，出现有头足，上下痛而不可触近，舌淡，苔白，脉紧弦。大建中汤证由阴寒邪气充斥上下表里而成。本方由蜀椒、干姜、人参、饴糖四味药物组成。蜀椒、干姜乃辛热之品，二药合用，既可温散寒邪，又可止痛杀虫；人参、饴糖温补脾胃，甘润缓急；四药合用，大建中气，温复中阳，阴寒一散，诸症得解。尤在泾在《金匮要略心典》中指出："心腹寒痛，呕不能食者，阴寒气盛，而中土无权也。上冲皮起，出见有头足，上下痛而不可触近者，阴凝成象，腹中虫物乘之而动也。是宜大建中脏之阳，以盛上逆之阴。故以蜀椒、干姜温胃下虫，人参、饴糖安中益气也。"原文所描述的本方证治，属于蛔虫性肠梗阻的可能性大。本方临床上也用于治疗胃和十二指肠溃疡、胆道蛔虫病、术后单纯性粘连性肠梗阻、肠套叠、结肠痉挛、克罗恩病、胃炎、肠炎、腹痛等病症。后世有《济生方》的大建中汤（人参、黄芪、鹿茸、附子、当归、川芎、芍药、地骨皮、石斛、远志、炙草）、《普济方》的加减大建中汤（黄芪、白术、甘草、当归、川芎、芍药）、《局方》的十四味大建中汤（人参、黄芪、茯苓、白术、半夏、当归、川芎、白芍、地黄、麦冬、附子、肉桂、肉苁蓉、甘草）、《丹溪心法》的大建中汤（人参、黄芪、附子、肉桂、当归、白芍、半夏、甘草）等，这些都可以引为参考。

黄土汤、柏叶汤 黄土汤温脾摄血，在《金匮要略》中治疗虚寒远血。症见先便后血（柏油样大便），伴腹痛绵绵，喜温喜按，面色萎黄，四肢不温，神疲乏力，纳差，舌淡，脉细。血来自上消化道，距肛门较远，故称远血。血便混杂则大便如柏油样，血由脾气虚寒，统摄无权而下。脾气虚寒，故神疲乏力，四肢不温，纳差，腹痛绵绵，喜温喜按。脾虚气血生化不足，且下血耗伤阴血，故见面色痿黄，舌淡，脉细。方中灶心黄土温中涩肠止血，附子、白术温阳健脾以治本，生地、阿胶养血止血，甘草建中补脾，黄芩苦寒反佐，即可止血，又可防白术、附子温燥动血之弊。全方寒温并用，标本兼治，刚柔相济，温阳不动血，养血不遏阳，《温病条辨》中称此方为甘苦合用，刚柔互济法。本方临床多用于胃、十二指肠球部溃疡所致的上消化道出血证属脾胃虚寒者。另外，尿血、崩中、咯血、吐血、衄血等凡属中气虚寒、脾不统血，或出血日久不止呈现脾胃阳虚之象者，均可以本方化裁使用。

柏叶汤也是温中止血之剂，柏叶偏凉，而干姜、艾叶则偏温，其中马通汁也偏温，此方尽管目前少用，但作为治法仍然可取，即对虚寒出血，温摄是对的，而温中注意带点凉，有利于降下。

（二）益气健脾

【主方】

四君子汤　本方益气健脾，出自《和剂局方》，药由人参、甘草、茯苓、白术组成。用于脾胃气虚证。饮食劳倦损伤脾胃，则导致气血生化之源不足。脾虚不运，胃纳呆滞，则饮食减少，大便不实，法当益气健脾。故方中以人参为君，甘温大补元气，健脾养胃；以白术为臣，苦温健脾燥湿；佐以茯苓，甘淡渗湿健脾；苓、术合用，健脾除湿之功更强，促其运化；使以炙甘草，甘温调中。全方配合，共奏益气健脾之功。此方能使脾胃之气健旺，运化复常，资生气血，故为补气的基本方。后世以补气健脾为主的许多方剂，多从本方发展而来。

【类方】

异功散、温胃饮、治中汤、补中汤 异功散出自《小儿药证直诀》，健脾、益气、和胃，用于脾胃虚弱所致的食欲不振，或胸脘痞闷不舒，或呕吐泄泻。药由人参、白术、炙甘草、茯苓、陈皮组成。温胃饮出自《医宗金鉴》，药由人参、炮姜、沉香、甘草、制附子、炒白术、丁香、吴茱萸、柿蒂等组成。治中汤出自《类证治裁》，药由四君子汤加青皮、陈皮组成。补中汤出自《症因脉治》，由四君子汤加陈皮、茯苓组成。这些方剂也都提示了补中常常离不开行气温燥。

【变方】

厚朴温中汤 本方温中行气，燥湿除满，出自《内外伤辨惑论》，药由厚朴、陈皮、干姜、茯苓、草蔻仁、木香、炙甘草组成，治疗脾胃受寒湿所伤而致诸症。方中厚朴行气消胀，燥湿除满；草豆蔻温中散寒，燥湿除痰；陈皮、木香行气宽中；干姜、生姜温脾暖胃以散寒；茯苓、甘草渗湿健脾以和中。脾胃伤于寒湿，脘腹胀满或疼痛，不思饮食，四肢倦怠。寒性凝滞，湿性黏腻，二者着而不行，气机阻滞，致升降失常，遂成胀满疼痛，不思饮食，四肢倦怠。治当温中行气，祛寒燥湿，使寒湿除，气滞行，脾胃复健，则痛胀自解。本方重点在于温中，对于客寒犯胃，脘痛呕吐者，亦可使用。

归脾汤 本方益气补血，健脾养心，出自《济生方》。

药由白术、茯神、黄芪、龙眼肉、酸枣仁、人参、木香、甘草、当归、远志等组成。方中以参芪、术姜、草枣甘温补脾益气；当归甘辛温养肝而生心血；茯神、枣仁、龙眼肉甘平养心安神；远志交通心肾而定志宁心；木香理气醒脾，以防益气补血药滋腻滞气，有碍脾胃运化功能。故本方为养心与益脾并进之方，亦即益气与养血相融之剂。本方主治心脾两虚证。心藏神而主血，脾主思而统血。思虑过度，劳伤心脾，脾气亏虚，因而体倦，食少，虚热；心血暗耗，心失所养，则见惊悸、怔忡、健忘、不寐、盗汗；面色萎黄，舌质淡，苔薄白，脉细缓，均属气血不足之象，皆可以考虑用本方调治。

（三）补中益气

【主方】

补中益气汤　本方补中益气，升阳举陷，出自《脾胃论》，药用人参、白术、黄芪、当归、橘皮、升麻、柴胡、甘草。方中人参、黄芪、白术、炙草益气健脾，升举下陷清阳，收补中之功，配陈皮行气，当归补血，升麻、柴胡轻清凉泄，一般视为升阳之品。以上药物相配，益气健脾补中，升提阳气，由此而达到浊降清升，使中焦机能调畅，水谷精气生化有源，则脾胃气虚所致的诸证也容易向愈。本方证是因脾胃气虚，清阳下陷，以及由气虚而致摄纳不力所致。脾主四肢、肌肉，脾虚则四肢、肌肉承受水谷精微无由，故见肢软体倦，神疲少力。脾胃虚则谷气不盛，阳气下陷阴中，故见发热自汗，脉洪而按之虚软，舌淡苔薄白，脾胃虚则中气亦虚，摄纳不力，升举无能，故有脱肛、久泻、子宫下垂等症。本方应用广泛，除治脾胃虚弱，气虚下陷，以及气虚发热外，其他如久疟久痢，因气虚不能托邪外出者，选用此方治疗，亦每有良效。临床上根据不同见症，加减变化，应对亦广，本方在运用时加入枳实效果更好。

【类方】

升阳顺气汤、调中益气汤、升阳益胃汤、益气聪明汤、玉屏风散 与补中益气汤相类似的方剂，另外还可以举出升阳顺气汤（出自《东垣十书》，药用炙黄芪、炙甘草、人参、当归、陈皮、升麻、柴胡、草豆蔻、神曲、半夏、黄柏）、调中益气汤（出自《医学入门》，药用炙黄芪、炙甘草、人参、陈皮、升麻、柴胡、木香、苍术）、益胃升阳汤（出自《脾胃论》，功效益气补脾，升阳益胃。主治脾胃虚弱。症见肢体酸重疼痛，口苦舌干，饮食无味，大便失常，小便频数。药用炙黄芪、炙甘草、人参、当归、陈皮、升麻、柴胡、土白术、炒黄芩、炒神曲）、升阳益胃汤（出自《内外伤辨惑论》，药用炙黄芪、炙甘草、人参、当归、柴胡、土白术、茯苓、白芍、羌活、独活、防风、半夏、泽泻、黄连、生姜、大枣）、益气聪明汤（出自《脾胃论》，益气升阳，聪耳明目。主治中气不足，清阳不升而见目生障，视物不清，及耳鸣耳聋等。药用人参、黄芪、升麻、甘草、黄柏、白芍、葛根、蔓荆子）、玉屏风散等，这些都可以作为参考。

【变方】

东垣清暑益气汤 本方清暑益气，除湿健脾，出自《脾胃论》，方中有人参、黄芪补气，当归、麦冬、五味子养阴生津敛液，青皮、陈皮、神曲、甘草调气和中，升麻、葛根解肌热而使清气上行，白术、苍术、泽泻、黄柏燥湿利湿。用于平素气虚，又受暑湿，致身热头痛，口渴自汗，四肢困倦，不思饮食，胸满身重，大便溏薄，小便短赤，苔腻脉虚者。本方临床用于治疗夏季感冒、小儿夏季热、肾盂肾炎、过敏紫癜性肾炎、溃疡性结肠炎等病证。

举元煎 本方益气升提，出自《景岳全书》，用以治疗气虚下陷、血崩血脱、亡阳垂危等证。本方药用黄芪、人参、白术、炙甘草、升麻。有不便于用当归、熟地补血而宜补益元气者，此方合适。本方从补中益气汤化裁而来，用治气虚下陷，甚或出现血崩血脱，亡阳垂危之象，方中重用人参，可以益气而固脱止血。

却暑调元法 本方清热祛暑，调元益气，出自《时病论》，药物由石膏、滑石、茯苓、制半夏、西洋参、麦冬、甘草、粳米组成。用于暑热之邪损伤元气，症见发热口渴，神倦肢软，汗多年，尿黄，脉虚大者。本方临床用于治疗夏季感冒、小儿夏季热、肺炎、夏季哮喘等见暑伤津气之证。

升陷汤 本方益气升陷，宁心安神，出自《医学衷中参西录》，药用升麻、柴胡、桔梗、黄芪、知母，本方也由补中益气汤化裁而成。方中以黄芪为主补气，桔梗载药上行，升麻、柴胡举陷升提，用知母苦寒，制黄芪之温性。主治胸中大气下陷，气短不足以息；或气息将停，证情危重者。作为兼症，或寒热往来，或咽干作渴，或满闷怔忡，或神昏健忘。脉象沉迟微弱，甚或三五不调等。此证属于胸中大气陷下而不升。肺主一身之气，位在胸中，肺气下陷，故气短而喘；肺朝百脉，肺气虚则朝会百脉不力，故脉现沉迟而弱，本方的治疗体现了对寒热虚实的兼顾。

（四）燥湿行气化痰

【主方】

半夏厚朴汤 本方行气化痰，散结开郁，在《金匮要略》中主治“妇人咽中如有炙脔”，后世称为梅核气。临床上表现为病人自觉咽中如有异物梗阻，咯之不出，吞之不下，但不妨碍饮食吞咽，此证多由肝郁气结，气滞津停，痰气交阻于咽而成。气机的调畅有助于津液的正常输布，若气机郁结，气滞则痰凝，阻于咽部，令病人觉咽中梗阻如有异物。本方中半夏、厚朴、生姜辛开苦降，散结开郁；茯苓除湿化痰；苏叶芳香宣散，行气解郁。临床上常用本方治疗神经官能症、瘿瘤、慢性咽喉炎、气管炎等病证，也常用于治疗西医所谓的“心因性咽喉综合症”等。

【变方】

平胃散 本方出自《和剂局方》，为治疗脾胃湿滞的代表方。脾主运化，喜燥恶湿，若湿浊困阻脾胃，运化失司，则食少乏味，出现下利，湿阻气滞，则脘腹胀满，胃失和降，则呕吐恶心，嗳气吞酸，湿留肢体，则身体困乏，舌苔白腻，脉缓。治疗应燥湿运脾，行气和胃。方中重用苍术苦温燥湿运脾；以厚朴苦温行气化湿，消胀除满；陈皮行气化滞；甘草和中调和诸药；生姜、大枣调和脾胃。诸药相合，可使中焦湿浊化而气机畅，脾胃运化恢复正常。

胃苓汤 本方祛湿和胃，为五苓散与平胃散相合，出自《丹溪心法》，用于治疗水肿、腹胀、小便不利等，治疗如夏秋之际多见的脾胃伤冷而致的泄泻等。

越鞠丸、六磨汤 越鞠丸出自《丹溪心法》，药由苍术、香附、川芎、六曲、山栀子等组成，六磨汤出自《证治准绳》，药由沉香、槟榔、乌药、大黄、木香、枳壳等组成。《济生方》的四磨饮子取沉香、槟榔、乌药，加人参；《医便》的五磨饮子，取沉香、槟榔、乌药，加木香、枳壳而成。这一类方剂偏重于行气药的运用，分别配伍有攻下、补益、消导等不同的药物。

止嗽散 本方止咳化痰，疏表宣肺，出自《医学心悟》，药用桔梗、荆芥、紫菀、百部、白前、甘草、陈皮。方中的紫菀、白前、百部止咳化痰，治咳嗽不分新旧，皆可取效，以桔梗、橘红宣降肺气，止咳消痰，荆芥祛风解表，甘草调和诸药，二者与桔梗配合，更能清利咽喉。本方所治之证，原为外感咳嗽，经服解表宣肺药后而咳仍不止者。风邪犯肺，肺失宣肃，虽经发散，其邪未尽，故仍咳嗽，此时余邪尚留，而肺气宣降尚未恢复，治疗重在理肺止咳，稍加疏散之品，故本方可以看作治疗咳嗽的一张基础方。

（五）行气化饮，散寒止痛

【主方】

瓜蒌薤白白酒汤 本方通阳散结，豁痰下气，为《金匮要略》胸痹病证治的代表方。瓜蒌用瓜蒌实，可开胸涤痰散结，现在处方名为全瓜蒌。《本草思辨录》云："瓜蒌实之长，在导痰浊下行，故结胸胸痹，非此不治"。薤白，辛温，理气宽胸，通阳散结。叶天士称之为治胸痹主药。二药相伍通阳涤痰散结，成为治疗胸痹的基本药对。白酒是初熟的米酒，性轻扬，既可助药力上行，又具通阳行痹之功。三药组合，宣痹通阳，可以缓解胸痹的急迫。胸痹主要病机为胸阳不振，阴邪痹阻，属虚实夹杂，本虚标实之证。原文描述为喘息咳唾，胸背痛，短气，寸口脉沉而迟，关脉紧弦，舌淡，苔白腻。瓜蒌薤白剂临床多用于冠心病心绞痛、心律失常、病窦综合症、心肌炎、舒张性心力衰竭、心脏神经官能症、高脂血症、支气管哮喘、慢性支气管炎、慢性阻塞性肺病、创伤性气胸等疾患。其他如慢性胃炎、胆囊炎、食道癌、贲门癌，渗出性胸膜炎、肋间神经痛、肋软骨炎、胸部软组织挫伤，食道或膈肌痉挛导致的呃逆等也有用本方治疗取效的。

【类方】

瓜蒌薤白半夏汤　用治胸痹重证，在瓜蒌薤白白酒汤证基础上见不得卧，心痛彻背者。由于过多痰涎壅塞，胸阳痹阻之甚引起。心痛彻背是在胸背痛的基础上发展而来，不得卧是喘息咳唾严重导致，临床表现较瓜蒌薤白白酒汤证加重，所以此方在瓜蒌薤白白酒汤的基础上加半夏以增加燥湿化痰降逆的功效，并且加大了白酒的用量，增加了服用的次数。本方的化痰力量加强，示范了临证用药的加减变化。

枳实薤白桂枝汤　本方证的病位由胸到胃脘部，有称为胸胃同病的。除胸痹主证外还可见心中痞，胁下有气上冲，胸满，伴腹胀，大便不通，苔厚腻，脉紧弦。病机为痰浊壅塞，阴寒内结，气滞不通，上冲横逆。治以本方通阳开结，泄满降逆，方中除瓜蒌薤白外，枳实消痞除满，厚朴宽胸下气，桂枝平冲降逆，本方的行气除满降逆的力量相对较强。

【变方】

薏苡附子散　本方为胸痹急症的治疗。胸痹急者，为胸背痛突然发作，阴寒饮滞，阳气不通，故痛势较剧，用本方温阳通痹，散寒止痛。剂型用散，以备急用。方中附子当为主药，散寒止痛，薏苡仁，《本经》谓："治筋急拘挛，不可屈伸。"

大乌头煎 本方是治疗寒疝的代表方剂，主要临床表现为腹部剧烈疼痛，冷汗出，手足厥冷，其病机为寒气内结，阳气不行。方中只用大乌头一味，取其一味单行，则力大而厚。大辛大热之品，能散沉寒痼冷而止疼痛。乌头与蜜同煎，蜜能缓乌头毒性，也能延长药效。在煮服法中，还强调用量当随体质强弱而增减，"不可一日再服"，可见运用乌头的慎重。

乌头赤石脂丸、赤丸 乌头赤石脂丸峻逐阴寒而缓急止痛，方中以乌、附、椒、姜，一派辛热之品，仲景对乌、附的运用以本方为甚。阴寒内盛而盘踞阳位，阳气被遏而欲伸不能，由此引起了心背相互贯穿的剧痛，在一般情况下仲景是先附子，后乌头，或用了乌头即不用附子，而二者同用，在仲景书中仅此一例，可见其痛之剧，且再加蜀椒、干姜，可见本方温散、温通之力甚，无疑，止痛力量亦强。这样的用法使人联想到后世的芳香通窍法，亦是危重之机以解急迫，成为临证治疗的有效方法。赤丸在《金匮要略》腹满病中治疗"寒气厥逆"，药物用乌头、细辛、茯苓、半夏、朱砂，温通化饮散寒，而缓急止痛。

（六）和胃降逆止呕

【主方】

小半夏汤 本方在《金匮要略》的痰饮病、黄疸病、呕吐哕下利病中均有应用。本方证的基本病机是胃失和降。

症见呕吐，或干呕呃逆，谷不得下，口不渴，小便自利，苔白滑。饮停于胃，或中阳被遏，以致胃失和降，胃气上逆，而见呕吐等症。治疗以和胃降逆为主。方中只有半夏、生姜二味药，前者除饮降逆，后者散寒和胃，二药相合，是和胃降逆止呕的祖方。通过适当配伍，可用于治疗各种呕吐。临床对贲门痉挛、胃炎、胰腺炎、胆囊炎、胃扭转以及化疗、放疗引起的呕吐，神经性呕吐等常将本方配合应用。

【类方】

小半夏加茯苓汤、生姜半夏汤、干姜半夏散 小半夏加茯苓汤治疗卒呕吐，心下痞满，目眩、心悸。证由饮停于胃，上逆于胸膈所致，较小半夏汤证为重，故于小半夏汤加茯苓，以健脾渗湿，导饮下行。生姜半夏汤治疗胸中烦乱无奈，似喘不喘，似呕不呕，似哕不哕。此乃寒饮搏结于中上焦，阳气被遏，气机升降失常。生姜半夏汤药味同小半夏汤，但方中重用生姜汁，主要在于散饮去结，以舒展胸中之阳。干姜半夏散治疗干呕，吐逆，吐涎沫。病因中阳不足寒饮内盛，胃气上逆所致。半夏干姜散乃小半夏汤以干姜易生姜，取其温中散寒，守而不走之功。这里的几张方合看，可以看出半夏和姜的用法，可以看出小半夏汤的加减变化运用。

【变方】

干姜半夏人参丸、大半夏汤 干姜半夏人参丸在《金匮要略》妇人妊娠病中治疗干呕不止，干姜温中，人参补虚，半夏和胃降逆止呕，可以看作理中的加减，也可以看作小半夏汤的变化。大半夏汤在《金匮要略》中是治疗胃反的代表方。胃反病症见朝食暮吐，暮食朝吐，宿谷不化，或伴大便干结。本方证之病机为中焦虚寒，脾胃失职，不能腐熟运化水谷，故食谷不下而致朝食暮吐，暮食朝吐。胃气不降，脾不转输，肠失濡润，故可见大便干结如羊屎。大半夏汤证以和胃补虚降逆为治法。本方由半夏、人参、白蜜组成。方中半夏降逆止呕，人参益气和胃而生津，白蜜甘润，和中润肠，又可缓半夏之燥。此方配伍精简，使胃和肠润，腑气得通，呕吐得止。以本方化裁可用于神经性呕吐、胃及十二指肠溃疡、贲门痉挛等疾患。

吴茱萸汤 本方温胃暖肝，降逆止呕，可以见于《伤寒论》阳明、少阴、厥阴病篇及《金匮要略》的呕吐病证治，是一首温中补虚止呕的方剂，主要治疗呕吐头痛等病证。本方证是肝气犯胃，浊阴上逆所致的病证，外感热病、内伤杂病过程中均可出现。方药由吴茱萸、人参、大枣、生姜四味药物组成，方中吴茱萸温胃暖肝，降逆止呕；生姜散寒和胃降逆；人参、大枣益气补虚。费伯雄指出："吴茱萸辛烈善降，得姜之温通，用以破除阴气有余也。又恐辛燥太过耗气劫阴，故用人参、大枣之甘缓以济之。又能补土扶阳，使浊阴不得上干清道，治法更为周到。"（《医方论·卷三》）临证治疗胃寒呕吐、巅顶痛等病证。本方临证多用于治疗消化系统的急慢性胃炎、胃及十二指肠溃疡、十二指肠壅积症、幽门梗阻、慢性肠炎、慢性非特异性溃疡性结肠炎等表现为虚寒性呕吐下利者。也有用于神经性呕吐、血管神经性头痛、顽固性头痛、美尼尔氏综合征，以及泌尿系统的肾病综合征、尿毒症见浊阴上逆之呕吐者，本方还用于治疗妇科的虚寒性痛经。后世又有《圣济总录》的吴茱萸汤，药用人参、白术、干姜、蜀椒、肉桂、吴茱萸、厚朴、陈皮，可见温的力量得到进一步的加强。

橘皮汤、橘皮竹茹汤、竹皮大丸 橘皮汤、橘皮竹茹汤二方在《金匮要略》中治哕，前者仅用橘皮、生姜行气化痰降逆，后者在前者的基础上加上了益气清热和胃之品，如人参、大枣、甘草、竹茹。竹皮大丸治疗妇人乳，中虚而见烦乱呕逆，药用竹茹、石膏、白薇清热和胃，用桂枝、甘草甘温助阳而复胃气，从而达到止逆下气的目的。

二陈汤 本方燥湿化痰，行气和中，出自《和剂局方》，药物组成为半夏、橘红、白茯苓、甘草，本方为治疗湿痰的主方。湿痰之证，多由脾失健运，气机阻滞，湿邪凝聚郁滞而成。脾为生痰之源，肺为贮痰之器，湿痰犯肺，则咳嗽痰多，痰阻气机，胃失和降，则胸膈痞闷，恶心呕吐，阴浊凝聚，阻碍清阳，则头眩心悸，脾为湿困，运化失司，则肢体困倦，不欲饮食。方中以半夏为君，取其辛温燥湿化痰，且可降逆和胃而止呕；陈皮行气燥湿，使气顺而痰消；茯苓健脾渗湿，俾湿去脾旺，痰无由生；生姜降逆化饮，既可制半夏之毒，且能助半夏、陈皮行气消痰；复用少许乌梅收敛肺气，与半夏相伍，有散有收，相反相成。

这里应该顺便提一下温胆汤，该方由二陈汤加枳实、竹茹而成，所治诸证，均属痰热为患。痰热内阻，胃气上逆，则呕吐干哕。痰热上扰，心神不安，则惊悸不宁，虚烦不眠；蒙蔽清窍，则发为癫痫。治宜利胆和胃，涤痰清热。方中半夏降逆和胃，燥湿化痰，竹茹清热化痰，止呕除烦，枳实行气消痰，使痰随气下，陈皮理气燥湿，茯苓健脾渗湿，俾湿去痰消。使以姜、枣、甘草益脾和胃而协调诸药。对于痰热内扰之惊悸癫痫、胆热胃逆之虚烦都有很好的治疗效果。

六安煎、导痰汤、涤痰汤 六安煎出自《景岳全书》，燥湿化痰，降气平喘。咳喘痰黏，不易咯出者，药物为二陈汤加杏仁、白芥子。导痰汤出自《济生方》，燥湿祛痰，行气开郁。由二陈汤去乌梅加胆南星、炒枳实而成。痰涎壅盛，胸膈痞塞，或咳嗽恶心，饮食少思，以及肝风挟痰，呕不能食，头痛眩晕，甚或痰厥者。涤痰汤出自《济生方》，功能涤痰开窍，用于中风痰迷心窍，舌强不能言，药由枳实、竹茹、胆星、菖蒲、远志、党参等组成。

（七）行气健脾消痞

【主方】

枳术汤、外台茯苓饮 枳术汤行气散结，健脾化湿，本方在《金匮要略》中治疗气分病的心下坚，大如盘。以方测证，可知此证由脾虚气滞所致，水湿痞结于心下，临证见有上腹部胀闷或疼痛等症，原文将本方与桂枝去芍药加麻黄细辛附子汤对照。从这张方我们可以进一步联系到痰饮病中的《外台》茯苓饮，原文的叙述是："治心胸中有停痰宿水，自吐出水后，心胸间虚，气满，不能食，消痰气，令能食。"《外台》茯苓饮的药物分两个部分，人参、白术、茯苓益气健脾；橘皮、枳实、生姜行气消痞。临床上成为功能性消化不良治疗的基础方之一。

【变方】

橘枳姜汤、茯苓杏仁甘草汤 这二首方在《金匮要略》中用于胸痹轻症的治疗，前者偏于行气，后者偏于化饮。或者说一偏于肺，一偏于胃，其实临证二者可以相合，肺胃同治，行气化饮。

（八）益气化湿利水

【主方】

防己黄芪汤 本方益气固表，化湿利水，在《金匮要略》主治湿病和风水病偏表虚者。临证见浮肿，以下肢为主，身重，关节疼痛，脉浮，汗出，恶风，小便短少，舌淡苔腻。基本病机为表卫不固，感受风邪，水湿之邪，或停于肌表而为风水，或停于肌肉关节为风湿。防己黄芪汤证主治表虚风湿与风水两病的原文描写，仅“湿”与“水”一字之差。原因在于水与湿本为一物，湿为水之渐，水为湿之积。湿邪犯人，多留于肌肉关节，引起身体重滞，肌肉酸痛，或关节疼痛，阻滞气机则可见小便不利；水邪停留体内多引起浮肿。卫气虚弱，肌表不固，感受风湿之邪，故见身重，关节疼痛，小便不利。脉浮、汗出、恶风为表虚营卫不和，复受风邪所致，水湿泛溢肌肤则浮肿。治当益气固表，利水除湿，本方是治气虚水肿的要方。

防己茯苓汤 出自《金匮要略》水气病篇，用治皮水，四肢肿，水气在皮肤中，四肢聂聂动者。皮水与风水病位皆属表，相比之下，皮水的病位偏里，水气停留于皮肤、肌肉中，阻碍阳气，阳气欲伸，发生肌肉跳动的症状，即所谓四肢聂聂动。皮水者多脾虚，脾主四肢、肌肉，脾不制水，水湿留于四肢而发为四肢肿。防己茯苓汤在防己黄芪汤的基础上增加防己、黄芪的用量，去白术，加桂枝配茯苓通阳化气利水。尤怡评述：“桂枝得茯苓，则不发表而反行水，且合黄芪、甘草助表中之气，以行防己、茯苓之力也。”以方测证，防己茯苓汤证肿势较防己黄芪汤证重，防己茯苓汤的利水力量也强于防己黄芪汤。

防己黄芪汤与防己茯苓汤临床多用于慢性肾炎伴水肿、蛋白尿、高血压，肾病综合征，慢性肾功能不全，风湿性心脏病及肺心病等引起的充血性心力衰竭，特发性水肿，高脂血症，肥胖症等；其他如结节性血管炎，荨麻疹，变形性膝关节病，妊娠高血压，营养不良性水肿等。

【变方】

木防己汤　本方通阳补虚，利水清热，方用木防己清热通窍利湿，桂枝温通经脉，通阳化气散水，二者配伍辛开苦泄，行水散结，消心下痞坚；人参补气；石膏辛寒散郁热。整个方剂寒温并用，虚实兼顾，在《金匮要略》痰饮病中治疗膈间支饮，得之数十日，复经医者吐、下后仍不愈的虚实错杂者。症见其人喘满，心下痞坚，面色黧黑，其脉沉紧，可见舌黯红苔黄，甚者有心悸、肢肿、小便短少。临床多以本方加减治疗各种原因引起的慢性心功能不全。如由慢性支气管炎、支气管哮喘引起的肺源性心脏病，以及冠心病、风湿性心脏病、高血压性心脏病等引起的心功能不全。除此之外，还有用于治疗心源性肝硬化、胸腔积液、渗出性胸膜炎等。

加减木防己汤　本方出自《温病条辨》，用治暑湿痹（湿热痹）。方药由木防己、桂枝、石膏、杏仁、滑石、白通草、薏仁组成，亦可看做是木防己汤合三仁汤的加减。三仁汤清三焦湿热，木防己、桂枝、薏仁通痹除湿，石膏辛散郁热。一方之中融辛通、苦泄、淡渗、清热于一炉，治痹之法悉具。故吴鞠通称之为“治痹之祖方”。

（九）通阳化气利水

【主方】

五苓散　主要治疗太阳蓄水证、霍乱、痰饮病、小便不利等病证，是通阳利水的代表方。本方证的病机主要是气化不利，气机不利则水饮容易内停，出现所谓的蓄水证。水气内停之证在外感热病与内伤杂病中均可出现，原文描述有脉浮，小便不利，微热，消渴，或渴欲饮水，水入则吐，或心下痞；或霍乱，吐利交作，头痛，发热，身疼痛，热多欲饮水；或脐下有悸，吐涎沫而颠眩。水气内停，膀胱气化不利，则小便不利；气化不利，津不上承，则消渴，或渴欲饮水；但由于水气内停，故水入则吐；心停心下，则心下痞；表邪未解，则脉浮，微热。霍乱清浊相干，升降逆乱，肠胃气机不利，则吐利交作；表邪未解，故头痛，发热，身疼痛，发热；吐利津伤，或气不化津，故欲饮水。水气停于下焦，则脐下有悸；膀胱气化不利，水无去路，反逆上行，则吐涎沫而颠眩。本方由桂枝、白术、茯苓、猪苓、泽泻五味药物组成，方中猪苓、泽泻、茯苓淡渗利水；白术健脾利水；桂枝通阳解表，与利水药相配，达到通阳利水的目的。作为五苓散的延伸，一般通利的方剂，如加味防己黄芪汤、五皮饮、七皮饮、茯苓皮汤等；偏于芳香化湿的如平胃散（香砂平胃）、正气散（不换金正气）等；偏于清利的如三仁汤、藿朴夏苓汤、连朴饮、甘露消毒饮、八正散、五淋散、三妙丸、石韦散、蚕矢汤等；偏于温燥化湿的如六和汤、实脾饮、鸡鸣散、春泽汤、萆薢分清饮、济生肾气丸、羌活胜湿汤、独活济生汤、三痹汤、蠲痹汤等。

本方临床上用于治疗心血管系统的心力衰竭时的水肿；泌尿系统的急性肾炎水肿、慢性肾炎水肿、肾功能不全、肾盂肾炎、尿潴留；呼吸系统的渗出性胸膜炎、胸腔积液；消化系统的腹泻，及由腹泻引起的脱水症；皮肤科的荨麻疹、多形性红斑等；眼科的中心性视网膜脉络膜炎、急性青光眼；以及痰饮所致的头痛、眩晕等病证。

【类方】

泽泻汤 本方《金匮要略》中治疗停饮所致的眩冒，药物仅用泽泻和白术二味，但用量较大，健脾利水，化饮而治疗眩晕，临床可以伴见心下满而呕逆。

猪苓散 本方《金匮要略》中治疗停饮致呕的病证。临床表现为呕吐后欲饮水而饮水过多则易呕，病机为胃阳未复，水停成饮。治法当用利水为主，方用猪苓散健脾利水。本方由猪苓、茯苓、白术三味药物组成。猪苓、茯苓淡渗利水；白术健脾利水。适用于脾虚水停的病证。

苓桂术甘汤 主治脾虚水气内停之证，表现为心下逆满，气上冲胸，起则头眩，脉沉紧，身为振振摇；或痰饮病，见胸胁支满，目眩，短气。病机为脾虚失运，水饮内停。治法以利水为主，方用苓桂术甘汤健脾通阳利水。本方由茯苓、桂枝、白术、甘草四味药物组成，茯苓、白术健脾利水，加桂枝健脾通阳利水，甘草配桂枝，辛甘通阳。本方适用于脾虚水气内停的病证。尤在泾在《金匮要略心典》中指出："痰饮，阴邪也，为有形。以形碍虚则满；以阴冒阳则眩。苓、桂、术，甘温中祛湿，治痰饮之良剂，是即所谓温药也。盖痰饮为结邪，温则易散，内属脾胃，温则能运耳。"

苓桂草枣汤、茯苓甘草汤、甘姜苓术汤、苓桂味甘汤、苓姜术桂汤、茯苓泽泻汤、四苓散、葵子茯苓散 这一类方剂可以列举的很多，有的仅仅变换了一味药物，在治疗上就体现出一个偏向，于此也可以体会仲景用药的精细。而葵子茯苓散则采用了滑利通窍的方法。后世的四苓散（出自《明医指掌》，渗湿利水，治疗内伤饮食有湿，见小便短赤，大便溏泄。药用白术、茯苓、猪苓、泽泻）等可以参考。

茵陈五苓散 本方出自《金匮要略》，主治黄疸病。临床表现为身黄，目黄，小便黄，伴形寒发热，食欲减退，小便短少或不利等症。病机为肝胆湿热，胆汁横溢，气化不利。治法当用清利湿热为主，方用茵陈五苓散，即五苓散加茵陈蒿而成。方中茵陈蒿苦寒清热，利湿退黄；五苓散淡渗化气利水。本方的功效为清利湿热，退黄，适用于黄疸湿热内蕴，湿重于热的证情。

（十）温下寒实

【主方】

大黄附子汤 本方为温下寒实的代表方，在《金匮要略》中主要用于治疗腹满“胁下偏痛，发热，其脉紧弦”的寒实内结证。方由大黄、附子、细辛三味药物组成，方中用附子之辛热，温阳以祛寒，佐以细辛，除寒以散结，更借大黄之荡涤肠胃，泻除积滞，温阳散寒，泻结行滞。三味共奏温阳散寒、攻下行滞之效。用之则积寒散，大便行，里实除，腑气通，适用于寒实之邪结聚于肠胃，而阳气已有不足的病证。本方症见有腹胀满，大便不通，胁下一侧可有疼痛，脉紧弦，畏寒，肢冷，舌苔白腻等。本方证的寒实之邪结聚于肠胃，腑气不通，故腹胀满，大便不通；寒实之邪结聚于肠胃，气机不通，故胁下一侧可有疼痛；发热为寒实内结，阳气郁滞，营卫失调所致；脉紧弦主寒主痛，为寒实内结之征；畏寒，肢冷，舌苔白腻均为寒实内结之象。本方主要用于治疗粘连性肠梗阻、阑尾脓肿、慢性胆囊炎急性发作、慢性胰腺炎急性发作、黄疸型肝炎、尿毒症等见寒实内结证者等。

【变方】

白散（桔梗白散）、三物备急丸 白散温散寒实，涤痰破结，主治寒实结胸证。本方证除了见到心下痛，按之石硬，脉沉而紧，不大便外，还当见有阴寒偏盛的症状，总的表现为寒实之证。病机为寒实之邪结聚于胸膈。方中的药物由桔梗、巴豆、贝母三味组成，其中桔梗祛痰排脓；巴豆辛热，泻下逐水；贝母化痰散结。三味同用具有温散寒实，涤痰破结的功效，临床上用于寒实内结的结胸证治。桔梗白散作为《金匮要略》肺痈的附方，治疗咳而胸满，振寒脉数，时出浊唾腥臭，久久吐脓如米粥者，药物也用巴豆、贝母、桔梗。三物备急丸药用巴豆、干姜、大黄，用以治疗突然发生的各种急症，如心腹部的急痛等属于里寒有实滞者。外台走马汤以巴豆、杏仁治疗中恶心痛腹胀，大便不通。

温脾汤、济川煎 温脾汤出自《千金要方》，药用大黄、附子、人参、干姜、甘草等，该方是在大黄附子汤的基础上再加温补之品，后来的《本事方》温脾汤则加重了行气的药物。济川煎由肉苁蓉、当归、牛膝、泽泻、升麻、枳壳等组成，方中的当归、升麻、枳壳在补中益气汤中也用，而牛膝、泽泻、肉苁蓉则加强了向下的力量。在临床上都有一定的通便作用，再往下考虑就应该想到半硫丸了，用硫黄温通，于便秘的证治又立一法。

（十一）散寒化湿，疏表和胃

【主方】

藿香正气散 本方出自《和剂局方》，为芳香化湿，疏表和里的代表方，其化湿和胃作用甚于疏表散寒之功，主治外感风寒，内伤湿滞之证。临证见到恶寒发热，头痛，胸膈满闷，脘腹疼痛，恶心呕吐，肠鸣泄泻，口淡，舌苔白腻等。本方证以闷、痛、吐、泻及寒热头痛、舌苔白腻为辨证要点。因外感风寒，卫阳被郁，则恶寒发热，头痛；湿阻中焦，气机不利，故胸膈满闷，脘腹疼痛；湿滞胃肠，运化失常，升降无权，故恶心呕吐，肠鸣泄泻；口淡苔白腻，皆湿滞在里之象。证属风寒外感，湿滞内伤，治宜外散风寒，内化湿滞。方中藿香用量偏重，既取其辛温而解在表之风寒，又以其芳香而化在里之湿浊，且可辟秽和中，升清降浊，故本方以其为君药。配以紫苏、白芷辛香发散，助藿香外散风寒，兼可芳化湿浊；厚朴、大腹皮行气化湿，畅中除满；半夏曲、陈皮燥湿和胃，降逆止呕；白术、茯苓健脾运湿，和中止泻；桔梗宣肺利膈，既益于解表，又助其化湿；生姜、大枣、甘草调和脾胃，且和药性，共助藿香化湿和中之功。诸药同用，能外散风寒，内化湿浊，且能理气和中，致使寒热除，胸膈舒，吐泻止。本方在临床上用于夏秋季节感冒、急性胃肠炎、结肠炎、痢疾、婴幼儿腹泻、顽固性流涎等，也有用于荨麻疹、痱子、夏季皮炎、脚湿气病或感受山岚瘴疟、霍乱吐泻及水土不服者。

【类方】

五加减正气散　五张正气散的加减方，是吴鞠通《温病条辨》中的得意之作，对理气化湿剂的加减变化作了具体示范。一加减正气散芳香化湿，理气和胃，方由藿香梗、厚朴、杏仁、茯苓皮、广皮、神曲、麦芽、绵茵陈、大腹皮组成，用于三焦湿郁，升降失司出现脘腹胀满，大便不爽者；二加减正气散理气化湿，宣通经络，方由藿香梗、厚朴、大豆黄卷、茯苓皮、广皮、木防已、薏苡仁、川通草组成，用于因湿阻气机出现脘闷，身痛便溏，舌苔白腻者；三加减正气散宣畅气机，化湿清热，方由藿香、厚朴、杏仁、茯苓皮、广皮、滑石组成，用于因湿困化热出现胸闷，脘腹胀满，小便黄赤，舌苔黄腻者；四加减正气散温运脾阳，燥湿理气健胃，方由藿香、厚朴、茯苓、广皮、草果、楂肉（炒）、神曲组成。用于因寒湿着里，内阻于太阴出现脘腹胀满，食少无味，苔白滑，脉右缓者；五加减正气散健脾化湿，理气畅中，方由藿香、厚朴、茯苓、广皮、大腹皮、谷芽、苍术组成，用于因秽湿困脾，脾胃升降失常出现脘闷、便溏、腹胀者。本来针对寒湿证治的方剂，经加减变化也可移用于湿热内蕴者。

香薷饮　本方祛暑解表，化湿和中，出自《和剂局方》，药由香薷、厚朴、茯苓、扁豆、甘草等组成。本方治疗暑令感寒挟湿之证，夏月乘凉饮冷，外感于寒，内伤于湿，致恶寒发热，无汗头痛，头重身倦，胸闷泛恶，或腹痛吐泻，舌苔白腻，脉浮。感受暑湿，影响到表里，且病在于初期，使用本方，短小而精悍。

不换金正气散、加味香苏散、午时茶　不换金正气散出自《和剂局方》，行气化湿，和胃止呕，用于治疗瘴疫时气，霍乱吐泻等。药由厚朴、藿香、甘草、半夏、苍术、陈皮等组成。加味香苏散理气解表，药由紫苏、香附、荆防、秦艽、川芎、蔓荆子、陈皮、生姜、甘草组成。还有发散风寒、化湿和胃的午时茶也可以作为参考。

（十二）益气解表，和胃化痰

【主方】

参苏饮 本方出自《和剂局方》，益气解表，祛痰止咳，药用人参、紫苏、陈皮、甘草、前胡、半夏、茯苓、桔梗、枳壳、葛根、木香。临床治疗主要针对外感风寒，内有痰饮，而见到恶寒发热，头痛鼻塞，咳嗽痰多，胸膈满闷，苔白脉浮等证。

十味香薷饮 本方由香薷、厚朴、茯苓、扁豆、甘草、木瓜、黄芪、人参、白术、陈皮等组成，方中参芪苓术共用，益气健脾，类似四君子汤，另以解表化湿药，整个方剂是益气化湿的力量强，发表宣散的力量弱。

五、扶正达邪（辛开苦降、调畅气机）

辛苦相配，辛以通，苦以燥，苦入心，苦以泄，辛入肺，辛以宣，辛温升散，苦寒降下，辛开苦降。小柴胡汤在六经的九分法中位居正中，这是一种清法、温法和补法的合用，苦寒、辛温和甘补的相配。这里以常用的“扶正达邪”来表述，也有换用“和解”二字来表述的，和解与调和，有相近处，即处理必须顾及两端，而不可能单向用力，取得速效。

小柴胡汤用来治疗寒热往来，邪正相争于表里之间的少阳病。半夏泻心汤用来治疗寒热互结于中的痞证，辛苦的力度有所加强。后世的达原饮及湿热病证的治法都可以看做是在此基础上的变化延伸。少阳为枢，少阳位置特殊，少阳处在太阴、阳明之间，处在太阳、少阴之间，换言之，少阳在表里、寒热和虚实之间，热病证治以小柴胡汤为代表，小柴胡汤证相对偏在里、热、实。《伤寒论》230条所述的“上焦得通，津液得下，胃气因和，身濈然汗出而解。”较好地描述了小柴胡汤服用后的具体反应，这应该看做是这一治法的实际效果，即三焦气机的通利。后来的医家对用药有简化，即略去了甘补，而仅用温燥和苦寒，此以达原饮为典型，以后又有医家嫌苦寒过重有抑遏阳气之弊，而改用宣透膜原法，产生出相应的系列方药。在杂病中，对湿热病证的治法也总是在辛苦之间移动，向上是宣，向下是利，向左是温，向右是凉，根据病证的具体表现，最后作出方药的选择，调整好具体的药物。

小柴胡汤居中，居中者四通八达，和解最具代表者在此，因为小柴胡汤上下左右表里移动最为方便。方中柴胡黄芩清热，参枣草补中，半夏生姜和胃降逆，用药寒温相配，虚实兼顾，升降有序。柴胡桂枝汤偏向太阳，小柴胡加大黄汤偏向阳明。若以芩连清热，半夏干姜和胃，则成半夏泻心汤的配伍。同样居中，柴胡偏表实热，泻心偏里虚寒，柴胡治外感，泻心疗内伤。黄连汤减苦寒而增辛温，旋覆代赭汤则加强了和胃降逆的力量。

辛开苦降是指用辛温之品与苦寒药物合用，交通气机，开结散痞，调和寒热，化痰泄热，治疗由气机失调、寒热错杂、痰热互结而致的胸胁脘腹胀闷，或疼痛，呕吐，腹胀，肠鸣下利等证。辛开苦降法首先在张仲景《伤寒论》半夏泻心汤中有所体现。方用黄连、黄芩苦寒降泄除热，用干姜、半夏辛温开结散其寒并演化生姜泻心汤、甘草泻心汤、黄连汤等，除痞和胃。

苦温相合，苦入心，苦以清热护阴，温以助阳运湿，苦以坚以降，温以散以升。苦温行气燥湿，仲景的橘枳姜汤、橘皮汤、枳术汤、枳实薤白桂枝汤等均在此列。苦辛法也为吴鞠通所常用，共有66方（约占《温病条辨》方剂总数的1/3弱）。但追源溯流，还是张仲景开创在先，以半夏泻心汤类为典型，他如半夏厚朴汤等。苦寒与辛温同用，虚实兼顾，寒温并调，用以应对证情错杂者，后世多以和法归纳之。具体药物的相配如：枳实与厚朴、黄连与半夏、黄连与干姜、黄连与吴萸、半夏与厚朴、栀子与生姜、桂枝与枳实、枳实与薤白等。

必须提及的是宣透膜原的达原饮，槟榔、草果、厚朴与芍药、黄芩、知母，温燥对苦寒，三比三，形成一个基础，供临证变化。宣透膜原法为明末医家吴又可创立，在《温疫论》中记载了邪入膜原的主症以及主方达原饮的治疗适应证，邪入膜原证可见寒热如疟，寒多热少，胸闷恶呕，头痛，烦躁，舌质绛红，苔白腻而如积粉之证。其憎发热、舌苔白腻如积粉为辨证要点，临床上肠伤寒、疟疾，以及腹痛、胃脘痛多见本证，用辛温化湿、行气透达之品配清热药治疗。《内经》："邪气内薄五脏；横连膜原。"薛生白认为：

“膜原者，外通肌肉，内近胃腑，即三焦之门户，实一身之半表半里也。”后世医家嫌苦寒太重，于是用一些轻清流动之品来置换寒药，恐寒凉抑遏内脏生机，也是煞费苦心。以温胆汤的半夏、陈皮、茯苓、枳壳、竹茹，化痰和胃泄热，加上青蒿、黄芩、碧玉散，一变而为蒿芩清胆汤。清代医家雷丰在《时病论》中根据此方演绎为雷氏宣透膜原法，俞根初在《重订通俗伤寒论》中用柴胡达原饮燥湿化痰、透达膜原，化裁了吴又可的达原饮方，均为治疗邪入膜原的代表方。宣透膜原的治法临床常用于肝胆疾病和感染性疾病、流行性感冒、肠伤寒、疟疾等。在内伤杂病中，腹痛、胃脘痛、水肿，凡见湿浊不化苔白厚腻如积粉状、舌质深红，均可用此法。

分消走泄，也应该特别予以注意。叶天士在《温热论》中提出用小陷胸、泻心汤辛开苦降以治痞结证，王孟英认为温病挟湿“轻者可用橘、叩、蒿、薤，重者枳实、连、夏，皆可用之”。王氏连朴饮中以川连、山栀苦降，厚朴、半夏、菖蒲辛开，治疗湿热互结中焦痞塞之证。本法适用于邪热与寒、痰、湿等互结于中焦，以致脾升胃降失调，肝胆疏泄功能减弱而出现肠胃、脾胃、肝胃不和。分消走泄是宣展气机，泄化三焦邪热及痰湿的一种治法，可归于和解法的范畴。主治邪热与痰湿阻滞三焦而气化失司的病证。叶天士在《温热论》中所说：“再论气病有不传血分，而邪留三焦，亦如伤寒中之少阳病也。彼则和解表里之半，此则分消上下之势，随证变法，如近时杏、朴苓等类，或如温胆汤之走泄。”三焦为气机升降出入及水液运行的通道，病在气分，温邪留于三焦，邪阻三焦往往致气机不畅，继而水液运行障碍停留成痰湿，终成邪热与痰湿阻滞三焦。多表现为寒热起伏，胸痞腹胀，溲短，苔腻等，治疗当宣畅三焦气机并化痰热，以宣畅气机，化湿利水，分消上下之势。该法重在宣展气机，分消痰湿，三焦气机通畅，正气振奋，鼓邪外出，或随汗而解，如叶天士说："因其仍在气分，犹可望其战汗之门户，转疟之机括"。

临证对扶正达邪治法的把握：以少阳病的提纲描述以及小柴胡汤证为典型，一般病程较迁延，病情有反复，体力有下降，病在表里、寒热、虚实之间，或属于湿热胶着状态。病机也呈现一种错杂的情况，临床表现为不典型的表里寒热虚实之证。症见口苦，目眩，咽干，寒热往来，胸胁苦满，默默不欲饮食，心烦喜呕。或胸脘痞闷，食欲不振，身热不扬，肢体困重，排便不爽，脉弦细或无力，苔腻不燥。

这里可以将此法归纳为扶正达邪、和解少阳的小柴胡汤；疏利透达、燥湿化浊的达原饮；辛开苦降甘补的半夏泻心汤；分消走泄开导的藿朴夏苓汤。另外疏肝理气清热的四逆散，疏肝健脾、活血利水的当归芍药散，也可以放在这里认识，也是临证常用的方药。

（一）扶正达邪，和解少阳

【主方】

小柴胡汤 本方扶正达邪，和解少阳邪热，本方证的主要表现有往来寒热，胸胁苦满，心烦，干呕或呕吐，神疲懒言，不欲饮食，舌红苔薄白或薄黄，脉沉紧或弦细。临证还可见黄疸，小便短赤。本方证的基本病机是邪热侵犯少阳，正气略有不足，正邪纷争，后世将本方作为和解法的代表。

本方在《金匮要略》中用治黄疸、呕吐、产后郁冒等病。本方的和解，所谓清热祛邪而不伤正，益气扶正而不碍邪，方中配伍有相辅相成，更有相反相成，以纠正邪正纷争，难以速解的僵持局面。本方由柴胡、黄芩、半夏、生姜、人参、甘草、大枣七味药组成，方中柴胡配黄芩共除少阳邪热，柴胡升散，黄芩降泄，起清里达外作用。半夏配生姜，降逆止呕，两药辛温，与柴胡、黄芩清热药同用，可防寒凉太过伤及阳气。人参、甘草、大枣甘平益气，扶助正气，以增强祛邪之力，而祛除邪气可保正气。黄芩、半夏相配辛开苦降，合柴胡疏理肝气作用，以恢复肝胆、脾胃气机正常的升降出入。

本方证属邪热侵犯胆经，以胆胃为主的里热证，后世有将此称为半表半里证，对本方证可以从两方面理解：一是小柴胡汤证的热邪不盛，相比阳明里热要轻，且不积聚于肠胃，有外散之势；二是正气略有不足，正邪抗争不似阳明里实热证那样激烈，而呈正邪纷争状态。由于热势不盛，正气略有不足，正邪纷争不得速解而见往来寒热。邪热侵犯，胆胃不和，故见呕逆，不欲食，肝胆相为表里络属，肝胆失于疏泄，易发黄疸。本证的典型脉是弦细，沉紧脉多见于发热前恶寒时。与本方相关的条文在《伤寒论》中有 17 条之多。分布于太阳病、阳明病、少阳病、厥阴病、差后劳复病等篇中。小柴胡汤证的证候表现以《伤寒论》原文 96 条为主，而 101 条又说：“伤寒中风，有柴胡证，但见一证便是，不必悉具。”因此，本方应用时以病机相符为重，而不必拘泥原文所述见症的必备。同时也可以窥见本方证的不典型和不确定性，所以本方临证中适应面亦广。本方之所以应用广泛，和它在六经证治框架中所处的位置直接相关。

本方临床应用较广泛，无论是呼吸系疾病如感冒、流行性感冒、急慢性支气管炎、肺炎、胸膜炎、哮喘等；还是消化系疾病如胃肠炎、消化性溃疡、急慢性胆囊炎、急慢性胰腺炎、肝硬化等都有广泛应用。甚至循环系疾病如心绞痛、心律失常、急慢性心力衰竭等；泌尿系疾病如急慢性肾盂肾炎、肾病综合征、急性尿路感染等也都常用。而感染性疾病如病毒性肝炎、流行性腮腺炎、登革热、疟疾、肺结核、肠系膜淋巴结核等应用就更多了。

【变方】

柴胡桂枝汤　本方证属太阳少阳并病，即表里同病。在热病初起时见到发热、恶寒、头痛、身疼肢痛、汗出不畅等太阳表证，数天后表证未罢，又见呕吐，胃脘部支结胀满等里证。呕而发热是小柴胡汤证主要表现之一，这里采用太阳、少阳兼顾的治法，用桂枝汤治太阳之表，用小柴胡汤退少阳之热，合而为柴胡桂枝汤。

柴胡加龙骨牡蛎汤　本方证的主症是胸满，烦惊，谵语，乃因肝失疏泄，痰热扰心所致。痰热郁结是主因，影响心肝两脏，而出现气机失于宣通，心神不安等症，故治以清化痰热，疏肝安神。柴胡加龙骨牡蛎汤由半量小柴胡汤去甘草，加龙骨、牡蛎、桂枝、茯苓、大黄、铅丹而成。方中柴胡疏肝，合黄芩、半夏、大黄等药清热化痰，龙骨、牡蛎、铅丹重镇安神，铅丹因其成分为四氧化三铅，久服多服有毒，现在一般不用，有用石决明、代赭石或生铁落相代者。人参、茯苓、大枣宁心安神，本方是一张寒温并投，对有些精神系统的疾患临证时用一般的方法难以取效时，可以试用本方。

柴胡桂枝干姜汤 本方证可见胸胁满微结，往来寒热，心烦，口渴，小便不利，头汗出等症，其病机为水饮与热邪郁结，内停胸胁。水热郁结，不能外达而上冲，所以但头汗出。水气内停，气化失司，输布排泄异常，故见口渴，小便不利，治疗以清解少阳邪热、通阳化饮散结为法。柴胡桂枝干姜汤由柴胡、黄芩、桂枝、干姜、瓜蒌根、牡蛎、甘草组成。方中柴胡、黄芩清少阳热，桂枝、干姜通阳化饮，瓜蒌根、牡蛎清热软坚散结，甘草调和诸药。本方寒凉清热与温通化饮配伍，使气机通利，升降有序。

柴胡加芒硝汤 本方证多见于外感病后期，余热未清，肠胃干燥，症见低热不解，胸胁微满，大便干硬等症。柴胡加芒硝汤是由1/3剂量的小柴胡汤加小剂量芒硝（二两）组成，此方具有轻清邪热、扶助正气与软坚通便的作用。

大柴胡汤 本方证的主症有发热，汗出不解或往来寒热，胁下或胃脘部拘急硬满疼痛，呕吐不止，便秘或下利。从证候表现可知，本方证不仅有少阳邪热，且有阳明里实，一般以便秘多见，也有见下利如热结旁流者。本证以邪实为主，治以清解少阳邪热，攻下阳明里实，用大柴胡汤。大柴胡汤保留了小柴胡汤中的柴胡、黄芩、半夏、生姜、大枣五味药，起清解少阳邪热，降逆止呕作用，由于本证呕吐较重，故加大生姜剂量，由小柴胡汤中三两加到五两。在此五味药基础上加用大黄、枳实以攻下阳明实热，加用芍药可缓急止痛。本方主要用于治疗消化系统疾病如急性胰腺炎，胆系疾病如急性胆囊炎、慢性胆囊炎急性发作、胆结石等，另外也用于治疗如急性黄疸性肝炎、毛细胆管型肝炎等病证。

柴胡枳桔汤 本方和解透表，畅利胸膈，出自《通俗伤寒论》，症见往来寒热，两头角痛，耳聋目眩，胸胁满痛，舌苔白滑，脉右弦滑，左弦而浮大。药物由柴胡、枳壳、姜半夏、鲜生姜、黄芩、桔梗、陈皮、雨前茶等组成。俞根初指出："邪郁腠理，逆于上焦，少阳经病偏于半表证也，法当和解兼表，柴胡枳桔汤主之。"证偏于半表，治疗当促邪外透，故用枳壳、桔梗、陈皮畅胸膈之气，宣发上焦。雨前茶清热降火，利水去痰，助黄芩清泄邪热。如此的药物配合，使少阳病证偏向于表者，得邪气外透而解，气机升降恢复则三焦通畅，诸症容易解除。

柴胡陷胸汤 本方清热化痰，宽胸开膈，和解少阳，出自《通俗伤寒论》。少阳证具，胸膈痞满，按之痛，口苦苔黄，脉弦而数。药用柴胡、姜半夏、黄连、桔梗、黄芩、瓜蒌仁、枳实、生姜汁。本方由小陷胸汤与小柴胡汤二方加减而成，小柴胡汤去人参、甘草、大枣等扶正之品，加瓜蒌、黄连、桔梗、枳实等清热化痰、行气宽胸之药，共奏和解少阳、清化痰热、宽胸散结之效，对于邪陷少阳，兼有痰热内阻，症见寒热往来，胸胁痞痛，呕恶不食，或咳嗽痰稠，口苦苔黄，脉滑数有力者，用之较为合适。

蒿芩清胆汤 本方清胆理湿，和胃化痰，出自《重订通俗伤寒论》，药由青蒿、淡竹茹、仙半夏、赤茯苓、黄芩、枳壳、陈广皮、碧玉散等组成。症见寒热如疟，寒轻热重，口苦膈闷，胸胁胀疼，是少阳热盛之证。胆热犯胃，胃气上逆，故吐酸苦水，或呕黄涎而黏，干呕呃逆。苔白间现杂色，脉兼滑象，是胆胃俱病，气化不行，痰湿中阻所致。治疗以清泄胆热为主，兼以降逆和胃化痰利湿。方中用苦寒芬芳的青蒿清透少阳邪热，苦寒降下的黄芩清泄胆府邪热，竹茹、半夏清化痰热，陈皮、枳壳宽胸畅膈，和胃降逆，赤茯苓、碧玉散清利湿热，导邪从小便而出。诸药相合，使少阳邪热得清，胃中逆气得平，痰化湿除，气机恢复畅达。

加减小柴胡汤 出自《温病条辨》。本方证为疟邪内陷变而成痢，病程较长，脾胃气虚，疟邪内伏，症见面浮腹膨，里急肛坠，治以清解热邪，益气和阴。加减小柴胡汤由柴胡、黄芩、人参、丹皮、白芍、当归、谷芽、山楂组成。方中用柴胡、黄芩相配祛郁伏之邪热，痢证易入血分，伤及气阴，故方中配以益气凉血和阴之品，辅以消导化滞之品。

柴平汤、柴胡饮子、柴苓汤、柴芩清膈饮、柴胡四物汤、柴胡清肝饮、柴胡建中汤 另外可以举出的还有柴平汤（出自《景岳全书》，和解少阳，祛湿和胃，治疗湿疟，一身尽痛，手足沉重，寒少热多，脉濡。药用柴胡、人参、半夏、黄芩、甘草、陈皮、厚朴、苍术）、柴胡饮子（出自《宣明论方》，为小柴胡汤去半夏加当归、白芍、大黄）、柴苓汤、柴芩清膈饮、柴胡四物汤、柴胡清肝饮、柴胡建中汤等，这些都可以看作对小柴胡汤的活用。

（二）疏利透达，燥湿化浊

【主方】

达原饮 本方疏利膜原，透达湿浊外出，出自《温疫论》，适用于湿温邪阻膜原之证。本方证湿浊郁伏较甚，非一般化湿之剂所能奏效，须投以疏利透达之剂，以开达膜原的湿浊郁闭。本方证可见寒热往来如疟状，寒甚热微，身痛有汗，手足沉重，呃逆胀满，舌苔白腻而秽浊，或如积粉，脉缓。本方证可从湿遏卫气证转化而来，也可见于湿温病初起，由湿热秽浊之邪郁伏膜原，阻遏气机所致。湿热秽浊之邪从口鼻而入，始客于膜原而郁伏不达。若遇饥饱、劳倦、忧思恼怒，正气受伤，不能制邪，其病始发。湿热秽浊之邪郁伏膜原，阻遏阳气，不能布达，肌表失于温煦则恶寒；阳气因郁而积，郁积而通，则恶寒消失而发热汗出，邪正反复交争，故寒热往来如疟状。湿浊偏盛，阳气受郁亦盛，故恶寒较重而发热则微。膜原湿浊，外郁肌肉经络，则身体疼痛，手足沉重。湿浊内阻脾胃，中焦气机失调，胃气上逆，则呃逆胀满。舌苔白腻秽浊，或如积粉，脉缓，均为湿浊壅盛征象。本方中槟榔、厚朴、草果能破戾气之伏结，三味药物协力，直达膜原，使邪气溃败，速离膜原，是以为达原也。热伤津液，加黄芩清热燥湿，知母清热以滋阴，热伤营气，加白芍以和血，甘草为和中之用。本方用药升降的意思明显，温燥和苦寒对峙，临证以此为基础又演化出各种变化。本方临床上主要应用于疟疾、伤寒、斑疹伤寒、沙门氏菌感染以及其他一些有邪阻膜原证的感染性疾病。

杨氏升降散 本方出自《伤寒温疫条辨》，主要药物为僵蚕、蝉蜕、大黄、姜黄。僵蚕为君，蝉蜕为臣，姜黄为佐，大黄为使，另以米酒为引，蜂蜜为导。方取僵蚕、蝉蜕，升阳中之清阳；姜黄、大黄，降阴中之浊阴，一升一降，内外通和，而杂气之流毒顿消。凡见表里三焦大热，其证治不可名状者，以此方主之。杨栗山的升降散也是疫病治疗的名方。

【变方】

雷氏宣透膜原法 出自《时病论》，本方从吴又可达原饮化裁而来，用于湿阻膜原之证。药物由藿香、半夏、黄芩、厚朴、槟榔、草果、炒甘草组成（达原饮去知母、芍药，加藿香、半夏、生姜）。方中用槟榔、厚朴、草果直达膜原，开泄透达盘踞之湿浊；藿香、半夏、生姜畅达气机以化湿浊；黄芩苦寒清热利湿。膜原湿浊重着，故温燥辛烈药当用，但辛燥药又有容易耗津之弊，故一旦湿开热轻即应减量，以免助热伤津。

俞氏柴胡达原饮 本方宣湿化痰，透达膜原，出自《重订通俗伤寒论》，用以治疗痰湿阻于膜原所致的胸膈痞满，心烦懊侬，头眩口腻，咳痰不爽，间日发疟，舌苔厚如积粉，扪之糙涩，脉弦而滑。本方药用柴胡、黄芩、桔梗、枳壳、厚朴、青皮、炙甘草、草果、槟榔、荷叶梗等。方中柴胡领邪外透，以黄芩清泄郁热，枳壳、桔梗，一升一降，宣发上焦之气，厚朴、草果辛烈辟秽，燥湿化痰，畅达中焦之气，青皮、槟榔下气破结，消痰化积，疏利下焦之气，荷梗味苦而清香芬芳，能通气宽胸。全方用药十味，透表清里，和解三焦，使湿化热清，积痰得去，膜原之邪得除。

新定达原饮、叶氏分消走泄法、刘松峰膜原分治法、薛氏仿吴氏达原饮法、厚朴草果汤、清脾饮、截疟七宝饮、常山饮、何人饮、休疟饮 另外可以举出来的还有新定达原饮（即达原饮去芍药加枳壳、桔梗、山栀、豆豉、荷叶、六一散、芦根、细辛）、叶氏分消走泄法（出自《临证指南医案》，药用神犀丹、杏仁、厚朴、茯苓）、刘松峰膜原分治法（出自《松峰说疫》，药用槟榔、厚朴、草果、白芍、甘草、黄柏、栀子、茯苓）、薛氏仿吴氏达原饮法（《湿热论》湿热遏阻膜原方，药用草果、厚朴、槟榔、藿香、苍术、半夏、石菖蒲、六一散、甘草、柴胡）、厚朴草果汤（出自《温病条辨》，药用厚朴、杏仁、草果、陈皮、半夏、茯苓，见症憎寒壮热，发无定时，胸闷呕恶，头痛烦躁，苔白厚如积粉，脉弦数）、清脾饮（出自《济生方》，燥湿化痰，泄热清脾。疟疾热多寒少，口苦嗌干，小便赤涩，脉来弦数。药用青皮、厚朴、白术、草果仁、柴胡、茯苓、黄芩、半夏、甘草）、截疟七宝饮（药用槟榔、厚朴、草果、青陈皮、炙甘草、酒、常山）、常山饮（药用常山、草果、知母、良姜、乌梅、姜枣草）、何人饮（药用首乌、当归、党参、陈皮、煨姜）、休疟饮（药用首乌、当归、党参、白术、炙甘草）等，这些方剂都可以作为参考。

（三）辛开苦降甘补

【主方】

半夏泻心汤 本方由半夏、黄芩、黄连、干姜、人参、甘草、大枣七味药组成。方中黄芩、黄连苦寒清热降下；干姜、半夏辛温散寒和胃；方中黄连配干姜，黄芩配半夏，分别寓辛开苦降之意，起调整脾胃气机升降功能的作用；人参、甘草、大枣健脾益气养胃。本方寒温并用，虚实兼顾，升降相配，以达到祛除寒热病邪，增强脾胃元气，恢复运化功能的目的。半夏泻心汤证在《伤寒论》太阳病篇、《金匮要略》呕吐哕下利病篇中均有论述。半夏泻心汤证属寒热虚实夹杂、脾胃升降失司的病证，后世又称寒热夹杂痞证。本方证临床主要表现为心下痞，干呕或嗳气或呕吐，肠鸣，下利，舌淡红或舌稍红，苔黄白相间，或白腻微黄，脉濡或小滑带细。本方证的病邪可因外邪由表入里，部分热化，部分寒化而成，亦可因脾胃受伤，运化失司，邪从内生而成。本方主要用于治疗消化系疾病，如急慢性胃肠炎、溃疡病、胃肠功能紊乱、过敏性肠炎、慢性肝炎、慢性胆囊炎等，临床多属寒热交错、虚实夹杂之证。

【类方】

生姜泻心汤 方本证病变是在半夏泻心汤证基础上出现肠胃水气较明显，致脾胃消化功能较差，食积较明显，故见心下痞硬，干嗳食臭，腹中雷鸣，下利等症。基本治法同半夏泻心汤证，只是增强发散水气药，方用生姜泻心汤。本方是在半夏泻心汤基础上减少三分之二干姜用量，即一两，加用生姜四两，因其有较好的发散水气作用。

甘草泻心汤 本方证病变是在半夏泻心汤证基础上出现脾胃气虚较甚，导致脾之升清，胃之降浊功能严重紊乱，故见心下痞硬满，下利日数十行，谷不化，干呕心烦不得安等症。基本治法同半夏泻心汤证，只是增强益气健脾作用。本方药物组成同半夏泻心汤，只是将甘草用量增加到四两，以助人参之健脾益气之功。《金匮要略》用甘草泻心汤治狐惑病，症见发热，默默欲眠，目不得闭，卧起不安，不欲饮食，喉或外阴溃疡等，用本方清热化湿、安中解毒。

关于以上所举的泻心三方，元代戴元礼曾说过："泻心诸方，取治湿热最当。"叶天士也指出："苦寒能清热除湿，辛通能开气泄浊。"胃热气滞用大黄黄连泻心汤，中虚寒凝气滞用理中汤，中虚热结成痞则用三泻心汤，治法用药以苦寒泄热、辛温开结、甘温补中三者相合，从这个角度来看，三泻心汤实际是大黄黄连泻心汤与理中汤的合方稍加调整而成。

黄连汤 本方证基本病机同半夏泻心汤证，然本方证寒邪较重，见症以腹中痛，欲呕吐为主，治法基本同半夏泻心汤证，只是增强散寒力量。本方用药是在半夏泻心汤的基础上，去黄芩而加桂枝，如此使整个方剂的散寒力量增强，而清热效用减弱，桂枝同时有温中通脉止痛、温散走表的作用。

旋覆代赭汤 本方镇肝和胃，降气化痰，主要治疗嗳气等病证，药物由旋覆花、人参、生姜、代赭、甘草、半夏、大枣等组成。方中旋覆花苦辛，化痰，降肺胃之逆气；代赭石苦甘平，镇肝降逆，配旋覆花善治嗳气；半夏、生姜和胃降逆；人参、甘草、大枣益气和中。本方证由于痰气交阻，胃气上逆所致，症见心下痞硬，噫气不除，或胸闷，呕恶，痰液黏稠，苔白，脉弦或滑。中气不足，则心下痞硬；肝气犯胃，胃气上逆，则噫气不除，呕恶；肝气犯胃，痰气交阻，则胸闷，痰液黏稠，苔白，脉弦或滑，治法当用镇肝化痰法。临床上本方广泛应用于治疗消化系统的急慢性胃炎、胃及十二指肠溃疡、幽门梗阻、胃肠神经官能症、食道炎、贲门痉挛、食道贲门失驰缓症、食道癌等表现为胃气上逆者，也用于治疗神经系统的眩晕、呕吐、梅尼埃尔病等属痰气交阻、痰浊上扰者，呼吸系统的急慢性支气管炎、哮喘、肺气肿等属痰壅气逆者也可以参考用本方治疗。

人参泻心汤、加味泻心汤 人参泻心汤出自《温病条辨》，药由人参、干姜、芍药、黄芩、黄连、枳实等组成，用于治疗湿热里虚神蒙。加味泻心汤由犀角、黄连、连翘、蒲黄、丹参、茯苓、玄参、竹叶、灯心等组成。以上二方中，人参泻心汤还保持着辛开苦降的用药格局，而加味泻心汤则明显偏向于清热了。

（四）分消走泄开导

【主方】

藿朴夏苓汤 出自《退思庐成证辑要》，何廉臣将此方用于湿温初起湿重于热者。藿朴夏苓汤证属卫气同病，内外合邪，湿重热轻。既有湿郁于表的表证，又有湿郁气分，脾湿不运的里证。后世将此方作为湿郁于表，表里同病的代表方，用于治疗湿温初起，以湿偏重，兼有表证者。本方证可见恶寒少汗，身热不扬，午后热甚，头重如裹，身重肢倦，胸闷不饥，面色淡黄，口不渴，苔白腻，脉濡缓。方中用淡豆豉、杏仁疏表宣肺，肺气宣化，则湿邪随之亦化，用藿香、厚朴、半夏、蔻仁芳香化浊、燥湿理气，用猪苓、赤苓、泽泻渗湿泄热。该方因有豆豉疏表透卫，故用于湿邪偏于卫表而化热尚不明显者为宜。三仁汤因有竹叶、滑石能泄湿中之热，故用于湿渐化热者为宜。本方临证多用于四时感冒、消化不良、急性胃肠炎、急性肝炎等病属湿邪偏甚者。

【类方】

温胆汤 本方理气化痰，清胆和胃。出自《三因极一病证方论》，治疗由胆胃不和，痰热内扰所致的虚烦不眠，或伴见呕吐呃逆，以及惊悸不宁，癫痫等症。药用半夏、竹茹、枳实、陈皮、甘草、茯苓。本方所治诸证，均属痰热为患。胆为清净之府，喜温和而主生发，失其常则郁而不达，胃气因之不和，进而化热生痰。痰热内阻，胃气上逆，则呕吐干哕。痰热上扰，心神不安，则惊悸不宁，虚烦不眠，蒙蔽清窍，则发为癫痫。治宜利胆和胃，涤痰清热。本方以半夏降逆和胃，燥湿化痰。竹茹清热化痰，止呕除烦，枳实行气消痰，使痰随气下。陈皮理气燥湿，茯苓健脾渗湿，俾湿去痰消。使以姜、枣、甘草益脾和胃而协调诸药。对于胆热胃逆之虚烦、呕吐，服之则胆清胃和，烦除呕止。若痰热重者，可加黄连；癫痫可加胆南星等。本方从《千金要方》的温胆汤衍化而来，加茯苓、大枣，而减生姜之量。方名温胆，着意于胆用之恢复。

三仁汤 出自《温病条辨》，适用于湿温初起，湿遏卫气之证，具体见症为恶寒少汗，身热不扬，午后热甚，头重如裹，身重肢倦，胸闷脘痞，口不渴饮，苔白腻，脉濡缓。本方证多见于湿温的初期阶段，属卫气同病，既有湿郁卫表的表证，又有湿遏气分，脾湿不运的里证。湿遏卫阳，腠理开合失常，故恶寒少汗；正邪相争，卫气不得宣泄而发热，但热处湿中，为湿所遏，故身热不扬。午后气温较高，体内邪热得天时之助，故午后热甚。湿郁卫表，清阳被阻，则头重如裹；湿性重浊，客于肌表，故身重肢倦；脾运失常，湿阻气分，气机失于宣展，故胸闷脘痞。口不渴饮，苔白腻，脉濡缓等，均为湿邪偏盛的征象。三仁汤主治湿温初起，湿遏卫气的湿重热轻之证，治宜芳香宣化，双解表里之湿。方中以杏仁苦平宣上焦，以通利肺气；蔻仁辛苦芳香开中焦，以化湿醒脾；苡仁甘淡导下焦，渗利湿热而健脾；加入半夏、厚朴苦辛温化，行气除满，以助杏仁、蔻仁畅上、中两焦之气机；滑石、通草、竹叶寒凉淡渗，以增强苡仁清利下焦湿热之功。诸药合用，宣上畅中渗下，通畅三焦气机，使留恋气分之湿热自上中下三焦分消。如此则气机畅达，湿热清化，则诸症可除。本方临床常用于各种感染性疾病的治疗，如肠伤寒、胃肠炎、肾盂肾炎、急性肾小球肾炎、流行性乙型脑炎、渗出性胸膜炎、肠伤寒伴肾炎、急性肠炎、尿路感染、慢性胃炎；也有用于妇科的带下病、妊娠呕吐以及男科的阳痿、滑精、不射精症、阴囊水肿等病证的治疗。

连朴饮 本方清热化湿，理气和中，出自《霍乱论》，药用厚朴、黄连、石菖蒲、制半夏、香豉、焦山栀、芦根等。本方证为湿热蕴伏所致的霍乱吐利，症见身热，心烦，胸脘痞闷，口渴，干呕，或大便溏泄，舌苔黄腻等。本方证的病机由于湿热蕴伏，清浊相混，胃失和降，脾失升清所致。治法清热化湿和胃，使湿热一清，脾胃调和，吐泻即止。方中厚朴行气化湿，黄连清热燥湿，使气行则湿化，湿去则热易除，山栀、豆豉清宣胸脘之郁热，又以菖蒲芳香化湿而运脾，半夏燥湿降逆而和胃。本方有苦降辛开，清热化湿，理气宣中之功，可以使中焦湿化热清，清升浊降，胃气和调。本方在湿温病常用治于湿热俱重的证候。

枳实导滞丸 本方消导化积，清热祛湿，出自《内外伤辨惑论》，药用大黄、枳实、神曲、茯苓、黄芩、黄连、白术、泽泻等。本方所治之证，乃湿热食滞内阻肠胃所致。积滞内停，气机壅塞，故而脘腹胀满疼痛。食积不消，湿热不化，故大便泄泻，甚或下痢，若热壅气阻，也可见大便秘结，治疗宜消积导滞，清热除湿。本方用大黄攻积泻热，使积热从大便而下；枳实行气消积，而除脘腹之胀满；黄连、黄芩清热燥湿，又可厚肠止痢；茯苓、泽泻利水渗湿，且可止泻；白术健脾燥湿；神曲消食化湿。诸药相伍，可使积去食消，湿化热清，而诸症容易平复。

六和汤 本方健脾化湿，升清降浊，出自《医方考》，药用砂仁、半夏、杏仁、人参、白术、藿香、扁豆、赤茯苓、木瓜、厚朴、甘草。治疗夏月饮食不调，湿伤脾胃而致的霍乱吐泻，胸膈痞满，舌苔白滑等症。

另外还有茯苓皮汤、薏苡竹叶汤等都可以作为参考。

（五）疏肝理气清热

【主方】

四逆散 本方是一首疏肝理气的代表方，药物由甘草、枳实、柴胡、芍药四味组成。《伤寒论》将本方用于治疗肝气郁结，气机不畅的手足逆冷证。方中柴胡清热疏肝解郁，调畅气机；枳实理气散结，与柴胡同用，一升一降，解郁开结，疏达阳气；芍药缓急苦寒降下；甘草和中，与芍药同用增强缓急的作用。本方主治因气机郁滞所致的肢冷之证，本方证由阳气郁滞，气机不畅而致四肢欠温，临证还可以见到或咳，或心悸，或小便不利，或腹中痛，或泄利下重等症。气机不畅，阳气不达四肢，则四肢欠温；肝气郁结，气机不畅，影响到肺，则肺气不利而咳；影响到心，则心神不宁而心悸；影响到膀胱，则膀胱气化不行而小便不利；肝气犯脾，则腹中痛；肝失疏泄，气机失调，则泄利下重。《类聚方广义》用本方治疗下利不止，腹中结实而痛，里急后重者。临床上本方加减用于治疗泄泻、痢疾、肝胆疾患、阑尾炎等见肝气郁滞、气机不畅表现者，也有用于冠心病、心律失常、心绞痛、功能性低血压等的治疗，以及肋间神经痛、阳痿、甲状腺机能亢进、经前期综合征、月经不调、痛经等病证也有用本方治疗的。

【变方】

柴胡疏肝散 本方出自《景岳全书》，药物组成以四逆散中枳实改枳壳，另外再加入川芎、香附、陈皮而成，成为疏肝行气、活血止痛的基础方。本方的用药加强了四逆散行气的力量，温升寒降，比较四逆散的用药更加具有平衡的感觉。

奔豚汤 本方在《金匮要略》中治疗奔豚气病，药用当归、芍药、川芎、半夏、黄芩、葛根、甘草、生姜、甘李根白皮，症见气上冲胸，腹痛，寒热往来。本方行气活血、清热降逆，临床上也有用于急腹症治疗的。

（六）疏肝健脾，活血利水

【主方】

当归芍药散 本方养血疏肝、渗湿健脾，在《金匮要略》中用以治疗妇人腹痛，以方测证，其腹痛由肝脾不和所致。本方的配伍，以当归、芍药、川芎活血养血，茯苓、泽泻、白术健脾燥湿，活血养血和利水燥湿并举，这样的组合，临床上应对的面亦广，原方中重用芍药以应对腹痛，临证时可以适当调整。也有将本方看作逍遥散前身者，临床上不仅是妊娠腹痛，举凡内科、外科、妇科的各种病证中都可以运用。

【变方】

逍遥散 本方疏肝解郁、健脾和营，出自《和剂局方》，药用柴胡、当归、白芍、白术、茯苓、甘草等。本方为肝郁血虚，脾失健运之证而设，肝体失养，则肝气横逆，可见胁痛，寒热，头痛，目眩等症。神疲食少，是脾虚运化无力之故。脾虚气弱则统血无权，肝郁血虚则疏泄不利，可见月经不调，乳房胀痛等。此时疏肝解郁，健脾助运，成为的当之治。本方既有柴胡疏肝解郁，又有当归、白芍养血活血通利，尤其当归之温通，白芍之缓急，二者相得益彰。白术、茯苓健脾去湿，使运化有权，气血有源，炙甘草益气补中，缓肝之急。煨姜温胃和中之力益专，加入薄荷少许，助柴胡疏肝郁而散内热。如此则气血兼顾，肝脾并治。

当归散 本方在《金匮要略》中用于养胎，药物为当归芍药散去茯苓、泽泻，加黄芩，所以也可以视为当归芍药散的加减，本方证治偏于湿热内蕴，后世养胎安胎有推崇黄芩和白术者，可能也和本方有关。

六、寒泻（苦寒泻热燥湿）

苦以泄，寒以清，苦以降，寒以下，苦以燥，寒以敛，苦寒直折炎上之热。众所周知，清法和下法在伤寒六经病中以阳明病的白虎汤和承气汤的证治最为典型。阳明病为实热证的典型，邪热炽盛，莫此为甚，能否转危为安，如何治疗十分关键。作为清热，不同的阶段与层次，应当选择不同的药物，包括针对不同的病证，也有不同选择，后世温病医家添出了不少清热的方剂。苦寒清热泻火，苦寒清热燥湿，仲景以大黄黄连泻心汤、白头翁汤见称，清热力量最强者在此，因为清热必须苦寒泄下。其实黄连解毒汤、清瘟败毒饮等也是代表方剂，气分大热、气营两燔者亦非此不能平息。对于一般机体能够耐受的人，可以放胆用苦寒攻下，不必有太多的顾虑。但因为是极端的治法，临证见效即应有所收敛。过用苦寒的弊端为抑遏阳气，所谓苦寒败胃，所谓凉遏、寒凝、冰伏。苦寒过用，可以直接败伤中气，见症或呕或利或痞，病情也转为错杂。邪热炽盛，津液必有亏耗，但一般不必过虑，而应急急撤热为主，若阴虚端倪已见，则养阴生津之品亦宜及时投用。所以苦寒泻热法临证时也往往是数法合用者多，清热和攻下，清热和升散、清热和生津养阴相配，危重时清热和开窍、息风必须同用。

急下存阴，指用苦寒清热攻下之剂，迅速泄热通便，祛除胃肠燥结，以保存津液，防止痉厥神昏变证的方法。阳明三急下是在阳明病里热亢盛，较快出现伤阴动风之象，如发热，汗多，腹满痛，大便难，目中不了了（视物不清），睛不和（眼珠转动不灵活）等，同时有肠胃热结，但未出现明显的腹胀满痛和大便闭的情况下，急用大承气汤攻下，使邪去不再伤阴，从而护住胃阴。少阴三急下是在少阴病病邪化热，热盛伤阴，同时又有阳明腑实的情况下，出现如口咽干燥，胃脘或全腹胀痛，自利纯青水，不大便等，迅速采用大承气汤攻下里实泄热，釜底抽薪，以留存肾阴。此法现多用于各种急性感染性疾病出现高热，伴有里实热证及神昏、惊厥的病证，临床收效明显，往往可缩短疗程，减少各种并发症，降低死亡率和手术率。

一个清法，一个下法，必要时二者并举，相得益彰，疗效叠加。从栀子的苦寒泻火，到知母、石膏的辛苦寒泻，到黄芩、黄连、芍药的苦寒泻火，燥湿坚阴，到大黄、黄连、黄芩的苦寒直折，到茵陈、山栀、大黄的清利，到白头翁、秦皮、黄连、黄柏的清热凉血止痢。经方中清热的方药，屈指数来，不能说不丰富。阳明为成温之薮，后世温病的清热方基本都可以说是从这里出发的。下法用承气，但下法又有变通，血蓄下腹，有攻下与逐瘀同步；结胸腹痛，有大黄与甘遂并投；当然也有单独用甘遂以解决水饮停滞胸腹的。阳明之下，除了三承气外，又有厚朴大黄汤、厚朴三物汤等，仲景示人以变，后世温病学家的承气五变，亦可谓曲尽了下法之妙用。

后世用于热病的清热方药，以苦寒为基础，银翘、栀子、石膏、知母、芩连，甚或大黄、芒硝等。治疗斑疹瘟疫的清瘟败毒饮要用生地、玄参、赤芍、丹皮等凉血；治疗大头天行的普济消毒饮须投升麻、柴胡、僵蚕、马勃、牛蒡、板蓝根等透邪；化湿通利的甘露消毒丹则有茵陈、滑石、木通、菖蒲等的通利；热盛昏厥，紧随其后的便是开窍和息风，临证与清热兼用并投者多。

临证对寒泻治法的把握，最为典型的应该是白虎汤证和承气汤证，病程大都较短，属于邪热亢盛、实热内结的状态，是典型的里实热证。见到面色红润，身体较壮实，面部易发疹，口内易溃疡，口苦口渴，消谷善饥，大便闭结，腹满胀痛，高热不恶寒但恶热，谵语，神昏，痉挛，抽搐等。舌红苔黄腻燥，脉洪大有力，或沉迟有力。

寒泻大法，细细分析，也有各种程度的不同，和温补相对待，临证的变化亦多端，方药的内容也丰富。具体有轻清宣泄的栀子豉汤；辛寒清气的白虎汤；苦寒清热燥湿的黄芩汤；苦寒清热泻火的大黄黄连泻心汤；清热利水化湿的猪苓汤、茵陈蒿汤；清热解毒、活血排脓的千金苇茎汤、大黄牡丹汤；清热散瘀消斑的升麻鳖甲汤；清热攻下的大承气汤；

峻下逐水、泻热破结的大陷胸汤；泄热破血逐瘀的抵当汤；清热开窍的安宫牛黄丸；清热息风的羚羊钩藤汤等等。

（一）轻清宣气

【主方】

栀子豉汤 本方由栀子、香豉二味药组成，方中栀子苦寒清热，香豉即豆豉，经发酵有宣散透解郁热和胃的作用。栀子性寒滑利，有通利大小便的作用，但性味苦寒，容易导致呕吐，因此脾虚内寒、素有便溏者慎用。本方证的基本病机是余热留扰胸膈和胃。本方在温病证治中作为轻清宣气的代表方剂，用于治疗热邪初传气分，或里热渐退而余热尚存者。在《温病条辨》中，栀子豉汤用于治疗邪在上焦膈中之证。本方证的主要临床见症为心中懊侬，按之心下濡，心烦不得眠，起卧不安，饥不能食，欲呕不得呕，舌稍红，苔薄黄，脉数或小滑。证情较重者可见发热，胸中窒或心中结痛。余热提示邪热不盛，邪留胸膈，是指病邪虽在里，但非深积肠胃，且有向外向上之势。故见心中懊侬，但按之心下（胃脘）濡而不硬。热扰心神，故见烦躁、失眠等症。余热留扰，气机阻滞，轻则胃脘部（即心中或心下）胀满不适，重则窒塞感或疼痛，临证气机阻滞的程度与邪热轻重常呈正比。本方在临床上主要应用于肠伤寒、副伤寒、黄疸、食道炎、急慢性胃炎等疾病，亦有用于表现为痰热内扰的病毒性心肌炎等。本方可以和小陷胸汤对看，都是心下的见症，陷胸汤证有疼痛，所以苦寒用药也重。

【类方】

栀子生姜豉汤、栀子甘草豉汤、栀子干姜汤 栀子生姜豉汤和栀子甘草豉汤两方证的主症、病机均与栀子豉汤证同，只是栀子生姜豉汤证见有呕吐，故加生姜以止呕。栀子甘草豉汤证兼有少气乏力，故加甘草以益气。栀子干姜汤证属中焦寒热夹杂证，可见身热，微烦，心中懊侬，腹痛隐隐喜暖等症，治以清热散寒，方中栀子苦寒，干姜辛温，两药同用属辛开苦降法，既能清热，又能温中，以治中焦寒热夹杂证。栀子豉汤和生姜、干姜相合，很明显，又拼装出一张辛开苦降的方子，以解决消化道症状为主。

栀子厚朴汤、枳实栀子豉汤 二方均属既有余热犯胃，又有中焦气滞，所以都是清热和理气同用，两方中均用栀子、枳实。然栀子厚朴汤证气滞较甚，症见心烦腹满，卧起不安，故方中还有厚朴与枳实相配，以增强行气泄满的作用。枳实栀子豉汤证以胃气不和，消化不良为甚，故方中配用豆豉，以和胃助运。这二张方的对面应该是橘枳姜汤，临证用药有偏寒偏温的不同，行气则一。

栀子柏皮汤、栀子大黄汤 二方皆治身黄。栀子柏皮汤证属湿热郁结于里，肝胆失于疏泄的发黄证。症见发热，身黄、目黄如橘子色，心中懊侬，小便不利，无汗或但头汗出，治以清热利湿。栀子柏皮汤中栀子、黄柏苦寒清热利湿，甘草清热解毒，三味药相配，量不大，属清热利湿退黄的小方。栀子大黄汤治疗酒疸，由于湿热积于中焦，上蒸于心，故心中郁闷烦乱；湿热中阻，气机不利，故心中热痛。原文有“心中懊侬而热”、“心中懊侬或热痛”的描述，说明其热势较重，治用栀子大黄汤清心除烦。方中栀子、豆豉清心除烦；大黄，枳实除积泄热。这二张方应该与茵陈蒿汤对看，治疗黄疸的方剂一般多用大黄、栀子，栀子柏皮汤和栀子大黄汤证的病位在上腹部，主症为心中懊侬或热痛，其治疗重在泄热除烦，故以栀子、大黄配豆豉、枳实，大黄用量仅茵陈蒿汤的一半；而茵陈蒿汤证的病位在腹中，主症为心胸不安、腹满，其治疗重在通利湿热，故以茵陈为主，配栀子、大黄，清利的力量亦强。

（二）辛寒清气泄热

【主方】

白虎汤 本方由知母、石膏、炙甘草、粳米四味药物组成。知母苦寒，石膏辛寒，二药同用则清热的力量明显增强；炙甘草、粳米益气和中，并可避免寒凉伤胃的弊端。《伤寒论》中指出表证未解者不可用白虎汤，恐表邪被凉遏不得外解而内陷生变。吴鞠通《温病条辨》提出白虎汤的禁忌证还包括有里虚、里热不甚等情况，以避免峻剂攻邪伤正，或过于寒凉抑遏阳气。本方证临床主要表现为发热、汗出、口渴、舌红、苔黄，脉滑或滑数。病情较重者可出现烦躁、谵语、遗尿、胸腹部灼热而四肢厥冷等。本方证属里热亢盛，正气抗邪，邪正斗争激烈的里实热证，在六经证治中属阳明病阶段，在卫气营血辨证中属气分证阶段。本方证的特点是无形邪热充斥全身，以阳明经为主要病变部位，由于里热亢盛，邪正斗争激烈，故见发热，不恶寒，汗出热不退等里热亢盛之症，若邪热扰乱心神，可见烦躁，谵语，甚则膀胱失约而遗尿，若热盛，气机郁滞不达，阳气不得宣通，则可见四肢厥冷，然本证虽见肢厥，但胸腹部仍然灼热。后世温病学家将本方作为辛寒清气的代表方，用于治疗风温、春温等证属无形邪热侵犯阳明气分者。

本方在临床上主要用于治疗急性传染病，如流行性乙型脑炎、流行性出血热、钩端螺旋体病等。有报道用本方治疗乙脑初起，可达到“透热于外”早期截断的效果。也用于治疗急性肺炎、风湿病、糖尿病、变应性亚败血症、中暑等。其他还有用于皮肤科疾病，如夏季皮炎、红斑类皮肤病等属肺胃气分热盛者，以本方随证加减效果亦佳。

作为白虎汤的延伸，后世有《症因脉治》的二母石膏汤、石膏泻白散、桂枝石膏汤、《三因方》的人参竹叶汤、《杂病源流犀烛》的人参白虎汤、苍术白虎汤、《温病条辨》的三石汤、《证治准绳》的三黄石膏汤、《景岳全书》的玉女煎、《圣济总录》的石膏汤、《疡医大全》的石膏汤、《普济方》的石膏汤、《张氏医通》的白虎化斑汤、《通俗伤寒论》的白虎承气汤、新加白虎汤、凉膈白虎汤、清咽白虎汤、犀羚白虎汤、《衷中参西录》的镇逆白虎汤、清疹汤等，真是洋洋大观，不胜枚举，这也说明了白虎汤方在热病治疗的重要性，它的位置不可动摇，它的临证应用却又是灵动多变的。

【类方】

白虎加人参汤　如果在白虎汤证的基础上出现大热，大汗出，大烦渴不解，舌红，苔黄而燥，脉洪大，或兼有背微恶寒，不时恶风等症，即提示里热亢盛，津气受损。治疗就应该辛寒清热，益气生津，方用白虎加人参汤，加用人参的目的益气生津，及时扶助正气，防止病情的传变。因热邪易伤津耗气，尤其多见于暑热为患的病证，往往初起即呈邪热灼盛，气津两伤的证情。此外，在消渴病中，有肺胃热盛，气阴两伤证型，表现为渴欲饮水，口干舌燥，或伴有清谷善饥，神疲乏力等症者，可用本方治疗。尽管外感与内伤不同，而清热生津则一。本方在《金匮要略》的暍病、消渴病中也有应用，温病学中暑温暑入阳明也常用本方加减治疗。

白虎加桂枝汤 本方出自《金匮要略》疟病篇，临床表现可见身热不恶寒，骨节疼烦，或伴呕吐，此证可见于温疟。热邪在里，然表邪未解，经脉阻滞，可用白虎汤清里热，桂枝解表邪通经脉。另外，在风湿痹证中，如夹有热邪，症见身热，骨节疼烦，或痛处局部红肿，受寒则痛剧，可用白虎汤清热，桂枝疏风，温通经脉，共奏祛邪除痹之功，本方显示了清热和温通之品的共用。

白虎加苍术汤 本方清热而燥湿，出自《类证活人书》，常用于湿温病，临床见症主要有发热汗出，面赤气粗，口渴欲饮，脘痞身重，苔黄微腻，脉滑数。如苔腻甚，则可加重化湿之品，如白蔻仁、滑石、通草、大豆卷等，本方提示了清热和化湿行气之品的共用。

化斑汤 本方出自《温病条辨》。本方证由伏热内发，炽盛于气营，导致热毒盛，扰动营血而致。症见壮热、口渴、头痛、烦躁、肌肤发斑，甚或吐血，衄血，苔黄舌绛，脉数，甚或可见神昏、谵语等。本方证属伏热内发，炽盛于气营，邪实而正偏虚。其特点是气营同病，邪热亢盛。气分邪热炽盛则壮热、头痛、口渴、苔黄；营血热盛扰及心神，则发斑，吐衄，烦躁，神昏，舌滑；热伤阴液则脉数，口渴。本方由石膏、知母、生甘草、玄参、犀角、白粳米六味药组成，方以白虎汤为基础清解气热，泄热而救阴；犀角咸寒救肾水以济心火，以犀角、玄参清营凉血解毒，抵斑外出。本方主要用于流行性出血热、斑疹伤寒、过敏性紫癜、流行性脑脊髓膜炎、乙型脑炎等出斑性疾病属气营两燔者。

（三）苦寒清热燥湿

【主方】

黄芩汤 本方被称为治痢之祖方，后世治痢方由此而化裁者多，药物由黄芩、芍药、甘草、大枣组成。用黄芩之苦寒，以清热燥湿坚阴；芍药苦寒清热，亦可缓急止痛，黄芩和芍药的相配成为热利证治的主要药物。甘草、大枣，益气和中，调补正气。诸药相合，清热止利，和中止痛。原文指出："太阳与少阳合病，自下利者，与黄芩汤"，临证具体见有下利腹痛，身热口苦，舌红苔黄，脉弦数等，其病机主要为湿热下注。本方临床多用于治疗急性肠炎、过敏性肠炎、小儿秋季腹泻、痢疾、阿米巴痢疾等属于湿热下注者。

葛根芩连汤 本方解表清热，亦为治痢主方之一，药用葛根、甘草、黄芩、黄连。本方证属外感表证未解，热邪入里。症见身热，下利臭秽，肛门有灼热感，胸脘烦热，口干作渴，喘而汗出，苔黄脉数。本方主治伤寒表证未解，误下以致邪陷阳明引起的热利，泻下之物一般臭秽，且伴有肛门的灼热感。此时表证未解，里热已炽，故见身热口渴，胸脘烦热，苔黄脉数等症。方中重用葛根，既能解表清热，又能升发脾胃清阳之气而治下利，柯琴谓其"气轻质重"，"先煎葛根而后纳诸药"，则"解肌之力优，而清中之气锐"。配伍苦寒之黄芩、黄连，其性寒能清胃肠之热，味苦燥胃肠之湿，甘草甘缓和中，诸药相合，共成解表清里之剂。本方虽属表里同治之剂，但以清里热为主，正如尤在泾所谓：

“其邪陷于里者十之七，而留于表者十之三”。

白头翁汤 本方清热燥湿，凉血解毒，本方证属热性痢疾，主要见症为腹痛，里急后重，便脓血，发热口渴欲饮水，舌红，苔黄，脉滑数或弦数等。湿热热毒壅结大肠，气滞血瘀，络脉受伤，污秽之物欲出不得，故见便脓血且里急后重，邪热亢盛，并入血分灼伤阴津，故发热口渴欲饮。本方由白头翁、黄连、黄柏、秦皮组成，白头翁凉血清营，秦皮泻热而涩肠，黄连、黄柏清热燥湿且可坚阴厚肠。《温病条辨》下焦篇湿温证中，以本方治疗噤口痢之实证。本方临床主要用于治疗细菌性痢疾、阿米巴痢疾等疾患，或用于急性肠胃炎、慢性痢疾急性发作、非特异性溃疡性结肠炎、滴虫性肠炎、霉菌性肠炎等的治疗，也有用于湿热带下治疗的，对于阿米巴痢疾的治疗也有用本方保留灌肠的方法。

黄连解毒汤 本方泻火解毒，出自《外台秘要》（引崔氏方），药用黄连、黄芩、黄柏、栀子等。主治一切实热火毒，三焦热盛之证。症见烦热、谵语，此由火毒内盛，表里皆热，神明被扰所致。吐衄、发斑，前者是因血为热迫，随火上逆，后者是因热伤络脉，外溢肌肤，瘀热蒸熏外越，又可见到黄疸，痈肿疔毒，多为热壅肌肉所致。临床见症虽多，其实病因则一，多由内火热毒炽盛，充斥三焦。故方用黄连泄心火，兼泻中焦之火，黄芩清肺热，泻上焦之火，黄柏泻下焦之火，栀子通泻三焦之火，导热下行。本方为大苦大寒之剂，用以直折亢盛之邪热火毒。苦寒重剂，临证一般取效辄止，久服易伤脾胃。

芍药汤 本方清利湿热、行气导滞活血，出自《保命集》，药用芍药、黄芩、黄连、大黄、槟榔、甘草、当归、木香、肉桂等。本方证为湿热蓄积肠中，气机失调，故见腹痛而里急后重。气血瘀滞腐化为脓血，则为下痢赤白。湿热内迫下注，故见小便短赤，肛门灼热。本方中大黄配芩、连则清中有泻，导热下行；配木香、槟榔能行气导滞，皆有属“通因通用”之法。方中肉桂，配在苦寒药中是为“反佐”，能防止苦寒伤阳而抑遏气机，配和血药，则体现了“行血”与“调气”的相配，临床针对气血瘀滞里急后重明显的赤白痢证治而立。体现了用药既注重治本，也不忘治标，用药寒热共投，和单纯以清热解毒治痢的方剂如白头翁汤等显然不同。

【变方】

白头翁加甘草阿胶汤 本方出自《金匮要略》妇人产后病篇，本方证为妇人产后气血虚弱，更兼热利伤阴，症见腹痛，里急后重，大便脓血，发热，口渴，神疲乏力。治疗一方面用白头翁汤清热解毒，凉血止利；另一方面用阿胶、甘草养血益气，是为虚实并治之法。临床使用并不局限于产后热痢，凡血虚痢久伤阴者，皆可适用。本方实际提示了苦寒清热燥湿药可以和养阴药同用，扩大一点也就是可以和扶正药同用，临证时须注意患者的体质、病程的长短等因素。

加味白头翁汤 本方出自《温病条辨》，本证属阴血内虚，湿热下注大肠之证，症见热利下重，腹痛，咽干口燥，舌红苔黄或少苔，治以养阴清热燥湿，凉血解毒。本方以白头翁汤为基础，加白芍养阴且可缓急止痛，另加黄芩清肠胃肌表之热。诸药相配，使上中下三焦之邪俱除，很明显本方的苦寒力量加强了，也有认为本方属虚实兼顾，但祛邪无疑是主要的。

【附方】

龙胆泻肝汤 本方泻肝胆实火，清下焦湿热，出自《医方集解》，药用龙胆、黄芩、山栀、柴胡、当归、生地、车前子、泽泻、木通、甘草等。本方证由肝胆实火，肝经湿热循经上扰下注所致，上扰则头巅、耳目作痛，或听力失聪，旁及两胁则为痛且呕苦，下注则循足厥阴经脉所络阴器而为肿痛、阴痒，湿热下注膀胱则为淋痛等症。方中龙胆大苦大寒，上泻肝胆实火，下清下焦湿热；黄芩、栀子具有苦寒泻火之功；泽泻、木通、车前子清热利湿，使湿热从水道排除；肝主藏血，肝经有热，本易耗伤阴血，故用生地、当归滋阴养血，方中柴胡引诸药入肝胆。本方用药偏于苦寒，故多服、久服每易伤脾胃，所以对中焦素有虚寒者更加应该谨慎。

当归龙荟丸 本方清泻肝胆实火，出自《丹溪心法》，药物由龙胆、芦荟、黄芩、山栀、大黄、黄连、黄芩、黄柏、青黛、木香、麝香等组成。本方证由肝胆实火而致头晕目眩，神志不宁，谵语发狂，或大便秘结，小便赤涩。方中倍用大苦大寒之剂，分别从二便直接泻下实火，临床用于治疗肝经实热之证。

（四）苦寒清热泻火

【主方】

大黄黄连泻心汤 本方在《金匮要略》中称泻心汤，由大黄、黄连、黄芩三味苦寒清热之品组成，用沸水泡服，取其轻清中上二焦无形邪热之效。大黄泡服，其泻下之力不会太强，可见大黄在本方中的作用主要是清泄热邪，而非攻下积滞。同时，大黄也有较好的行瘀止血功能。如用本方主治吐血、衄血等证，则不用开水浸泡，而是三味药同煎，取其清热止血作用。本方证的基本病机是邪热充斥于中、上二焦，后世也有称为热痞证者。本方证的临床主要表现是：心下痞，按之濡；或见目赤，咽痛，牙龈肿痛；或见吐血、衄血，舌红，苔黄，脉浮或浮滑，以寸关脉为甚。无形邪热壅滞气机，故见心下（胃脘）痞满，由于没有有形的实邪积滞，故按之软而不硬。里热可入血分，致血热妄行而见吐血，衄血。本方临床上主要用于治疗急性胃肠炎，细菌性痢疾等。另外如肺热咯血、上消化道出血、热盛导致的衄血、痔出血、子宫出血、脑溢血等都可应用。也有用本方治疗偏头痛、三叉神经痛、急性咽炎、口腔溃疡、亢奋性精神病等。

【变方】

附子泻心汤 本方是在大黄黄连泻心汤基础上加炮附子一枚，其煎煮法也有特点，即大黄、黄连、黄芩三味用开水泡渍，附子别煮，然后将药汁混合服用。本方证是在大黄黄连泻心汤证的基础上兼有阳虚证。阳虚证一般较轻，且以卫表阳虚为主，表现为恶寒汗出。同时，大黄黄连泻心汤证的里热证候都可见到，因此本方证属寒热虚实夹杂之证，但以里实热证为主，治法以清热消痞兼温阳。本方可以和大黄附子汤互相参看，二方都用大黄附子，但有细辛和芩连的不同，即寒温的把握临证时必须注意，苦寒和辛温的相配都走到了极端，成为经方用药的独到之处。

（五）清热利水化湿

【主方】

猪苓汤 本方滋阴清热利水，本方证的病机特点是既有热邪伤阴，又有水热互结。症见脉浮，发热，渴欲饮水，小便不利；或下利，咳而呕渴，心烦不得眠。由于热邪未罢，故脉浮，发热；热邪伤阴，则渴欲饮水；水热互结，膀胱气化不利，则小便不利；水气内停，下趋大肠，则下利；水气上逆犯肺则咳，犯胃则呕；热邪上扰神明，则心烦不得眠。治疗法当清热与利水并用，本方由猪苓、茯苓、泽泻、阿胶、滑石五味药物组成。方中猪苓、茯苓淡渗利水；阿胶滋阴养血；泽泻、滑石清热利水。本方配伍特点为滋阴药与利水药同用，使利水而不伤阴。适用于既有伤阴，又有水气内停的水热互结病证。本方在《伤寒论》、《金匮要略》中用于治疗热邪伤阴、水热互结的口渴，发热，小便不利等症。《医方集解》用本方治疗湿热黄疸，见口渴，溺赤等。本方临床上多用于治疗泌尿系统的肾炎、肾盂肾炎、膀胱炎、尿道炎、前列腺炎等，也有用于湿热内滞所致的泄泻等。

茵陈蒿汤 本方清热利湿退黄，药由茵陈、栀子、大黄三味组成。方中茵陈清热利湿，疏利肝胆而退黄，作为主药，用量较大，栀子清泄三焦之热而利水道，大黄通腑泄热，导邪下行，且有利胆作用，三药相辅相成，共起苦泄下降，使邪有出路，则黄疸自退。本方证的临床表现主要有：身黄色鲜明如橘子色，发热，口渴，无汗或但头汗出身无汗，小便不利，腹满，不欲食，舌红苔黄，脉滑数或弦数等。本方证的病机主要是湿热蕴结中焦，熏蒸肝胆，肝失疏泄，胆热液泄。湿遏热伏，胶结不解，气机阻滞，是发病的关键，而湿无出路是发病的主要成因，故本证初起发热，口渴的同时见无汗或但头汗出身无汗，小便不利。当湿热蕴结中焦，则见腹满不欲食，病及肝胆则见发黄。湿热发黄多为黄疸病初起，属里实热证，故黄色鲜明如橘子色，又称阳黄。《温病条辨》中也将本方用于治疗阳明温病发黄证，后世把本方视为治疗阳黄的基础方。本方在临床上主要用于治疗急性黄疸性肝炎、瘀胆型肝炎等，其他也用于如消化性溃疡、肥胖、阑尾炎、肝昏迷、胆石症、蚕豆病、新生儿溶血症等疾患治疗的。

【变方】

茵陈五苓散 本方证属湿重于热的黄疸证，除症见黄疸外，主要伴有形寒发热，食欲减退，小便短少，无汗或汗出不畅，舌淡红或稍红，苔腻微黄，脉滑或弦。治以清热利湿退黄，通阳利水。本方为茵陈末10分合五苓散末5分，药量比例为2：1。五苓散具有通阳化气利水功能，使水湿从小便而出。本方以通利水湿见长，主治湿重于热的黄疸病证，其实也是为临证清利和温通的共用开辟了途径。

茵陈四逆汤 本方出自《温病条辨》中焦篇，本方证属阳虚寒湿发黄证，临证可见面目俱黄，黄色晦暗，四肢厥冷，恶寒，小便不利等。治疗以温阳散寒，利湿退黄为法。本方以四逆汤为基础，加茵陈，虚实兼顾，扶正以祛邪，温药比茵陈五苓散用得重，一步跨进了少阴病中。

牡蛎泽泻散 本方逐水利尿，润燥止渴，《伤寒论》中治疗病愈后腰以下有水气者，方中用牡蛎、瓜蒌根、泽泻、商陆根、葶苈子、蜀漆、海藻，以通利攻逐之品为多。本方可以和《金匮要略》的瓜蒌瞿麦丸对看，该方治疗小便不利，苦渴，用瓜蒌根、山药润上，用附子温下，而用茯苓、瞿麦通利。

甘露消毒丹 本方清热化浊解毒，亦名普济消毒丹，出自王孟英《温热经纬》。本方主治暑湿、疫毒之邪尚在气分，湿热交蒸，以热势偏胜者。本方证由湿热交蒸，酿成热毒，充斥气分所致。后世医家将此方作为湿热蕴毒的代表方，用于治疗湿温疫疠，暑湿以及水土不服，邪在气分，湿热并重，湿热蕴毒者。本方证可见发热、倦怠、胸闷、腹胀、肢酸、咽肿、目黄、颐肿、口渴、溺赤等症，苔厚腻而黄干。其中发热、胸闷、腹胀、苔厚腻而黄为湿热内蕴之症，可伴咽痛；或伴颐肿；或伴目黄、溺赤。热邪充斥则发热；热毒伤阴则口渴，溺赤；热毒上壅则咽肿、颐肿；湿热蕴阻中焦，气机不展则胸闷、腹胀、肢酸体倦；湿热交蒸，内蕴肝胆，胆汁外渗，则身目发黄；苔黄腻为湿热蕴阻之象。本方由滑石、茵陈、黄芩、石菖蒲、川贝、木通、藿香、射干、连翘、薄荷、蔻仁等十一味药组成。方中黄芩、连翘、薄荷清热透邪，射干解毒利咽消肿，藿香、蔻仁、石菖蒲芳香化浊，宣上畅中，滑石、木通渗湿导下，分解湿热，茵陈利湿退黄。本方临床多用于急性胃肠炎、肠伤寒、黄疸性肝炎、钩端螺旋体病、非典型肺炎属湿热并重者。

三石汤 本方清暑泄热除湿，出自《温病条辨》。本方证的病机为暑湿挟温蔓延三焦，邪在气分，以湿轻热重为主。本方证可见身热面赤，口烦渴，耳聋，胸闷脘痞，呕恶，自利，舌白滑微黄，舌质红。病邪为暑热挟湿，病位为弥漫三焦，邪尚在三焦气分。因其以热偏重，热在气分则发热，面赤烦渴；挟以暑温则犯上焦，则耳聋，胸闷；湿犯中焦则脘痞；犯下焦则自利；苔白滑微黄，见化热之象，舌质红热在气分。本方由滑石、生石膏、寒水石、杏仁、竹茹、银花、金汁、白通草八味药组成。由于暑热挟湿充斥三焦，所以治法以清热利湿、宣通三焦为要点。方中滑石、石膏、寒水石清热退暑利窍，杏仁、通草宣通气机，通草直达膀胱，杏仁肃肺，竹茹和胃，金汁、银花清暑中之热毒，诸药相合，使微苦辛寒之中兼有了芳香化湿。

四妙丸 值得一提的还有四妙丸（出自《成方便读》，即三妙丸加薏苡仁。苍术、黄柏为《丹溪心法》的二妙丸，二妙丸再加牛膝为《医学正传》的三妙丸），以苦寒、苦温和渗利之品相合，成为清利下焦湿热的基础方，临证以下半身的症状为目标。

（六）清热解毒，活血排脓

【主方】

千金苇茎汤 本方清肺化痰，逐瘀排脓，在《金匮要略》中作为肺痈治疗的附方出现。本方证主要见有发热，咳嗽，胸满胸痛，口干燥，吐痰浓稠腥臭，脉滑数。肺中热盛，热伤血脉，血为之凝滞，痰瘀互结，腐败成痈，故见发热，咳嗽，胸痛，吐痰浓稠腥臭，口干燥为热盛伤津之兆，脉滑数为实热之证。热毒壅盛，痰瘀互结是肺痈发病的关键，故方中用苇茎（芦根）清肺泄热，桃仁活血化瘀，苡仁、瓜瓣清利湿热，化痰排脓而消内痈，如此热除痰清瘀去，则肺痈可愈。本方临床主要用于呼吸系感染性疾病，如肺炎、肺脓疡、支原体肺炎、百日咳、慢性支气管炎、鼻窦炎、急性化脓性扁桃体炎等，亦有用于细菌性肝脓疡、角膜溃疡等病证。

大黄牡丹汤 本方在《金匮要略》中治疗肠痈，其见症为发热，恶寒，汗出，少腹肿痞，疼痛拒按，按之如小便淋痛之状，但小便正常，脉迟紧。肠中湿热内聚，气血郁滞，热盛血瘀，故见少腹肿痞，拘急疼痛拒按如淋（向脐部放射），然热瘀不在膀胱，故小便自调；里热亢盛，正气聚于里以抗邪，故也可见有发热，恶寒；热迫津外泄故汗出；脉迟紧为热瘀相搏，邪正交争相持之证。肠中湿热瘀血阻滞是肠痈发病的关键，六腑以通为用，肠中湿热瘀血阻滞，腐秽不去，痈肿不散，当泻下通腑以消痈。方中大黄、芒硝荡涤湿热腐秽，促其下行而去；丹皮清热凉血，桃仁活血逐瘀，瓜子仁清肠中壅滞，湿热瘀血得清，腐秽得除，则痈肿可散。本方临床主要用于腹部的感染性疾病，如阑尾炎、阑尾周围脓肿、肠间隙脓肿、慢性结肠炎、嵌顿痔、腹腔脓肿、前列腺炎症等，亦有用于肝脓肿、急性胰腺炎、盆腔炎、肺脓疡、髂窝脓肿，甚至还有用于慢性咽炎、顽固性呃逆、过敏性紫癜、肾小球肾炎、肾病综合征等治疗的。

【变方】

仙方活命饮 本方清热解毒，消肿溃坚，活血止痛，出自《妇人良方》，药物由银花、山甲、皂角刺、天花粉、甘草、乳香、没药、当归、赤芍、白芷、防风、浙贝、陈皮、酒等组成。本方主治的痈疡，多为热毒壅聚，气滞血瘀而成。方中银花清热解毒，防风、白芷疏散外邪，使热毒从外透解，归尾、赤芍、乳香、没药活血散瘀，以消肿止痛，浙贝母、花粉清热散结，山甲、皂刺通行经络，透脓溃坚，陈皮行气，以酒煎服，取其活血通络以助药效。本方对痈疡脓未成者，用之可使消散。

四妙勇安汤 本方清热解毒，活血止痛，出自《验方新编》，药物由玄参、当归、银花、甘草等组成。本方所治脱疽，部位是在四肢远端，尤以下肢为多见，多由热毒化火内郁而成。火毒内阻，血行不畅，瘀滞筋脉，所以患处红肿灼热且痛，溃烂腐臭。方中重用银花，清热解毒为主，玄参泻火解毒，当归活血散瘀，甘草配银花加强清热解毒作用。共收清热解毒，活血通脉之功，使能毒解，血行，肿消痛止。本方的药物量大力专，且须连续服用才能取效。本方在临床上常用治热毒型血栓闭塞性脉管炎，或其他原因引起的血管栓塞病变，运用时需配伍活血化瘀、活血止痛、养阴清热等药品。

五味消毒饮 本方清热解毒，消散疔疮，出自《医宗金鉴》，药物组成为金银花、野菊花、紫花地丁、蒲公英、紫背天葵等。主治痈疮疔毒，多由脏腑蕴热，火毒结聚。方中银花两清气血热毒为主，紫花地丁、紫背天葵、蒲公英、野菊花均各有清热解毒之功，诸药合用，清解之力强，并能凉血散结以消肿痛。用酒少量，行血脉而助药效。临床上各种疔毒初起之时，常以本方为主加减应用。

八正散 本方清热泻火，利水通淋，出自《和剂局方》，方由车前子、瞿麦、萹蓄、滑石、栀子、甘草、木通、大黄等组成。本方证由湿热下注膀胱所致，症见排尿涩痛，淋沥不畅，甚或癃闭不通，小腹满急，邪热内蕴，故口燥咽干，苔黄脉数。方中木通、滑石、车前子、瞿麦、萹蓄诸药利水通淋，清利湿热，山栀清泻三焦湿热，大黄泄热降火，灯心草导热下行。本方为苦寒清热通利的代表方，临床用于淋证属于湿热下注者。

小蓟饮子 本方凉血止血，利水通淋，出自《济生方》，方由生地、小蓟、滑石、木通、蒲黄、藕节、淡竹叶、当归、山栀子、炙甘草等组成，治疗血淋或尿血等。本方证多由热蕴膀胱，损伤血络，故见尿中带血或尿血。由于瘀热蕴结下焦，膀胱气化失常，故见小便频数，赤涩热痛，舌红脉数等。本方为导赤散加味组成，方中小蓟凉血止血，藕节、蒲黄凉血止血，止血而不留瘀，滑石清热利水通淋，木通、淡竹叶、栀子清泄三焦之火，使热从下泄，生地清热凉血而止血，当归养血和血。本方止血之中寓化瘀，清利之中寓养血，是临证治疗尿血属实热的常用方剂。

萆薢分清饮 本方温暖下元，利湿化浊，出自《丹溪心法》，方由益智仁、萆薢、石菖蒲、乌药等组成。本方所治之白浊，由下焦虚寒，湿浊下注所致。肾虚寒而封藏失职，故小便频数，肾阳不足而气化失司，清浊不分，故小便混浊，甚则凝如膏脂。方中川萆薢利湿化浊，为治白浊之主药。益智仁温肾阳，缩小便，止遗浊；乌药温肾寒，暖膀胱而缩尿；石菖蒲化浊除湿，去膀胱虚寒；菖蒲助萆薢分清化浊，与益智、乌药配伍则能温里而治疗小便频数。

清心莲子饮 本方益气阴，清心火，止淋浊，出自《和剂局方》，药物由黄芩、麦冬、地骨皮、车前子、甘草、石莲肉、白茯苓、黄芪、人参等组成。本方证的病机为心火偏旺，气阴两虚，湿热下注。症见遗精淋浊，血崩带下，遇劳则发，或肾阴不足，口舌干燥，烦躁发热。本方临床多用于慢性尿路感染的治疗，本方可以和薏苡附子败酱散对看，二方都是为临床上慢性炎症的治疗提供了思路和方法，虚实寒热必须兼顾，这也是中医治疗优于西医处理的地方。

（七）解毒散瘀消斑

【主方】

升麻鳖甲汤 本方疏散疫邪，清热解毒，化瘀活血，主要用于外感时疫而属热毒发斑者。本方在《金匮要略》中治疗阴阳毒。方中的升麻，《本经》谓："解百毒，辟瘟疾障邪"，与当归配合，则既能发散风热与疫疠之气，又能祛血中热毒而化瘀活血；佐以生甘草泻火解毒，消肿止痛，与升麻相伍并止咽喉痛；鳖甲咸能软坚，与当归合用，养阴、活血、行瘀。阴阳二毒均用此四药以清热解毒，行血散瘀，达邪外出。雄黄解毒，辟秽化腐，蜀椒辛温，有助于行散，临床上一般以阴寒体弱者为宜。本方加减治疗发斑性传染病，体现了中医临证的一种思路和具体治疗中的一般规律，这实际上也为仲景以后的医家所接受，特别是在疫病的具体证治中有所体现，并不断有所发展和补充。

犀角地黄汤 本方出自《千金要方》，是凉血解毒的代表方剂。本方证可见身体灼热，斑疹密布，色深红甚或紫黑，或吐衄便血，烦躁不安，甚或昏狂谵妄，舌质深绛，脉数，此证由血分热毒炽盛，迫血妄行所致。由于气营之热不解，深入血分，血分热盛，故身体灼热。热邪伤络，迫血妄行，溢于脉外而见出血，如阳络伤，血溢于上则见吐衄；阴络伤，血溢于下则见便血；血溢肌表，瘀于皮下则斑出稠密成片。热扰神明则烦躁不安，甚或昏狂谵妄。舌质深绛是血分热炽之症。方中以犀角清热凉血解毒，配生地既可解血中热毒而止血，又可生津益阴。芍药和营泄热，丹皮凉血散血，同助犀角、生地以奏凉血散血、清热解毒之效。方中芍药多用赤芍以和营清热、活血散血，如阴伤较甚亦可用白芍。本方临床用于治疗流行性出血热、流行性乙型脑炎、登革热、流行性脑脊髓膜炎、出血性中风、慢性白血病、再生障碍性贫血、中毒性肝炎、斑疹伤寒、消化道出血、弥散性血管内凝血、败血症、红斑性肢痛、肢端青紫症。也有用于药物性皮炎、玫瑰糠疹、过敏性紫癜、荨麻疹等治疗的。

清瘟败毒饮 本方泻火解毒，清营凉血，出自《疫疹一得》。本方适用于温病热毒充斥，气血两燔之证。症见高热如焚，头痛如劈，骨节疼痛，斑疹紫黑，吐衄，舌紫绛，苔焦黄起刺，脉洪数或六脉沉细而数等。本证由于气分邪热未解，血分热毒又盛，以致形成气血两燔之证。其症高热如焚，头痛如劈，骨节疼痛乃气分邪热炽盛之象。斑疹紫黑，舌紫绛则系血分热盛毒重之证。吐血、衄血为血热炽盛，阴伤血瘀，损络迫血所致。本方由白虎汤、凉膈散、黄连解毒汤及犀角地黄汤四方组合而成，石膏、知母大清阳明气热；犀角、生地、玄参、丹皮、赤芍清营凉血解毒；黄连、黄芩、栀子、连翘泻火解毒；竹茹清心除烦；甘草解毒利咽。本方可以和加减玉女煎，化斑汤对看，这些方都是气营两清之方，加减玉女煎症情轻，而清瘟败毒饮所治症情最重。本方临床主要用于治疗流行性出血热、流行性乙型脑炎、急性黄疸型肝炎、钩端螺旋体病、传染性单核细胞增多症、红斑狼疮、白塞氏综合征、败血症、脓毒血症。也有用于小儿化脓性脑膜炎、小儿病毒性脑膜炎、麻疹、水痘、小儿病毒性肺炎、带状疱疹等。

清营汤 本方清心凉营、透热转气，出自《温病条辨》，为治热泄营热的主方，亦是“透热转气”的代表方剂。症见身热夜甚，心烦躁扰，甚或时有谵语，斑疹隐隐，咽燥口干反不甚渴，舌质红绛，苔薄或无苔，脉细数。本方证为热在营分，灼伤营阴，扰神窜络，可由伏邪发于营分，也可由气分之热陷入营分而致。伏邪之发，若由时令之邪诱发，可兼表证。营分受热则津液受灼，故见身热夜甚，口干咽燥。营气通于心，热毒入营，心神被扰，则心烦躁扰，甚至时有谵语；热毒内闭营中，窜于血络，则见斑疹隐隐；口干反不甚渴饮，系邪热入营，蒸腾营阴上潮于口。舌质红绛，脉细数为营分有热，营阴被耗之象。热入营分，若不兼他邪，多舌绛无苔；若属热初入营而气热未解，多兼有苔垢。本证之谵语，既非阳明腑实，又非热入心包，乃营热扰心所致。若为阳明腑实，必有潮热便秘，腹硬痛等症；若为热入心包证，往往神昏重，甚至昏聩不语。本方既有清营泄热，益阴生津之妙，又有透热转气之功，是治疗热入营分，热灼阴耗的重要方剂。方中犀角咸寒清热解营分之热毒；玄参、生地、麦冬甘寒清热养阴；黄连、竹叶心、银花、连翘清心解毒，并透热于外，使热邪转出气分而解；丹参清热凉血，并能活血散瘀，以防血与热结。本方临床上用于治疗败血症、血小板减少性紫癜、过敏性紫癜、流行性乙型脑炎、化脓性扁桃体炎、流行性脑脊髓膜炎、传染性单核细胞增多症或其他感染性疾病具有营分见证者。

清宫汤 本方出自《温病条辨》，为清心包邪热的要方。清心包之热谓之清宫，故名。适用于热入心包、神昏谵语之轻证。本方证多见身灼热，肢厥，神昏谵语，舌蹇，舌色鲜绛，脉细数。基本病机是痰热内闭心包。邪热闭郁于内，阻滞气机，阳气不达于四肢。其热闭浅者，则肢厥轻；热闭愈深，则肢厥愈甚。因邪热内陷，灼液为痰，痰热阻闭包络，神志失常，则为神昏谵语。舌为心之苗，心之别络系舌本，痰热阻于心窍，故舌体转动不灵活，言语不利。心营热盛，营阴耗损，故舌色鲜绛，脉细数。本方由玄参心、莲子心、竹叶卷心、连翘心、犀角尖，连心麦冬组成，实即为清营汤去生地、丹参、银花、黄连加莲子心而成。方中用犀角清心营之热，并配合玄参心、莲心、麦冬清心滋液，竹叶卷心、连翘心清心泄热。原方各药均用心，取“以心入心”的意思。本方临床用于治疗流行性乙型脑炎、流行性脑脊髓膜炎、败血症或其他感染性疾病具有热入心包之证者。

【变方】

神犀丹、犀角散、犀角丸 神犀丹凉血散血，清热解毒化斑，出自《温热经纬》，方由犀角、鲜石菖蒲、黄芩、鲜生地、银花、连翘、粪清、板蓝根、豆豉、玄参、天花粉、紫草组成，用于热入营血而见灼热躁扰，神昏谵语，斑疹密布，舌红绛者。犀角散清心泻火，解毒退黄，出自《医部全书》，由犀角、黄连、升麻、山栀、茵陈组成。用于黄疸热毒炽盛而见高热，心烦，舌红苔黄，脉数者。犀角丸清心，泄热，解毒，出自《沈氏尊生书》，由犀角、生地、玄参、连翘、牛蒡子、桔梗、甘草、青黛、赤苓、朴硝组成。用于热毒内盛而见烦热，斑疹，舌红绛者，或用于小儿牙疳，痧痘余毒，大便秘结者。

犀角玄参汤　犀地清络饮 犀角玄参汤清热解毒，化斑利咽，出自《温疫论补注》，方由犀角、玄参、射干、甘草组成。用于温疫发斑，斑色赤紫，狂言，咽痛者。犀地清络饮清营泄热，开窍通瘀，出自《重订通俗伤寒论》，方由犀角、丹皮、连翘、竹沥、鲜生地、赤芍、桃仁、鲜茅根、灯心草、鲜石菖蒲组成。用于热闭心包，血络瘀滞而见身热夜甚，神昏谵语，口干漱水不欲咽，皮肤、黏膜出血斑，舌色深暗或紫绛。

凉营清气汤 本方出自《丁甘仁医案》，主治烂喉痧气毒燔气营之证。症见咽喉红肿糜烂，甚则气道阻塞，声哑气急，丹痧密布，红晕如斑，赤紫成片，壮热，汗多，口渴，烦躁，舌绛干燥，遍起芒刺，壮如杨梅，脉细数。方中栀子、薄荷、连翘壳、川连、生石膏清透气分邪热；用玄参、石斛、竹叶、芦根、茅根甘寒生津；用犀角、丹皮、生地、赤芍、金汁凉血解毒。本方有玉女煎、凉膈散、犀角地黄汤诸方合用之意，共奏两清气营（血）、解毒生津之效。

（八）清热攻下

【主方】

大承气汤 本方破气消滞，清热通便，是苦寒泄热、攻下通便的代表方，主要用于阳明腑实证的治疗，本方证主要见于外感热病邪正斗争的最为激烈和重笃的阶段，如《伤寒论》的阳明病证（包括少阴三急下证）、《金匮要略》的痉病、宿食、产后胃实发热等。本方证主要见有日晡潮热，汗出，心烦或谵语，腹胀满痛，不大便，脉沉实，或热结旁流。日晡是阳明经经气旺盛之时，实热之邪炽盛，经气旺盛，则日晡潮热，是阳明腑实证的辨证要点；里热炽盛，迫津外泄则汗出；热扰神明则心烦，甚则谵语，实热之邪结聚于肠，腑气阻滞，则腹胀满痛，腑气不通，则不大便；里热炽盛，正气抗邪，则脉沉实；既有实热结聚，又有肠道传化失司，则表现为热结旁流。原文强调的阳明急下之证为：目中不了了，睛不和，大便难，身微热；阳明病，发热汗多；发汗不解，腹满痛，阳明三急下证的病机为热邪炽盛，伤阴严重。少阴急下之证为：少阴病，得之二三日，口燥咽干；少阴病，自利清水，色纯青，心下痛，口干燥；少阴病，六七日，腹胀，不大便。少阴三急下证的病机为正气不足，又有热邪炽盛，阴液耗损。大承气汤由大黄、厚朴、枳实、芒硝四味药物组成。方中大黄泻热通便，荡涤肠胃为主药；芒硝助大黄泻热通便，并能软坚润燥，二药配伍，增强清热通便之力；厚朴、枳实破气消滞，散结除满，助大黄、芒硝泻热通便，两者配伍相辅相成，共奏破气消滞，清热通便之功效。

本方为峻下之剂，适用于典型的阳明腑实证。用于急下证是灵活应用，取其清热通便之力，急下热邪，以存阴液。刘完素的《宣明论方》将大承气汤、小承气汤、调胃承气汤的药物合在一起，作为通治方，名三一承气汤。吴又可在《温疫论》中提出："承气本为逐邪而设，非专为结粪而设"。只要热邪伤阴严重，不论大便是否闭结，均可急下。但大承气汤毕竟是峻下剂，易伤正气。若兼有表邪，或正气不足等当慎用。吴鞠通的《温病条辨》在三承气汤的基础上，又创制了新加黄龙汤、宣白承气汤、导赤承气汤、牛黄承气汤、增液承气汤等方，扩大了承气汤的临床应用。本方在临床上主要用于治疗肠梗阻、急性胰腺炎、急性胆囊炎、胆道蛔虫症、阑尾炎、胃石症等表现为腑实证者，也用于感冒、病毒感染、大叶性肺炎、急性支气管炎、癫狂、破伤风、肾功能衰竭、尿毒症等兼有里实热证者。也有用于治疗外科腹部手术后肠粘连、术后感染、术后肠功能紊乱、肠麻痹、呼吸窘迫综合征、流行性出血热、流行性乙型脑炎伴有腑实证者。

【类方】

小承气汤 本方清热通便，由大黄、厚朴、枳实三味药物组成，即大承气汤去芒硝，并减轻厚朴、枳实的剂量。但由于减去了芒硝，故攻下力量较大承气汤为小。适用于较轻的阳明腑实证。本方证的临床表现可见潮热，心烦，甚则谵语，腹胀满，不大便，或热结旁流等，与大承气汤证相似而程度较轻。

调胃承气汤 本方清热泻火，由大黄、芒硝、甘草三味药物组成，即大承气汤去厚朴、枳实，加甘草，并加重芒硝剂量。清热泻火功效较强，通过通便的手段，达到清热的目的。适用于热邪炽盛为主的阳明腑实证。症见蒸蒸发热，心烦，甚则谵语，腹胀满等与大承气汤证相似的表现，但不强调“不大便”等症状。

厚朴三物汤 本方行气除满，清热通便，由厚朴、大黄、枳实三味药物组成，在《金匮要略》中主治“痛而闭”的腹满证。临床表现可见腹部胀满疼痛而不大便，可兼见舌红，苔腻或黄腻等。实热结聚于肠胃，气滞不行，而以气滞为主。方中厚朴、枳实破气除满；大黄清热通便。药物与小承气汤相同，但剂量不同。本方气滞为主的病机特点，重用厚朴行气除满；小承气汤以大黄、芒硝清热通便为主。故本方适用于腹满证气滞较突出者。

厚朴大黄汤 本方降气除满，清热通下，在《金匮要略》中主治“支饮胸满”证。本方证临床表现为胸满，咳逆倚息，短气不得卧，心下痞，或大便不通等症，是支饮兼阳明腑实的病证。方中药物由厚朴、大黄、枳实三味组成，厚朴、枳实降气除满；大黄清热通便。本方药物组成与小承气汤、厚朴三物汤相同，但剂量不同。本方重用厚朴、大黄治痰饮结实，行气和通便的力量均重。

大黄甘草汤 本方清热通便，和降胃气，在《金匮要略》中治疗“食已即吐”的实热呕吐证。实热之邪壅滞肠胃，腑气不通，胃气上逆，症见进食后旋即呕吐，常伴大便不通，舌红，苔腻或黄等。本方仅用大黄、甘草两味药物，大黄清热通便，通腑气；甘草和中，是清热通便最基础的药物配对，临床上适用于老人小孩或体质较弱者。

【变方】

厚朴七物汤 本方清热通便兼解表，在《金匮要略》中用于腹满兼表的证治。本方证的临床表现可见腹胀满，发热，恶寒，脉浮而数等，此为表邪未解，化热入里，结于肠胃的表里同病，而以腹满里证为主。方中的药物由厚朴、甘草、大黄、大枣、枳实、桂枝、生姜七味组成，即桂枝汤去芍药，加厚朴三物汤而成。本方用厚朴三物汤行气泄满，去积通便，桂枝汤（去芍药）祛风解表，属于表里双解的方法。

麻子仁丸 本方润肠通便，主治脾约病证。本方证的临床表现可见脉浮而涩，小便数，大便硬，或不大便数日而无所苦，病机为胃热津伤，脾不能为胃行津液，治当润下，用本方润肠通便。方中药物由麻子仁、芍药、枳实、大黄、厚朴、杏仁、蜜七味组成。方中麻子仁润肠通便为主药；芍药养阴和里；杏仁降气润肠；大黄、枳实、厚朴泄热通便；蜜润燥滑肠。本方在临床上一般作为习惯性便秘治疗的选择之一。

承气养荣汤 本方清热通便，滋养阴液，出自《温疫论》，主治温疫数下后，“热渴未除，里证仍在”的病证。临床表现为攻下后，目涩，舌枯，咽干，唇口燥裂，发热，口渴等症状。病机为实热未解，津液虚损。方中的药物由知母、当归、芍药、生地、大黄、枳实、厚朴等七味组成，其中大黄、枳实、厚朴清热通便，行气消滞；知母清热滋阴；当归、芍药滋养阴血；生地滋阴增液。本方为小承气汤合清燥养荣汤化裁而成，既能清热通便，又能滋养阴液，为攻补兼施之法，临床上适用于实热之邪未罢，而阴液已伤，但仍需攻下的证治。

黄龙汤 本方清热通下，益气养阴，出自《温疫论》，主治温疫失治之危证。临床表现为“循衣摸床，撮空理线，筋惕肉瞤，肢体振战，目中不了了”等，其病机为实热之邪炽盛，正气已有不足。方中的药物由大黄、厚朴、枳实、芒硝、人参、地黄、当归七味组成，其中有大承气汤清热通便，破气消滞；人参补中益气；地黄、当归滋阴养血。临床上适用于实热之邪未解，而气血已经有所亏虚的证治。

护胃承气汤 本方清热通便，养阴增液，出自《温病条辨》，主治温病下后，邪气复聚于胃，临床表现为“热不退，或退不尽，口燥咽干，舌苔干黑，或金黄色，脉沉实有力”等症状。病机为邪热未尽，复聚于胃，阴液耗伤。方中的药物由生大黄、玄参、生地、丹皮、知母、麦冬六味组成。其中生大黄清热通便；玄参、生地、麦冬养阴增液；知母、丹皮清热养阴。临床上适用于热盛阴伤而腑气不通的证治。

新加黄龙汤 本方清热通便，益气滋阴，出自《温病条辨》，主治温病应下失下，正虚不能运药者。本方证临床可见低热，神昏，气短喘促，口干唇裂，大便不通，舌干绛，脉细数或虚细数等症，其病机为正虚不运药，热邪炽盛，阴液亏损，腑气不通，治当攻补兼施。方中的药物由生地、生甘草、人参、生大黄、芒硝、玄参、麦冬、当归、海参、姜汁十味组成，其中大黄、芒硝、甘草，实为调胃承气汤清热通便；人参、当归益气养血以扶正；生地、麦冬、玄参、养阴增液；海参养阴补虚；姜汁宣通胃气。临床上适用于热邪炽盛，气血津液亏损，又见腑气不通的证治。

增液承气汤 本方清热通便，养阴增液。出自《温病条辨》，主治温病“津液不足，无水舟停”，本方证临床可见大便干结不行，口干唇燥，舌红苔干，脉细滑数或细弦带数，其病机为热盛伤津，肠液枯涸，腑气不畅。方中的药物由增液汤加大黄、芒硝而成，其中大黄、芒硝清热通便；增液汤养阴增液。本方临床上适用于实热之邪内结阳明，又见阴液亏损的证治，为养阴通便的代表方剂。

槟榔顺气汤 本方荡涤热毒，行气和血，出自《温疫论》，主治“疫痢兼证”。本方临床可见“下痢脓血，更加发热而渴，心腹痞满，呕而不食”，“里急后重，兼舌苔黄”等症。其病机为湿热疫毒蕴结肠胃，传化失司。方中的药物由槟榔、芍药、枳实、厚朴、大黄、生姜六味组成，取小承气汤清热通便；槟榔行气消滞；芍药柔肝和血；生姜和中。

临床上适用于湿热热毒内蕴所致的下利、里急后重等的证治。

承气合小陷胸汤 本方清热通下，化痰散结，荡涤三焦之邪，出自《温病条辨》。主治“温病三焦俱急”，具体见症为“大热，大渴，舌燥，脉不浮而躁甚，舌色金黄，痰涎壅甚”等。其病机为温邪所犯，上焦未清而已入中焦，又陷下焦，损及真阴。方中的药物由生大黄、厚朴、枳实、半夏、瓜蒌、黄连六味组成，用小承气汤清热通便，小陷胸汤清热化痰散结。临床上适用于痰热壅盛于上，腑气不通于下的证治。

凉膈散 本方苦寒泻火解毒通便，出自《和剂局方》，药用大黄、芒硝、甘草、栀子、黄芩、薄荷、连翘等。本方证由上中焦邪郁生热所致，热聚胸膈，津液耗伤，故症见身热、口渴，胸膈烦热。燥热不从下泄，化火上冲，因有面赤唇焦，口舌生疮，咽痛，吐衄等症。方中重用连翘，以清热解毒为主；配黄芩以清心胸郁热；山栀通泻三焦之火，引火下行；薄荷，竹叶外疏内清；用芒硝、大黄荡涤胸膈邪热，导泻下行；配以白蜜、甘草，既能缓和硝、黄峻泻之功，又可助硝、黄以推导之力。本方清与泻并行，泻下为清泄胸膈郁热而设，如果和栀子豉汤证对照，则很明显，同样是胸膈之热，可以清泻，也可以清宣。

宣白承气汤 本方宣肺化痰，清热通便，宣上攻下，出自《温病条辨》，主治温病肺气不降，临床表现为“喘促不宁，痰涎壅滞”，潮热，不大便，舌红，苔黄腻，脉大有力，病机为痰热壅结上焦，肺气不降，胃肠里实，腑气不通。方中的药物由生石膏、生大黄、杏仁、瓜蒌皮四味组成，其中大黄清热通便；石膏、杏仁清宣肺气；瓜蒌皮清热化痰。本方在临床上适用于痰热壅盛，肺气不降，腑气不通的证治。

导赤承气汤 本方清热通便，清心泻火，出自《温病条辨》，主治温病下后，心火移热小肠，临床表现为小便色赤而刺痛，大便不通，烦热口渴，夜寐不安，舌红苔少等。其病机为心火移热于小肠，阳明实热结聚。方中的药物由赤芍、生地、生大黄、黄连、黄柏、芒硝六味组成，其中大黄、芒硝清热通便；黄连、黄芩清热泻火；生地、赤芍凉血散瘀。本方临床上适用于心火旺盛，腑气不通的证治。

牛黄承气汤 本方清热通便，清心开窍，出自《温病条辨》，主治温病“邪闭心包”证，临床表现为“神昏，舌短，内窍不通，饮不解渴”，语言不清，大便不通，脉细数等。其病机为阳明里热炽盛，上扰清窍，腑气不通，少阴肾水亏耗，有闭脱之虞。本方是用安宫牛黄丸化开，调生大黄末而服用，安宫牛黄丸清热开窍，生大黄清热通便。本方临床上适用于热入心包，兼见腑气不通的证治。

（九）峻下逐水，泻热破结

【主方】

大陷胸汤 本方峻下逐水，泻热破结，在《伤寒论》中是治疗热实结胸的主要方剂，属攻下峻剂。本方由大黄、芒硝、甘遂三味药物组成，方中大黄、芒硝清热通便，软坚散结；甘遂逐水破结。本方证是热实之邪结于胸膈，以胸胃腹部疼痛为主的病证，具体可以见到心下痛，按之石硬，甚则从心下至少腹硬满而痛不可近，日晡小有潮热，或不大便，脉沉而紧，舌上燥而渴。热实之邪结聚于胸膈，气机不通，则心下痛，按之石硬；热实之邪结聚于腹，气机不通，则从心下至少腹硬满而痛不可近；邪结于里，气机阻滞疼痛，故脉沉而紧；热盛伤津，则舌上燥而渴；热实之邪结于肠胃，故日晡小有潮热；气机阻滞，腑气不通，则不大便。本方证其实不论在外感热病，还是在内伤杂病中均可出现，属危重病证。本方临床上常加减变化用于治疗粘连性肠梗阻、蛔虫性肠梗阻、单纯性肠梗阻、急性胰腺炎、溃疡病穿孔、急性胆道感染、流行性出血热等病证。

【类方】

大陷胸丸　本方泻热逐水，化痰散结，主治痰热结胸证。本方证的临床表现可见心下痛，按之石硬，脉沉而紧，呛咳，胸痛，因牵引痛而项亦强，如柔痉状，或发热，或大便不通。病机为痰饮与热实之邪结聚于胸膈，痰热结聚的部位较高。方中的药物由大黄、葶苈子、芒硝、杏仁、甘遂、白蜜六味组成，即大陷胸汤加葶苈子、杏仁、白蜜而成。方中大黄、芒硝、甘遂峻下逐水，泻热破结；葶苈子、杏仁泻肺化痰；白蜜既能润肠，又能减轻峻下药的副作用。六味同用具有泻热逐水，化痰散结的功效。本方采用丸剂煎煮服法，药力并不和缓，临床上适用于结胸病位较高的证治。

【变方】

小陷胸汤　本方清热化痰散结，主治结胸证。临床见症为正在心下，按之则痛，胸脘痞满，脉浮滑，舌红，苔黄腻等，其病机为痰热互结于心下。方中的药物由黄连、半夏、瓜蒌实三味组成。方中黄连苦寒清热；半夏辛温化痰；瓜蒌实清热化痰散结。本方证虽亦称为结胸证，但证情明显较轻，腹部疼痛的范围亦较小。

大黄甘遂汤、甘遂通结汤 大黄甘遂汤为水与血并结在血室，见到少腹胀满如鼓，伴见小便微难而口不渴，后世以该方加减变化而成甘遂通结汤（甘遂、厚朴、牛膝、桃仁、芍药、大黄），用于急腹症的保守疗法（如肠梗阻、肠腔积液等）。有谓本法为水血并治之法，其实主要也是逐水峻下为主，用通下法缓解急迫以后，再考虑下一步的治法。

甘遂半夏汤 本方也是甘遂剂，在《金匮要略》痰饮病中治疗心下坚满，下利，药用甘遂、半夏、芍药、甘草，也是通因通用的方法。本方的甘遂入煎剂，和十枣汤的用法有异。

十枣汤 本方为峻下逐水的代表方，《金匮要略》中用于悬饮的证治。本方证属水饮积聚胸胁的病证，主要临床见症是发热，汗出，反复发作，或呈发作有时的潮热，胁下疼痛，初起尤甚，深呼吸或咳嗽可加剧，干呕短气，胃脘部胀满，舌红，苔黄腻，脉弦，可伴咳嗽痰喘。本方由芫花、甘遂、大戟、大枣组成。芫花、甘遂、大戟均为峻下逐水药，其煎服法是三药等分捣散，另取大枣十枚，煮汤，去滓，纳药末，体质强者服一钱匕，平旦服。大枣有护脾和胃作用，取大枣和服是为避免峻下药损伤脾胃，空腹服用作用最强。本方泻下力猛，故要考虑病人的耐受程度，把握用量，中病即止，以免伤正。本方证亦可由表证不解入里而来，亦可因内伤病而来，其病机为饮邪与热互结于胸胁，气机阻滞，肺胃气不利。因外感而成本证者多见发热，有似潮热。水饮阻膈，肺胃气逆故见干呕短气，邪犯胸胁故见胁痛。本方临床主要用于胸、腹腔积水、全身水肿等疾病。

葶苈大枣泻肺汤 本方泻肺开闭，在《金匮要略》中主治支饮、肺痈之实证喘肿，见症为胸满胀，喘息不得平卧，一身面目浮肿，鼻塞不闻香臭酸辛，咳逆上气，喘鸣迫塞等。浊唾涎沫壅滞于肺，邪实气闭，故见胸胀满，喘息不得平卧，咳逆上气，喘鸣迫塞言其邪实气闭程度之重，病情危急严重；邪实气闭，肺失通调，水液泛滥，故见一身面目浮肿；肺开窍于鼻，肺气不宣，故鼻塞不闻香臭。葶苈子泻肺平喘，利尿消肿，虑攻逐太过，故用大枣甘温扶中，方后强调“顿服”。本方临床上主要用于肺心心衰，肺水肿、胸腔积液、胸水、心包积液甚至肾衰水肿出现肿喘等症而属体实耐攻者皆可用，本方可以和十枣汤对看，一个是通利小便以泻，一个是攻逐大便以泻，无疑，后者的力量峻猛。

（十）破血逐瘀泄热

【主方】

抵当汤（丸） 本方破血逐瘀，主要治疗蓄血重证或妇人经水不利等病证，是攻逐瘀血的主要方剂之一。本方证为血与热互结于里，在外感热病与内伤杂病中均可见到。具体表现为发热，少腹硬满，下血，发狂，身黄，小便自利，脉沉结；或喜忘，屎虽硬，大便反易，色黑；或发热，消谷喜饥，不大便；或妇人经水不利下等等。瘀血与热结于下焦，则少腹硬满，脉沉结；瘀血与热互结，血不循经，则下血，大便反易，色黑；瘀血与热上扰神明，则喜忘，发狂；瘀热影响肝胆功能，胆汁横溢，则身黄；表邪未解，或入里则发热；胃热亢盛，腑气不通，则消谷喜饥，不大便；瘀热结于胞宫，则经水不下；瘀热结于下焦，尚未影响膀胱，故小便自利。方中的药物由水蛭、虻虫、桃仁、大黄四味组成，其中水蛭咸苦平，破血逐瘀，作用峻猛；虻虫苦寒，破血逐瘀，并有泻下作用；虫类药物走窜搜剔而逐瘀血，散坚积。桃仁苦甘平，活血化瘀；大黄苦寒，活血化瘀，清热通便。本方破血逐瘀作用峻猛，临床当慎用，适用于瘀热互结于里的蓄血重证。本方虽有汤剂与丸剂的不同，但丸剂煎服，所以作用亦猛。《类聚方广义》用本方治疗堕扑折伤，瘀血凝滞，心腹胀满，以及经闭，眼目赤肿疼痛等。临床上本方有用于治疗血管内弥漫性凝血者，也有用于急慢性前列腺炎、痛经、黄疸、栓塞性静脉炎等的治疗。另外有变通抵当汤也可以参考。

【类方】

下瘀血汤 本方破血逐瘀，在《金匮要略》中主治妇人瘀血内结之腹痛等病证。临床见症为腹痛，少腹刺痛，固定不移，拒按，按之有块，舌有瘀斑等，其病机为瘀血内结于里，故治法当破血逐瘀，方中的药物由大黄、桃仁、土鳖虫三味组成，其中大黄活血化瘀，清热通便；桃仁活血化瘀；土鳖虫逐瘀破结，本方多用于瘀血内结的病证，一般属于新瘀实证。

桃核承气汤 本方活血化瘀，主治蓄血轻证。临床见症为如狂，血自下，少腹急结等。其病机为瘀血与热互结于里，方中的药物由桃仁、大黄、桂枝、甘草、芒硝五味组成，亦即调胃承气汤加桃仁、桂枝而成，其中大黄苦寒，活血化瘀，清热通便；桃仁苦甘平，活血化瘀；桂枝辛甘温，宣通阳气，温通经脉；大黄、桃仁、桂枝三味同用，能增强活血化瘀作用。芒硝咸寒，泻下软坚；甘草甘平，调和诸药。临床上一般用于蓄血的轻证。

桃仁承气汤 本方活血化瘀，清热通便，出自《温疫论》，主治蓄血证，临床见症为小腹硬满，发热，昼日热减，入夜而热盛，或小便自利，大便闭结，脉沉而实等。其病机为瘀热互结，邪伏阴分。方中的药物由大黄、芒硝、桃仁、当归、芍药、丹皮六味组成。其中大黄活血化瘀，清热通便；芒硝泻下软坚；桃仁活血化瘀；当归养血活血；芍药、丹皮凉血散瘀。本方由桃核承气汤去桂枝而加当归、芍药、丹皮而成，二方大体相似，都用于瘀热互结的病证。

（十一）清热开窍

【主方】

紫雪丹 本方清热开窍，镇痉安神，出自《外台秘要》，药物由石膏、寒水石、滑石、磁石、犀角屑、羚羊角屑、青木香、沉香、玄参、升麻、甘草、丁香、朴硝、硝石、麝香、朱砂等组成。本方证由于热邪内陷，扰乱心神，则见神昏谵语，烦躁不安，温邪热毒充斥内外，以致高热，尿赤便闭，热盛动风，故见痉厥，热盛津伤，故口渴唇焦。方中石膏、寒水石、滑石甘寒清热；玄参、升麻、甘草清热解毒，玄参并能养阴生津，甘草兼能和胃安中；犀角清心解毒；麝香、青木香、丁香、沉香行气开窍。以上清热与开窍二组药物，是方中的主要部分。其中清热药选用甘寒清热之品，而不用苦寒清热，避免苦燥伤津，以适应热盛津伤的痉厥之证。配伍羚羊角清肝息风以解痉厥，朱砂、磁石重镇安神，加强除烦之效。更用朴硝、硝石泄热散结，釜底抽薪。黄金煎汤以镇心安神解毒。

至宝丹 本方清热开窍，化浊解毒，出自《和剂局方》，药物由生乌犀屑、朱砂、雄黄、生玳瑁、琥珀、麝香、龙脑、金箔、银箔、牛黄、安息香等组成。本方所治为邪热亢盛，痰浊蒙闭心包所致，以神昏谵语，痰盛气粗为主症。方中麝香协冰片、安息香以芳香开窍，辟秽化浊，三者相配，开窍之力显著。犀角、牛黄、玳瑁清热解毒，牛黄化痰镇惊。芳香开窍与清热解毒为方中的主要组成。另有朱砂、琥珀镇心安神，雄黄豁痰解毒，金箔、银箔与朱砂、琥珀同用，以加强重镇安神之效。

安宫牛黄丸 本方清心泄热，解毒开窍，出自《温病条辨》，为临床治疗神昏的急救要药。本方证的病机为邪热入于心包，堵塞窍机，扰乱神明。临证见到神昏、谵语、舌红、脉细数等，亦可伴有舌蹇、肢冷或痉厥等。邪热内隔，阻闭包络，堵塞窍机。扰乱神明，则昏谵或昏愦；心包热盛，营阴耗损，苗窍不利则舌蹇而舌色鲜绛；营阴耗损则脉象细数；邪热内闭，阻滞气机，阳气不达于四肢，则四肢厥冷。方中的药物由牛黄、郁金、犀角、黄连、朱砂、梅花、麝香、珍珠、山栀、雄黄、金箔衣、黄芩十二味组成。方中牛黄通心神；犀角治百毒；珍珠通神明而补水救火；郁金、梅花、雄黄、麝香四香为用，透闭固于厥阴的湿热之毒；黄连泻心火，栀子泻三焦之火，黄芩泻胆、肺之火，朱砂补心而泻心；金箔坠痰而镇固。本方芳香化秽浊而利诸窍，咸寒保肾水而安心神，苦寒通胃腑而泻心，属凉开之剂，临证常与清宫汤配合使用。本方主要用于乙型脑炎、流行性脑脊髓膜炎、中毒性痢疾、尿毒症、脑血管意外、中毒性肝炎、肝昏迷等伴见热入心包证者。

以上三方，俗称开窍的“三宝”，药物的配伍不同，效用各有所到。紫雪丹长止痉息风、泻热通便，至宝丹则长于芳香辟秽，而安宫牛黄丸则长于清热而能解毒。

【变方】

牛黄承气汤 本方出自《温病条辨》，具体见症有发热、神昏、舌蹇、肢厥、腹部按之硬痛、便秘、舌绛苔黄燥、脉数而沉实等，为热入心包而兼阳明腑实证。方用安宫牛黄丸温水化开，调入大黄末服用，以牛黄丸开厥阴心包之闭，以承气汤泻阳明腑结之热，救少阴阴液之亏，属于热病危笃重症急救的方法之一。

醒脑静注射液 方用麝香、冰片、黄连、栀子、黄芩、郁金六味药物，具清热抗炎，开窍镇惊作用，用于温热邪毒内陷心包所致的神昏惊厥。临床上主要用于肝昏迷、各种感染性高热以及神经系统感染。

（十二）清热凉血息风

【主方】

羚羊钩藤汤 本方清热凉血息风，出自《通俗伤寒论》，主要治疗热盛引动肝风，筋脉挛急，是治疗实风的代表方。本方证可见发痉，颈项强直，角弓反张等，如阳明热盛动风，可见舌红苔黄脉数弦；营血热盛，引动肝风可见舌红脉细弦数。阳明热盛，内外俱热，损伤津液，可见高热，烦渴；营血热盛引动肝风、损伤津液，迫血妄行，可见身灼热，斑疹，出血神昏，舌质红绛，脉细数。肝风内动，筋脉挛急，可见手足躁扰，发痉，或为颈项强直，角弓反张；热伤津液，损伤正气，可见口渴脉细数。热入心包，热扰心神则神昏。方中的药物组成为羚羊角、桑叶、川贝、鲜生地、钩藤、菊花、茯神、生白芍、生甘草、鲜竹茹等。其中羚羊角、钩藤凉肝息风止痉；菊花、桑叶轻清宣透，以助息风透热；生地养阴；白芍、甘草酸甘化柔肝，濡润筋脉，以缓挛急；茯神安神镇惊；川贝、竹茹清热化痰通络。如阳明热盛引动肝风者，需加石膏、知母大清气热；营血热盛引动肝风者，则合清营汤、犀角地黄汤同用。本方临床上主要运用于各种感染性疾病，如乙脑、流脑等高热引起抽搐惊厥；亦可用于妊娠子痫、高血压病而见眩晕等证的治疗。

镇肝熄风汤 本方镇肝息风，滋阴潜阳，出自《医学衷中参西录》，本方证由肝肾阴亏，肝阳偏亢，气血逆乱所致。肝阳上亢，风阳上扰，故见头目眩晕，目胀耳鸣，面色如醉，脑中热痛，肝胃不和，胃气上逆，故时觉噫气，若肝阳过亢，血随气逆，并走于上，则出现眩晕颠仆，不知人事，或肢体活动不便，半身不遂等中风症状。本方中的药物组成为怀牛膝、生赭石、生龙骨、生牡蛎、生龟板、生杭芍、玄参、天冬、川楝子、生麦芽、茵陈、甘草等。其中怀牛膝补益肝肾，引血下行；代赭石和龙骨、牡蛎相配，降逆潜阳，镇息肝风；龟板、玄参、天冬、白芍滋养阴液，以制阳亢；茵陈、川楝子、生麦芽清泄肝阳，条达肝气，以利于肝阳之平降镇潜；甘草调和诸药，与麦芽相配，并能和胃调中，防止金石类药物碍胃。

【变方】

钩藤饮 本方出自《幼科心法》，主治小儿急惊，本方证由热盛动风而见牙关紧闭，手足抽搐，惊悸，眼目窜视等症，其病机为热盛动风，方由钩藤、天麻、羚羊角、全蝎、人参、甘草等药物组成。其中羚羊角、钩藤清热息风；天麻滋液息风；全蝎息风解痉；佐益气扶正的人参以防厥脱之变。本方解痉的力量较强。

风引汤 本方作为附方，出自《金匮要略》的中风病，方中集中了一派石药，重镇息风，如牡蛎、龙骨、寒水石、滑石、赤石脂、白石脂、石膏、紫石英等，另有大黄泻热，干姜、桂枝温中。此可以看作清热息风的始祖。

七、回阳（助阳散寒利水）

温法走到最下最深的一层，《伤寒论》中有少阴急温，属回阳救逆，用四逆汤，附子、干姜，甚或甘草都不用，力挽狂澜，回阳救逆针对的是极端情况。少阴应该温肾，肾阳为诸阳之本，说得明白些，少阴虚寒，呈现出来的是全身机能的低下。少阴寒化证是虚寒的典型和重证。少阴和太阴，虚寒的性质同，但程度有区别，所以论大法虽然辛温助阳一致，但药物选择却有讲究，说到底，就是用不用附子的问题。其实附子的应用亦广，如果说，太阳用附子只占整个治疗的10%，太阴用附子就占30%，那么少阴就几乎100%要用附子治疗了。温阳可以利水，可以化饮，所以痰饮、水气病中以温药的运用为治本大法。温阳力量最强者在此，因为诸阳的根本在少阴。

回阳救逆是运用辛热、甘温之品来挽救衰微的阳气，以破除体内的阴寒，来摄纳上浮的虚阳。临证用于亡阳之证，阳衰阴盛，或阴盛格阳。具体症状可见四肢厥冷，身疼痛，恶寒倦卧，但欲寐，下利清谷，口不渴或口渴喜热饮，甚或冷汗淋漓，面色苍白，脉微细欲绝，或伴见烦躁，面红如妆等。四逆汤以姜附的辛热，来挽回将欲外脱的阳气，少阴虚寒，见到肢冷脉绝，则非四逆汤莫属。通脉四逆汤和白通汤，或加上猪胆汁，都是此法的变通，有葱白的升清，有猪胆汁的清降，所针对的证情又各有不同。扩大一点还有四逆加人参汤，有茯苓四逆汤（即四逆汤加人参、茯苓）。然后有温阳利水，温阳通痹，以附子配上茯苓、白术和白芍。当归四逆汤则有四逆之名，而无应用姜附之实，药用当归、芍药、桂枝、细辛，再加通草和姜枣，内有久寒者加入吴茱萸和生姜，此为温通又立出一条用药途径。

在《伤寒论》和《金匮要略》中多处运用了四逆汤及其类方。如《伤寒论》中的太阳病重发汗；外感发热恶寒，脉沉者；伤寒误下，表里同病，下利，身疼痛者；阳明病攻下损伤阳气，见下利清谷者；少阴病脉沉，干呕，脉微弱的少阴寒化者；厥阴病中寒厥见大汗，下利，四肢厥冷者；以及呕吐、下利、霍乱病证中见到手足厥冷，恶寒而脉微弱者，都应该使用回阳之法。《金匮要略》在呕吐下利病中亦多有涉及，条文与《伤寒论》相同。

后世温病学家在运用回阳救逆法时多在四逆汤类方的基础上加入益气养阴、收敛阳气之品，代表方剂如参附龙牡汤，或冯楚瞻《锦囊》中的全真一气汤。俞根初在《通俗伤寒论》中认为因误用辛温发散，大汗外泄，或攻下太过，阴液骤夺，见舌红短，面青，目合口开，手不握固，音嘶气促，甚则冷汗淋漓，手足逆冷，二便自遗，气息俱微，是龙雷暴动之脱证；若兼有虚寒者，面色唇色多淡白无华而不红润，甚则青暗，亦有四肢清冷，而两颧独红，是为虚火戴阳证，非温补不可。后世救逆，在人参、附子、干姜的基础上，或兼用开窍的麝香、皂角，如正阳散、回阳救急汤；或加用熟地、当归、麦冬、五味子养阴敛阳，如回阳返本汤、六味回阳饮。现今，收敛固脱的参附龙牡汤成为临证的常用，另外，独参汤简便易行，使用得当亦立竿见影。

张景岳阐述补法的这段话堪称经典，不妨摘录于此："补方之制，补其虚也。凡气虚者宜补其上，人参黄芪之属是也；精虚者宜补其下，熟地枸杞之属是也；阳虚者宜补而兼暖，桂附干姜之属是也；阴虚者宜补而兼清，门冬芍药生地之属是也。此固阴阳之治辨也。其有气因精而虚者，自当补精以化气；精因气而虚者，自当补气以生精。又有阳失阴而离者，不补阴何以收散亡之气；水失火而败者，不补火何以苏垂寂之阴，此又阴阳相济之妙用也。故善补阳者必于阴中求阳，则阳得阴助而生化无穷；善补阴者必于阳中求阴，则阴得阳升而泉源不竭。余故曰：以精气分阴阳则阴阳不可离；以寒热分阴阳则阴阳不可混，此又阴阳邪正之离合也。故凡阳虚多寒者宜补以甘温而清润之品非所宜；阴虚多热者宜补以甘凉而辛燥之类不可用。知宜知避，则不惟用补而八方之制皆可得而贯通矣。"补气血，补阴阳，有偏向，但不可偏离，即你中有我，我中有你，哪有各自独立的气血阴阳？但张景岳针对的是日常的调补，而在经方中或热病中倒是真正的救阴救阳，热病中以祛邪为主，而调补方剂在《金匮要略》可以看到一些，主要在虚劳病中，建中汤和肾气丸应该是基础，抓住脾肾，甘温扶阳成为治疗的纲领。

收敛固涩常和补法相伴，这从道理上也容易理解，张景岳有如是说："固方之制，固其泄也。如久嗽为喘而气泄于上者，宜固起肺，久遗成淋而精脱于下者宜固其肾，小水不禁者宜固其膀胱，大便不禁者宜固其肠脏，汗泄不止者宜固其皮毛，血泄不止者宜固其营卫，凡因寒而泄者当固之以热，因热而泄者当固之以寒。总之，在上者在表者皆宜固气，气主在肺也；在下者在里者皆宜固精，精主在肾也。然虚者可固实者不可固，久者可固暴者不可固。当固不固则沧海亦将竭，不当固而固则闭门延寇也，二者俱当详酌之。"经方中温阳和收敛并行有桃花汤之用。

对回阳治法的临证把握，最为典型的是少阴病提纲的描述，或提少阴寒化证。以肾阳虚，内寒盛为基本病机。症见面色苍白，脉微细，肢冷，恶寒怕风明显，神倦，体乏，少动，甚者意识朦胧，身冷骨疼，长期腹泻，肢体水肿，舌淡胖，苔腻灰白。多见于年老体弱患者，病程较长，也有突然发生，见到阳气虚脱，必须急救回阳者。

回阳救逆以四逆汤为基础，其他如温阳利水化痰的真武汤；温涩收敛的桃花汤；温阳散寒、托毒透脓的阳和汤等。

（一）回阳救逆

【主方】

四逆汤 本方回阳救逆，药由附子、干姜、甘草三味组成，方中附子大辛大热，生用力猛，有回阳救逆、助阳散寒之功，附子药性刚燥，走而不守，上助心阳以通脉，中温脾阳以健运，下补肾阳以益火，配干姜以增强药效，《证治要诀》谓："附子无干姜不热"。配以甘草扶阳益气，亦可缓附子刚烈之性。本方证属于心肾阳衰为主的全身的急性阳气虚衰病证，由于阳衰无力抗邪，又阳衰则阴寒内盛，故多不发热而但恶寒，或仅有低热，或因阴盛格阳而虚阳外越而见假热。因心阳虚，鼓动无力，气血流行受阻，致阴阳气不相顺接而见肢厥。因脾肾阳虚故可见呕吐、下利清谷。阳不敛阴而见冷汗出。本方证脉象见沉而弱，甚或微细欲绝，这往往较早出现，当予以高度重视。《伤寒论》中有关本方的条文有 12 条，在太阳病、阳明病、少阳病、厥阴病、霍乱病等篇中均可见到。

本方证成为少阴寒化证的代表，其基本病机是阳气虚衰，阴寒内盛。本方在临床上可用于各种原因所致的休克，症见四肢厥冷，脉浮大无力而散，或微细欲绝，血压低下。本方有明显的强心升压作用，并能改善微循环。也用于冠心病、心肌炎后遗症等引起的缓慢型心律失常，本方能促进改善窦房结、房室节律及传导功能，加速提高心率。本方亦用于治疗心衰，尤其是慢性心衰，对改善心脏功能、控制病情的进展有明显疗效。另外也用于慢性胃炎、胃下垂等辨证属虚寒者；泄泻、痢疾伴有肢冷者；慢性肠炎、长期水泻不止，舌淡苔白者。用本方治疗可起到调整胃肠功能、缓解平滑肌痉挛、镇痛等作用。

【类方】

通脉四逆汤　本方证的基本表现与四逆汤证同，但程度较严重，多见于里寒外热的假热证，如身反不恶寒，面赤，咽痛等，此乃阴盛格阳、虚阳外越之证。治疗用本方破阴回阳，本方药物组成同四逆汤，但用量加大，干姜用三两，增加一倍，附子用大者一枚，亦相当于加倍，用大剂回阳救逆药，急散内寒，以挽回欲脱之阳气。方后加减云：“利止脉不出者，加人参二两”。参附同用，以应对阳衰重证。在吐利严重的病证中因阳亡阴竭，出现吐已下断，汗出而厥，四肢拘急不解，脉微欲绝的证候。治当破阴回阳，益阴和营，用通脉四逆加猪胆汁汤，即在通脉四逆汤的基础上加用猪胆汁，以增益阴之效。

干姜附子汤 本方证属阳衰阴盛，阳气暴虚证，可见昼日烦躁不得眠，夜而安静，或由烦躁很快转为安静，同时伴有脉沉微细，四肢厥冷等症，此种安静乃因阳气暴虚所致，治当急救回阳。本方仅由干姜、附子二味组成，且用顿服法，使药力集中，取效亦快，用以急救回阳。

茯苓四逆汤 本证亦属阳衰阴盛，可见恶寒，神萎，肢厥，脉沉细等四逆汤证的主症，同时有烦躁症，此属阴躁，乃因阳虚而心神失养，神志不宁所致。治以回阳救逆，宁心安神，方以四逆汤为基础，加用人参、茯苓，人参益气生津，安定神志，茯苓亦有宁心安神作用。附子、人参相配回阳益气生津，温阳气中有助阴之功，对危重证阴液不继者更加适宜。

白通汤 本方通阳散寒，回阳救逆，本方证突出表现是下利清谷，方中附子配干姜回阳救逆，不用甘草而用葱白，以取通阳散寒止利作用。症见下利清谷，四肢厥逆，脉微细，恶寒蜷卧等。脾肾阳虚，无以腐熟水谷，肠道传化失司，则下利清谷；阳虚阴盛，则恶寒蜷卧；阳气虚不能温养四肢，则四肢厥逆；阳气虚，推动作用减弱，则脉微细。若见阳虚阴竭的下利病证，表现为下利不止，病机为阳气虚衰，阴寒内盛，阴液衰竭。则当用白通加猪胆汁汤回阳救逆，通阳散寒，兼益阴。本方由葱白、干姜、生附子、人尿、猪胆汁五味药物组成。即白通汤加人尿、猪胆汁，人尿、猪胆汁益阴，适用于阳虚阴竭的下利病证。

【变方】

回阳救急汤 本方回阳救急，益气生脉，出自《伤寒六书》，药用附子、干姜、肉桂、人参、白术、茯苓、陈皮、炙甘草等。本方证表现出一派阴寒内盛，阳微欲脱之危象，故用四逆汤合六君子汤，再用肉桂、五味子、麝香而成。方中熟附子虽不如生附子回阳之力峻，但除干姜外，更有肉桂温壮元阳，以助祛寒破阳之功。六君子汤补益脾胃，固守中州，并能除阳虚水湿不化所生之痰饮。人参与五味子相和，还有益气生脉之功。麝香走窜而通窍醒神，同时能助药力四布。

四味回阳饮、六味回阳饮、急救回阳汤、回阳返本汤、正阳散、参附龙牡汤、独参汤 另外还有四味回阳饮（出自《景岳全书》，药用人参、制附子、炮姜、炙甘草）、六味回阳饮（上方加熟地、当归）、急救回阳汤（出自《医林改错》，药用党参、附子、干姜、白术、甘草、桃仁、红花）、回阳返本汤（出自《伤寒六书》，即四逆加人参汤再加麦冬、五味子、陈皮、腊茶）、正阳散（出自《太平圣惠方》，药用附子、干姜、甘草、麝香、皂角）、参附龙牡汤、独参汤等都可以作为参考。

回阳救逆的药物用法，后世有变化，一般参附同用为多，或者加上肉桂、熟地、五味子等温摄，甚至和麝香等开窍之品同用，临床上厥脱证多见，神昏和厥脱同见，且须同治者也不少。

（二）温阳散寒，利水化痰

【主方】

真武汤 本方温阳利水，由茯苓、芍药、生姜、白术、炮附子五味药组成，方中茯苓、白术健脾淡渗利水，附子辛热，温振脾肾阳气，与茯苓、白术相配，温阳化气利水，生姜散寒发散水气，芍药活血脉、和阴，亦可制姜、附刚燥之性，《本经》中谓芍药能“止痛，利小便，益气”。因此，本方中芍药也有利水消肿的作用，且可止痛，缓解腹痛肢痛等症。本方证的主要临床表现可见心下悸，头眩，身瞤动，欲倒地，腹痛，下利，小便不利，四肢沉重浮肿，或有咳喘，呕逆，或见身冷，汗泄，胸痞，口渴，舌淡，苔白腻，脉细缓或沉细。本方证属阳虚水泛证，阳虚主要是脾肾阳虚，脾阳虚则运化无权，水湿内停，肾阳虚则蒸化乏力，水气泛滥。水气上凌于心则心下悸；水犯清宫或水湿遏阻，清阳不升，不能上荣于脑，则头眩，甚者昏晕倒地；水饮射肺，则咳喘；水停中焦，则腹痛，呕逆，下利；水泛四肢，则四肢沉重浮肿，或身瞤动，筋脉动惕；肾阳虚，膀胱气化失司，故小便不利，而小便不利又加重水气内停；阳虚失于温煦固摄，故身冷，汗泄；寒湿内停，津不上承，故胸痞，口渴；本证多不发热，如见发热，多为表证延续而来，即表证发热恶寒尚未罢，已见阳气亏虚，水湿泛滥之里证。本方临床主要用于治疗慢性肾炎、肾病综合征、肾功能衰竭、肾结石等证属脾肾阳虚以肾阳虚为主者，另外治疗慢性充血性心力衰竭、心衰伴高血压、心律失常、内耳眩晕症、肌肉痉挛症、老年性震颤、慢性支气管炎、肺气肿、慢性脓胸、甲状腺功能低下致黏液性水肿、鼻渊、妇女闭经、带下等疾病。

【类方】

附子汤 本方温经散寒通痹，本方证为阳虚，气血不足，寒湿入侵留于经络、肌肉、关节，故见背恶寒，手足寒，身体痛，骨节痛，脉沉等症。因寒湿病邪留滞经络骨节，而非泛滥全身。方中药物组成与真武汤只差一味，即不用生姜，加用人参。本方炮附子量较大，用二枚，以搜除经络骨节之寒湿，本证较难速愈，加人参以增强补虚。本方用药与真武汤基本相同，应该说温阳散寒通利是一致的，一个偏表，一个偏里，偏表的用人参，偏里的用生姜，也是有一番意思在内，值得玩味。

【附方】

苏子降气汤 本方降气平喘，祛痰止咳，出自《和剂局方》，药物为苏子、半夏、当归、甘草、前胡、厚朴、肉桂等。方中苏子降气祛痰，止咳平喘；半夏、厚朴、前胡祛痰，止咳平喘；肉桂温肾祛寒，纳气平喘；当归既养血补肝，同肉桂以温补下虚，又能治咳逆上气；略加生姜、苏叶以散寒宣肺。本方所治之喘咳证乃属上实下虚者。所谓上实，是指痰涎上壅于肺，致肺气不得宣畅，而见胸膈满闷，喘咳痰多之症。下虚是指肾阳虚乏，可见腰酸脚弱，呼多吸少，喘逆短气，痰多而身肿。本方药偏温燥，降气平喘，止咳祛痰，以治上实为主，温肾纳气治下虚为辅。本方标本兼顾治疗痰喘，温肺以化痰，温肾以纳气。在《金匮要略》中以标本分治者多，此亦足以补仲景之不到。

（三）温涩收敛

【主方】

桃花汤 本方主治的下利便脓血，证属虚寒滑脱者，药由赤石脂、干姜、粳米三味组成。方中赤石脂收敛涩肠，用法是一半煎煮，一半筛末和服，取其收涩固涩之效，干姜温中散寒祛湿，粳米益胃和中。本方证的主要临床表现是下利，便脓血，反复发作，伴腹痛隐隐，喜温喜按，神疲乏力，小便不利，不欲食，四肢冷，舌淡，苔白，脉微细，所谓便脓血，当为赤白相间，色偏紫暗。本方证为脾肾阳虚不固，统摄无权，大肠滑脱。证属虚寒，故下利所便脓血，赤暗不泽。因下利过多，津液损伤，故小便不利。脾肾阳虚失于温运，故腹痛绵绵，不欲食，肢冷。正虚邪羁，故证情缠绵反复。《温病条辨》下焦篇湿温证中用本方治疗下痢无度而阳欲脱者。本方在后世的变化，有《千金要方》的赤散（赤石脂、代赭石、肉桂）；《千金要方》的桃花丸（赤石脂、干姜各半，蜜丸）；《温病条辨》的桃花粥（人参、甘草、赤石脂、粳米）。本方临床上主要用于治疗慢性痢疾、慢性肠炎、慢性阿米巴痢疾等辨证属里虚寒，症状表现为下利日久，便脓血或黏液，或可伴里急后重，然便稀不臭，且无肛门灼热感，舌淡苔白，脉虚弱等。

赤石脂禹余粮汤 本方证为下利日久，病变由中焦发展到下焦，出现大肠滑脱不禁的证候，多伴有脾肾亏虚，用赤石脂禹余粮汤治疗，属固涩法。本方以赤石脂为主药，配用禹余粮，不用干姜、粳米，旨在增强涩肠止泻、收敛止血作用。脾肾亏虚，滑脱不禁者，当在用固涩法的同时，应用健脾益肾法，以增强疗效。

【附方】

诃梨勒散、天雄散、四神丸、养脏汤、缩泉丸 诃梨勒散在《金匮要略》中用于肠虚滑脱的气利治疗，作为收敛药物的应用可以理解，但临证往往须和补虚药并用，故后世有四神丸和养脏汤的使用，对慢性的泄泻或痢疾补肾和健脾也是必须考虑的。另有缩泉丸等也可参考。

作为诃梨勒散在后世的变化，如《本事方》诃子丸（诃子、干姜、蔻仁、附子、木香、龙骨、赤石脂）；《太平圣惠方》诃梨勒丸（诃子、干姜、人参、白术、附子、肉桂、枳壳、桔梗、沉香、木香、五味子）；《三因方》诃子皮散（诃子、良姜、炮姜、草果、厚朴、陈皮、茯苓、神曲、麦芽）；《济生方》诃梨勒丸（诃子、蔻仁、干姜、木香、吴萸、附子、龙骨、茯苓、荜茇）；元素诃子皮散（诃子、黄连、木香、白术、芍药）；《兰室秘藏》诃子皮散（诃子、干姜、陈皮）；《证治准绳》诃梨勒丸（诃子、陈皮、半夏、藿香、人参、白术、茯苓、甘草、肉桂、当归、细辛、川芎、甘姜）；《医学入门》诃梨勒丸（诃子、杏仁、贝母、海浮石、青黛、瓜蒌仁、香附）；《医宗金鉴》诃子皮散（诃子、蔻仁、陈皮、木香、人参、白术、茯苓、甘草）。这些方剂用药或补益，或温燥，或行气，甚至用黄连等清热，极大地扩展了收敛法的临证配伍变化。

（四）温阳散寒，托毒透脓

【主方】

阳和汤 本方温阳补血，散寒通滞，出自《外科全生集》，本方主治的阴疽，属阴寒证之类，是由营血本虚，寒凝痰滞，痹阻于肌肉、筋骨、血脉、关节而成。药物为熟地、肉桂、麻黄、鹿角胶、白芥子、姜炭、生甘草。方中重用熟地温补营血，鹿角胶填精补髓，强壮筋骨，藉血肉有情之品助熟地以养血。寒凝痰滞，非温通经脉不足以解散寒凝，故以炮姜、肉桂温中有通，麻黄开腠理以达表，白芥子祛皮里膜外之痰，与温补药共用，可使补而不腻。生甘草有化毒之功。方中用药，一以温补营血不足，一以解散阴凝寒痰，使其阴破阳回，寒消痰化。

透脓散、冲和汤、托里消毒散 另外可以举出的还有《外科正宗》的透脓散（穿山甲、皂角刺、黄芪、当归、川芎）、《疡科准绳》的冲和汤（人参、黄芪、白术、茯苓、陈皮、当归、川芎、白芷、乳香、没药、皂角刺、金银花、甘草）、《外科正宗》的托里消毒散（人参、黄芪、白术、茯苓、当归、川芎、白芍、白芷、皂角刺、金银花、桔梗、甘草）等，可以作为参考。用透和托的方法，着眼于整体，扶助正气，来达到局部脓疡的痊愈，是临床必须考虑的方法之一，是中医临床论治的长处。

八、寒热兼顾（虚实并调）

在厥阴的位置上，用乌梅丸来表示，有点意思，但不尽如人意。厥阴比少阴复杂，即寒热虚实有时瞬息就变，所谓厥热胜复，热甚者当清热，厥甚者须回阳，此为一般规律。也有阳亡阴竭者，则又应该益气养阴，阴阳兼顾。厥阴为热病的最后阶段，厥为肢冷，当回阳救逆，热为邪盛，当清热祛邪。临床上这种情况多见于休克、心衰、大出血、重度脱水、电解质紊乱、严重中枢神经系统功能障碍时，一般多称为厥脱证。在如此危重阶段，治疗也各有所偏，如亡阳厥脱者用参附龙牡汤；亡阴虚脱者用生脉散；气随血脱者用独参汤；内闭外脱者用参附麦味或加三宝、承气等。这样的危重证情显然是难以用乌梅丸来敷衍应对的，必须结合后世医家的实践经验，甚至结合一些现代医学的认识，作出补充才能全面。厥阴在六经框架内居中，位于错杂的区域，但实际处理上是要向两头靠的，即必须从左右两侧找方法，尤其是热病的危重时期，或回阳，或救阴，或二者兼施，当随证治之。对此清代医家尤在泾已经提到："厥阴有热虑其伤阴必以法清之，厥阴有寒虑其伤阳必以法温之，一如少阴之例也。"

而慢性病中的错杂用药则又是另外一回事，乌梅丸中，黄柏、黄连苦寒清热，人参、当归益气养血，蜀椒、干姜、桂枝、细辛、附子则是一派辛温药，这是乌梅丸药物的主要配伍，本来用以治疗蛔厥，但在临床上治疗某些慢性疾病也有神效，如慢性痢疾或泄泻等。同样用来应对慢性病证，同样属于辛开苦降，半夏泻心汤走在少阳的框架中，尚属局部的问题为主，而乌梅丸证则处于厥阴的位置上，说明全身的状况有低下，故温补温升的力量须加强。麻黄升麻汤由麻黄、桂枝、知母、石膏、升麻、当归、芍药、天冬、玉竹、茯苓、白术、姜草组成，看上去有点杂乱，有点像《千金要方》中的大复方，用以应对慢性的复杂情况。干姜芩连人参汤则简练得多，辛开苦降，取泻心汤的精华。同样是错杂的病情，处在厥阴的位置比上面的少阳要难治，时间已久，或证情重笃，治疗上或温或凉，要看的准，拿得稳，出手快而狠，才能挽狂澜于即倒。

对寒热兼顾治法的临证把握，厥阴病提纲的描述只能作为参考，病机呈现寒热虚实的错杂，在慢性疾患中夹有瘀血者多见。症见面色、两目黯黑，肌肤甲错，腰膝酸软，耳鸣目眩，记忆力下降，下腹部症状较明显，妇女盆腔炎症，男性前列腺肥大，慢性炎症难愈，慢性疼痛难除。病情时轻时重，不容易彻底治愈。

这部分内容不妨将其分成安蛔止痛、辛散苦降、益气养血的乌梅丸，辛开苦降、寒温并用的干姜芩连人参汤，虚实兼顾、补泻兼施的麻黄升麻汤，滋阴助阳、阴阳互求肾气丸等几个方面。

（一）安蛔止痛，辛散苦泄，益气养血

【主方】

乌梅丸 本方散寒清热，温阳益气养血，安蛔止痛。本方所治蛔厥证，现在称为胆道蛔虫症。本方由乌梅、黄连、黄柏、附子、蜀椒、细辛、干姜、人参、当归、桂枝、苦酒等11味药组成，方中乌梅、苦酒（即醋）等药味酸，能使蛔虫得静；蜀椒、细辛等味辛，能使蛔虫得伏；黄连、黄柏等味苦，能使蛔虫得下，酸、辛、苦合而安蛔止痛，蛔虫得安则气机通顺，厥逆能除；用人参、当归补气养血；附子、桂枝、干姜温阳通阳，正气得益，气血流行畅达，亦有助于厥逆的恢复。同时苦寒药清热，辛温药散寒，本方具有寒温并用，虚实兼顾的特点。本方证的临床主要见症有腹痛剧

作，伴烦躁，呕吐，手足厥冷，发作止则诸症消失，进食可诱发，病人常有吐蛔史。亦可表现为下利日久，呕逆，腹痛，饥而不欲食。本方证的基本病机是寒热交错，虚实夹杂，气机逆乱。蛔厥证多为肝胃实热，脾肾虚寒；久利证多为肠胃实热，脾肾虚寒。

换个角度看，本方的药物中，黄连、黄柏苦寒清热，人参、当归补益气血，附子、蜀椒、细辛、干姜、桂枝这些温药助阳散寒止痛。本方可以和乌头赤石脂丸对看，本方的用药显然要复杂些，兼顾的面广，所以放在厥阴的位置上是十分合适的。本方的临床应用范围后世有扩大，主要用于治疗蛔虫性肠梗阻、胆石症、急慢性肠炎、慢性痢疾、胃炎、消化不良等。也有用于哮喘、慢性支气管炎、肺心病、过敏性鼻炎、崩漏、白癜风、老年皮肤瘙痒症、药疹等治疗的。

【类方】

椒梅汤 本方泄热祛湿，益气养阴，出自《温病条辨》。本证属暑邪深入厥阴，正虚邪炽的危重证。症见消渴，胃脘部硬满，呕逆吐蛔，发热恶寒，下利血水，精神萎靡，语音低微，舌苔灰黑。方中用乌梅、黄连、黄芩酸苦泄热，干姜、半夏、川椒辛温祛湿，人参、白芍益气养阴，枳实理气降逆。方中酸、苦、辛合用而有安蛔作用，且亦属寒温并用，虚实兼顾之法。

减味乌梅丸 本方清热散寒，养阴通阳，出自《温病条辨》。本证属久疟不已，寒热错杂，阴阳两伤的证候。症见发热，劳累则甚，胁下痞结，气逆欲呕。方中茯苓、白芍、乌梅性柔养阴；吴萸、干姜、半夏性刚燥散寒通阳；黄连苦寒清热，有助救阴；桂枝、川椒辛温散寒亦有助通阳。

本方用药体现了刚柔并用，柔以养阴，刚以助阳的意思。

以上二方出自吴鞠通，很明显都用于寒热虚实的错杂情况，一般都是疾病的晚期，用于机体的调整，而不是急救。

（二）辛开苦降，寒温并用

【主方】

干姜芩连人参汤 本方寒温，补泻兼施，也寓有辛开苦降的意思。原文指出本来是寒下，误治以后，出现寒热错杂的情况。主要见症是食入口即吐，此为胃热者多，胃热而脾寒，故本方用连芩清热，用姜参温补。本方可以看作更加精简的半夏泻心汤，用药简约，是为了更好地针对吐下之后骤起的变证，证情相对比半夏泻心汤证要急。

外台黄芩汤 本方作为附方，在《金匮要略》中治疗干呕下利，药物用黄芩、半夏清热降逆止呕，干姜、桂枝、人参、大枣温中补虚止利。本方寒温并用，和黄芩加半夏生姜汤不同，和柴胡桂枝干姜汤有相似之处。

如果扩大一点说，苦寒与辛温同用，所谓辛开苦降，并且也不是急症的处理，都归入厥阴的话，那么也有把半夏泻心汤放在这里的。我认为临证大概还是要辨证，如果身体情况极差，病程较长者可以看作厥阴，但用药往往要向乌梅丸靠，即适当多用温补。

（三）虚实兼顾，补泻兼施

【主方】

麻黄升麻汤 本方宣肺化痰，清热养阴，兼温脾阳，方中的用药，麻黄之温散，升麻之透泄，黄芩、知母之苦泻，再以当归之活血，玉竹之调养，其他药物减量以相配，有苓、桂、术、姜、甘的温助，有黄芩、芍药、知母、石膏、天冬之寒降。本方揉温散助阳、清热滋阴于一体，为临证处理寒热错杂局面又开一门径。本方证为伤寒有六七日之久，曾经下法误治，现见寸脉沉而迟，尺部脉不现，肢冷，同时又有喉咽不利，唾脓血，泄利不止等。大下之后阴阳两伤，脉沉迟而微，肢冷，不利不止，似少阴寒化证表现，但又见痰热内蕴，熏灼肺咽。如此寒热虚实错杂的局面，也必须以复杂的方剂应对，和乌梅丸不同的是，方中以清热与温中并立，且以麻黄升麻命名，所治的病证相对偏上，即以上半身的症状为主，尽管还是见有下利不止等。关于本方证，柯琴曾有如下评说："此为下厥上竭、阴阳离绝之候，生气将绝于内也。麻黄升麻汤，其方味数多而剂量轻，重汗散而畏温补，乃后世粗工之技，必非仲景方也。"

【附方】

竹叶汤 本方在《金匮要略》中治疗产后中风发热，面赤，喘而头痛，药物用竹叶、葛根、防风、桔梗、桂枝、人参、附子、甘草、大枣。本方的特点是清热祛风药和温阳补虚的药物同用，临证所见既有阳明之热，又有太阴之虚，属于扶正祛邪兼施的治法。

泽漆汤 本方在《金匮要略》中治疗咳嗽上气，药用泽漆、半夏、黄芩、人参、桂枝、白前、紫参、生姜、甘草，化痰利水消肿，清热补虚通阳，用药相对比较杂，也是一张攻补兼施、寒温并投的方剂。

鳖甲煎丸 本方寒热并用，攻补兼施，行气化痰，消瘀除癥，在《金匮要略》中主治疟母。方中鳖甲软坚散结，养阴清热；射干、黄芩、柴胡、大黄、干姜、芍药、桂枝、葶苈、石韦、厚朴、牡丹皮、瞿麦、紫薇、半夏、赤硝、桃仁除寒热，行气血，化痰逐痰；更用虫类药鼠妇、土鳖虫、蜂窝、蜣螂破瘀消癥；虽用人参、阿胶补益气血，以缓猛攻之势，全方重在攻逐。疟病迁延日久，反复发作，经月不愈，胁下包块，固定不移，胁腹痞满胀痛，食少纳呆，寒热时作。疟病迁延日久，反复发作，势必耗伤正气，疟邪乘虚而入，假血依痰，结成痞块，居于胁下而成疟母，证属癥瘕积聚，故见胁下肿大，有包块；阻滞气机，故胁腹痞满胀痛，食少纳呆，久病正虚，故面黄肌瘦，独腹胀大；疟邪不去，则疟病不解，故寒热时作。临床主要用于慢活肝、肝纤维化、原发性肝癌等肝脏增生性病变，亦用于消散其他部位的包块，如腹腔脂肪肉瘤、双侧卵巢囊肿、子宫肌瘤、腹腔残余脓肿及甲亢、面部黄褐斑的治疗。

大黄䗪虫丸　本方主治虚劳干血。本方药用杏仁、芍药、生地黄、甘草、白蜜养血补虚润燥，俾血结易消易散；大黄、黄芩、桃仁、干漆活血化瘀；瘀血内停而为干血，真气运行而难以推动，非灵动之虫类药不足以破其结，故用芒虫、水蛭、蛴螬、土鳖虫破血逐瘀。全方攻补兼施，峻剂丸服，意在缓攻。症见羸瘦，神疲乏力，少气懒言，面色晦暗，腹满不能饮食，肌肤甲错，两目黯黑。日久不复，渐成虚劳，气血两亏，五脏虚损，脾气虚弱，无力运化，故见腹满不能饮食；脾虚复不能化生气血，气血益亏，气虚不能行血，血行郁滞，新血不生，瘀血不去，渐成干血，着而不去，阻滞气机，气愈弱，血愈虚，故羸瘦，神疲乏力，少气懒言；干血内结，故见面色晦暗，两目黯黑；干血内结，耗伤新血，肌肤失养，故肌肤甲错。干血即成，瘀血内停是病变的关键。临床用于治疗周围血管疾病，如血栓闭塞性脉管炎、静脉曲张综合征、下肢栓塞性深部静脉炎、四肢浅部静脉炎、肢端动脉痉挛症、大动脉炎等，还有用于妇人闭经。合鳖甲煎丸可用于治疗肝纤维化、腹腔脂肪肉瘤等癥瘕积聚之证。

化癥回生丹 本方出自《温病条辨》，主治燥气延入下焦，搏于血分而成瘀血，发为癥瘕积聚、血痹虚劳、痛经闭经、产后瘀血、跌扑外伤等。治以温经行气，活血化瘀，药用两头尖、姜黄、三棱、蒲黄、红花、苏木、桃仁、五灵脂、苏子、降香、干漆、没药、丁香、香附、延胡索、水蛭、阿魏、茴香、川芎、乳香、良姜、益母草、艾叶、大黄行气活血，破血逐瘀；麝香、安南桂、川椒、吴茱萸温经活血通脉；人参、当归、白芍、杏仁、熟地、鳖甲补虚润燥。全方重在攻逐，丸以缓图，攻不伤正。

旋覆花汤 本方行气活血，通阳散结，本方在《金匮要略》中为治肝着的要方，本方由旋覆花、葱、新绛组成。旋覆花性温，理气舒郁，宽胸开结，善通肝络；葱管辛温，温通阳气而散结；新绛活血化瘀，三药合用，使气血流畅，阳通瘀化而肝着可愈。本方证见胸胁痞闷不舒，甚者胀痛，轻叩稍减，病初喜热饮；妇人流产后下血不止，或经来淋漓不尽，寸口脉弦而大。肝着乃肝脏受邪，疏泄失职，气血郁滞，着而不行，故见胸胁痞闷不舒，甚者胀痛、刺痛，以手轻叩或按揉，可使气机暂通，则稍舒；病初在气分，热饮利于通气，故喜热饮。本方所治的妇人半产漏下，由肝郁气滞血瘀所致，其证虚不受补，寒不可温，属实证。有用本方治疗慢性肝炎、慢性胃炎、冠心病、肋间神经痛、月经不调、痛经以及人流后漏下等病证有效。后世王清任用血府逐瘀汤治“胸任重物”，叶天士以辛温通络、温柔通补、辛泄通瘀诸法治胁痛，都是在本方用法基础上的进一步发展。

硝石矾石散 本方燥湿祛瘀，在《金匮要略》中用于女劳疸的治疗。女劳疸由女劳肾热所致，与酒疸、谷疸不同。其人膀胱急，额上黑，足下热，皆女劳伤肾，少阴肾热之征。若兼见腹胀便黑时溏，为女劳夹有湿热瘀滞，方中硝石即火硝，性味苦寒，能入血分以消坚积；矾石即皂矾，又名绿矾、青矾，性味酸寒，亦入血分破瘀燥湿；用大麦粥汁和服者，取其甘平养胃，能缓和硝、矾之峻猛。本方用药有局限，主要提示了一种方法，在慢性肝病的治疗中，化湿祛瘀常和其他治法相配。

桂枝茯苓丸 本方化痰、祛瘀、散结、消癥，主治妇人癥病下血。药由桂枝、茯苓、牡丹、芍药、桃仁炼蜜和丸而成。方中桃仁、丹皮活血化瘀，芍药养血和血，桂枝、茯苓温运水湿以化痰，蜜丸缓服，缓缓图之，属化痰、祛瘀、散结、消癥之缓剂。本方临床多用于治疗子宫肌瘤、宫外孕、子宫内膜异位症、人流术后恶露不尽、多发性肠息肉、高血脂症、肾炎蛋白尿、慢性肾炎、卵巢囊肿、盆腔瘀血综合征、附件炎、闭经、术后粘连性肠梗阻、崩漏、盆腔肿块等病证。也有用此方加减治疗滑胎、子宫与直肠窝积液、前列腺肥大、癃闭、妇女放环后腹痛、盆腔囊肿、黄褐斑、多囊肝、下肢静脉血栓症、顽固性失眠健忘、输卵管阻塞性不孕症、乳腺肿胀、血液高黏度综合征、瘀血发热、青春期肥胖、陈旧性宫外孕、男扎术后痛性结节、胰腺囊肿等病证。

薏苡附子败酱散 本方在《金匮要略》中用以治肠痈脓已成者，由于脓成以排脓为主，又因肠痈到脓成一般病程较长，故又用附子助阳行气，而败酱是清热解毒之品，有行瘀解毒之功，全方以薏苡仁甘淡微寒，排脓利湿，健脾益气为主，配败酱辛苦微寒以清热解毒，行瘀排脓。少加辛温之附子以振奋衰弱之机能，行郁积之气滞，三药合用，共奏排脓消肿之功。关于薏苡附子败酱散，后世则多用于慢性虚寒型肠痈。本方提示了临床上慢性炎症治疗的一般法则，应该注意到炎症，但更要注意患者本身机体的盛衰，适当运用扶助正气的药物，不可一味用寒凉解毒。

温经汤 本方主治妇人更年期冲任虚寒，瘀血阻滞，血不归经所致之崩漏下血，及妇人月经不调，如月经过多，或至期不来，或痛经，或宫寒不孕等。本方由吴茱萸、当归、川芎、芍药、人参、桂枝、阿胶、生姜、牡丹皮、半夏、麦冬、甘草组成。吴茱萸、桂枝、生姜温经散寒，暖宫暖血；当归、川芎、芍药、阿胶、牡丹皮补血活血化瘀；人参、甘草、麦冬益气养阴；半夏燥湿降逆。全方扶正祛瘀，温补冲任，养血化瘀。本方证可见崩漏下血数十日不止，暮即发热，少腹里急，腹满，手掌烦热，唇口干燥，或月经过期不来，月经量过多，色暗挟块，经来腹痛，久不受孕，舌淡，苔白，脉虚涩等。本方临床有用于治疗功能性子宫出血、青春期功血，子宫内膜增殖、痛经、子宫内膜异位症、闭经、不孕症、习惯性流产、胎动不安、卵巢囊肿、附件炎、子宫肌瘤、疝气睾丸冷痛、精少不育症、老年性阴道炎、外阴瘙痒症、血吸虫性肝病、皮肤病、瘀血发渴、乳房胀痛、产后发热、产后血虚腹痛等病症。

补阳还五汤 本方补气，活血，通络。出自《医林改错》，药用黄芪、当归、赤芍、地龙、川芎、红花、桃仁。方中重用生黄芪取其大补脾胃之气，使气旺以促血行，归尾活血祛瘀，川芎、赤芍、桃仁、红花助归尾活血祛瘀，地龙通经活络。正气亏虚，脉络瘀阻，筋脉肌肉失养，故见半身不遂，口眼歪斜；气虚血滞，舌本失养，故语言蹇涩，口角流涎；气虚不能固摄，则小便频数，遗尿不禁；苔白，脉缓为气虚之象。上述诸症，皆由正气亏虚，瘀血阻络所致。王清任称为“因虚致瘀”，治法应以补气为主，兼以活血通络。

血府逐瘀汤 本方活血祛瘀，行气止痛，出自《医林改错》，药用桃仁、红花、当归、生地、川芎、赤芍、牛膝、桔梗、柴胡、枳壳、甘草等。方中桃红四物汤活血化瘀而养血，四逆散行气和血而舒肝，桔梗开肺气，载药上行，合枳壳则升降上焦之气而宽胸，尤以牛膝通利血脉，引血下行。本方是王清任用以治疗“胸中血府血瘀”所致诸症，由桃红四物汤合四逆散加桔梗、牛膝而成。胸胁为肝经循行之处，瘀血在胸中，气机阻滞，则肝郁不舒，故胸胁刺痛，日久不愈，急躁易怒。瘀久化热，气郁化火，故内热瞀闷，或心悸失眠，或入暮潮热，上扰清窍，则为头痛，横犯胃府，胃失和降，则干呕呃逆，甚至饮水即呛。至于唇、目、舌、脉所见，皆为瘀血之证。

（四）滋阴助阳，阴阳互求

【主方】

肾气丸 本方以补肾阴为主，辅以温阳，来振奋肾气。其中三补三泻的配伍堪称经典。主药干地黄即现之生地，性甘苦寒，功能补益肾精填髓，是补肾阴首选药。泽泻入肾经，消水泻热利小便，并防地黄过于滋腻。山茱萸酸微温，归肝肾经，补益肝肾，收涩固精，可治肾虚所致的小便多、遗精。配以丹皮凉肝清血热，活血散瘀，并制约茱萸的温涩之性，又可疗肾水不足引起的虚火。怀山药甘平，补益脾肾之阴，兼涩精，配茯苓健脾利水，使补不过腻。桂枝与泽泻、茯苓配伍通阳化气利水，炮附子温肾阳，助肾气化，二药有“少火生气”之意。诸药相合，肾阴得补，肾阳得助，水饮得消，而肾气复。唐容川对本方有如下解释：“肾为水脏，而其中一点真阳，便是呼吸之母。水足阳秘，则呼吸细而津液调。如真阳不秘，水泛火逆，则用苓泽以行水饮，用地萸以滋水阴，用淮药入脾，以输水于肾。用丹皮入心，以清火安肾，得六味以滋肾，而肾水足矣。然水中一点真阳，又恐其不能生化也，故用附子、肉桂补之。”（《血证论·卷七》）本方在《金匮要略》中分别用治脚气上入，少腹不仁；虚劳腰痛，少腹拘急，小便不利；短气有微饮，伴畏寒足冷，小便不利，可有咳喘肢肿；消渴，小便反多，饮一斗，小便一斗；妇人转胞不得溺，烦热不得卧，饮食如故，反倚息者。本方证的病机为肾气虚弱，气化不利。肾主水，司二便，与膀胱互为表里。肾气虚，不能气化，则水液运行失常，停为痰饮，发为浮肿，或致脚气上入，即寒湿上侵。肾虚致膀胱气化不利，故小便不利，不得溺。而若膀胱固摄无权，则见小便反多。肾虚则腰痛，少腹拘急是因小便不利所致。寒湿阻滞气血，故少腹不仁。痰饮阻碍肺气升降，则咳喘。肾不纳气则短气。消渴为肾虚不能蒸腾气化，津不上承所致。烦热不得卧，倚息，饮食如故的原因是虚阳上浮。气虚重就为阳虚，所以有畏寒足冷的表现。后世医家一直将本方作为补肾的基础方沿用。后世的补肾方大都由此方衍生而来。本方临床广泛用于慢性肾炎、肾积水、糖尿病性膀胱炎、糖尿病肾病、慢性尿道炎、产后尿潴留、前列腺肥大、老年尿失禁、顽固性遗尿、阳痿、早泄、遗精、不育、不孕、性交不射精、白带增多、月经不调、滑胎小产、崩漏、结扎术后腰痛、男性乳房发育、甲状腺功能减退、肾上腺皮质功能低下、尿崩症、糖尿病、高血压、缓慢性心律失常、充血性心力衰竭、慢性支气管炎等。

【类方】

六味地黄丸 本方滋补肝肾，出自《小儿药证直诀》，本方用治小儿肝肾阴虚不足之证。症见腰膝酸软，头晕目眩，盗汗，遗精，消渴，骨蒸潮热，手足心热，牙齿动摇，小便淋漓，舌红少苔，脉沉细数。本方药用熟地、山茱萸、山药、泽泻、茯苓、丹皮。肾为先天之本，肾主骨生髓。小儿囟开不合，由肾虚则生骨迟缓所致。肾为阴阳（水火）并存之脏，肾阴虚则阳易亢，则见盗汗、遗精、骨蒸潮热、消渴、牙痛、口燥咽干，舌红少苔等症，故本方立法，以肾、肝、脾三阴并补而重在补肾。方中熟地滋肾阴，益精髓，山茱萸酸温滋肾益肝，山药滋肾补脾，此即王冰所谓："壮水之主以制阳光"的意思。本方"补中有泻"，即泽泻配熟地而泻肾降浊，丹皮配山茱萸以泻肝火，茯苓配山药而渗脾湿，如此补泻相配，立足于补，《小儿药证直诀》谓本方"治肾怯失音，囟开不合，神不足，目中白睛多，面色皖白等证"。

杞菊地黄丸、知柏地黄丸、济生肾气丸、都气丸、十补丸、耳聋左慈丸 另外还有杞菊地黄丸（滋肾养肝。肝肾阴虚而致的两眼昏花，视物不明，或眼睛干涩，迎风流泪。六味地黄丸加杞子、菊花）、知柏地黄丸（出自《医宗金鉴》，滋阴降火，即六味地黄丸加知母、黄柏，用于阴虚火旺而致的骨蒸劳热，虚烦盗汗，腰脊酸痛，遗精等）、济生肾气丸（出自《济生方》，温补肾阳，化气利水。即肾气丸加川牛膝、车前子，用于肾虚腰重，脚肿，小便不利）、都气丸（出自《医宗己任编》，滋肾纳气，即六味地黄丸加五味子二钱。用于肾阴虚气喘，呃逆之证）、十补丸（出自《济生方》，温补肾阳。药用附子、五味子、山茱萸、山药、牡丹皮、鹿茸、熟地黄、肉桂、泽泻、茯苓。治疗肾气不足，面色黧黑，足冷，足肿，耳鸣耳聋，肢体羸瘦，足膝软弱，小便不利，腰脊疼痛等）、耳聋左慈丸等可以作为参考。

【变方】

瓜蒌瞿麦丸 本方温阳利水，兼润上燥，《医宗金鉴》称之为肾气丸之变制。水饮内停，见小便不利，且渴甚，水为阴邪，当用温，故用附子，要祛除既停之水饮，当利用茯苓、瞿麦，瓜蒌根和山药有润燥之说，但也有利水作用。水停于内于下，主要由肾阳虚衰，气化不行所致，下可见小便不利，上可见口中苦渴。

薯蓣丸 本方气血双补、脾肾两调、扶正祛邪，在《金匮要略》中治疗虚劳“诸不足，风气百疾”。方中以山药为补益脾肾的主药，不寒不热，不腻不燥，补虚而不恋邪。以人参、白术、茯苓、甘草、生姜、大枣、粬、豆卷等健脾胃，辅以消食化湿，中土健运，则上可益肺，下可补肾。当归、芍药、地黄、川芎、阿胶、麦冬等养血滋阴，且血行风亦灭。桂枝、柴胡、防风祛风散邪，达表升阳。杏仁、桔梗、白敛宣畅气机。本方以扶正补虚为主，兼顾祛风散邪，标本兼治，从而取得正渐复而驱邪有力，邪渐散而正得渐复的治疗效果。本方配伍巧妙，以补为主，补中有散。山药为君，平补脾肾，用量很大，占总量的六分之一，合甘草约占全量的三分之一。辅助药物的运用极为轻灵，只及山药的几分，甚至十几分之一，主辅分明，因而起到了补虚扶正、祛风散邪、升阳达表、宣通气机、和胃开郁的作用。本方调补，一百丸为剂，提示没有速效，有类于现今的膏方调理。

右归丸、左归丸 二方皆出自《景岳全书》。右归丸温补肾阳，填精补血，药用熟地、山药、山茱萸、枸杞、鹿角胶、菟丝子、杜仲、当归、肉桂、制附子，是在《金匮要略》肾气丸的基础上去茯苓、泽泻、丹皮，而加鹿角胶、菟丝子、杜仲、杞子而成，加强了补益肾中阴阳的作用，使药效集中于补。本方主治“元阳不足，先天禀衰，以致命门火衰，不能生土，而为脾胃虚寒”或“寒在下焦，而水邪浮肿”或“阳衰无子”等证。诸证的临床表现尽管不一，但其总的病机为元阳不足。故治法宜益火之原，以培右肾之元阳。培补肾中元阳，必须“阴中求阳”，即在培补肾阳中配伍滋阴填精之品，方可求培补元阳之效。方中桂、附加血肉有情的鹿角胶，均属温补肾阳，填精补髓之品，熟地、山茱萸、山药、当归、菟丝子、枸杞、杜仲，俱为滋阴益肾，养肝补脾而设。左归丸滋阴补肾，药用熟地、山药、山萸肉、枸杞、菟丝子、鹿角胶、牛膝、龟版胶。本方也可以看作是右归丸的加减变化，方中不用桂附之温，减当归、杜仲，而加龟版胶和牛膝，避温燥而就温润。治法归于滋阴，但“阳中求阴”的意思亦容易体会，临证所见肾虚的症状有些与右归丸同，但以咽干口燥、舌红少苔、脉象细数等为鉴别要点。以上右归、左归都可以看作是肾气丸的延伸，二方既强调了治疗中须注意阴阳的互求，也示范了临证时当重视对补泻的把握。

地黄饮子 本方温补下元，摄纳浮阳，开窍化痰，宣通心气，出自《黄帝素问宣明论方》，药用熟地黄、巴戟天、山茱萸、石斛、肉苁蓉、附子、五味子、官桂、白茯苓、麦冬、菖蒲、远志。本方证由下元虚衰，虚阳上浮，痰浊堵塞窍道所致。“瘖”是舌不能言，“痱”是足废不能行。由于下元虚衰，筋骨痿软无力，故痱；痰浊上泛，堵塞窍道，故瘖。方中熟地黄、山茱萸滋补肾阴；肉苁蓉、巴戟天温壮肾阳；附子、肉桂之辛热温养真元，摄纳浮阳；麦冬、石斛、五味子滋阴敛液；菖蒲、远志、茯苓交通心肾，开窍化痰；少用姜、枣、薄荷为引，和其营卫。全方上下并治，标本兼顾。

二仙汤 本方温肾阳，补肾精，出自《中药方剂临床手册》，药用仙茅、淫羊藿、当归、巴戟天、黄柏、知母。方中仙茅、淫羊藿温阳，当归、巴戟天养血补肾，黄柏、知母清热泻火，药物的配伍也体现了对寒热升降的调整，针对更年期疾病的治疗，也是一种思路。临床用于治疗更年期综合症及更年期高血压病、闭经，以及其他慢性疾病见有肾阴肾阳不足而虚火上炎者。

九、救阴（养阴清热润燥）

咸入肾，咸以滋润，寒以清降，咸寒养阴清虚热。养阴清热，用甘寒、咸寒、苦寒相合，寒凉不变，但苦寒少用，而甘咸滋补之品多加，用在热病的晚期（恢复期），有时在热病的初期、极期也必须添加甘寒生津之品，以补热邪耗伤之阴液。肺胃津伤，肝肾阴虚，阴虚的本质一致，而程度有所不同，治疗大体上分出甘寒和咸寒。临床对阴虚分出轻重缓急的不同，也是临床经验的可贵之处，有生津、养阴、填精的不同处理，用药也迥然有异。阴药滋腻，阴药碍阳，所以投用时也必须考虑病人能否接受，必要时应该适当配合益气行气或有助运化的药物。

咸寒清热滋阴，咸寒与甘寒不同之处在于咸味入肾，咸味以动物类药居多，所谓血肉有情之品，用以填精生髓，某些介类沉潜之品，同时可以重镇。滋养和清热联手，整体靠在了救阴之上。芩连芍为苦寒清热泻实火，阿胶鸡子黄养阴。百合地黄汤清热养阴，地黄用鲜，凉血清热。麦门冬汤养阴清热利咽，加上竹叶石膏，清热力量增强。猪苓汤利水为主，阿胶养阴亦止血。

邪热耗阴，阴伤在热病后期特别是恢复期上升为主要矛盾。毫无疑问，这一部分的内容，后世温病学家的补充也多。从临床的角度看，轻者以果蔬补充，五汁饮、七鲜育饮汤即属此类。方以增液汤为典型，甘寒之品为主，少用或不用苦寒。即便余热未尽，也考虑青蒿鳖甲之类了。此时若见脉象虚软或芤大，则又有生脉散、复脉汤之用，用人参体现阳气的主导，只要气机一息尚存，阴液自能再继，但又忌过温，所以有从炙甘草汤到加减复脉汤的变化。肝肾阴亏，与肺胃津伤不同，用药强调咸寒，血肉有情之品，但忌操之过急，以虚能受补、脾胃能够运化为度。

对救阴治法的临证把握，少阴热化黄连阿胶汤证可以作为参考，属于阴液亏耗，余热未尽，以热病后期（恢复期）

为典型，在慢性病中接近恶叶质。以阴液、阴血、阴精的严重亏耗为特点。症见消瘦，面红，心烦，不寐，身热夜甚，大便干结，肌肤干而少润泽，咽干口渴，知饥而不欲食，舌红瘦小，少苔，脉细数等。

清热养阴安神的黄连阿胶汤、百合地黄汤，清热生津、润燥养阴的增液汤，养阴降逆、滋阴清热搜邪的麦门冬汤、竹叶石膏汤，养血益气、温通心脉、滋阴息风的炙甘草汤、加减复脉汤等都在救阴这一大法之中。

（一）清热养阴安神

【主方】

黄连阿胶汤 本方的用药特点是苦寒与咸寒并投，苦寒之品的用量还不轻，说明本方证还不是一个单纯的阴虚内热证，与后世热病后期的甘寒、咸寒同用的证情还不完全相同。本方用芩连苦寒清热，患者舌苔可能黄腻，用阿胶鸡子黄滋阴，患者的舌质可能红绛。原文强调是心中烦，不得卧，主要是烦。以方测证，黄连、黄芩苦寒清热泻火，芍药、阿胶、鸡子黄滋阴血，清热而滋阴，或曰泻心火之亢，滋肾水之亏，心肾相交，则心烦可止。尤在泾解释本方证时已经提出“热入于血”的概念，吴鞠通认为本证“阴既虚而实邪正盛”，“以黄芩从黄连，外泻壮火而内坚真阴，芍药从阿胶，内护真阴而外抑亢阳”。并且指出邪少虚多者不得使用本方。本方的特点是苦寒药和养阴药的并用，和后世以大队养阴清热药共用不同，现在临床上如果针对阴虚内热的治疗，应该减轻苦寒的力量。

百合地黄汤 本方润养心肺，凉血清热，是《金匮要略》治疗百合病的代表方，本方由百合、生地黄汁组成，用泉水煎煮。方中百合清心润肺，益气安神；生地黄养心阴，清血热；泉水清热，利小便。诸药相合，使心肺得养，气血同治，阴复热清，百脉调和，其病可愈。该病的基本病机为心肺阴虚内热。其原因或是先天就存在，或是后天形成（如伤寒等病后，情志不遂、郁而化火），症见口苦、小便赤、脉微数。心藏神，肺藏魄，心肺阴阳失调，百脉不和，人体各方面生理功能就会失常，因而出现语言、行动、睡眠、饮食、感觉等异常。本方可以看作经方中的甘寒养阴剂，当然，根据原方药物的用法，清热的力量也不轻。临床常以此方治疗神经官能症、轻微脑功能失调综合征、疲劳综合征等。

酸枣仁汤 本方养阴清热，安神宁心除烦，在《金匮要略》中治疗“虚劳虚烦不得眠”。本方证由肝阴不足，心血亏虚所致，药物由酸枣仁、甘草、知母、茯苓、川芎等组成。方中酸枣仁养肝阴安神，知母养阴清热，茯苓宁心安神，川芎疏理肝之气血，甘草调和诸药。有实验表明本方确能镇静催眠，对大脑皮层兴奋性失调有较好的调节作用。本方证主要见有心烦失眠，心悸盗汗，舌淡红，脉弦细，证由肝阴不足而生内热，心血不足则心神不安，所以虚烦失眠，心悸盗汗。临床本方用于治疗失眠、盗汗、眩晕、心悸、神经官能症属心肝阴虚内热者，有较好疗效。本方亦常与百合地黄汤、归脾汤、黄连阿胶汤、四物汤、温胆汤合用，共奏养阴清热而安神之效。

【类方】

百合知母汤、百合鸡子汤 百合知母汤，用于百合病误用汗法后，除前述基本症状外，尚可出现心烦、口燥、少寐、午后潮热等。因百合病本来心肺阴虚内热，不可用汗法，误汗以后，阴虚加重，燥热更甚。治宜补虚清热，养阴润燥。方中百合养心润肺，益气安神为主药，知母苦寒养阴清热兼长，并能除烦止渴。本方亦用泉水，意在清热。百合鸡子汤，用于百合病误吐之后，不仅阴更伤，脾胃之气也被扰乱，而见虚烦不安、胃中嘈杂、干呕等症。治当养阴安神和胃。方中除百合以外，配鸡子黄以养阴润燥，和胃安中。

（二）清热生津，润燥养阴

【主方】

增液汤 本方出自《温病条辨》，主治热病后期阴虚而见大便干结，吴鞠通称之为液干多而热结少者，或见于用下法后热不退而口燥咽干，而脉沉弱者。增液汤证的基本病机是热病后阴伤便结，正气渐虚。后世医家将增液汤作为养阴润燥的代表方，用于治疗各类温病邪热伤阴而见便秘，伴有发热，口干咽燥，苔燥脉细沉而弱等，若在内伤杂病中可不见发热，但便秘口干，舌红苔燥必见。本方证属阴亏液涸的热结便秘，由于阳明有热，津液枯燥，水少舟停，结粪不下，而见发热便秘；阴液亏耗，正气已虚，故见口干咽燥，脉沉细而弱。本方的治疗增津液而泻热结，清养润通，亦称为咸寒苦甘之法。本方由玄参、麦冬、生地三味药组成，玄参苦咸微寒，壮水制火；麦冬能补能润能通之品；生地养阴清热，补而不腻，妙在寓泻于补，所谓以补药之体，作泻药之用。本方临床上主要用于热病伤津及阴虚内热所致的便秘、咽干口燥以及鼻出血、牙龈出血、慢性牙周炎等症，也有用于放疗所致口腔炎的治疗。

【类方】

沙参麦冬汤 本方清养肺胃，生津润燥，出自《温病条辨》。燥热伤及肺胃阴液，则咽干口燥，干咳少痰，或仍有发热，药用沙参、麦冬、玉竹、生扁豆、冬桑叶、花粉、生甘草。

五汁饮、七鲜育阴汤、玉竹麦门冬汤、益胃汤、冬地三黄汤 另有五汁饮、七鲜育阴汤、玉竹麦门冬汤、益胃汤、冬地三黄汤等可以参考。

【变方】

生脉散 本方益气生津，敛阴止汗，出自《内外伤辨惑论》，药用人参、麦冬、五味子。方中以人参甘平补肺，大补元气；以麦冬甘寒养阴生津，清热而除烦；五味子酸收，敛肺止汗。本方证由气阴两虚所致，自汗多则必耗气，心阴亏则口干舌燥，心烦而渴，脉来虚弱，肺气虚则体倦，气短。本方适用于暑热耗气伤津、汗出过多之证，多见短气自汗，口燥咽干，呛咳无痰等症，治疗的重点在益气、生津、敛肺。

玉液汤 本方益气生津，润燥止渴，出自《医学衷中参西录》，本方所治的消渴，属气不布津，肾虚而胃燥。气虚则水精不布，胃燥则耗伤津液，故口渴引饮，饮不解渴。肾虚则摄纳无权，水精下流，故小便频数而量多。本方药用山药、生黄芪、知母、生鸡内金、葛根、五味子、天花粉等。方中山药补脾固肾而缩尿，润肺生津而止渴；黄芪升阳益气，使津液能够四布；知母、天花粉清热而滋阴润燥；鸡内金助运化，使水谷化生津液；葛根升清阳，输津液以溉五脏；五味子敛阴生津，且能固肾涩精。

一贯煎 本方滋阴疏肝，出自《柳州医话》，药用北沙参、麦冬、当归身、生地黄、甘杞子、川楝子等。方中重用生地滋阴养血以补肝肾，沙参、麦冬、当归、枸杞滋阴养血生津以柔肝，用少量川楝子疏泄肝气。本方证由肝肾阴虚，肝气横逆所致。阴虚血燥，肝失所养，肝气横逆则胸胁疼痛，肝气犯胃则吞酸吐苦，肝肾阴虚，津液不足，则咽干口燥，舌红少津。

天王补心丹 本方滋阴养血，补血安神，出自《摄生秘剖》，药用生地黄、人参、丹参、玄参、白茯苓、五味子、远志、桔梗、当归身、天冬、麦冬、柏子仁、酸枣仁等。本方证是由阴亏血少，心肾之阴不足所致。虚烦少寐，心悸神疲，皆由阴虚血少，阴虚阳亢而生。梦遗健忘，是由心动则神摇于上，精遗于下。血燥津枯，故大便干结，舌为心之外候，心火炎上，故口舌生疮。方中重用生地滋肾水养阴血而清热润燥；玄参、天冬、麦冬甘寒滋润以清虚热；丹参、当归补血养血；人参、茯苓益气宁心；酸枣仁、五味子敛心气而安心神；柏子仁、远志、朱砂养心安神；方中桔梗，引药上行。整个方剂的用药补阴血不足之本，治虚烦少寐之标。

甘麦大枣汤 本方养心益肝健脾，安神宁心，在《金匮要略》中主治妇人脏躁，本方由淮小麦、甘草、大枣三味药组成。淮小麦养心安神，甘草、大枣甘润补中，三药甘缓润燥缓急，调畅情志。临床见无故悲伤欲哭，情绪不宁，伴不同程度的忧虑和忧愁情绪，或焦虑，烦躁不安，失眠，心神不定，周身不适；或心慌，心悸，口干咽燥，手足烦热，舌红，少苔，脉细数。本方临床上多用于治疗精神分裂症、癔病、抑郁症、更年期综合征、神经衰弱、汗症、神经官能症、夜游症、夜啼、遗尿、失眠、癫痫、慢性咽炎等病症。

（三）养阴降逆，滋阴清热搜邪

【主方】

麦门冬汤 本方清养肺胃，降逆化痰，本方证属肺胃津气耗损，虚火上炎而致肺胃气俱逆。症见咳喘，咽喉干燥不利，咯痰不爽，口渴欲饮，神疲乏力，舌红少苔，脉虚数。本方重用麦冬而少用半夏，养阴清热而降逆化痰，方中还有人参、甘草、粳米、大枣以益气养胃。本方一般认为属《金匮要略》的虚热肺痿之治，如《肘后方》亦用本方治“肺痿咳唾涎沫不止，咽喉燥而渴”。

竹叶石膏汤 本方清热降逆，益气养阴，药由竹叶、石膏、半夏、麦冬、人参、甘草、粳米组成。方中竹叶甘寒，清烦热；石膏辛寒，清肺胃之热；半夏降逆和胃，化痰利肺；人参益气生津，麦冬滋液养阴，甘草、粳米益气养胃。本方证的临床表现主要是发热，心烦，虚羸少气，脘痞纳呆，咳逆欲呕，口渴欲饮，舌红少苔或苔薄黄少津，脉细数。本方证为邪热内扰，气阴两亏，病变以肺胃为主，故多见咳逆欲呕。邪热不盛，多为余热，故多见于外感病后期。温病学中用本方治疗风温病胃热津伤的证候，以及急性热病斑疹渐退，余热未清，气阴两虚的病证。本方临证多用于流脑、乙脑后余热不清，津液耗损者；大叶性肺炎、支气管肺炎病后低热，咳逆不止者。也有用于小儿夏季热属暑伤发热，汗多，口渴，小便短少或纳呆呕逆者。慢性支气管炎证属痰热、气阴不足者，肺结核属咳嗽痰阻，虚羸少气者。

青蒿鳖甲汤 本方滋阴清热、搜邪透络，出自《温病条辨》，本方由青蒿、鳖甲、生地、知母、丹皮五味药物组成。本方证属邪留阴分，阴液被耗。由于邪气深伏阴分，不能纯用养阴，又非实热，不得任用苦燥。故以鳖甲养阴，入络搜邪；青蒿芳香透络，领邪外出；生地清热；丹皮泻火凉血；知母佐鳖甲青蒿搜剔。本方证多见于热病后期，余邪未清，邪热伏留阴分，症见夜热早凉，热退无汗，形瘦，舌红少苔，脉沉细略数。与本方同名另有一方，也出自《温病条辨》，该方由青蒿、知母、桑叶、鳖甲、丹皮、花粉六味组成。是在上方去生地加桑叶、花粉，意在用花粉清热邪而止渴；桑叶清少阳络中气分热。治疗疟疾邪热偏重伤及阴液者。吴鞠通用此方主治热邪深入下焦阴分，既有余邪未清，又有热邪伤阴。后世温病学家将本方作为的代表方，用于治疗温后期热邪伏留阴分者。本方现常用于急性热病后期、小儿夏季病、慢性肾盂肾炎、活动性肺结核而见低热不退者。另有连梅汤（酸甘苦辛）也可以作为参考。

【变方】

王氏清暑益气汤 本方清暑益气、养阴生津，出自《温热经纬》，适用于暑伤津气之证。本方既能清解暑热，又能益气生津，用于暑热仍盛，气津两伤之证，是甘寒清暑益气的代表方。方中以西瓜翠衣清热解暑；西洋参益气生津；荷梗、石斛、麦冬清热解暑，养阴生津；黄连、知母、竹叶清热除烦；甘草、粳米益胃和中。本方证为暑热未解，津气两伤，暑热郁蒸，故身热、心烦、溺黄。暑为火热之气，蒸迫津液外泄，故汗多。汗泄太过，则伤津耗气，故口渴、苔燥、气短而促、肢倦神疲、脉虚无力。对于本证的辨证应着眼于发热烦渴之暑热内盛及肢倦神疲，苔黄干燥，脉虚无力等津气不足两方面，此亦属虚实夹杂之证。

当归六黄汤 本方滋阴泻火，固表止汗，出自《兰室秘藏》，本方药用当归、生地、熟地、黄芩、黄柏、黄连、黄芪等，治疗阴虚有火而致发热盗汗的证候。内热熏蒸形成阳盛阴虚，营阴不守，卫外不固，故发热，盗汗，虚火上炎，故见面赤心烦，火耗阴津，乃见口干，唇燥，舌红，脉数。本方中当归、生地、熟地取其育阴养血，培本以清内热；黄芩、黄柏、黄连泻火除烦，清热坚阴；黄芪益气固表止汗。本方滋阴养血与清热泻火并进，益气固表与育阴泻火相配，为内外兼顾之方，使营阴内守，卫外固密，则盗汗自愈。

（四）养血益气，温通心阳，滋阴熄风

【主方】

炙甘草汤 本方滋养心阴心血，补益心气，温通心阳。药物由炙甘草、生姜、人参、生地、桂枝、阿胶、麦冬、麻仁、大枣、清酒组成。方中生地、阿胶、麦冬、麻仁、大枣养阴补血；炙甘草、人参、补益心气；桂枝、生姜、清酒温通心阳。用药顾及到气血阴阳，尤以补阴血见长，本方又名复脉汤，《伤寒论》原文强调“心动悸，脉结代”，临证可伴有胸闷，乏力，舌淡，苔薄白或少苔。为心失所养，阴阳失调所致，病因有多种，如外邪侵犯或内生病邪等损伤心脏，使心脏之气血阴阳受损，气血流行受阻，由此而致心失所养，阴阳失调。本方在《温病条辨》中有不少加减变化

运用，如救逆汤，一甲、二甲、三甲复脉汤，大定风珠等汤方。这些汤方均属炙甘草汤证的类方证，在温热病风温、温热、温疫、温毒、冬温等证候病邪久羁，津液亏虚，病入下焦时可见到，《温病条辨》中有详尽论述。本方现代临床运用较广，如病毒性心肌炎、风湿性心脏病、肺源性心脏病、冠心病、高血压性心脏病等，尤其是以心律失常为主要表现的心脏疾患应用更多。有认为本方增入丹参、红花、枣仁以加强活血化瘀及安神作用，对于消除早搏更有效。另外也用于更年期综合征、产后漏汗、子宫不规则出血等。

【变方】

加减复脉汤、救逆汤、一甲复脉汤 这些方出自《温病条辨》，加减复脉汤证属温热病邪久羁，损伤肝肾阴液，邪热少而虚热多。症见低热面赤，手足心热，口干咽燥，神倦欲眠，耳聋，舌绛少苔或干绛枯萎，脉虚细或结代。因此治用复脉汤复其津液，阴复则阳留，阴复则虚热自除。方以炙甘草汤为基础，去掉人参、桂枝、生姜、清酒、大枣，加用白芍。如误治汗出多，耗伤心气，而见心无所主，震震悸动者，宜用加减复脉汤去麻仁加生牡蛎、生龙骨，名救逆汤，是为镇摄法。如误用下法，而见阴液下泄，大便溏者，宜用加减复脉汤去麻仁，加生牡蛎，名一甲复脉汤，以滋阴固摄。

二甲、三甲复脉汤 两方都出自《温病条辨》下焦篇，均属肝肾阴精亏虚，虚风内动证。如症见热深不解，口干舌燥，手指蠕动，脉象沉数，须急防痉厥，用二甲复脉汤，即于加减复脉汤中加生牡蛎、生鳖甲，此乃咸寒甘润法。如症见热深厥甚，心中憺憺大动甚则心中痛，脉细促，此痉厥已作，为肾阴虚而肝风动，用三甲复脉汤，即于二甲复脉汤内加生龟板，乃重剂咸寒甘润法，阴精复则虚风自除。

大定风珠 本方滋养肝肾，潜阳息风，出自《温病条辨》，本方药物组成为生白芍、阿胶、地黄、麻仁、五味子、生牡蛎、麦冬、炙甘草、鳖甲、鸡子黄等。方中用加减复脉汤滋阴养血，益气通阳，甘敛养阴，加鸡子黄以增滋阴息风，加五味子敛阴留阳，防止虚脱，加三甲、生牡蛎、生鳖甲、龟板，滋阴潜阳息风；如肺气绝而见喘息者加人参固本，大定风珠中原有麦冬、五味子，加人参成为生脉散，为敛阴回脱；如气虚不能固表而见自汗，宜加龙骨、人参、浮小麦，以益气敛汗固脱；如心阴心气大伤而心悸者，宜人参、茯神、小麦益气养心安神。本方为温病热邪久羁，消烁真阴，邪去正虚，虚风内动而伴有时时欲脱之重证，其中瘛疭、舌绛苔少为必见之症。本方对各类传染病、感染性疾病后期的电解质紊乱以及高血压阴虚阳亢、虚风内动而致眩晕有疗效。

天麻钩藤饮 本方平肝息风，清热活血，补益肝肾，出自《杂病证治新义》，药用天麻、钩藤、石决明、山栀、黄芩、川牛膝、杜仲、益母草、桑寄生、夜交藤、朱茯神。方中天麻、钩藤、石决明平肝息风，山栀、黄芩清热泻火，益母草活血利水，牛膝引血下行，配合杜仲、桑寄生能补益肝肾，夜交藤、朱茯神安神定志，如病重用羚羊角。本方证为肝阳上亢，风阳上扰，以致头部胀痛，眩晕；肝阳偏亢，影响神志，故夜寐多梦，甚至失眠。治宜平肝息风为主，配合清热活血，补益肝肾。

镇肝息风汤 本方镇肝息风，滋阴潜阳，出自《医学衷中参西录》。药物用怀牛膝、生赭石、生龙骨、生牡蛎、生龟板、生杭芍、玄参、天冬、川楝子、生麦芽、茵陈、甘草。方中重用怀牛膝补益肝肾，引血下行归肝肾之经；代赭石配龙骨、牡蛎，降逆潜阳，镇息肝风；龟板、玄参、天冬、白芍滋养阴液，以制阳亢；茵陈、川楝子、生麦芽三味，清泄肝阳，条达肝气；甘草调和诸药，与麦芽相配，并能和胃调中防止金石类药物碍胃之弊。本方证由肝肾阴亏，肝阳偏亢，气血逆乱所致。肝阳上亢，风阳上扰，故见头目眩晕，目胀耳鸣，面色如醉，脑中热痛，肝胃不和，胃气上逆，故时觉噫气，若肝阳过亢，血随气逆，并走于上，则出现眩晕颠仆，不知人事，或肢体活动不便，半身不遂等中风症状。

以上治法偏温者，有辛温、苦温、甘温；治法偏凉者，有辛凉、苦寒、甘寒、咸寒；融寒热温凉于一炉者，为苦辛之法。中医的治疗，讲究调整，即利用药物性味所具有的升降沉浮，来纠正体内阴阳气血的偏盛偏衰，其中辛温升散和苦寒降泄是最基本的，所谓“热无沉降，寒无浮散，辛甘无降，酸咸无升”。五味入五脏，作用各相异，但也并非绝对。性味相合，变化无穷，所趋又有不同，正如吴鞠通所说的“治上焦如羽，非轻不举；治中焦如衡，非平不安；治下焦如权，非重不沉”。三焦分治，已经有所提示，所选治法与药物，亦当有异。且“治上不犯中，治中不犯下”。章法井然，不得乱套。临证时若能将六经与三焦合看，治法与方剂的大体轮廓，也许会更加清晰。药物的运用大法，和针灸的循经取穴不同，不必太受经络的影响。以上所举，仅为大端，并不能概括所有的治法和方剂。

以性味言，有一味药即身兼数任者，如芍药之酸苦、桔梗之苦辛、旋覆之苦辛咸，更何况数药相合而成的方剂。一般而言，辛味能散能行，苦味能燥能泄，咸味能润下软坚，酸味能收能涩，甘味能缓能守，淡味能渗利通下。另外，辛甘相合，能发能散，辛酸相合，散中有收，辛淡相合，能宣通渗利，辛咸相合，能散结软坚，辛苦相合，能通能降，辛而芳香，能走窜通达，等等，若再参以寒热温凉，则其变化更难一言而尽。一首方剂，数药相合，职有主次，量有轻重，按君臣佐使，辨析其主要性味，则该方的主要功效和作用方向，大体可以把握。

同样是辨证论治，中医对外感热病又有独到之处，用六经和卫气营血等辨证方法，强调其明显的阶段性变化，且每个阶段都有相应的治法方剂相配。中医的辨证方法较多，体现了对问题认识的立场不同，或层面不同，不存在彼此间的孰优孰劣，但在临证时可以有先后，如寒热虚实的判断总是确立在先，而脏腑经络的辨别展开在后，其间又必须审度风寒燥湿热，权衡气血津液精。实际上，所有的辨证方法相互间应是相容的，这也反映在治法方剂上。辨证的目的是为了求得正确的治法方药，辨证的结果规定了治法方药，故从治法方药又可以反推辨证结果。

用六经的框架，用三三六九的方法，对基本的治法方药可以作出大体的归纳和表述。药物的发现，方剂的积累，在临床实际中层出不穷，特别是方剂。于是，如何执简驭繁就成了具体的而且十分现实的问题。历史上在这方面用功者代不乏人，如金代成无己在《伤寒明理论》中提出的：“制方之体，宣、通、补、泻、轻、重、涩、滑、燥、湿十剂是也。”李时珍在《本草纲目》中引徐之才的话：“药有宣、通、补、泄、轻、重、涩、滑、燥、湿十种。”明代张景岳鉴于“古方之散列于诸家者，既多且杂，或互见于各门，或彼此之重复”，而“类为八阵，曰补、和、攻、散、寒、热、固、因”。清代陈修园在《时方歌括》选取108首方剂，按宣、通、补、泻、轻、重、燥、湿、涩、滑、寒、热十二剂进行分类。清代汪昂著《医方集解》，开创了新的方剂功能分类法，选“正方三百有奇，附方之数过之”，分为补养、发表、涌吐、攻里、表里、和解、理气、理血、祛风、祛寒、清暑、利湿、润燥、泻火、除痰、消导、收涩、杀虫、明目、痈疡、经产等二十二类。现代方剂学教材大体归纳为21类。从历史沿革可以看出，对方剂作用的归纳由一开始比较笼统，到后来是越来越具体和细化，毫无疑问，六经的归纳是比较简约的，由十几张基本方扩展到五六十张，进而到四五百张，缩放十分自如。

治法与方剂相对就浓缩成这么一些内容，不管你从哪个角度来看，但将其化裁展开，则又无法穷尽。有时对事物的观察和认识，倒是需要从不同的角度出发，才能更加清楚。药物的性味，可以说是最基础的、最直接的东西了，风寒燥湿热受之于外，气血津液精夺之于内，二者其实相互关联而错杂，最后都落实到脏腑。

用六经的眼光看治法，最后可以浓缩成九大块，用以表达出最基本的东西。就像画画的原色，相互的搭配，可以变化出丰富的色彩。亦如《孙子兵法》所说“声不过五，五声之变，不可胜听也；色不过五，五色之变，不可胜观也；味不过五，五味之变，不可胜尝也。”临床上根据基本的治法，可以变化出无穷无尽的方剂，用以应对千变万化的证情，也就是这样的道理。

治　验

（病案举隅）

“熟读王叔和，不如临证多”。临床治疗疾病时光知道理论是不够的，必须在实践中不断积累实际经验，然后才能使治疗水平得以提高。中医和西医，只要站在临床上其实都一样，当然，中医更加偏重于实际的观察和经验的积累。医者艺也，偏于技艺方面的东西，很明显，更加需要的是“熟能生巧”。医者意也，在不断地重复过程中，加深对疾病证治的感悟，从而能够对方药运用自如，得心应手。

在临床的诊疗中，病人或治愈，或小有疗效，或完全没有疗效。作为医者，或高兴，或焦虑，或难堪。医患间的互动，不管治疗的结果如何，都会促使我们去想一想其中的所以然。如此日积月累，感觉到临证的能力多少总是在长进。疾病的诊疗过程总让人不时有所牵挂，自己的判断，出手的处方，是否正确，能否有效，也是经常充满了悬念。当看到病人经过诊治病痛解除时，内心会充满喜悦，转而也会想，是否侥幸偶中，抑或真有什么规律可循？而治疗无效或效果不佳时，又会坐立不安，会促使自己作进一步的思索。

临证总有一定的规矩，我得益于经方者多，处方时很自然地用经方加减者亦多。尽管爱用经方，但也不排除时方。六经所搭建的证治框架具有普遍的指导意义，但这并不意味着仅用经方就可以解决临证所有的问题了，作为具体的治法方药，时方的补充也十分必要，在这一点上，我们不妨把时方也可以看做是经方天地中绽放出来的花朵，时方是经方的延续，所以，这里也有部分运用时方的治验。萧友龙先生曾经讲过如下的话："时方派易学难精，经方派难学易精。学医要以《伤寒论》为鉴，以之作鉴，则治病必有一定之法，如影之不变也。等你融会贯通，就不会局于两方，即可头头是道，信手拈来矣。"我想，作为一个临床医生，能够将古今医家的经验融会贯通，则眼中也许就不存在经方和时方的界限了，就不会也不应该为某些具体方剂所限，临证时的处理会十分自然，丝毫没有矫揉造作的生硬感，而处处都好像行云流水，如妙手天成，当然这其实只是一种境界。以下讲某某方加减，也是出于无奈，有的比较接近原方，有的则变化大些。

医案的表述，我采用方证相对的形式，不落一般的套路，也是想尽量贴近自然，减少人工的雕琢，也许这样更加能够反映临证的实际。临床上面对患者，用"三三六九"的方式把握，脑海中直接跳出来的是方，然后进一步对基本方作出适当的加减。在医案中我注意适当穿插按语，作相应的归纳、总结和引申。下面涉及的相关患者，虽然隐去了姓名，但因为都是自己在诊疗过程中的直接感触，对方的言谈举止容貌，仿佛就在眼前。患者给我的印象深刻，从诊疗中得到的收获，烙在脑海中难以抹去，内心对这些患者永远充满感激之情。以下所举，相对都是有效的案例，仅仅提供参考而已。经验有限，平淡无奇，实在微不足道。

一、桂枝加龙骨牡蛎汤加减治疗汗症

病案1 某男，35岁。

2003年3月11日初诊，最近一二个月，夜间入睡后易出汗，下半夜觉下半身冷。平时倦怠，腰酸，精力不支，胃纳较差，二便尚调，脉沉细，苔薄腻，舌淡偏胖大。拟桂枝加龙骨牡蛎汤加减，处方：桂枝10克，芍药10克，生炙黄芪（各）20克，煅龙骨30克（先），煅牡蛎30克（先），当归10克，川芎6克，五味子10克，麻黄根30克，浮小麦30克，熟附块5克，炙草10克。7剂。

3月18日二诊，症情稍有改善，诉说腰酸仍然比较明显，上方加入补骨脂10克，桑寄生15克，杜仲10克，怀牛膝15克，独活10克。7剂。

3月25日三诊，症情改善较明显，拟初诊方加桑寄生15克，怀牛膝15克，杜仲10克，酸枣仁20克，鹿角霜30克，附子改用10克。继续服用一周。

病案2 某女，30岁。

2005年12月28日初诊，自汗数年，以手心为甚。既往有溃疡性结肠炎，长期服用西药，目前症情尚稳定。面白欠华，倦怠乏力，畏寒怕冷，胃纳二便尚调，脉沉细，苔薄舌不红。处方：桂枝10克，芍药10克，生炙黄芪（各）15克，煅龙骨30克（先），煅牡蛎30克（先），白术15克，茯苓15克，淮山药30克，山茱萸10克，益智仁10克，五味子10克，碧桃干10克，浮小麦30克，大枣10克，炙草

10克。14剂。

2006年1月11日复诊，症情变化不大，出汗依旧，精神稍振，自我感觉尚可，诊脉时能看到患者手心出汗如细珠，脉舌如前。上方去碧桃干，加金樱子10克，覆盆子10克，五倍子10克，炙乌梅10克，白术改30克，黄芪改30克。14剂。

1月25日诊疗，症情稍有改善，上方山药改50克，黄芪改50克，加附子10克，知母10克。继续服用三周。2月15日诊，出汗减少，特别是上午，附子改15克。7剂。

2月22日，出汗明显减少，余症无变化，因为在沪工作期满，将要回国，嘱带回药物继续服用二周。处方如下：桂枝10克，芍药20克，生炙黄芪（各）30克，煅龙骨30克（先），煅牡蛎30克（先），白术30克，茯苓15克，山茱萸10克，五味子10克，五倍子10克，覆盆子10克，金樱子10克，海螵蛸15克，大枣10克，炙草10克。

病案3 某男，31岁。

2006年3月5日初诊，盗汗有二年，去年查出结核病，服用利福平已有9个月。现睡眠较差，胃纳二便调，脉弦，苔薄舌偏红。处方：酸枣仁20克（打），知母10克，茯苓神（各）10克，五味子10克，五倍子10克，金樱子10克，龙骨30克，牡蛎30克，桔梗10克，芍药15克，黄芩10克，黄柏10克，丹参15克，生地30克，麦冬15克，生草10克。7剂。

3月12日复诊，药后盗汗稍减，余无特殊，脉舌如前。上方加山萸肉10克，黄精20克，麻黄根30克，茯苓神（各）15克。7剂。

3月19日三诊，自觉夜间出汗有改善，脉沉弦，苔薄舌不红。处方：桂枝10克，芍药15克，龙骨30克，牡蛎30克，五味子15克，补骨脂15克，山萸肉10克，黄精15克，熟地30克，麦冬15克，茯苓神（各）30克，生炙黄芪（各）20克，丹皮参（各）10克，海螵蛸15克，大枣10克，浮小麦20克，炙草10克。7剂。

3月26日，出汗有明显改善，原方继续服用二周。

病案4 某女，50岁。

2009年2月12日初诊，二周前患肺炎，用西药治疗后，发热退，无咳嗽，唯不自主振抖有两天，伴汗出恶风，面色白而欠华，胃纳二便尚调，脉沉，苔薄，舌淡。处方：桂枝10克，芍药10克，煅龙牡（各）30克，生炙黄芪（各）15克，党参15克，五味子10克，白术15克，茯苓15克，麻黄根30克，淫羊藿10克，补骨脂10克，熟附子5克，大枣10克，炙草5克。7剂。

2月19日，服药后振抖不作，出汗亦少，咳嗽又起，痰不多，胸闷纳少，手足冷，背脊冷，头皮冷，脉沉，苔薄。处方：姜半夏10克，干姜10克，肉桂5克，熟附子10克，炙麻黄10克，桂枝10克，细辛5克，五味子10克，芍药10克，防风10克，白术15克，藿苏梗（各）10克，楂曲（各）10克，炙草10克。7剂。

病案5 某女，45岁。

2009年8月9日初诊，上周因腰痛接受温灸后，即感觉身体不适，出汗，胸咽如堵，气短心慌，胃纳二便调，患者身体稍胖，面稍虚浮，色白而欠华，脉沉细，苔薄腻，舌淡胖有齿痕。拟方：桂枝10克，芍药15克，煅龙牡（各）40

克，党参15克，生炙黄芪（各）30克，白术20克，茯苓30克，熟附子10克，枳壳20克，苏梗15克，五味子15克，炙草10克。7剂。

8月20日，药后诸症轻减，但自觉内热加重，欲饮冷，仍有出汗，脉沉弦，苔薄腻。上方芍药改20克，龙牡改50克，附子改5克，加熟地15克，麦冬15克，金樱子15克，覆盆子15克，麻黄根30克，浮小麦30克。14剂。

9月13日，药后症情基本缓解，出汗止，现偶觉胸闷短气，余无所苦，脉沉，苔薄。要求继续进药调理。处方：当归10克，川芎10克，白芍15克，白术15克，茯苓20克，泽泻10克，生炙黄芪（各）30克，党参15克，桂枝10克，枳壳15克，龙牡（各）30克，甘草10克。10剂。

【按语】门诊中以出汗过多来求诊者不少，桂枝汤作为一张基础方值得重视。对于出汗异常，我常用桂枝加龙骨牡蛎汤、黄芪桂枝五物汤加减治疗，适当加入五味子、覆盆子、麻黄根、浮小麦、碧桃干等，若有明显寒热之象者，则当辨证加入其他药物。《伤寒论》中有用桂枝加附子汤用于误治后漏汗不止者，可见收敛可以止汗，温阳也可以止汗，也有以二者相配而用者。桂枝加龙骨牡蛎汤在《金匮要略》中用治失精、梦交，临床上移用于其他病证的治疗，我认为临证应当注意一个前提，即没有很明显的寒象与热象。同时，如果见症时间较长者，加用补肾收敛的药物也可以增加疗效。病案4为肺炎后体虚，身体振抖不由自主，汗出，很明显为阳气不足，营卫不和，以和营敛汗，鼓舞阳气，服药后振抖即止，二诊时咳嗽又作，畏寒明显，仿小青龙汤意，以附桂加重温药的力量，托邪外出。曾遇到一位女性甲状腺机能减退的患者，45岁，也是以夜间出汗为主诉，面色黧黑，第一印象就是色黑为劳，另外伴有倦乏怕冷，大便溏，夜寐欠安等，脉沉弦，苔薄腻，舌偏淡，我处方药用：桂枝10克，芍药20克，煅龙牡（各）30克，五味子15克，生黄芪30克，熟附子10克，补骨脂10克，淫羊藿10克，益智仁10克，麻黄根30克，熟地30克，当归10克，山萸肉15克，炙草10克。据云服药第二天出汗即止，一周后睡眠改善，大便也成形。很明显，这位病人仅用桂枝加龙骨牡蛎汤恐怕力量有所不逮。原则上用桂枝汤加减，但根据具体情况，必要时适当加入中焦、下焦的药物，常能取得较好疗效。

二、黄芪桂枝五物汤加减治疗过敏性鼻炎

病案6 某女，35岁。

2005年4月15日初诊，过敏性鼻炎6年，过敏体质，既往有花粉症。平时常鼻塞，流清涕，症状的轻重与气候冷热变化明显相关。现胃纳可，二便调，夜寐安，脉弦，苔薄，舌偏红。处方：桂枝10克，白芍10克，生炙黄芪（各）20克，当归10克，川芎6克，白术15克，茯苓10克，泽泻10克，防风5克，苍耳子5克，蝉衣5克，麦冬10克，杞子10克，生草10克。14剂。

4月22日二诊，前几天阴雨连绵，气温下降，鼻塞明显，但无流涕，脉舌如前。上方去苍耳子、蝉衣，加辛夷5克，白芷10克，生地15克，陈皮10克，生姜10克，大枣

10克。7剂。

4月29日三诊，鼻塞较前改善，疲劳后易头痛，脉弦，苔薄。处方：桂枝10克，芍药10克，生炙黄芪（各）20克，防风10克，陈皮10克，当归10克，川芎5克，白术10克，茯苓15克，白芷10克，辛夷5克，麦冬10克，杞子10克，大枣10克，炙草10克。14剂。

以后继续服药至7月份止（归国），方中加入黄精、制首乌、补骨脂、淫羊藿、益母草等，症状改善明显。

病案7 某男，30岁。

2006年12月31日初诊，过敏性鼻炎一年多，西医曾建议手术，因心存恐惧，没有采纳。平时遇气温变化明显时流涕、喷嚏多，容易感冒。现胃纳、二便可，脉沉细，苔薄腻。处方：桂枝10克，芍药10克，生炙黄芪（各）15克，熟附块5克，防风10克，细辛6克，白术15克，茯苓15克，当归10克，川芎15克，藿佩（各）10克，徐长卿30克，生草10克。

2007年1月8日复诊，服药一周后，症状即有明显好转，上方黄芪、附子加倍，继续服用二周。

【按语】 以上二例治疗效果还可以，着眼于体质的改善，用黄芪桂枝五物汤者多，或者有时套用当归芍药散、玉屏风散加五味子、乌梅、益母草等，甚或加入麻黄细辛附子汤。鼻为肺窍，肺气虚寒则鼻窍不用，而病情的迁延不愈，则又有内在的问题，或脾虚，或肾亏。阳用不及，所以治疗必须考虑肺、脾、肾所谓上、中、下的不同层次，用药必须注意把握到位。原则上，对于虚寒之体如果温药用得稍重一些大概没有问题，问题是临证要善于捉住主症，必要的时候要敢于出手。作为一般的体质调理，我形成的基本处方如下：生黄芪30克，桂枝10克，白芍15克，当归10克，川芎10克，白术15克，茯苓15克，泽泻10克，陈皮10克，炙乌梅10克，附子10克，干姜5克，枸杞15克，淮山药30克，生米仁30克，大枣10克，炙草10克。

三、黄芪桂枝五物汤加减治疗尺神经损伤

病案8 某男，30岁。

2000年3月初诊，一年前公司体检采血时，被刺伤左肘部尺神经，当时有剧痛，在日本治疗了一年，现前臂尺侧感觉麻木，阴雨天酸胀疼痛明显。最近从公司获假三个月，到上海要求尝试中医治疗，当时介绍到针灸经络研究所的门诊部接受针刺治疗（局部电针和梅花针点刺拔罐放血，隔天交替施行），中药由我处方，以黄芪桂枝五物汤出入：黄芪30克，桂枝15克，赤白芍（各）15克，当归10克，川芎10克，丹皮10克，桑枝10克，鸡血藤30克，防风10克，秦艽10克，羌活10克，桃仁10克，红花10克，陈皮10克，楂曲（各）10克，药渣煎汤外洗。治疗了三个月，症情稍有改善，无奈归期已到，建议回国后有可能继续针药并施，不要中断治疗。

【按语】 这位患者确实是属于一种极端的情况，权当《金匮要略》的血痹来看，针药并施，通阳行痹，对损伤的恢复，症状的改善无疑也有一定的帮助，但费时较久。陈旧性损伤，而且是神经损伤，恢复较难。该患者损伤一年以

后，治疗效果受到影响，主要依靠针刺，疗效差强人意。其实，《金匮要略》中的血痹，也许更加接近糖尿病的周围神经病变，用益气活血通络的方法成为基础，临证可加重活血之品，以后移用到中风后遗症的治疗，成为常规，而作为糖尿病治疗的重要方法，反而被淡忘。

四、黄芪桂枝五物汤合桃红四物汤加减治疗中风后遗症

病案9 某女，72岁。

2004年3月7日，患者人在外地，由家属代述求方，脑梗已有二个月，目前症情尚稳定，时手抖，甚则抽搐，口角似有歪斜，其他一般情况可，拟方以益气活血通络为主。处方：生黄芪30克，赤白芍（各）10克，桂枝10克，当归10克，川芎10克，生熟地（各）20克，桃仁10克，红花10克，丹参20克，天麻10克，钩藤10克，珍珠母30克（先），牛膝15克，天麦冬（各）15克，枳壳10克，陈皮10克，生草10克。14剂。

以后家属来诊时云，服此方14帖后，患者诸症皆平，全家都感叹中药的神奇。

【按语】 半身不遂用补阳还五汤，已经成为临床的套路。益气活血，《金匮要略》中有黄芪桂枝五物汤。四物汤是通，桂枝汤也是通，但通的力度和角度也许有所不同。该患者尚未谋面，闲谈之中随手处方。治疗效果，有时百般追求不得，有时不经意中突然而至，因为临床上有各方面的复

杂因素参与，医者有时也许自己也会迷惑不解，所以经验过的事情，还是应该努力搞清楚个中的缘由。讲到中风病证的治疗，其实侯氏黑散、小续命汤等祛风散寒通络的汉唐时代的治法方药，在临证治疗中也应该仍然有它的一席之地，有它一定的临证价值，这样的用法，哪怕从现代医学的角度来看，也并非完全没有道理。

五、桂枝加附子汤加减治疗畏寒

病案10 某男，45 岁。

2009 年8 月2 日初诊，近来感觉怕冷，不耐空调，倦怠无力，易汗出。胃纳、二便调，患者外形壮实胖盛，面色白而不华，脉沉细，苔薄，舌胖大。处方：桂枝10 克，白芍20 克，熟附子10 克，煅龙牡（各）30 克，生炙黄芪（各）20 克，五味子15 克，当归10 克，川芎10 克，补骨脂10 克，白术20 克，茯苓30 克，防风5 克，炙草10 克。7 剂。

8 月9 日二诊，药后症情有改善，脉舌如前。上方龙牡改各50 克，生炙黄芪改各30 克，加熟地30 克，金樱子15 克，覆盆子10 克，沙苑子15 克，枸杞子15 克，夜交藤30 克。14 剂。

8 月30 日，药后怕冷消失，出汗仍有，继续服药调理。

【按语】 该患者身材高大，体形较胖，主症是怕冷、出汗，其他一般情况尚可。看到这个患者，我会想到《金匮要略》的原文“盛人脉涩小，短气自汗出”的描述。夏天怕冷，男性相对少。治疗用桂枝加附子汤、桂枝加龙骨牡蛎汤、黄芪桂枝五物汤、苓桂术甘汤、玉屏风散等合方，以求助阳温通的效果，药后果然畏寒很快消除。我体会这样的患者，虽然症状出现于体表，但不能忽略里阳有所不足，所以关键是要用附子，如果不用附子，仅投黄芪，恐怕难以取效。另外，一般先用温阳益气，后加补肾收敛，而不要反过来用。

六、桂枝去芍药加麻辛附汤加减治疗冷症

病案11 某女，32岁。

2005年10月19日来诊，该患者年龄约30多岁，面色稍白，据称原来在上海另一诊所接受过中医治疗，后来一度罹患药物性肝炎，GPT升高，目前已趋稳定。主诉是下半身寒冷，背部颈肩部亦冷，大便秘结，常用泻药解决，食欲尚可。月经来潮时有不适感，如腹痛等，睡眠时差，无水肿，脉沉细，舌苔薄，舌质偏淡。初诊时曾先用补中益气汤加些理气润肠通便药，毫无应答，遂改用桂枝去芍药加麻辛附子汤，遵循《金匮要略》“大气一转，其气乃散”的意思，考虑便秘亦阳运不及所为，如下所记，用药逐步增量。

10月26日处方：熟附块15克，肉桂5克（后下），桂枝15克，炙麻黄10克，细辛5克，生晒参15克，当归15克，川芎10克，肉苁蓉15克，干姜10克，麻仁15克，桃仁10克，郁李仁10克，枳实15克，厚朴10克，生大黄10克（后下），知母10克。7剂。

11月2日处方：熟附块20克，当归10克，莪术10克，

生大黄10克，桂枝30克，川芎10克，红花10克，莱菔子10克，生麻黄10克，干姜10克，枳实30克，细辛5克，沉香5克，厚朴10克，大枣10克，炙草10克。

11月9日，与西医商量查甲状腺素。上方去大黄，加白术30克，羌活10克，鹿角胶15克。11月23日，结果显示T3低于正常。

11月30日来诊，云11月23日服药（附子40克）以后，胃中约几小时后出现泛恶，人感到烦躁，故每天只服用1次，每天上午，口中似有干燥感，但手脚冷改善不大。大便情况仍不理想。估计温热药的用量大约不能再增量了，故附子仍回到30克，红参用5克，改方如下：熟附子30克，桂枝30克，肉桂5克，细辛5克，干姜10克，枳实30克，白术50克，白芍15克，生大黄10克（后下），木香10克，菟丝子10克，乌药10克，当归10克，川芎10克，肉苁蓉10克，巴戟天10克，炙草10克，大枣10克，红参5克。

12月28日处方：熟附块30克，桂枝30克，肉桂10克（后下），干姜10克，巴戟天15克，肉苁蓉15克，当归10克，川芎15克，熟地30克，三棱10克，莪术20克，公丁香5克，桃仁10克，藏红花1克，生大黄20克（后下），青陈皮（各）10克，炙草10克，鹿角胶15克，红参10克。

2006年1月11日，近外感风寒，但无寒热（T36.3℃），头痛，咳嗽，痰不多，色黄，咽痛，大便二日一行，食纳可，脉沉，苔薄拟，拟温经散邪止咳。处方：麻黄10克，桂枝30克，附块30克，荆防风（各）10克，射干30克，杏仁10克，细辛5克，五味子15克，白芍15克，姜半夏10克，干姜10克，蒲公英30克，江剪刀草30克，鱼腥草30克，生大黄20克，当归10克，川芎20克，羌活15克，炙草10克，红参10克（另煎兑入）。

【按语】冷症为日本女性多见，一则她们本来的基础体温要比我们低，二则从小就不注意下半身的保暖。严重影响到内脏机能，或腹泻，或便秘，或月经紊乱，或肩背板滞。该患者十分典型，用药时间久而且药量也重，尽管症情有所改善，但最终的效果似乎还不是最为满意。具体的用药有《金匮要略》的桂枝去芍药加麻黄附子细辛汤、枳术汤、大黄附子汤等，以及后世的四物汤、温脾汤等有时也都掺合在一起。冷症一般作为伴随症状出现，或作为基本体质的反映，在辨证时应该受到重视。作为主症出现的多见有月经不调（痛经、闭经等），同时并见的症状如肩背板滞、便秘等，在治疗上该用温药，但力度应该逐渐加强，有时较难一步到位，不能急于求成。由该患者想到《金匮要略》的气分证治，所谓“阴阳相得，其气乃行，大气一转，其气乃散”。当然该患者并没有出现心下坚，大如盘，但是证治的道理是一样的。曾经治疗过几位北方妇女，50岁前后，面色黧黑，突出的症状就是身冷骨疼，明显怕风，夏天也穿着外套，舌色暗，舌不胖大。我还是用桂枝去芍药加麻黄细辛附子汤加减，附子用到30克，症情的改善都比较明显。

七、麻黄细辛附子汤加减治疗咳嗽和鼻炎

病案12 某女，50岁。

2009年12月6日初诊，咳嗽一月余，用过多种抗生素，

未见明显好转，咽痒，痰少色白，胃纳二便调，脉沉，苔薄舌不红。处方：炙麻黄10克，桂枝10克，熟附子10克，细辛5克，鱼腥草15克，七叶一枝花15克，姜半夏10克，干姜5克，五味子10克，白芍15克，炙草10克。

12月13日复诊，咳嗽有明显好转，惟觉胸咽部有闷堵感，舌脉如前。处方：炙麻黄10克，桂枝10克，熟附子10克，细辛5克，鱼腥草15克，七叶一枝花15克，姜半夏10克，干姜5克，五味子10克，白芍15克，全瓜蒌15克，小川连5克，厚朴10克，苏叶梗各15克，炙草10克。

病案13 某女，87岁。

2008年7月20日初诊，去年4月起咳嗽，无痰，曾住院治疗无效，喉科药物雾化吸入亦无效，受冷或喝水时呛咳明显，胃纳二便调，脉沉细，苔薄腻，舌偏淡。处方：炙麻黄10克，熟附子5克，细辛5克，桂枝10克，防风10克，牛蒡子10克，徐长卿10克，车前子15克，功劳叶15克，五味子15克，龙骨30克，牡蛎30克，葶苈子15克，姜半夏10克，生晒参10克，炙草10克。

7月27日复诊：药后一度咳减，后又复旧。处方：炙麻黄15克，桂枝15克，熟附子10克，细辛6克，石膏30克，干姜5克，防风10克，炙乌梅10克，葶苈子15克，五味子10克，徐长卿15克，茯苓30克，白术30克，诃子10克。

8月3日三诊：咳嗽减轻，痰不易咳出，胃纳夜寐均可，脉沉细，苔薄腻。上方加黄芩15克，竹叶10克，桔梗3克。

8月10日，症情改善明显，上午基本不咳，胃纳夜寐均可。上方去石膏，附子改 15 克，细辛改 9 克，功劳叶 15 克，平地木 15 克，白芍 15 克。14 剂。

病案 14 某男，34 岁。

2006 年 3 月 2 日初诊，有过敏性鼻炎史，经常鼻塞流涕，于季节转换时加剧，易感冒，白血球偏低，脉沉，苔薄舌淡。处方：麻黄 10 克，细辛 3 克，附子 5 克，生炙黄芪各 15 克，桂枝 10 克，白芍 10 克，白术 15 克，干姜 5 克，茯苓 15 克，防风 10 克，苍耳子 10 克，蝉衣 5 克，大枣 10 克，炙草 10 克。7 剂。

上方加减，前后服用约二个月，自觉症状改善明显，复查血象，白血球也升到 4100。

病案 15 某女，65 岁。

2010 年 4 月 11 日初诊，因肢体震颤，行走不便坐轮椅来诊。咳嗽二个月不愈，时轻时重，一直使用抗生素，但无明显效果。面色白而略有虚浮，痰多色白而量较多，倦怠乏力，胃纳、二便尚调，脉沉细，苔腻白滑，舌不红。处方：炙麻黄 10 克，桂枝 10 克，姜半夏 10 克，干姜 10 克，细辛 5 克，熟附子 10 克，白芍 30 克，五味子 15 克，鱼腥草 30 克，七叶一枝花 15 克，干泽漆 20 克，白术 20 克，陈皮 15 克，炙甘草 10 克。7 剂。

4 月 18 日二诊，家属代诉，药后咳痰明显减轻，上方干泽漆改用 30 克，加补骨脂 10 克，淫羊藿 10 克，菟丝子 10 克。7 剂。

4 月 25 日三诊，家属代诉，咳痰基本不作，要求继续服药。上方去麻黄、细辛。7 剂。

【按语】 对于慢性咳嗽，有相对一部分病人应从太少两感考虑，当然大多已经不属于急性的发作。一般多见于感冒以后的迁延不愈，咽痒咳呛，时夜间加重，痰白但量不多，脸色白，舌不红，时舌体胖大边有齿痕，脉沉，从体质看，当属虚寒类型，从药物的配伍上考虑，还可以想到小青龙汤、理中汤等，原则上毫无疑问当站在温散、温补、温助的立场，而仅仅着眼于消炎用抗生素，或者只知道用清热解毒化痰止咳显然已经是不合适了。病案14是一位中年台湾人，长期在日本生活，以后被派遣到上海工作，对中医十分有兴趣，一家三口都来服用中药，治疗了一段时间后，他不仅鼻炎明显好转，而且白血球也上升，分外高兴。还可以举出一位患者，是本校的在读研究生，咳嗽二个月，无痰干咳，晨起咳甚，咽痒而不痛，胃纳二便调，脉弦，苔薄，拟方：炙麻黄10克，熟附子10克，细辛6克，桂枝10克，白芍15克，五味子15克，防风10克，白术15克，炙草10克，熟地15克。该患者就是咳嗽，其他症状不明显，身体的一般情况都可以，仅凭咳嗽二个月不愈，治疗考虑应该从少阴入手取效，果然有效。后来该患者还告知，曾经将以上的处方给其他咳嗽不愈者服用，竟然也都有疗效，真是不可思议，也许他遇到的都是慢性咳嗽属虚寒者。

八、小青龙汤加减治疗慢性咳嗽

病案16 某女，39岁。

2001年2月来诊，咳嗽月余，以干咳为主，痰较清稀，畏寒背冷。平时耳鸣，目眩，胃纳欠佳，夜寐差，二便调，脉沉细，舌淡，苔薄。处方：荆防风（各）10克，苏叶10克，杏仁10克，姜半夏10克，细辛6克，紫菀10克，生姜3片，百部10克，桔梗6克，陈皮10克，佛耳草20克，羌活10克，生草10克。5剂。

二诊：几天前又感冒，经输液治疗后，目前基本恢复，但咳嗽仍作，痰不多，色白，背冷。平时觉胸闷，舌脉如前。处方：桂枝10克，炙麻黄10克，半夏10克，细辛6克，生姜3片，熟附块10克，荆防风（各）10克，苏梗叶（各）10克，桔梗6克，杏仁10克，生黄芪30克，炙草10克。5剂。

三诊：药后咳嗽已平，身冷亦好转，时胸闷气短，胃纳二便均调，苔薄，脉沉细。拟方：炙麻黄6克，桂枝10克，姜半夏10克，五味子10克，附块10克，生炙黄芪（各）30克，白术10克，茯苓神（各）10克，当归10克，杏仁10克，苏梗10克，杞子15克，萸肉10克，炙草10克，生姜5片，大枣10枚。7剂。

四诊：诸症均轻减，食纳亦开，睡眠佳，唯时有倦怠感，脉细，苔薄。拟方：生炙黄芪（各）20克，党参15克，白术10克，茯苓10克，当归10克，麦冬10克，淮山药30克，杞子15克，黄精20克，生熟地（各）20克，熟附块10克，牛膝10克，杜仲10克，大枣10克，生姜5片，首乌10克，陈皮10克。

病案17 某女，27岁。

2005年10月16日，咳嗽，有数周，夜间甚，痰少，干黏，倦怠乏力，头痛鼻塞，胃纳可，大便调，时形寒，脉弦细，苔薄，舌尖红。拟方：荆防风（各）10克，炙麻黄10

克，桂枝10克，杏仁10克，白芍10克，姜半夏10克，陈皮10克，细辛5克，熟附块5克，当归10克，麦冬10克，炙草10克。7剂。

10月23日，咳嗽稍减，倦怠乏力，咽干痒，鼻塞，胃纳可，大便调，脉细，苔薄腻。拟方：桂枝10克，姜半夏10克，白芍10克，熟附块10克，杏仁10克，熟地30克，麦冬20克，生晒参10克，炙黄芪30克，蒲公英30克，黄芩10克，炙草10克，干姜5克。7剂。

10月30日，咳嗽改善较明显，午后倦怠乏力，鼻塞，食纳、二便调，脉沉细，苔薄腻。拟方：柴胡5克，升麻5克，当归10克，陈皮10克，生黄芪30克，党参15克，蔓荆子10克，荆防风（各）10克，炙地龙10克，沙苑子10克，苍耳子10克，炙麻黄10克，炙草10克。7剂。

病案18 某男，53岁。

2010年1月20日初诊，咳嗽二个月，迁延不愈，自己服用过多种抗生素，以后改服中成药银翘片、板蓝根冲剂之类，没有明显效果。面色白，咽痒，痰不多，色白，胃纳可，大便时不成形。脉弦，苔薄，舌偏淡。要求服用中成药，建议试用小青龙冲剂。一周后据称效果理想，咳痰均减少。嘱再用药一周，来电告知，咳嗽基本痊愈。

病案19 某男，45岁。

2009年1月22日初诊，一月前感冒，咳嗽，一直用抗生素，不愈，痰少，无咽痛，近睡眠亦欠佳，脉弦，苔腻微黄。处方：姜半夏10克，全瓜蒌30克，小川连5克，陈皮15克，厚朴10克，茯苓15克，竹茹15克，杏仁10克，苏叶10克，菖蒲5克，苍白术（各）10克，枳壳10克，夜交藤30克，合欢皮20克，鱼腥草15克，生草5克。7剂。

2月5日复诊，服药一周，咳嗽即止，睡眠也有明显好转，唯右中腹部食后时有短暂隐痛，改用其他方药治疗。

【按语】咳嗽，以外感引发者多。现在，感冒以后因咳嗽不愈，而来要求中医治疗的也多，西医的抗菌消炎、止咳化痰等药物已经难以奏效。中医辨证一般多注意邪正两方，特别是机体内在的问题，所谓“五脏六腑皆令人咳”，从整体着眼治咳，有一定的道理。见咳应该治咳，见咳又不能仅仅治咳。换句话说，治疗咳嗽应该着眼于肺，但是又不能局限于肺，中医如此，西医其实亦如此。如果从症状来鉴别，可以引起咳嗽的疾病和各种原因亦多，临床的经验和功夫在此往往可以分出医者水平的高低。

临床上找中医看的，一般因为反复使用西药，迁延已成慢性，从中医的角度考虑，多少都有虚的问题，正气不支，抗生素实在难以再奏疗效，所以我在治疗中比较注重温阳益气，用麻黄附子细辛的案例较多。另外，看上去身体并不亏虚，而主要以湿滞为主者，则可以用小陷胸汤、二陈汤和温胆汤这类方剂，案例19疗效十分理想，可见久病也有不虚而应当以通利为主的。外感以后，咳嗽难愈，必有体质上的原因。患者身体比较单薄，偏于虚寒，故多用苦寒清热之品就有弊端，寒热虚实为用药的原则，违反了就难以见效。尽管患者并非支饮病证，但借小青龙汤温肺散邪，也能止咳化痰。对于久咳不愈者，我用以下的处方较多：麻黄10克，桂枝10克，杏仁10克，半夏10克，五味子10克，附子10克，细辛5克，补骨脂10克，淫羊藿10克，鱼腥草30克，地丁草30克，七叶一枝花15克，仙鹤草30克，炙草10

克。以上所举的治验，从体质方面考虑者较多，祛邪不成则扶正，用寒不灵改用温，东方不亮西方亮，黑了南方有北方，天无绝人之路。

九、桂枝芍药知母汤加减治疗痹痛

病案20 某女，40岁。

2004年4月21日初诊，一月前开始，两手指关节麻木、疼痛、肿胀，查有颈椎增生，类风湿因子增高。现伴见胃中泛恶，眩晕，食纳不香，排便不爽。患者体胖而壅滞，脉沉细无力，舌淡边有齿痕。治以温经通络，散寒止痛，兼健脾祛湿。处方：桂枝10克，芍药15克，知母10克，熟附块5克，苍白术（各）15克，防风15克，羌独活（各）10克，姜黄10克，党参10克，当归10克，川芎10克，生熟地（各）30克，生熟米仁（各）15克，车前子30克（包），防己10克，炙草10克。7剂。

4月28日药后诸症轻减，上方去防己加僵蚕10克，黄芩10克，蒲公英30克，忍冬藤30克。

以上述药物为基础，治疗2个月后，关节疼痛缓解，类风湿因子也降至正常范围。以后因肝火旺，夜寐欠佳、胸胁满闷等，常在我处调治，处方以疏肝理气，化痰通络，活血安神等为主，症情均有改善。

【按语】对关节疼痛的治疗，《金匮要略》中的治法方药有层层递进的感觉，如血痹的黄芪桂枝五物汤、湿病的三附子汤、历节的桂枝芍药知母汤和乌头汤等。联系后世独活寄生汤、焦树德的补肾祛寒治尪汤等，脉络会更加清晰。该患者体胖而少动，表现为痰湿留滞之体，《金匮要略》的原文所谓“尊荣人骨弱肌肤盛”，指的大概就是这种情况。治疗上应该通阳行痹、化湿利水、活血通络并行。同时要劝导患者平时注意多进行户外运动，运动所起的作用也是任何药物都代替不了的。

十、半夏厚朴汤加减治疗梅核气

病案 21 某女，27 岁。

2005 年 11 月 27 日：胸咽部遇冷有气堵感，多方求治，三年未愈。无咳痰，胃纳、二便调，睡眠佳亦，一般情况可，面白欠华，脉细苔薄。拟行气化痰之法，处方：姜半夏 10 克，干姜 6 克，陈皮 10 克，厚朴 10 克，苏叶 10 克，薄荷 5 克，全瓜蒌 30 克，射干 15 克，小川连 5 克，麦冬 15 克，桔梗 3 克，枳壳 15 克，生草 10 克。7 剂。

12 月 18 日：药后气堵感消失，偶觉咽痒，苔薄脉细。仍守前法。处方：全瓜蒌 30 克，枳壳 15 克，桂枝 10 克，厚朴 10 克，薤白 5 克，姜半夏 10 克，陈皮 10 克，茯苓 15 克，杏仁 10 克，干姜 10 克，炙草 10 克。14 剂。

药后其父代述，效果甚佳，咽部不适感尽除，自称三年顽疾得以治愈。

病案 22 某男，44 岁。

2009 年 2 月 12 日初诊，自称得了梅核气病，发生于去年 11 月底（因为戒烟?），胸咽部有气上下攻窜，咽痒时咳，曾去精神卫生中心诊疗，用药无效。胃纳二便睡眠均可，脉弦苔薄。处方：姜半夏10克，厚朴10克，枳壳20克，茯苓20克，苏叶梗（各）15克，青陈皮（各）10克，全瓜蒌30克，杏仁10克，川连5克，干姜5克，生黄芪30克，白术20克，黄芩15克，生草5克。7剂。

2月19日，药后第二天明显改善，诸症若失，唯觉手冷，脉舌如前，前方加肉桂3克，熟附子5克。7剂。

病案23 某女，48岁。

2005年3月初诊，胸咽如堵，有痰滞留感，但咯痰不多，胸闷气短，肩背板滞，胃纳一般，脉弦滑，苔薄腻，舌淡胖。处方：半夏10克，厚朴10克，茯苓15克，苍白术（各）10克，苏叶梗（各）10克，桔梗3克，杏仁10克，全瓜蒌15克，枳壳15克，干姜5克，黄连3克，陈皮10克，楂曲（各）10克，谷麦芽（各）10克。7剂。

二诊，药后症情有轻减，询知数年前离婚独居，胸咽部的不适随情绪波动，上方时常和柴胡疏肝散交替使用，前后断断续续治疗了大约三四个月，感觉良好。

病案24 某男，40岁。

2010年1月14日初诊，近二周咽部如堵，饮食无碍，无咳痰，咽喉无特殊，身体较壮实，容易疲倦，脉弦，苔薄。处方：姜半夏10克，厚朴10克，茯苓20克，苏叶梗（各）15克，枳壳15克，全瓜蒌30克，小川连5克，蒲公英30克，陈皮15克，柴胡10克，白芍15克，炙草10克。

1月21日复诊，药后症状明显减轻，上方继服一周。

【按语】胸咽如堵，经久不除，查无他病，以自觉症状为主，咽中总觉有痰，甚者延及胸部，《金匮要略》原文所谓“咽中如有炙脔”。此为气滞而痰湿凝聚于局部，病人一般面白舌淡，属气虚痰滞者多，投用半夏厚朴汤大多会有一定的效果。病案23的发病也许与情志抑郁也有关，所以治疗时间长而且会有反复，用药多以温化为主。有趣的是，患者本人对中医也怀有浓厚的兴趣，自云偶服小青龙汤口服液（自作主张）也觉胸咽爽快，道理也在于温，温肺化饮、温散行气，辛温能通达阳气。但应注意，辛温中应该带有苦降，所谓辛开苦降为调整气机的基本，尤其是情志郁而化火者，苦寒清热有降下安神之效，不可不知。病案22是位中年男性，起因也许和戒烟有关，胸咽部异物感明显，体质还可以，故我用药出手较重，果然，疗效也比较理想。临证中常用半夏厚朴汤加减，日久形成了以下的常用方：半夏10克，生姜10克，厚朴10克，茯苓30克，全瓜蒌30克，蒲公英30克，苏叶10克，藿苏梗（各）15克，枳壳20克，桔梗3克，生草10克。

十一、枳实薤白桂枝汤加减治疗胸痹

病案25 某女，55岁。

2006年4月17日初诊，诊为冠心病数年，心电图示心肌缺血，伴有高脂血症，劳累后时觉胸闷、心悸不安。目前胃纳、二便调，咽喉有堵塞不适感。患者体形较胖，苔白腻，舌体稍胖大，脉沉弦。治以通阳行气、祛痰化湿，兼化瘀，处方：全瓜蒌30克，薤白10克，桂枝10克，枳壳10克，厚朴10克，苍白术（各）15克，莪术10克，当归10

克，川芎10克，姜半夏15克，苏梗10克，杏仁10克，苏叶10克，桃仁10克，炙草10克。7剂。

以上法为基础，药物加减出入，调理至8月，心电图检查提示：心肌缺血已有明显改善。

病案26 某男，85岁。

2008年7月21日初诊，有冠心病史，心动过速，目前服西药控制，现觉胸闷气短，胃纳可，无浮肿，时觉小便急迫难忍有失禁。脉结代，苔薄腻。处方：桂枝15克，茯苓30克，苍白术（各）10克，枳壳20克，白芍15克，熟附块5克，全瓜蒌30克，薤白10克，姜半夏10克，厚朴10克，苏梗15克，葶苈子15克，车前子15克（包），生炙黄芪15克（各），覆盆子10克，五味子10克，补骨脂10克，炙草10克。7剂。

8月31日复诊，上方反复服用数周，药后症情改善明显，特别是小便的情况，现无特殊不适，脉结代，苔薄，舌偏红，拟上方去薤白，加麦冬15克，熟地15克。14剂。

9月21日，因外出旅游，停药半月，症情又加重，胸闷气急，食欲减退。7月21日方加砂仁5克，陈皮15克，楂曲各10克。14剂。

12月14日来诊，坚持服用中药至今，状态良好，小便能控制，大便也正常，无胸闷，惟时有气急。脉弦偶结代，苔薄腻。

【按语】受西医的影响，讲到冠心病，谁都知道用丹参，谁都知道活血化瘀了。以上二例的证治有相近处，都以行气化痰散结的方药为主，此类方剂在《金匮要略》中很多，且多以温为主。从部位看，由咽喉、到胸部、到心下、到胁肋；从病证看，由咽中炙脔、到胸痹、到痰饮、水气、到肝着。具体方剂如：半夏厚朴汤、麦门冬汤、瓜蒌薤白白酒汤、瓜蒌薤白半夏汤、枳实薤白桂枝汤、橘枳姜汤、外台茯苓饮、枳术汤、桂枝去芍药加麻辛附子汤、旋覆花汤等。《金匮要略》的治法，温通为主，调气为主，辛散为主，其中寓有苦降。本源可以追到"病痰饮者，当以温药和之"，可以追到半夏泻心汤的辛开苦降治疗痞满之症。

记得朱良春曾提到心痛不可滥用活血化瘀。如冠心病伴心气不足，症见胸气短，心痛隐隐，心悸殊甚，忐忑不安，口干少津，苔薄，脉细涩者，治必兼补中。常用生脉散合四君子汤加玉竹、桂枝、柏子仁（大量），以益心气，养心血，通心脉，兼扶中气，由此想到《金匮要略》中也有人参汤之用。还可以举出一例男性患者，62岁，心痛频发，用西药能够一时缓解，但仍旧时有发作，要求中药调治，处方枳实薤白桂枝汤加上活血化瘀药，服药二周后明显缓解，疼痛基本不作，连称中药神奇，结果最后把太太带来要求中药治疗。对于胸痹，或者冠心病，临证用宣痹通阳、活血化瘀、芳香温通以及调补气血肝肾成为常法。

十二、半夏泻心汤加减治疗慢性胃炎

病案27 某女，55岁。

2006年4月9日初诊，经胃镜诊为慢性浅表性胃炎数年，近来胃纳欠佳，食后易胀，无泛酸，大便通畅，脉弦，苔薄。拟辛开苦降法，处方：姜半夏10克，干姜10克，小川连3克，蒲公英30克，白术20克，茯苓20克，莪术15克，砂仁5克，陈皮10克，枳实15克，藿苏梗（各）10克，楂曲（各）10克，谷麦芽（各）10克，麦冬10克，生草10克。7剂。

4月16日二诊，最近知饥欲食，无泛酸，大便每日一次，不干，晨起面部板滞，脉沉弦，舌薄。上方去麦冬，加葛根15克，当归10克。14剂。

4月30日三诊，胃脘部症情改善较明显，食后偶有胀感。脉沉弦，苔薄。处方：柴胡10克，白芍30克，枳壳30克，郁金10克，莪术15克，白术30克，干姜5克，蒲公英30克，八月札15克，藿苏梗（各）10克，青陈皮（各）10克，麦冬15克，葛根15克，当归10克，百合30克，生草10克。7剂。

病案28 某女，40岁。

2009年11月26日初诊，慢性胃炎，时胀痛，无泛酸，大便成形，每日一行，脉弦苔薄。拟方：姜半夏10克，干姜10克，小川连5克，蒲公英30克，八月札15克，茯苓20克，白术15克，淮山药30克，炒枳壳15克，陈皮15克，当归10克，柴胡10克，生牡蛎30克，炙草10克。7剂。

12月3日，药后胃脘稍舒，惟背部牵强不利，脉弦，舌胖大，苔薄。上方加葛根30克。14剂。

12月17日，药后时有泛酸，大便溏，每日二行，无疼痛，脉弦，苔薄，拟上方去干姜、牡蛎，白术改炒，加海螵蛸30克，麦冬15克，焦楂曲（各）30克。14剂。

1月7日，症情改善，无痛，时有泛酸，大便调，脉沉，苔白，拟上方。14剂。

1月21日胃脘最近无特殊不适，胃纳二便均可，惟下腹部时隐痛，脉沉弦，苔薄腻，舌胖大。拟：当归10克，川芎10克，赤白芍（各）15克，白术20克，茯苓20克，泽泻10克，桂枝10克，红藤30克，败酱草30克，干姜10克，姜半夏10克，熟附子5克，生米仁30克，炙草10克。14剂。

病案29 某女，52岁。

2005年2月初诊，患者特地从南通来求诊，去年底接受胃镜检查，示慢性浅表性胃炎，胃窦部充血糜烂，现胃脘部胀闷不适，空腹时伴有烧心感，大便时溏，胃纳尚可，面色暗黑，脉沉弦，苔薄腻，舌质暗紫。处方：姜半夏10克，全瓜蒌30克，小川连5克，蒲公英30克，蛇舌草30克，枳壳15克，山栀10克，海螵蛸30克，煅瓦楞子15克，白术10克，莪术10克，茯苓20克，淮山药30克，生熟米仁各30克，楂曲（各）10克，生草10克。14剂。

二诊，药后症状有缓解，胀闷仍明显，上方加苏叶梗各15克，八月札15克。14剂。

前后服药三个月，症状基本消失，以后不断介绍病人过来，据称胃病一直没有复发。

【按语】 临床上治疗慢性胃炎以半夏泻心汤的辛开苦降为基础，辛开、苦降、甘补。辛温与苦寒二者相辅相成，可以健胃，可以消炎，在患者中偏虚寒的多，故对芩连的苦寒可作适当调整，或小其量，或代以其他药物，如蒲公英、蛇舌草、八月札等。同时也不可忽视甘补的一块，即健脾补中之品的运用，同时适当配合消导药物。胃脘不适若明显与情绪相关者，一般加入四逆散等疏肝理气方药。半夏泻心汤的临证加减变化，细分有以下治法方药的配合：疏肝以四逆散，健脾以四君或香砂六君，清热以蒲公英、川连、芙蓉叶、蛇舌草，理气以莪术、苍术、厚朴、延胡、八月札、佛手，消导以楂曲、鸡金、谷麦芽等，苔腻者甘味补益少用。我在临床上好像见到舌质干红，内热明显，须用养阴的较少，而苔腻舌淡者多。若从疗效论，大概也是用温药者容易见效。胃病三分靠药，七分靠养，医生应该提醒患者注意饮食调养，细嚼慢咽，避免刺激，进餐定时定量等。

十三、藿香正气散加减治疗急性胃炎

病案30　某女，17岁。

2001年4月15日来诊，4天前突然上腹部不适，呕吐，头眩，嗳气，无腹泻，不思纳食，在外院急诊，诊为急性胃炎。经输液、消炎等治疗，症状不缓解，面色苍白，乏力，脉沉弦，舌尖红，苔根腻。处方：姜半夏10克，陈皮10克，厚朴10克，枳壳10克，白术10克，藿苏梗（各）10克，蒲公英20克，山楂10克，鸡金10克，生姜5片，生草10克。7剂。另：正气丸一瓶。

4月29日，药后两天，诸症平息。以后因饮食不慎，又有反复，曾呕吐2次。处方：姜半夏10克，生姜5片，藿苏梗（各）10克，陈皮10克，六曲10克，山楂10克，生谷麦芽（各）10克，蒲公英20克，枳壳10克，砂仁5克（后），炙草10克。7剂。

【按语】急性胃炎，以突然呕吐、腹满痛等为主要表现，现在一般到西医急诊者多。该患者在急诊治疗了几天效果不明显，转而求助中医。中医的优势在于药汁直接入胃，接触胃黏膜。所用药物如姜半夏、生姜、竹茹、陈皮等和胃止呕，枳壳、木香、延胡、藿香梗等行气止痛，而蒲公英、黄连、地丁草等则起清热消炎作用，理气药中相当一部分如厚朴、苍术、藿香、木香等也有不同程度的杀菌消炎作用。在症状缓解之后，再以健脾益气、消导和胃收功。凡饮食过量，饮食不洁造成的胃肠功能紊乱，均可按上法处理。急性胃肠炎在《伤寒论》中以霍乱称，用药如理中、五苓、四逆等，温药为主，注重于机体这一面。现在的门诊中也会不时遇到这类患者，中药的治疗便捷，只是大多数患者已经习惯于跑西医急诊了。

十四、甘草泻心汤加减治疗口腔溃疡

病案31 某女，46岁。

2005年11月6日初诊，内火上炎，口腔内溃疡，此起彼伏数年，有愈演愈烈之势。口苦，夜寐欠佳，夜尿频数，入冬则手足冷，脉弦，舌红，苔黄。处方：姜半夏10克，干姜6克，陈皮10克，砂仁3克，茯苓30克，藿苏梗（各）10克，小川连5克，银花10克，七叶一枝花15克，生地15克，玄参10克，麦冬10克，车前子20克，炙草10克。7剂。

11月13日二诊，告知五剂后，诸症即平。

病案32 某女，52岁。

2008年4月初诊，口腔溃疡反复发作数年，遇劳则发，此起彼伏，以齿龈及颊黏膜多发。一般情况可，脉弦苔薄舌体稍胖大。处方：黄芩15克，小川连3克，石膏30克，滑石15克，升麻5克，柴胡5克，竹叶10克，当归10克，川芎5克，赤白芍（各）10克，白术20克，茯苓20克，麦冬15克，龙骨30克，牡蛎30克，车前子15克，生草5克。7剂。

【按语】 口腔溃疡，反复发作，根治不易。但中药大多能够缓解症状，或养阴清热，或甘温益气，仲景的甘草泻心汤可以考虑为主要方法之一，辛开苦降，对免疫也有一定的调节作用。有时用玉女煎加减治疗，用一派苦寒之品取效者相对较少。道理可以如此认识，但是临床上有时就是反复难以痊愈，可见现实中未知的东西亦多，有待进一步去摸索。

十五、甘草泻心汤加减治疗舌炎

病案33 某女，16岁。

2003年2月12日初诊，患者特地从郊区赶来，近二周发现舌苔呈地图状，舌苔白腻而中间有不规则剥落，胃纳一般，四肢欠温，大便欠成形，平时易外感，有过敏性鼻炎，脉沉。处方：姜半夏10克，干姜10克，小川连5克，党参15克，生炙黄芪（各）15克，苍白术（各）10克，厚朴10克，苏叶梗（各）15克，砂仁3克，陈皮15克，楂曲（各）10克，炙甘草10克。7剂。

2月19日，药后症情明显改善，继续用药二周。

【按语】中医的剥苔，西医称地图舌，一说和过敏体质相关。临床观察，一般以虚寒体质多见，苔白舌淡，一般从太阴求治法，用理中加减，或者以桂枝汤为基础，以调和营卫气血为治法，桂枝新加汤可以考虑，大多不必用少阴的药。后世的平胃散、藿香正气散也都可以参考，苔白舌淡者应该从温燥中求。该患者发病急，所以及时治疗后见效也快。

十六、补中益气汤加减治疗便秘

病案34 某男，44岁。

2000年9月份就诊，去年行风心瓣膜置换术后，一直服用乙胺碘肤酮，不知是西药的副作用还是其他原因，便秘，四五天甚或一周排便一次，干而硬，曾服用过通便药但效果不持久，停药则恢复旧态。观其人个子高（约1.8米）。主诉倦怠疲乏，面色白而无华，舌胖大而色淡，脉沉细软。处方：柴胡10克，升麻10克，生晒参10克，黄芪30克，陈皮10克，当归10克，白术10克，枳实10克，厚朴10克，桔梗6克，杏仁10克，桃仁10克，肉苁蓉10克，姜半夏10克，全瓜蒌15克，牛膝10克，炙草10克。7剂。

12月31日来我诊所告知，9月份七剂中药服用完后，大便即告通畅，持续至今。

病案35 某女，33岁。

2006年9月24日初诊，便秘多年，一直服用泻药，睡眠食纳可，舌胖大，无苔，脉沉细。

处方：升麻 5 克，柴胡 5 克，生黄芪 30 克，当归 15 克，陈皮 10 克，枳壳 30 克，厚朴 10 克，川连 5 克，藿苏梗（各）10 克，蒲公英 30 克，麻仁 10 克，杏仁 10 克，桃仁 10 克，炙草 10 克。7 剂。

10 月 8 日，药后大便通畅，每日一次，脉细，舌胖有齿痕。上方减藿苏梗，加芍药 10 克，川芎 10 克，白术 20 克，茯苓 30 克，制大黄 10 克。14 剂。

10 月 29 日，药后精神较振奋，大便日行一次，量少，脉沉弦，苔薄。处方：升麻 5 克，柴胡 5 克，生炙黄芪（各）30 克，当归 15 克，陈皮 10 克，枳壳 30 克，白术 30 克，川朴 10 克，白芍 10 克，丹参 15 克，麻仁 10 克，杏仁 10 克，桃仁 10 克，炙草 10 克。14 剂。

病案 36 某女，86 岁。

2004 年 10 月来诊，近一月左右排便异常，便秘与腹泻交替，大便先干后稀，胃纳可，睡眠时差，脉弦，舌中有裂纹，拟益气理气通便。处方：生炙黄芪（各）20 克，白术 20 克，陈皮 10 克，当归 10 克，升麻 5 克，柴胡 5 克，党参 10 克，枳实 10 克，肉苁蓉 10 克，菟丝子 10 克，桃仁 10 克，杏仁 10 克，炙草 10 克。7 剂。

2005 年 8 月 28 日，因感冒后胃纳不开来诊，据说上次 7 剂药后大便趋向正常，故坚持要找我诊治。

病案 37 某女，66 岁。

2006 年 6 月 4 日初诊，一月前过食后一度便秘，后服泻药，现大便时闭结，常用开塞露，患者面白，倦乏，腹部时胀，脉沉带弦，苔薄，舌淡。处方：姜半夏 10 克，小川连

5克，干姜10克，党参10克，生炙黄芪（各）15克，当归10克，川芎5克，陈皮10克，枳壳30克，杏仁10克，麻仁10克，桃仁10克，郁李仁10克，生草10克，生大黄5克。7剂。

6月11日二诊，服药后大便畅行，腹满消除，知饥欲食，脉沉弦，苔薄腻。上方去大黄、郁李仁，小川连改3克，加厚朴、藿苏梗（各）10克，蒲公英15克。14剂。

7月2日，知饥，食后腹部无不适感，大便隔一天行，量少，夜寐较前改善，脉弦，苔薄腻。6月11日方去大黄、郁李仁，小川连改3克，加厚朴10克，蒲公英15克，白术15克，茯苓15克。14剂。

病案38 某女，39岁。

2007年10月7日初诊，习惯性便秘，约半年来每周2次，时眩晕，下肢易肿，食欲稍差，脉细，苔薄。处方：升麻5克，柴胡5克，生炙黄芪（各）15克，当归10克，陈皮10克，白术30克，枳壳30克，厚朴10克，麻仁10克，杏仁10克，桃仁10克，生米仁30克，泽泻10克，山楂20克，生谷麦芽（各）10克，大枣10克，炙草10克。7剂。

10月28日，排便隔日1次，量少，努挣，过食易胀，傍晚下肢易肿，脉沉细，苔薄。上方黄芪改各30克，白术改50克，加熟附子5克。14剂。

病案39 某女，31岁。

2008年7月31日初诊，习惯性便秘，四五天甚至六七天一行，长期靠服药解决。患者个高偏瘦，面白欠华，倦乏无力，纳食一般，脉沉细，苔薄舌偏淡。处方：升麻10克，柴胡10克，当归15克，陈皮15克，枳实30克，白术30

克，生炙黄芪（各）30克，怀牛膝15克，肉苁蓉10克，黄连3克，知母10克，麻仁15克，桃仁10克，杏仁10克，炙甘草10克。14剂。

8月14日二诊，药后大便二三日一行，余无所苦，脉舌如前。处方：升麻10克，柴胡10克，当归15克，陈皮15克，枳实50克，白术40克，生炙黄芪（各）30克，怀牛膝15克，肉苁蓉10克，黄连3克，知母10克，麻仁15克，桃仁10克，杏仁10克，黄芩15克，炙甘草10克。14剂。

8月28日三诊，大便一二日一行。月经量偏少，脉舌如前。处方：升麻10克，柴胡10克，当归15克，陈皮15克，枳实50克，枳壳15克，白术40克，生炙黄芪（各）30克，怀牛膝15克，肉苁蓉10克，黄连3克，知母10克，麻仁15克，桃仁10克，杏仁10克，黄芩15克，熟地15克，川芎10克，白芍10克，炙甘草10克。7剂。

2009年9月又来我处，因宫颈炎等要求中药治疗，据称上次药后至今，大便一直正常，每日一行。

病案40 某女，72岁。

2009年12月6日，去年进膏方后明显畏寒消失，一年中身体情况甚佳，要求继续服用膏方。询知大便情况一直不太理想，四五天解一次，偏干。于是另拟处方：升麻5克，柴胡5克，当归10克，陈皮15克，党参15克，生炙黄芪（各）30克，白术30克，枳实30克，桃仁10克，麻仁10克，杏仁10克，炙草10克。2010年1月携老伴来文献馆门诊部，告知服药一周后至今大便通畅无忧，说是此药“一帖灵”，老伴高血压，也是大便困难，要求服用中药调理。

【按语】便秘在临证时常见，以便秘来要求中医治疗者日见增多，以女性和老年人多见。通便用大黄、芒硝，谁都清楚，《伤寒论》中重的用承气汤，轻的投麻仁丸。尽管泻下药物可以缓解一时之急迫，但长久使用形成依赖终究不是上策，很多患者往往对通便药物已经无法脱离。对老人排便困难，以补中益气为主，常能收效，也许老年人肠道蠕动力量不够，中医辨证当属阳气亏虚多，不可一味用清、用润，张景岳的济川煎也是这样的含义。此类患者辨证属气虚者多，补中益气汤虽然不是《金匮要略》方，但追源溯流，还是和《金匮要略》有关，甘温扶阳建中，循其法，变其药，温者升，有升则有降，欲求其降，先求其升，不也是一种思路或方法？在用药上当注意枳实、白术的量，至少要30克。枳术汤原本在《金匮要略》中治疗心下坚，气机郁滞也，行气消痞，振奋胃肠机能，促进胃肠蠕动，对于机能迟钝的患者不是十分合适么？在枳术汤的基础上又有《外台》茯苓饮，治疗现今的功能性消化不良，参、术、苓配橘、枳、姜，一健脾补气，一行气化湿，堪称药物配伍的经典。据称用如下方药也有良好的通便效果：柴胡10克，黄芩10克，半夏10克，生姜10克，党参20克，黄芪20克，白术60克，当归20克，麻仁20克，肉苁蓉20克，炙甘草6克。这里面既有柴胡汤的影子，又有补中益气汤的药物，同时也突出了白术的重用。我经常想到《伤寒论》原文230条所说，用了小柴胡汤以后，上焦得通，津液得下，胃气因和，确实有一定道理的，值得好好玩味。当然，除了药物之外，对年轻的患者一定要告诫，必须养成良好的生活习惯，注意保持合理的饮食结构，适当增加户外运动。

十七、补中益气汤加减治疗泌乳过多

病案41 某女，32岁。

2010年3月18日初诊，产后三个月，母乳分泌过多（每天2000毫升，使用吸奶器，其实孩子只能吃一半，持续有二个月），面白少华，易发热，倦乏，胃纳二便调，脉沉细，苔薄腻，舌偏淡。拟方：升麻5克，柴胡5克，当归10克，陈皮15克，枳壳15克，白术20克，党参30克，生黄芪40克，仙鹤草30克，炙乌梅15克，五味子10克，楂曲（各）10克，炙草10克。7剂。

3月25日二诊，夜间做梦出汗，膝软，泌乳较前稍减，胃纳可，苔薄腻，脉沉细。拟上方生黄芪改80克，加煅龙牡（各）30克，覆盆子10克，补骨脂10克，海螵蛸15克，淮山药30克，淮小麦30克。7剂。

4月1日，药后诸症均有改善，胃纳欠振，苔腻，脉沉带数欠有力，拟上方加白蔻仁10克。7剂。

4月8日，症情如前，乳汁分泌的量目前正好，气色较前好转，胃纳欠振，脉沉，苔薄腻。拟方：升麻5克，柴胡5克，当归10克，陈皮15克，枳壳15克，白术15克，砂仁5克，党参15克，生黄芪30克，淮山药30克，楂曲（各）10克，桂枝10克，白芍10克，大枣10克，炙草10克。7剂。

【按语】乳汁分泌过多，为时既久，精血暗中亏耗，患者倦乏明显，消瘦而面色不华。该患者的病情也是属于一种极端的情况，我马上会想到《金匮要略》中虚劳病失精家的原文表述，此是否也可以视为虚劳的表现之一，气虚而阴精有所不摄，阴损日久而及阳，阴阳两虚，治疗用甘温之品扶阳是对的，但考虑到仅用桂枝加龙骨牡蛎汤恐怕力量有所不足，故选择以补中益气汤加减，果然，用药三周后泌乳基本正常，人也感觉精神多了。

十八、补中益气汤加减治疗子宫脱垂

病案42 某女，53岁。

2008年8月14日初诊，子宫下垂，下腹胀坠，腰酸如折，倦怠乏力，面色欠华，胃纳一般，二便调。脉细，苔薄舌淡。柴胡5克，升麻5克，当归10克，陈皮15克，党参15克，生炙黄芪（各）30克，枳壳30克，白术30克，熟附子5克，川断10克，狗脊10克，补骨脂10克，桑寄生15克，淮山药30克，山茱萸10克，炙草10克。14剂。

8月28日复诊，药后症状明显改善，停药以后四五天又复旧，嘱继续服药。

病案43 某女，55岁。

2006年8月26日初诊，子宫下垂，久行则症状明显，倦乏腰酸，面白欠华，脉细苔薄。处方：生炙黄芪（各）15克，苍白术（各）10克，茯苓15克，枳壳20克，陈皮10克，当归10克，升麻5克，柴胡5克，生晒参10克，桂枝10克，龙骨30克，牡蛎30克，五味子10克，楂曲（各）10克，谷麦芽（各）10克，炙草10克。14剂。

9月2日复诊，服药二周后，自觉症情有改善。以后根据上方加减继续服用二个月，年底再进膏方，以资巩固，据云症状较前改善。

【按语】 子宫下垂，以50岁以上的妇女多见，过去农村中的劳动妇女亦多见，严重者突出于阴道外，俗称“落茄”，患者在生活中十分不便，也相当痛苦。局部的治疗不失为方法之一，如也有使用子宫托之类的器具，但终究不是根本的方法。中药内服则是着眼于整体，以强壮机体为主要手段，但疗效会有反复，以益气升提为基础，人参黄芪在所必用，适当再作辨证加减。补中益气汤常用，很简单，不失为基本常法。

十九、补中益气汤加减治疗慢性结肠炎

病案44 某男，18岁。

2003年3月21日来诊，溃疡性结肠炎，反复腹泻出血，二个月前因症情加重，肠镜检查诊为溃疡性结肠炎，经治疗后目前症情稳定。现无腹泻、腹痛等，要求调理。脉弦，苔薄腻。处方：太子参15克，生炙黄芪（各）30克，白术20克，枳壳10克，当归10克，陈皮10克，茯苓10克，淮山药30克，莲子肉10克，芡实10克，仙鹤草30克，马齿苋30克，白芍10克，炒谷麦芽（各）10克，杞子10克，炙草10克，大枣10克。7剂。

上方调理后症情一直稳定，其母亲自行抄方配用，7月份曾有鲜血（排便后），建议痔科就诊。拟方：白头翁10

克，秦皮10克，黄柏10克，黄芩10克，槐花10克，地榆10克，马齿苋30克，仙鹤草30克，白芷10克，炒防风10克，牛膝10克，石膏20克，生草5克。7剂。

以后其母亲来告知痔疮已行手术，肠炎无反复，一直稳定。

病案45 某女，28岁。

2006年9月3日初诊，腹痛，饭后甚，大便时出血，目前大便一、二次，基本成形，胃纳不振，脉沉细，舌尖红。西医诊断为克罗恩病。处方：炒党参15克，炙黄芪30克，焦白术20克，炒枳壳20克，升麻5克，柴胡5克，当归炭10克，陈皮10克，败酱草30克，熟米仁30克，马齿苋30克，白头翁10克，焦楂曲（各）10克，炒谷麦芽（各）10克，炙草10克。14剂。

9月17日，近一周症情有反复，感觉上腹部胀闷、疼痛，不适时想排便，食纳亦受影响，平时大便日行一次，脉沉细，苔腻。9月3日方加小川连3克，蒲公英15克，藿苏梗（各）10克。14剂。

10月7日，最近脱发明显，口腔内溃疡，腹痛稍缓解，大便不成形，间隔二三日有出血一次，脉沉细，舌淡红。处方：炒党参15克，炙黄芪60克，炒枳壳30克，升麻5克，柴胡5克，当归炭15克，陈皮10克，补骨脂10克，马齿苋30克，仙鹤草30克，红藤30克，蒲公英15克，地榆炭10克，炒谷麦芽（各）10克，楂曲（各）10克，炙草10克，大枣10克。14剂。

10月21日，口腔溃疡痊愈，大便已无出血，成形，每日一次，稍有腹痛。脉沉细，苔淡红。处方：生炙黄芪

（各）30克，白术30克，茯苓神（各）15克，莲子肉15克，白扁豆15克，生熟米仁（各）15克，炒枳壳30克，蒲公英30克，香附10克，陈皮10克，大枣10克，炙草10克。14剂。

12月10日，腹部胀气（肠鸣），大便日行一次，成形，胃纳可，腰酸，脱发，面色欠华，脉沉，苔薄。处方：当归10克，川芎10克，炒白芍15克，白术20克，茯苓15克，泽泻10克，炒枳壳15克，炒米仁30克，补骨脂10克，肉豆蔻10克，陈皮10克，诃子10克，熟附块10克，制首乌20克，炙草10克，大枣10克。14剂。

【按语】肠炎反复发作，迁延而成慢性，中医对此治法亦多，健脾燥湿、补肾收敛、温阳利水、益气升提等等，《医宗必读》中曾经提出过治泻有九法：温肾、酸收、固涩、升提、甘缓、燥脾、淡渗、清凉、疏利。临床着眼于腹痛、腹泻等症状的改善，治法也是由常达变，能够用一般的常法治愈最好。患者的情况，有的仅是有轻微的腹痛，有的是大便不成形，或食后即泻，或便意急迫难耐，尽管不一定是腹泻，但患者不便，相当在意。对此，中医的扶正有疗效，但也容易反复，一般都需要长期服药。

二十、补中益气汤加减治疗尿频尿漏

病案46 某女，55岁。

2010年4月20日初诊，近二月尿意急迫，逢咳嗽或喷嚏时，常有失禁，夜尿三四次，既往有尿路感染史，现小便检查正常。倦乏，嗜睡，体胖，脉细，苔薄，舌不红。处方：柴胡5克，升麻5克，当归10克，陈皮15克，党参15克，生炙黄芪（各）50克，枳壳30克，白术30克，熟附子10克，补骨脂10克，淫羊藿10克，炙麻黄10克，海螵蛸30克，熟地30克，山茱萸10克，炙草10克。7剂。

4月27日二诊，药后症情明显轻减，夜尿减至二次，小便基本没有再漏出，据云之前服药二个月而效果不显，原方再用一周。

【按语】腹压一旦增高，小便容易漏出，妇女过了五十岁以后容易出现，十分烦恼。一般的说法，肾司二便，中气不足，溲便为之变，其实上中下都应该检讨，肺虚则膀胱不固，所谓上虚不能制下，《金匮要略》有甘草干姜汤之用，临证时，补中益气可以考虑，上了点年纪的人补肾也是势在必行。很多看上去体质还可以的人，我一般首先从补中益气入手，酌加补肾之品，用麻黄从肺，一说该药能够增强尿道括约肌的收缩，该患者称服药三天即有显著效果，以往服了两个月的药物毫无反应。在以后的治疗中，去麻黄和海螵蛸，加五味子、覆盆子、金樱子、沙苑子、菟丝子等，巩固疗效。

二十一、附子理中汤加减治疗泄泻

病案47　某男，44岁。

2005年6月初诊，数年来，排便次数增加，每天3~5次，不成形，余无所苦，能胜任日常工作，无腹痛，食欲亦可，脉弦，苔薄。初以健脾为主，无效，继以固涩为主，亦无效，遂处方：熟附块10克，肉桂5克，炒白术30克，干姜10克，蜀椒10克，肉豆蔻10克，补骨脂10克，石榴皮30克，五味子10克，五倍子10克，覆盆子10克，金樱子10克，诃子10克，车前子30克（包），乌药10克，炙草10克。7剂。

服用二周后，面有喜色，大便次数较前减少，且成形的次处亦增多，仍守方意继进。服至8月底，每天三次，第一次成形，以后二次较软（晨起一次，早饭后一次）。

病案48 某女，65岁。

2005年4月来诊，因饮食不慎，一次吃坏以后造成腹泻，服西药尚不理想，转来中医诊疗，每日大便三、四次，稀溏，伴有不消化食物，西医尚无明确诊断。食纳可，面色亦佳，脉细结代。处方：党参15克，炙黄芪30克，炒白术20克，茯苓15克，莲子肉15克，炒淮山药30克，炮姜10克，炒枳壳15克，蒲公英20克，藿佩（各）10克，砂仁3克（后下），焦楂曲（各）10克，诃子10克，炙草10克。7剂。

2005年7月17日，用健脾益气固涩之剂有一定效果，大便次数减少，趋向成形。经中药治疗后一度停药，近又有反复。处方：党参15克，炒白术20克，炙黄芪30克，淮山药30克，肉桂5克，熟附块10克，干姜10克，茯苓15克，莲子肉15克，诃子10克，补骨脂10克，淫羊藿10克，枳壳15克，蒲公英20克，砂仁3克（后下），焦楂曲（各）10克，炙草10克。14剂。

病案49 某女，63岁。

2004年10月17日初诊，患者自2004年5月起腹泻，肠镜示乙状结肠充血水肿，腹泻伴腹痛，后接受西药治疗，每月仍有数次发作，近日较稳定，大便日行2次，成形，胃纳可（自云发病后消瘦），苔净舌红，脉沉细。拟调补气血，健脾化湿：炒党参10克，炙黄芪30克，白术20克，茯苓30克，淮山药30克，莲子肉10克，白扁豆10克，桔梗5克，陈皮10克，马齿苋30克，桂枝10克，白芍10克，生熟米仁（各）15克，大枣10克，生姜10克，当归10克，炙草10克。14剂。

2004年10月31日，目前症情稳定，胃纳大便均调，脉舌如前。上方去白扁豆、白芍，加蒲公英30克，葛根15克。14剂。

2004年11月14日，目前症情稳定，大便成形，胃纳可。脉沉细，苔薄腻。处方：炒党参10克，炙黄芪30克，白术20克，茯苓30克，淮山药30克，制黄精20克，五味子15克，莲子心10克，蒲公英30克，淮小麦30克，生熟米仁（各）15克，当归10克，大枣10克，杞子15克，酸枣仁20克，炙草10克。14剂。

病案50 某女，45岁。

2006年2月12日初诊，大便溏泄，日行二三次，由来已久。面色无华，身体消瘦，倦乏无力，胃纳不香，脉沉细，苔白腻。处方：姜半夏10克，陈皮10克，茯苓30克，炒白术30克，肉桂10克，熟附块10克，炒白芍10克，炒淮山药30克，焦楂曲（各）10克，蒲公英20克，炒谷麦芽（各）10克，生草10克。7剂。

4月17日，中药调理后，胃纳较开，大便亦较成形。但停药后，大便又日行二三次，不成形，脉沉细，苔黄腻。

近肠镜检查提示：直肠、乙状结肠黏膜水肿。处方：熟附块10克，肉桂10克，干姜10克，小川连5克，炒淮山30克，苍白术（各）10克，陈皮10克，茯苓10克，炒米仁30克，诃子15克，五味子15克，补骨脂10克，败酱草30克，红藤20克，炙草10克。7剂。

另：苦参15克，黄柏10克，蒲公英30克，诃子10克，煎汤灌肠。

病案51 某女，70岁。

2006年4月23日初诊，时腹泻、腹痛，常服黄连素、附子理中丸等，食纳可，睡眠亦佳，脉沉弦，苔薄。处方：炒党参10克，生炙黄芪（各）15克，炒白术20克，茯苓20克，炒淮山药20克，白扁豆10克，陈皮10克，砂仁3克，五味子10克，补骨脂20克，焦楂曲（各）10克，蒲公英20克，红藤15克，炙草10克。7剂。

4月30日，大便每日一二次，不成形，但无腹痛、矢气，食纳可，脉沉细，苔薄腻。上方去党参、砂仁、蒲公英，加诃子10克，石榴皮10克。7剂。

病案52 某女，30岁。

2009年8月13日初诊，大便溏，易外感，月经周期准而经量减少，夹有瘀块。脉沉细，苔薄腻。处方：炒党参15克，炮姜炭10克，炒白术20克，茯苓20克，淮山药30克，生炙黄芪（各）15克，炒防风5克，焦楂曲（各）10克，五味子15克，补骨脂10克，当归10克，川芎10克，香附10克，炙草10克。7剂。

9月3日，症同上述，脉沉弦，苔薄腻。上方加煨葛根15克，熟米仁30克，莲子肉15克。10剂。

9月13日，食后易泻，紧张时易泻，大便不成形，时日行三四次，脉沉弦，苔薄腻。处方：柴胡10克，炒白芍15克，炒白术20克，茯苓20克，焦楂曲（各）10克，补骨脂10克，益智仁10克，炮姜炭10克，芡实15克，诃子15克，赤石脂30克，熟附子10克，肉桂5克，炒防风5克，炙草10克。7剂。

2009年10月11日，大便成形，日行一次，倦乏，面部虚浮，继续服药调理。

【按语】大便稀溏，次数增多，甚至便意难忍，说泻就泻，生活中相当不便。治泻有九法，可见泄泻原因亦多，但一般以内脏机能的低下或紊乱为多，有健脾、有补肾、有利水、有燥湿、有收敛固涩、有祛风升提等不同的治法方药。但讲到底，临床所见，还是以脾肾的亏虚为多见，所以，健脾燥湿利水为一类，补肾固涩收敛又为一类。如果用六经辨证表达，则太阴是一个层次，少阴又是一个层次，用药应当有所区别。有时尽管病在太阴，治疗干脆早用附子理中，也是办法，如《伤寒论》原文所说“宜四逆辈”，没错。早用温补，以防疾病的进一步深入，也对。

二十二、苓桂术甘汤加减治疗胸腔积液

病案53 某女，40岁。

2003年10月来诊，月初因剧咳导致气胸，入院治疗两周，出院时据称左侧仍有少量积水，右侧支扩继发感染。现咳嗽，痰多，痰白或灰，胸胁部不适，无寒热，胃纳可，大

便少而干，苔薄，舌暗而两侧发紫，脉软无力。证系气虚水停血瘀，拟方：桂枝10克，茯苓15克，白术20克，炙黄芪30克，陈皮10克，干姜6克，炙麻黄10克，当归10克，川芎6克，白芍10克，杏仁10克，桃仁10克，麻仁15克，桔梗6克，葶苈子15克，车前子30克（包），炙草10克。7剂。

二诊：药后咳痰均少，惟背部牵掣不适，胃纳二便调，脉沉软，舌如前。拟方：桂枝10克，白术20克，茯苓10克，当归10克，川芎6克，白芍10克，杏仁10克，桃仁10克，香附10克，葶苈子15克，车前子30克（包），鹿角霜15克，炙草10克，生黄芪15克。7剂。

三诊：B超示积水消失，现咳止痰少，终以健脾益气调补收功。

【按语】 本案患者治疗比较理想，症状减轻，而且胸腔积液基本消失，当然病情也是属于比较轻浅的。治疗以温药为主，温助阳气，以温而谋通利，患者素体亏虚，有少阴内寒，从脏腑辨证当属肺肾两虚，温散和温补之法同用，补益和利水之品共投，所谓相辅而相成，所以三诊即告结束。

水饮的停滞，或治标以开泄，有汗下通利的方药。西医则直接引流，以尽快减轻症状，缓解急迫。其实古今思路一致，只是方法不同而已，积液严重的中医要用甘遂之类攻逐。中医治本以温阳，振奋机能以谋长治久安，具体方药有健脾、补肾之不同，西医则治疗原发疾病，也是求本，属审因论治。目前临床上十枣汤虽然已经少用，但是温药的运用仍然具有一定的优势，不应该忽视。

二十三、苓桂术甘汤加减治疗慢性支气管炎

病案54 某女，70岁。

1992年11月初诊，气温骤降，咳喘加重，胸闷气短，但坐不得眠，痰多色白，纳呆便溏，脉弦，苔腻白，舌胖质淡边有齿痕，拟温肺化饮为主。处方：茯苓15克，白术15克，桂枝10克，麻黄10克，姜半夏10克，干姜10克，细辛5克，五味子10克，白芍10克，厚朴10克，陈皮10克，葶苈子15克，鱼腥草30克，生草10克。7剂。

药后痰喘有减，以后改用苏子降气汤、金匮肾气丸等调理，以巩固疗效。

病案55 某男，75岁。

2003年3月13日，有慢支史，经常咳喘胸闷，痰多色白且稀，体胖面白，胃纳二便尚调，脉弦，苔薄腻，舌淡胖，拟化痰祛湿通阳理气为主。处方：姜半夏10克，陈皮10克，茯苓15克，泽泻15克，白术20克，桂枝10克，干姜6克，全瓜蒌30克，射干10克，蒲公英30克，开金锁30克，白芥子10克，车前子30克，生草5克。14剂。

3月27日复诊，上方服用二周后，现痰喘较平，胸闷，纳呆，苔腻，脉弦。处方：全瓜蒌15克，陈皮10克，茯苓15克，泽泻15克，白术20克，桂枝10克，枳壳10克，厚朴10克，杏仁10克，桔梗5克，山楂10克，谷麦芽（各）10克，麻仁10克，生草5克。14剂。

患者以后坚持每晨咀嚼生核桃一颗、姜二片下咽，据称

发作亦明显减少。

病案56 某男，66岁。

2008年1月8日初诊，有慢支病史，现咳嗽，痰多呈泡沫状，气急。另有慢性胃炎，胸咽部似有分泌物堵塞感，胃纳二便可，苔白腻，脉弦。处方：全瓜蒌30克，薤白10克，姜半夏10克，桂枝10克，枳实20克，厚朴10克，藿苏梗（各）10克，干姜5克，黄连5克，白术20克，茯苓15克，蒲公英30克，地丁30克，鱼腥草30克，苏叶10克，陈皮10克，炙草10克。14剂。

2月24日，家属代述：最近肋骨骨折，咳痰如前，上次药后一度症情有好转，要求继续服药。上方加当归10克，延胡10克。14剂。

3月16日，咳嗽已平，胸咽仍堵，有痰，胃纳可，大便调，苔薄腻中厚，脉弦。处方：全瓜蒌30克，薤白10克，姜半夏10克，杏仁10克，桂枝10克，枳壳15克，厚朴10克，苏叶梗（各）15克，干姜10克，黄连5克，苍白术（各）15克，蔻仁10克，茯苓30克，泽泻10克，蒲公英30克，蛇舌草30克，生米仁30克，陈皮10克，车前子30克，生草10克。14剂。

【按语】老慢支属支饮范围，温药和之成为治本的基调。现在大概急性发作时找西医的多，而平时一般的调理常常会想到中医。病人在缓解期也见有喘息咳唾，短气等，故胸痹病的瓜蒌薤白半夏汤也可考虑，另外像苓桂术甘汤、六安煎等也在常用的范围中。中医讲发时治肺，平时治肾，治肾就是着眼于全身情况，其中也包含了健脾燥湿，所谓培土生金。《金匮要略》中以支饮称，或有肺胀、胸痹等病与此也相关联，治法以温为本，而缓解急迫则发汗、利水、通便都可以选择。病案56是一位家住无锡的患者，按我的药方前后服药约三个月，用药基本上按照胸痹的枳实薤白桂枝汤合小陷胸汤、半夏泻心汤、二陈汤、平胃散的意思，宽胸理气，化湿祛痰清热。2009年2月因食道炎又来诊，云上次药后，老慢支没有再发过，非常满意。临床上西医有抗生素的优势，但用不好即生弊端。中医的优势在扶正，在体质调理，但往往难求速效。

二十四、防己茯苓汤加减治疗水肿

病案57 某女，52岁。

2008年6月26日初诊，晨起颜面虚浮，下肢也有肿胀感，倦怠乏力，时眩晕头痛，胸闷，咽部如塞，胃纳二便尚调，测甲状腺素偏低，脉沉细，苔薄舌淡。处方：半夏10克，陈皮15克，干姜5克，厚朴10克，苏叶10克，白术20克，白芍15克，附子5克，生炙黄芪（各）15克，全瓜蒌30克，防己10克，柴胡10克，桂枝10克，当归10克，川芎10克，炙草10克。7剂。

7月3日二诊，眩晕及胸闷有减轻，脉舌如前。处方：半夏10克，陈皮15克，干姜5克，厚朴10克，苏叶10克，白术20克，白芍15克，附子10克，生炙黄芪（各）30克，全瓜蒌30克，防己10克，柴胡10克，桂枝10克，当归10克，川芎10克，炙草10克。7剂。

7月10日三诊，眩晕、浮肿改善，唯头痛依旧，时有发作，脉沉，苔薄。处方：当归15克，白芍20克，川芎10克，熟地30克，生炙黄芪（各）30克，白术30克，茯苓30克，桂枝15克，附子10克，细辛5克，吴茱萸3克，生熟米仁（各）30克，山药30克，陈皮15克，全瓜蒌30克，炙草10克。14剂。

8月14日，下肢偶有浮肿，不耐劳作，脉弦，苔薄。上方附子改15克，加党参15克，淮山药30克，枳壳15克，防己10克。14剂。

9月25日，最近检查甲状腺素等，均在正常范围。浮肿基本消失，胸咽部亦觉顺畅，感觉全身轻快，精神也振作，偶有头痛，脉弦，苔薄，舌偏淡。处方：当归10克，白芍10克，川芎10克，白术20克，茯苓20克，泽泻10克，生炙黄芪（各）15克，姜半夏10克，陈皮10克，生熟米仁（各）30克，补骨脂10克，淫羊藿10克，桑寄生15克，牡蛎30克，枳壳15克，炙草10克。7剂。

【按语】临床上用益气利水剂调治原因不明的水肿，需要待以时日，一般难有速效，所以认准了就不要轻易改动处方。该病人也是服药一个多月以后才开始感觉身体轻快，用她自己的话说，脚上的血管都能看清了。临证时，防己黄芪汤、苓桂术甘汤、五苓散等是一个层次，而真武汤、桂枝去芍药加麻辛附子汤又是一个层次，毫无疑问，后者的见效要快，一般见症也要重些。该患者服药比较耐心，一直到2008年底，不仅浮肿，诸症均有减轻。水湿的停滞，可以在外，可以在内，见症不同，根源则一。所以作为治法方药，温通一以贯之，疗效早晚会出现。

二十五、独参汤治疗崩漏

病案58 某女，30岁。

2000年初夏，赴浙江省苍南县开设中医专家门诊。当时从急诊来一患者，子宫功能性出血，出血已持续数日不止，在急诊留观。西医建议手术（诊刮），患者因惧怕，抱一线希望来求中医诊疗。刻见患者精神萎顿疲软，面色苍白无华，手指亦苍白（血色素下跌至3克），出汗较多，皮肤较湿润，舌淡白，脉沉细弱。此属气随血脱，治疗当益气固脱，嘱家属赶快去药房买一支野山参（3~5克左右）分二次服用，另外拟方如下：生晒参15克，熟附块10克，龙骨30克，牡蛎30克，干姜6克，仙鹤草30克，五味子10克，炙甘草10克。3剂。

次日家属告知药后出血即止，三天以后，症情已经稳定，继续用益气养血之剂调养，身体逐渐康复。

【按语】 这位患者的诊疗，留下的印象深刻，中医讲气为血帅，气能摄血，用大补元气的方法能止血，信不诬也。独参汤为什么会有如此神奇效应？它是通过什么机理止血的？有形之血不能速生，无形之气所当急固。中医重视阳气，重视机能，其实西医何尝不是如此？光用输血，能救一时之急，但还是解决不了根本问提。由此我会联想到《金匮要略》的原文："男子面色薄者，主渴及亡血，卒喘悸，脉浮者，里虚也。"虽然文中没有提出用什么方药，但我想用独参汤益气固脱摄血是不会错的。

二十六、柴胡桂枝汤加减治疗低烧

病案59 某男，32岁。

2009年9月3日初诊，外出旅游返沪后高烧，用西药2天，检查尚无特殊发现。现低烧，咳嗽，痰黄，胸痛，面色潮红，倦乏，头痛，苔薄白腻，舌暗红。处方：柴胡15克，黄芩15克，桂枝10克，白芍10克，姜半夏10克，生姜15克，全瓜蒌30克，七叶一枝花30克，贯众15克，羌活10克，细辛6克，川芎10克，防风15克，陈皮15克，生甘草10克。3剂。

9月6日二诊，药后诸症有减，发热、头痛不作，仍咳，胃纳一般，二便调，脉沉弦，苔薄白。处方：柴前胡（各）10克，荆防风（各）10克，桂枝10克，白芍10克，姜半夏10克，全瓜蒌30克，小川连5克，鱼腥草50克，贯众15克，川芎10克，党参15克，生黄芪30克，白术15克，茯苓15克，陈皮15克，生甘草10克。5剂。

9月13日三诊，症情稳定，咳少，时出汗，脉沉软，苔薄白。处方：桂枝10克，白芍10克，生龙牡（各）30克，五味子15克，姜半夏10克，鱼腥草30克，党参15克，生黄芪30克，白术15克，茯苓15克，陈皮15克，麦冬15克，生甘草10克。10剂。

【按语】患者外出，旅途过度劳累，回沪后即发烧，用西药烧不退，由朋友介绍来我处就诊，要求中药治疗。患者低烧，但有起伏，发热恶寒，往来寒热，太阳表寒未散，而少阳邪热已伏。邪正交争，正气不支已露端倪，抗邪无力。故治疗首先想到柴胡桂枝汤，解少阳之邪热，和营卫之不调，用药寒温并投，温散和清热兼顾，一周后热退，以后祛邪扶正并进，调理善后。对这样的患者，如果我们拘泥于西医消炎的认识，或者仅仅考虑热者寒之，只用清热解毒药，也许病情的向愈就没有那么快了。

二十七、三仁汤加减治疗肺部感染

病案60 某男，47岁。

2004年3月5日初诊。2月17日起发热，最高达38℃，持续不退。在外院诊治，用抗生素及抗病毒药物治疗，尚未完全控制。现低热37.8℃，自觉眼与鼻孔有热感，两膝酸痛，发热以下午甚，胃纳可，大便不成形，肠鸣，苔黄腻以根部甚，脉弦带数。处方：炙麻黄10克，杏仁10克，生米仁30克，蔻仁10克，厚朴10克，藿苏梗（各）10克，黄芩15克，升麻10克，柴胡10克，淡豆豉10克，车前草30克，七叶一枝花15克，生草10克。5剂。

3月12日二诊：近查肺炎支原体（+），药后有改善，无咳嗽，出汗减轻，肢体酸痛亦轻减，便软每日一行，发热约傍晚升高二、三分，脉濡，苔腻偏黄。处方：姜半夏10克，藿苏梗（各）10克，干姜6克，厚朴10克，小川连5克，茯苓20克，猪苓10克，防风10克，僵蚕10克，淡豆豉10克，升麻10克，柴胡10克，七叶一枝花30克，生米仁30克，陈皮10克，淡竹叶10克，生草10克。7剂。

3月19日三诊：热退，热感亦平，颜面虚浮，胃纳可，大便每日一行，成形，脉弦，舌根腻。上方去干姜、黄连，加姜黄。7剂。

3月26日四诊：上周曾停药二天，热度又上升二、三分，头胀，夜寐欠佳，苔根腻，脉濡。处方：姜半夏10克，藿苏梗（各）10克，厚朴10克，滑石20克（包），生米仁30克，猪茯苓（各）15克，泽泻10克，僵蚕10克，制大黄10克，升麻5克，柴胡5克，七叶一枝花30克，淡竹叶10克，薄荷5克（后）。7剂。

4月2日五诊：药后食欲受限，故仅服三剂，停药后未见发热及不适，大便成形，日一次，苔腻偏黄，脉沉。处方：藿香15克，厚朴10克，姜半夏10克，猪苓15克，茯苓15克，苍白术（各）10克，杏仁10克，白蔻仁10克（后），生米仁30克，车前子30克（包），枳实10克，竹茹20克，陈皮10克，干姜5克，生草5克。7剂。

病案61 某男，56岁。

2007年9月2日初诊。肺部感染，西药治疗一个月未果，仍有低热、咳嗽，痰不多。倦怠乏力，一般情况可。苔薄黄腻，舌质偏红，脉弦。肺部摄片：两肺纹理粗糙明显。处方：柴胡15克，黄芩15克，青蒿10克，石膏30克，姜半夏10克，桑白皮15克，蒲公英30克，贯众15克，七叶一枝花15克，白术20克，陈皮10克，生米仁50克，车前子30克，全瓜蒌30克，藿苏梗（各）10克，生草10克。7剂。

9月9日二诊，发热退，咳嗽也减轻，大便偏硬。上方去贯众、车前子，加鱼腥草60克，生黄芪60克，杏仁10克，桔梗5克，麦冬20克，生大黄10克。7剂。

9月16日三诊，症情继续好转，改用调理方。处方：柴胡10克，黄芩10克，党参10克，生黄芪30克，当归10克，白术20克，枳壳30克，鱼腥草30克，地丁30克，丹皮10克，丹参10克，淡豆豉10克，楂曲（各）10克，陈皮10克，生草10克。14剂。

2008年初，相遇时告知，以后身体逐渐恢复，症情没有反复。

【按语】肺与外界相通，肺为娇脏，易感外邪，这些都不难理解。低热由肺部感染造成者多。肺部感染中医有肺痈或风温、冬温、秋燥等病名，一般以急性多见，而现在临床上往往是急性炎症迁延不愈，转成慢性，然后再找中医的多。此时正气已有不支，外邪尚且留连，属于邪留正衰或邪正相持不下的阶段，治疗上既要祛邪，又当扶正，一般应该仿照小柴胡汤的方法，但是苔腻胸闷、肢体困重明显者，开首不宜用参枣甘补之品，而应注意疏利，所以温病的达原饮、三仁汤等都可以效法。作为治疗大法，或祛邪，或扶正，一边走不通就走另一边，或者从两边一起下手，采用邪正兼顾的方法。在这方面，不得不说中医药的治疗具有相当的优势。病案61是我中学时代的同学，已经在胸科医院用过最好的抗生素，仍然未见明显效果，改用中药治疗的时间不长，但疗效满意。

二十八、柴胡白虎承气合方治疗高烧不退

病案62 某女，86岁。

2010年2月20日接诊，患者11日入院，入院前二周咳

痰，气急，入院时肺部罗音明显，CT 检查示慢阻肺，血象正常，入院后以抗生素及对症治疗，15 日起发烧，下午达 39 度，以物理降温法应对。17 日更换抗生素（用拜服乐等），19 日仍发烧，询知患者自 13 日起一直未解大便，腹满，烦躁，口干，出汗不多，时有谵语，脉滑带数，苔少舌偏红。处方：柴胡 15 克，黄芩 20 克，石膏 40 克，知母 10 克，厚朴 10 克，枳实 15 克，生大黄 5 克，姜半夏 15 克，陈皮 15 克，地丁 30 克，鱼腥草 30 克，七叶一枝花 30 克，熟附子 5 克，生草 10 克。3 剂。

2 月 22 日二诊，20 日下午进药，次日肠鸣，晨起解大便一次，咳痰较爽。21 日下午体温曾有 38 度，22 日体温恢复正常，腹满减，舌红苔少而干。处方：生熟地（各）30 克，麦冬 20 克，玄参 10 克，姜半夏 10 克，陈皮 15 克，砂仁 5 克，竹叶 15 克，石膏 30 克，太子参 15 克，白术 20 克，枳壳 15 克，生大黄 5 克。7 剂。

【按语】 该患者高龄体弱，肺部感染，咳嗽数周不愈。入院后反而体温升高，午后甚至高达 39 度，抗生素使用多日仍未见效。家属着急，医生也感棘手，邀我诊疗出方。诊脉时患者意识时朦胧，时有谵语，口中呻吟不断，呈痛苦状，舌偏红而干，苔少，脉尚弦滑有力，了解到患者已经有四五日未解大便，发热呈寒热往来状，考虑少阳，傍晚高烧又当顾及阳明，故处方用药以少阳阳明为主，另外也含有大黄附子汤的意思，用附子是出于高龄体虚，少量投入以期鼓舞正气。果然，患者大便通畅以后，体温很快恢复正常，患者家属，甚至病房中的医生护士皆啧啧称奇，中药有时确实优于西药。患者继续治疗一周后回家调养。此例治验可以说明高烧病人通便的重要性，中焦通畅，人体机能也容易恢复，通便是一个重要手段，所谓“胃家实”，所谓承气，确实是临床证治中不可忽视的问题。

二十九、柴胡加龙骨牡蛎汤加减治疗夜惊、恶梦

病案63 某女，40岁。

2005年8月21日初诊，患者自称夜晚入睡后必有惊叫，被家属唤醒后，重新可安稳入睡，这样的情况历时已有数载。平时梦扰纷纭，且多恶梦，其他无特殊不适，仅腹部遇冷易泻，脉沉弦，苔薄腻。处方：柴胡10克，黄芩10克，姜半夏10克，党参15克，磁石60克（先），朱茯苓15克，郁李仁15克，远志10克，菖蒲10克，小川连5克，酸枣仁20克（打），竹茹15克，枳实10克，干姜5克，炙草10克。14剂。

9月11日二诊，药后第4、5天起惊叫不作，恶梦亦少，脉舌同前。上方去磁石，加龙牡各先30克，生黄芪30克。14剂。

10月9日三诊，9月11日方服二周以后停药，一直未见惊叫，也无恶梦。处方：酸枣仁20克（打），知母10克，川芎6克，朱茯苓10克，淮小麦30克，百合20克，生熟地（各）20克，天麦冬（各）10克，五味子10克，大枣10克，龙骨30克，牡蛎30克，生草10克。14剂。

病案64　某女，23岁。

2008年9月15日初诊，入睡以后恶梦不断，晨起疲乏不堪，持续一二年，时轻时重，倍感痛苦，由母亲相陪来求诊。身体一般情况可，没有明显不适，脉弦细，苔薄腻白。处方：柴胡10克，黄芩10克，制大黄10克，姜半夏10克，干姜5克，桂枝10克，茯苓30克，党参15克，生龙牡（各）30克，郁李仁15克，生铁落30克，炙草10克。7剂。

9月22日二诊，药后症情有减轻，人也显得精神些，有信心继续服药，脉舌如前。处方：柴胡10克，黄芩10克，制大黄10克，姜半夏10克，陈胆星10克，小川连3克，干姜5克，桂枝10克，茯苓30克，枳实15克，党参15克，生龙牡（各）30克，郁李仁15克，生铁落30克，菖蒲10克，远志10克，炙草10克。7剂。

【按语】病案63给我的印象深刻，由挂号护士介绍，也是疑难杂症，抱着用中药试试的心情而来。患者看上去一切正常，几乎没有太多的证可以辨别，所以我一下子想到的是柴胡加龙骨牡蛎汤，当然处方中其中也寓有黄连温胆汤的意思，郁李仁不仅通便，也有安神的作用，没有料到效果出奇得好。

病案64也是几乎无证可辨，作为精神或者神经的不安定，治疗常常会首先想到用柴胡加龙骨牡蛎汤，包括对某些失眠的病人，有时也有一定的疗效。效果也许出于该方的特殊配伍，寒热虚实、升降补泻，均有顾及，有时是杂乱之中体现章法。从现在考虑，该方对中枢神经系统有一定的安定作用。

三十、大柴胡汤加减治疗胆结石

病案65 某女，26岁。

2005年4月6日初诊，体检时被告知胆结石（肝内胆管），身体没有什么不适，但心理上有负担。该同志对中医有好感，且有恒心服药，于是在我这里连续服用了一个半月煎药。处方：柴胡10克，黄芩15克，茵陈20克，山栀10克，制大黄10克，白芍10克，香附10克，白术20克，茯苓15克，当归10克，川芎6克，金钱草30克，海金沙15克，鸡内金15克，生草10克。7剂。

由于患者无任何不适，处方以辨病为主，以三金大柴胡汤为基础，疏肝理气，清热排石。6月到七院B超科请资深技师复查，告知已无结石存在。于是服药亦告一段落。

【按语】肝胆疾患，现在以胆石症多见（胆囊息肉、胆固醇结晶更多见），尤其是超声诊断的普及，无症状者多。过去的急性发作，如《金匮要略》黄疸病篇所说："诸黄，腹痛而呕，宜柴胡汤"。而现在慢性缓解者多见，治疗以疏肝行气化湿止痛为重点。对胆石症造成的胁肋疼痛，肩背板滞，用大柴胡汤加减一般多能取效，曾经治疗一例女性患者，47岁，除胆石症以外，还患有胃窦炎，伴胸脘痞胀。药用柴胡10克，赤白芍（各）10克，枳壳20克，黄芩15克，全瓜蒌30克，姜半夏10克，干姜5克，延胡30克，川芎10克，厚朴10克，白术10克，乌药10克，苏罗子10克，金钱草30克，鸡内金15克，楂曲（各）15克，生草

10 克。用药一周，症状即见明显轻减。我曾经用张笑平的方治疗尿路结石取效，这是一例男性患者，35 岁，诉说在数周前突然腹痛去医院急诊，经 CT 摄片诊为尿路结石(右，下 1/3 处)，医生建议用碎石疗法，患者拒绝，找我要求服用中药排石。处方：生黄芪 30 克，当归尾 10 克，金钱草 15 克，海金沙 15 克，鸡内金 10 克，滑石 15 克，炒川柏 10 克，冬葵子 10 克，川牛膝 10 克，荔枝核 10 克，台乌药 10 克，留行子 10 克，穿山甲 10 克，7 剂，嘱病人服药前后多饮水。服药二剂，患者自觉结石似乎进入膀胱，排尿结束时似有中断感，嘱小便较急迫时才排尿，服药至第五天时，排尿疼痛，随即排出黄豆大小（8mm）结石一粒，呈蜂窝状，全身顿感无比轻快。

三十一、大柴胡汤加减治疗脂肪肝

病案 66 某男，45 岁。

2006 年 6 月 4 日初诊，体检有脂肪肝，GPT80，平时工作紧张，压力大，有时情绪抑郁，食纳可，大便偏干，脉弦，苔薄。处方：柴胡 5 克，黄芩 15 克，枳壳 15 克，白芍 10 克，生大黄 10 克，升麻 5 克，郁金 10 克，小川连 5 克，荷叶 10 克，决明子 10 克，山楂 10 克，三七 10 克，桃仁 10 克，杏仁 10 克，麻子仁 10 克，生草 10 克。7 剂。

7 月 9 日，药后身体感觉轻快，排便可，睡眠佳，脉弦，苔薄。处方：柴胡 10 克，郁金 10 克，白芍 10 克，黄芩 15 克，当归 10 克，川芎 10 克，山楂 10 克，荷叶 15 克，枳壳15克，制大黄10克，厚朴10克，小川连5克，蒲公英30克，生草10克。7剂。

9月24日，最近体检GPT40，较前下降明显，脉舌如前。处方：柴胡10克，黄芩15克，枳壳15克，白芍10克，山楂10克，荷叶10克，三七10克，丹皮参（各）10克，山栀10克，生大黄15克（后下），白术15克，茯苓30克，泽泻10克，生黄芪30克，生草10克。7剂。

2008年9月14日随访，最近体检化验指标全部正常（GPT32），但仍有脂肪肝。

【按语】该患者脂肪肝，同时GPT有升高，用药仿大柴胡汤的意思，加活血燥湿通利之品，服用以后自我感觉良好，肝功能也恢复正常。西医的肝和中医的肝尽管不一样，但还是有联系，这里脂肪肝完全指的是解剖上形态的肝，诊断也来自西医，有形态和化验方面的依据。病人几乎没有自觉症状，但是不要紧，辨证靠望闻问切，一般病人肥胖者多，湿热或痰湿内滞者多，疏肝理气、清热利湿、活血祛瘀成为常法，目前对药物研究也多，临证皆可参考。还可以举一例59岁的男性患者，30年前曾患肝炎，1994年查二对半为“小三阳”，肝功能大体正常，平时无特殊不适，胃纳二便睡眠均调，自觉舌苔厚，时口苦，脉沉弦，苔薄腻偏黄。处方：柴胡10克，黄芪20克，黄芩15克，白芍10克，枳实10克，茯苓20克，白术20克，鸡骨草30克，平地木20克，虎杖10克，车前子30克（包），鸡内金10克，生米仁30克，生草10克。药后大便不成行，每日一行，胃纳可，苔薄腻，脉沉弦。处方：炒党参15克，炒白术20克，干姜6克，茯苓30克，炒米仁30克，炒淮山药30克，柴胡10

克，升麻15克，当归10克，川芎6克，陈皮10克，苦参10克，丹参15克，制首乌15克，黄精15克，焦楂曲（各）10克，炙草10克。以后继以当归芍药散、四逆散、六味地黄丸等方加减调理肝脾肾，患者自我感觉良好，精神振作，冬天耐寒力也明显增强。

三十二、大柴胡汤加减治疗腹痛

病案67 某男，44岁。

2010年4月22日初诊，右胁肋部疼痛三天，持续而难以缓解，做过B超以及肝功能等检查，均无异常发现。自己服用消炎止痛类药物，能得一时之安，胃纳及二便均调。刻诊，面色较暗滞，腹部平坦柔软，无明显触痛，肝区无叩击痛，墨菲氏征（－），脉弦，苔白腻，舌偏红。处方：柴胡10克，黄芩20克，姜半夏10克，干姜5克，制大黄10克，白芍30克，枳实30克，郁金10克，延胡30克，川楝子15克，山栀10克，当归10克，茜草10克，旋覆花15克，生草10克。7剂。

4月29日二诊，药后第三天疼痛停止，现胃纳不开，大便尚调，脉舌如前。上方去茜草、旋覆花、川楝子，加砂仁5克，青陈皮（各）10克，楂曲（各）10克，谷麦芽（各）10克。7剂。

病案68 某女，59岁。

2009年4月13日初诊，近二周右下腹部经常疼痛，能自行缓解，因惧怕做肠镜等检查，希望试用中药治疗。患者一般情况可，起居无妨碍，大便无改变，纳食一般，脉沉弦，苔薄。处方：柴胡 10 克，白芍 20 克，白术 15 克，枳壳 15 克，青陈皮（各）10 克，防风 10 克，川芎 10 克，延胡 15 克，乌药 10 克，香附 10 克，红藤 30 克，马齿苋 15 克，楂曲（各）10 克，生草 5 克。7 剂。

二诊，药后症情有缓解，继续服药三周，腹痛基本不作。

【按语】原因不明的腹痛，有时来中医求诊者亦多，一般西医各项检查均无异常，所以西医往往无处着手治疗。但是患者又实实在在有着疼痛，且难以忍受，对此中医的辨证处理常常有效。经方中对腹痛的治疗，有各种方药可以考虑，承气、陷胸、抵当的情况比较极端，一般亦重且急，而现在门诊中柴胡剂相对多用，四逆散、大柴胡汤、柴胡疏肝散、痛泻要方、逍遥散等等加减变化，有时也能出奇制胜，取得不错的效果。

三十三、四逆散合茵陈蒿汤、八珍汤治疗肝硬化

病案 69 某女，55 岁。

2008 年 8 月 13 日初诊，慢性胃肠炎，均有镜检提示。另有肝硬化，少量腹水，现腹部不适，以下腹、脐周甚，倦怠乏力，食纳不香，夜寐欠安，脉沉细，苔薄，舌偏嫩红。处方：柴胡 10 克，枳壳 20 克，赤白芍（各）10 克，黄芩 15 克，姜半夏 10 克，干姜 5 克，莪白术（各）10 克，茯苓 15

克，陈皮15克，蒲公英30克，八月札15克，当归10克，生米仁30克，车前子15克，生黄芪30克，炙甘草10克。14剂。

10月12日，不耐劳作，不能过食，腹部时胀，口干，脉沉细弦，舌淡红，苔薄。处方：党参15克，白术15克，茯苓15克，枳壳15克，莪术10克，赤白芍（各）10克，川芎10克，当归10克，丹皮参（各）10克，大腹皮15克，淮山药30克，生米仁30克，车前子15克，制大黄10克，蛇舌草30克，石见穿15克，炙甘草5克。14剂。

11月9日，最近检查，GPT正常，腹水消失，一般情况可，面色较晦暗，脉舌如前。处方：党参15克，生炙黄芪（各）30克，白术30克，茯苓20克，枳壳20克，莪术15克，赤白芍（各）10克，当归10克，桂枝10克，土鳖虫10克，生米仁30克，三七10克，麦冬15克，制大黄10克，蛇舌草30克，石见穿15克，牡蛎30克，炙甘草5克。14剂。

2009年1月17日，最近化验肝功能正常，球蛋白稍偏高，白蛋白正常。自我感觉尚可，继续以上方加减调理。

【按语】肝病成慢性迁延不愈，以至于面色黧黑，色黑为劳，色黑为瘀，此时虚劳和瘀血联手，《金匮要略》中有大黄䗪虫丸和硝石矾石散之治，又有女劳疸、黑疸等称呼。临床上症情复杂，治疗也变得棘手，往往是清热燥湿、活血祛瘀、健脾补肾等诸法兼投，实在也是由病机所逼，时或要用攻逐通利之法以缓解腹部胀满的急迫，扶正和祛邪二者如何搭配，成为取效的关键。记得曾经治疗过一男性患者，54岁，2003年4月初诊，最近因腹胀纳呆身黄，入院检查诊为肝硬化腹水。既往20年中每天喝白酒一瓶，现倦乏无力，泛恶嗳气，脘腹痞胀，食欲不振，便溏，脉细沉，苔腻舌淡。处方：姜半夏10克，陈皮10克，干姜5克，藿苏梗（各）10克，茯苓15克，苍白术（各）15克，炒党参10克，厚朴10克，枳壳10克，炒米仁30克，茵陈20克，车前子15克，葶苈子15克，制大黄10克，焦楂曲（各）10克，炒谷麦芽（各）10克，生草5克。复诊，药后腹胀稍减，胃纳稍开，脉舌如前，上方加丹皮参（各）15克，继续服用，服药期间症情基本稳定。还有一位男性患者，58岁，既往有肝炎史，现肝功能正常，白球已有倒置，面色黧黑，肝区偶有隐痛不适，腹胀已有腹水出现，下肢时有肿胀，脉弦，苔黄腻，舌偏红，口苦。处方：柴胡10克，黄芩15克，郁金10克，苍白术（各）10克，猪茯苓（各）10克，泽泻10克，槟榔10克，大腹皮10克，车前子15克，生米仁30克，当归10克，川芎10克，赤白芍（各）10克，丹皮参（各）10克，枳壳15克，楂曲（各）10克，生谷麦芽（各）10克，生草5克，服用2周。二诊，药后症情有减轻，大便通畅，腹胀腹痛有缓解，腻苔稍化，上方加生黄芪30克，砂仁3克。14剂。以后守方服用，感觉甚好。

三十四、瓜蒌瞿麦丸加减治疗慢性尿路感染

病案70 某女，45岁。

2007年10月初诊，有慢性尿感史，经常发作，常用西

药治疗。近腰酸，小便频数，偶有不适感，镜检有白细胞，倦怠乏力，脉细，苔薄。处方：党参15克，生炙黄芪（各）15克，当归10克，麦冬15克，白术15克，猪茯苓（各）15克，泽泻10克，桂枝10克，黄柏10克，车前子15克，车前草30克，萹蓄30克，莲子肉15克，炙草10克。7剂。

复诊，药后小便情况改善，惟腰酸依旧，脉舌如前。处方：生熟地（各）15克，山茱萸15克，淮山药30克，丹皮10克，茯苓30克，泽泻10克，桂枝10克，熟附子5克，瞿麦15克，车前子15克，狗脊10克，桑寄生15克，怀牛膝15克，炙草10克。14剂。

【按语】慢性尿路感染，一般用清心莲子饮，也是补虚和清利合用。说穿了，不能仅靠清利来解决问题。寒凉通利不可太过，太过有抑遏正气的弊端。从邪正考虑，则寒温、虚实应该兼顾，疾病既成慢性，治法就不能独走边锋，而应该注意法取中允。西医见到炎症必然首先考虑抗菌消炎，而中医见到炎症的慢性化，则必然注意扶正，着眼点不同，有时结果就是不一样。临床上这类病人很多来找中医，症状不严重，化验多少也有些异常，中医用益气温肾法，稍加清利之品，疗效一般都不错。平时运用较多的是如下方剂：党参15克，生炙黄芪（各）30克，茯苓15克，淮山药30克，生米仁30克，莲子肉15克，麦冬15克，萹蓄15克，凤尾草15克，车前子15克，附子3克，炙草10克。

三十五、瓜蒌瞿麦丸加减治疗消渴

病案71 某男，32岁。

2010年1月10日初诊，近二周口渴明显，夜尿频仍（二三次）检查血糖正常，胃纳大便正常，脉弦，苔薄。处方：生地30克，麦冬20克，玄参10克，黄芪30克，茯苓20克，五味子15克，泽泻10克，海螵蛸30克，补骨脂10克，天花粉15克，淮山药30克，山萸肉15克，煅龙牡（各）30克。7剂。

1月17日复诊，药后明显改善，上方加菟丝子10克，金樱子10克，枸杞子15克。7剂。

1月24日，症状基本消失，原方继服一周。

【按语】 该患者年轻，突然口渴尿频而来求医，检查未见任何异常，完全只是一种自我感觉。首先想到的是《金匮要略》中的瓜蒌瞿麦丸，原文叙述是小便不利，其人苦渴，方治为上燥下寒而设，润上温下再加通利，现改其制，加增液汤生津清热，不用附子而用补骨脂、山萸肉助肾，适当再参入收敛之品，治疗取得明显效果。

三十六、泻心汤加减治疗高血压

病案72 某男，65岁。

2008年4月17日初诊，最近体检，测量血压达180/

100mmHg，无明显不适，面红目赤，胃纳、二便均调，舌红，苔黄腻，脉弦。询知患者嗜酒不断，属典型的阳热之体。处方：黄芩 15 克，黄柏 19 克，知母 10 克，山栀 10 克，牛膝 15 克，牡蛎 30 克，青葙子 10 克，决明子 10 克，姜半夏 10 克，车前草 30 克，车前子 15 克，陈皮 10 克，山楂 10 克，生谷麦芽（各）10 克，生甘草 10 克。7 剂。

4 月 25 日复诊，血压 140/90mmHg，药后感觉身体轻快，脉弦，苔薄黄，继用上方。

11 月 27 日来诊，血压又升高，仍以上方出入，加服珍菊降压片，一周后复诊，血压正常。

【按语】 该患者血压升高，并无什么不适，烟酒难戒，面红目赤，苔腻而黄，一派湿热（实热）内蕴之象，治疗以苦寒清利之品为主，一周后复诊，血压下降。苦寒降下清热，是否也蕴含着对血压的调整。可见，临床辨证用药是基础，如果思维陷于套路中，可能会先用天麻钩藤饮之类的方剂了。可见套路要知道，辨证更重要。

三十七、大黄牡丹汤加减治疗卵巢囊肿

病案 73 某女，28 岁。

2003 年 5 月来诊：下腹部经常疼痛有数周，在外院曾诊为盆腔炎、卵巢囊肿。检查：腹部平坦柔软，无明显触痛，左下腹有深压痛。面色红，身体一般情况可，食纳，二便调，脉沉弦，舌红苔薄黄。拟清热活血，行气止痛。处方：制大黄 10 克，丹皮 10 克，赤白芍（各）10 克，桃仁

10克，红藤15克，蒲公英30克，马齿苋30克，当归10克，茯苓15克，生米仁30克，木香6克，延胡10克，桂枝10克，败酱草30克。7剂。

上方加减连用一个多月，腹痛亦基本告愈。某日返乡作B超检查，示卵巢囊肿已消失。以后遇到一位年龄稍大的卵巢囊肿患者，时间较长，身体亦较虚（肤色黑），在上方中搀入薏苡附子败酱散意，即用附子、桂枝类温药，治疗效果也不错。

病案74 某女，32岁。

2008年6月12日初诊，近二次B超检查均提示右侧卵巢囊肿，时下腹部有牵拉不适感，有阴道炎。月经正常，身体较胖，食欲旺盛，脉细，苔薄腻，舌胖淡。处方：当归10克，川芎10克，白芍15克，苍白术（各）15克，茯苓30克，泽泻10克，姜半夏10克，香附10克，牛膝15克，留行子10克，生蒲黄15克，车前子15克，生米仁30克，败酱草15克，黄芩15克，生草10克。7剂。

服药后身体感觉轻快，5月、6月连做二次B超，均提示右侧卵巢囊肿，7月下旬检查，提示双侧卵巢正常，阴道炎也好转。

【按语】 卵巢囊肿，临床常见，求治于中医的也多。病案73时间较短，热象也较明显，故治疗以大黄牡丹汤为主，疗效比较满意。病案74患病日久，痰湿留滞之体，故考虑用当归芍药散加减，加入适当的清热化湿通利之品，液性囊肿，相对肌瘤应该容易消散，服药三个月，再作检查，囊肿消失、炎症减轻者亦多。对于卵巢囊肿，使用一般的利水活血药物固然重要，但是患者的体质也不可无视，有时甚至应该放在考虑的首位，所以，薏苡附子败酱散中的附子之用有深意。

三十八、薏苡附子败酱散、桂枝茯苓丸治疗盆腔炎

病案75 某女，36岁。

2002年6月就诊，下腹痛有年余，妇科诊为宫颈炎、附件炎，晨起泛恶，肛门有下坠感，乏力，腰酸，头眩，脉沉细，舌淡边有齿痕。处方：生米仁30克，熟附块10克，败酱草30克，红藤20克，蒲公英30克，香附10克，桂枝10克，茯苓10克，丹皮10克，桃仁10克，砂仁5克，姜半夏10克，生姜10克，竹茹10克，炙草10克。7剂。

药后改善（家属代诉），嘱其再服一周，另处方调理（健脾益气化湿为主），9月一度腹痛又作，又拟初诊方。14剂。

二周后妇科检查示附件炎有好转。处方：制大黄10克，牡丹皮10克，生熟米仁（各）30克，桃仁10克，桂枝10克，红藤30克，败酱草30克，蒲公英30克，牛膝10克，延胡10克，香附10克，车前子20克（包），茯苓10克，生草10克。14剂。

药后腹痛基本缓解。

病案76 某女，41岁。

2009年12月17日初诊，慢性盆腔炎，腰酸如折，白带多，色偏黄，夜寐梦扰，胃纳二便尚调，脉沉，苔薄。处

方：桂枝10克，茯苓20克，丹皮10克，桃仁10克，败酱草30克，生米仁30克，车前子15克，红藤15克，橘叶10克，苍白术（各）15克，椿根皮15克，补骨脂10克，炙草10克。7剂。

12月24日二诊，症情改善较明显，脉舌如前，拟上方加淫羊藿10克，熟地30克，淮山药30克。7剂。

12月31日三诊，白带减少，近烦躁易醒，脉弦，苔薄。拟上方去橘叶，加生龙牡（各）30克，夜交藤30克，合欢皮20克。7剂。

2010年1月7日四诊，诸症有改善，时下腹部有不适，脉沉弦，舌淡。拟上方去椿根皮，加黄柏10克，苦参10克，生黄芪30克。7剂。

病案77 某女，35岁。

2009年12月3日初诊，腰酸时作，妇科治疗3周，怀疑慢性盆腔炎，胃纳大便调，脉沉，苔薄，拟方：生熟地（各）30克，山萸肉15克，淮山药30克，茯苓20克，丹皮10克，泽泻10克，桑寄生15克，红藤20克，怀牛膝15克，败酱草30克，知母10克，车前子15克，补骨脂10克，淫羊藿10克，炙草10克。7剂。

12月10日二诊，症同前，药后有改善，脉沉细，苔薄，拟上方去红藤、败酱草，加菟丝子10克，巴戟天10克，熟附子5克。7剂。

【按语】女性盆腔炎、附件炎因慢性化而来求诊者多，一般以中年女性多，B超检查提示盆腔有积液，患者平时感觉下腹部疼痛或不适，腰酸，白带多或基本正常，同时伴有身体其他方面的种种不适。我在临证中以《金匮要略》中大黄牡丹皮汤、薏苡附子败酱散、桂枝茯苓丸三方为基础，清热解毒，理气活血，适当加用温通、温补之品。清热通便以大黄、败酱草、红藤、蒲公英等；活血以丹皮、桂枝、桃仁、当归、丹参、茜草、芍药；理气以乌药、延胡、小茴香、附子；利水以茯苓、米仁、泽泻、车前子等。病久有虚有瘀，这两个环节应该重视，补虚和化瘀药的运用会有助于炎症的改善。以《金匮要略》中大黄牡丹皮汤、薏苡附子败酱散、桂枝茯苓丸三方相合，清热解毒，理气活血，慢性者适当用温。类似的方剂还有枳实芍药散、当归芍药散等，治疗腹痛的方药范围就更大了。其实《伤寒论》厥阴病的乌梅丸也是可以效法的，用药酸敛、苦降、温升、甘补，顾及的面较广，复杂的证情要以复杂方来应对，也是临证时的常用方法。以下是我经常用于慢性盆腔炎的方剂：桂枝10克，茯苓15克，丹皮参（各）10克，桃仁10克，生米仁30克，败酱草30克，红藤15克，制大黄10克，香附10克，乌药10克，留行子10克，车前子30克，生草10克。

三十九、温经汤加减治疗闭经

病案78 某女，25岁。

2007年12月27日初诊，大学入学以后闭经，曾用西药治疗过。以后转用中药，以十全大补汤等滋养剂为主，效果不甚理想，求余处方。望体态发育尚正常，问诊亦无所苦，唯入冬手足不温，面部经常容易发疹，脉沉细，苔薄白，舌质偏淡。处方：桂枝10克，白芍15克，当归10克，川芎

10克，党参15克，吴萸3克，半夏10克，麦冬15克，丹皮10克，柴胡10克，枳壳30克，茯苓30克，藿苏梗（各）10克，陈皮10克，附子3克，熟地30克，泽兰10克，鸡血藤30克，王不留行10克，鹿角霜15克，炙甘草10克。7剂。

上方服用三周后月经来潮，以后一直服用本方，月经恢复正常。

病案79 某女，28岁。

2008年5月初诊，闭经五六年，一直依赖西药行经。患者为2008年日本大专班学员，来上海了解了中医后，想试服中药。患者形体较消瘦，面色萎黄，一般情况可，脉细，苔薄。处方：当归10克，川芎10克，白芍10克，白术15克，茯苓15克，泽泻10克，熟地30克，制首乌15克，制黄精15克，淫羊藿10克，巴戟天10克，菟丝子10克，枳壳15克，陈皮10克，桂枝10克，香附10克，乌药10克，留行子10克，牛膝10克，鹿角霜30克，炙甘草10克。7剂。

患者坚持服药半年，用药以上方加减出入。服药以后，6月、8月、10月、12月，每二个月行经一次，经期5天，量可。

【按语】闭经的治法方药，并不那么简单，若过用寒凉所致者（为了减肥或饮冷受寒），则温药有效。而临床上并无明显不适者多，此时的处方，仿《金匮要略》温经汤意，养血活血，行气活血、润燥散寒等并用，往往还应加上疏肝、补肾之品，服用时间也当长久。如果是由特殊疾病造成的，有时治疗就更加复杂，费时更久了。中医讲天癸，讲冲任气血，讲肝血肾精。西医讲内分泌，讲精神因素，讲运动不足。其实也都是一回事，表达不同而已。城市生活少动，多烦，饮冷，过食，熬夜，活生生一个好身体硬是被毁伤，试看以往农村的劳动妇女，大约很少有闭经之患。以上所举二例，时间较久，用温经汤加减取效。如果闭经时间不长，则一般先用四逆汤合四物汤加活血调经药，常常也有疗效。

四十、四逆散合四物汤加减治疗痛经

病案 80 某女，25 岁。

2008 年 10 月 12 日初诊，痛经数年，每月行经必痛，痛甚肢冷，眩冒泛恶，影响正常工作，常服用止痛药片。面色欠华，入冬肢冷，胃纳、二便调，脉弦，苔薄。估计一周后将行经。嘱每次行经前服药一周，处方：柴胡 10 克，白芍 15 克，枳壳 15 克，当归 10 克，川芎 10 克，泽兰 10 克，桂枝 10 克，吴萸 3 克，青陈皮（各）10 克，香附 10 克，乌药 10 克，川牛膝 15 克，留行子 15 克，党参 15 克，山楂 15 克，生草 5 克。7 剂。

以后每月服药一周，痛经有明显改善。

【按语】《金匮要略》治疗妇人腹痛的方剂，如枳实芍药散、当归芍药散，重在芍药的运用。痛甚而见四逆，最典型的当属大乌头煎，发则白汗出，四肢厥冷，而四逆散的情况相对轻些，现在一般理解为疏肝清泄，通达阳气。四逆散偏于凉泄，用于痛经宜适当加重温行之品，所以当归、川芎、桂枝、吴萸等都可以考虑。

四十一、犀角地黄汤合增液汤加减治疗牛皮癣

病案81 某男，74岁。

2006年4月2日初诊，一月前发皮疹，瘙痒、发红，并逐渐蔓延扩散，患部干燥，在皮肤病防治所诊为牛皮癣。现皮损较明显，大部分已经结痂。大便二日一行，偏干，食纳可，睡眠欠佳，口干，脉弦，苔薄。拟清热养阴。处方：生地30克，玄参15克，天麦冬（各）15克，当归10克，川芎10克，小川连5克，石膏20克，赤白芍（各）10克，丹皮参（各）10克，生大黄5克，白鲜皮15克，水牛角15克，白蒺藜10克，沙苑子10克，炙地龙15克，知母10克，炙草10克。7剂。

4月16日二诊，皮损改善明显，仍痒，大便二日一行，食纳可，睡眠一般，脉沉弦，苔薄腻，偏干。上方去大黄、石膏，水牛角改30克，加珍珠母30克，桃仁10克，郁李仁10克，玄参30克。14剂。

4月30日三诊，最近症情改善，食纳，两便均可，脉沉细偏数，苔薄腻。处方：生地30克，玄参15克，麦冬15克，赤白芍（各）10克，丹皮参（各）10克，泽泻15克，猪苓15克，苍白术（各）10克，当归10克，白蒺藜10克，白鲜皮15克，地龙10克，珍珠母30克，制大黄10克，小川连5克，生草10克。14剂。

【**按语**】该患者皮疹突然发生（经市皮肤病防治所诊断

为牛皮癣，同时使用外用药)，治疗较及时，故效果也比较理想。患者一般情况可，根据局部辨证，属于血热血虚而生内风，故以凉血清热，养阴息风止痒为主，药后皮损改善明显。患者2008年底因习惯性便秘又来诊，询问以前的皮肤病，服药以后一直没有再发。便秘用补中益气汤加减治疗以后，也有明显改善。

四十二、犀角地黄汤合三妙丸加减治疗特异性皮炎

病案82 某男，12岁。

2006年5月28日初诊，自幼发哮喘，近年患特异性皮炎，发疹呈全身性，目前以肘、膝关节屈侧为甚。局部瘙痒、发赤，食纳、排便均可，脉弦，苔薄舌红，拟清热利湿祛风。处方：生地30克，丹皮10克，苦参10克，生米仁30克，猪苓10克，车前子15克，山栀10克，白鲜皮10克，白蒺藜10克，蝉衣5克，僵蚕5克，防风10克，生草10克。7剂。

6月4日，药后瘙痒，较前轻减，患部发赤也有改善，脉弦，苔薄。上方加苍术10克，牛膝10克，石膏15克。7剂。

6月11日，患部症情如前所述，仍有发痒，以肘部为甚，脉弦苔薄。5月28日方减生地，加黄柏10克，珍珠母30克，滑石10克，赤白芍（各）15克。14剂。

7月9日，患部皮损较前有好转，瘙痒亦较前轻减，脉

舌如前。处方：生地30克，玄参10克，丹皮10克，赤白芍（各）10克，猪苓10克，泽泻10克，萆薢10克，黄柏10克，苦参10克，白蒺藜10克，地肤子10克，石膏15克，紫草10克，车前草30克，牡蛎30克，生草10克。14剂。

8月20日，归国三周，目前皮损基本痊愈，瘙痒也大部轻减，排便每日一次，脉弦，苔净。处方：石膏15克，知母10克，黄柏10克，苍术10克，牛膝15克，滑石10克，丹皮10克，赤白芍（各）10克，猪苓10克，茯苓15克，泽泻10克，晚蚕砂10克，葎草15克，白鲜皮15克，生草10克。14剂。

9月10日，症情稳定，脉舌如前。处方：苍白术（各）10克，知母10克，黄柏10克，猪茯苓（各）10克，赤白芍（各）10克，丹皮参（各）10克，石膏15克，葎草15克，珍珠母30克，徐长卿10克，白鲜皮15克，生草10克。14剂。

10月29日，症同前，两肘部仍有发红，痒感，余无特殊。处方：苍白术（各）10克，黄柏10克，牛膝15克，山栀10克，丹皮15克，赤芍15克，水牛角20克，紫草15克，生地30克，石膏20克，白蒺藜10克，猪苓15克，地龙10克，白僵蚕10克，生草5克。14剂。

12月10日，症同前，脉滑舌偏红。生地60克，玄参15克，丹参10克，当归10克，赤白芍（各）15克，黄连15克，苦参10克，黄柏10克，牛膝15克，苍术10克，生米仁30克，葎草30克，石膏20克，滑石12克，土鳖虫10克，全蝎10克，白鲜皮15克，生草10克。14剂。

12月17日，症同前，两肘部患处瘙痒、肥厚，胃纳二便调，脉滑，舌红。上方减黄连、葎草，加乌梢蛇10克，炙地龙5克。14剂。

2007年1月7日，肘部皮损未见明显改善，瘙痒夜间甚，脉沉滑，苔薄。处方：当归10克，赤白芍（各）10克，川芎5克，生地50克，黄芩10克，黄柏10克，制大黄10克，土茯苓30克，徐长卿15克，苦参10克，珍珠母30克（先），水牛角15克，僵蚕10克，益母草30克，生草10克。14剂。

上方加减出入，服用到5月份，症状基本缓解后停止。2008年9月14日随访，皮损处恢复正常，完全没有瘙痒。

【按语】特异性皮炎以日本患者多见，有的疗效可以，有的疗效不佳。也是由于该病原因复杂，和体质关系密切。治疗过程也较长，而且容易反复。用药也须根据患部及体质进行辨证，但清热燥湿、祛风止痒、活血养血也是基本的方法。当归、赤白芍、川芎、生地、黄芩、黄柏、山栀、大黄，日本汉方称之温清饮，以养血活血润燥与苦寒燥湿降下同用。益母草有很好的抗过敏作用，徐长卿祛风抗过敏作用佳。该患者的疗效还可以，家长也笃信中医，坚持服药近一年，基本痊愈，随访没有复发。对于一般体质较壮实的患者，常用以下方剂：苍白术（各）10克，黄柏10克，牛膝15克，滑石15克，石膏30克，猪茯苓（各）15克，泽泻10克，车前子30克，当归10克，赤白芍（各）10克，丹皮10克，白蒺藜10克，白鲜皮10克，地肤子10克，僵蚕10克，防风10克，生草10克。

四十三、玉女煎加减治疗痤疮

病案83 某男，25岁。

2008年4月11日初诊，面部痤疮频繁发作近二月，个别红肿化脓，胃纳、二便尚调，脉滑，舌红苔薄黄偏干。处方：石膏30克，知母10克，生地30克，川牛膝15克，麦冬15克，丹皮15克，丹参15克，黄芩15克，制大黄10克，蛇舌草30克，生米仁30克，泽泻10克，猪茯苓（各）15克，虎杖10克，山楂10克，生草10克。7剂。

4月18日二诊，药后大便偏稀，面部痤疮红肿稍退，余无所苦。上方加炒白术15克，炒淮山药30克。7剂。

4月25日三诊，症情尚稳定，痤疮疤痕较多，上方加桃仁10克，泽兰10克。

【按语】 面部痤疮或发疹，现在年轻女性亦多见，和体内激素紊乱有关，中医一般认为与肺热、胃热相关，治疗以麻杏甘石汤清肺，以白虎汤清胃热，加减使用化湿、凉血或通利的药，也有些患者属于寒热错杂，寒体热象，则治疗又当寒温并用，当仿半夏泻心汤意，不可一味贪凉，温清饮（黄连解毒汤合四物汤）也可参考。

四十四、桃红四物汤加减治疗斑秃

病案84 某女，6岁。

2007年3月18日初诊，去年2月发生斑秃，至10月间一度恢复，年底又复发。现后头部较明显，头发有多处圆形脱落，大小不一。另外，有过敏体质，患特异性皮炎，腘窝及臀部有轻微皮损，瘙痒。处方：当归10克，白芍10克，川芎5克，白术15克，茯苓15克，泽泻10克，防风10克，生炙黄芪（各）15克，桂枝10克，白鲜皮10克，白蒺藜10克，知母5克，制首乌15克，黄精15克，陈皮10克，生米仁30克，车前子15克，生草10克。14剂。

4月1日复诊，脱发处见有新发生长，余无特殊。处方：当归10克，川芎10克，赤白芍（各）10克，生熟地（各）15克，桃仁10克，红花10克，桂枝10克，白芷5克，制首乌15克，生姜5片，老葱7根，炙草5克。14剂。

4月15日，皮肤干燥，瘙痒，后头部有小块脱发新出现。处方：当归10克，川芎10克，赤白芍（各）10克，生熟地（各）15克，桃仁10克，红花5克，桂枝10克，制首乌15克，黄精15克，炙黄芪30克，白薇10克，忍冬藤15克，白蒺藜10克，珍珠母30克，炙草10克。14剂。

5月20日，脱发处有新发生长，腘窝处皮损有抓痕。处方：当归10克，川芎5克，白芍15克，熟地30克，桃仁10克，红花5克，桂枝10克，白芷5克，制首乌15克，土茯苓15克，蝉衣5克，僵蚕5克，陈皮10克，生姜5片，生草5克。14剂。

6月17日，脱发处新发生长较多，准备回国，带回两个月的药。处方：当归10克，川芎5克，白芍10克，熟地30克，桃仁10克，红花5克，桂枝10克，制首乌15克，土茯苓10克，僵蚕5克，防风3克，陈皮10克，生姜5片，生草5克。

8月19日，最近返沪，脱发未见新发生处。处方：当归10克，川芎5克，白芍10克，熟地50克，桃仁10克，红花5克，桂枝10克，制首乌20克，土茯苓10克，僵蚕5克，防风5克，白蒺藜10克，陈皮10克，生姜5片，生草5克。14剂。

10月21日，脱发有改善，改用膏方调理。12月23日，原脱发处新发基本长出，腘窝处皮炎仍有瘙痒，仍用膏方调理。2008年4月20日，脱发处新发基本长成，未见有新的斑秃发生，皮炎瘙痒仍有。处方：桂枝10克，白芍15克，生黄芪30克，白术15克，荆防风（各）10克，猪茯苓（各）10克，泽泻10克，炙乌梅10克，枸杞子15克，女贞子10克，桑白皮12克，白鲜皮10克，大枣10克，炙草10克。

【按语】该患者过敏体质，同时患有特异性皮炎，身体的一般情况尚可。家长坚信中医的疗效，长期坚持服药而未间断。治疗以活血祛风开首，逐渐加入养血之品，有时改用膏方调理，坚持治疗一年多，斑秃处新发基本长成。另外，还可以举出一例女性患者，58岁，原因不明，突然大把大把脱发，接诊之前已经在服用补肾的地黄丸类药剂，我在前方的基础上加用桃红四物汤加桂枝、葱姜，处方：熟地30克，山萸肉15克，首乌18克，女贞子18克，补骨脂15克，酸枣仁30克，夜交藤30克，知母10克，黄柏10克，桂枝10克，赤白芍（各）10克，桃红（各）10克，防风10克，蝉衣10克，炙甘草10克。患者同时外用药物，治疗前后近二个月，头发基本上全部长成。患者十分满意。

四十五、当归芍药散加减治疗郁证

病案85 某女，51岁。

2006年1月8日就诊。头痛时间已久，缠绵难愈。最近多愁善感，常情绪不稳定，胃纳可，二便调。脉沉细，苔薄腻。处方：当归10克，川芎10克，赤白芍（各）10克，白术15克，茯苓15克，泽泻10克，柴胡10克，郁金10克，枳实15克，牛膝15克，桃仁10克，红花10克，淮小麦30克，炙草10克，大枣10克。7剂。

1月22日，药后头痛减，心情亦见开朗，但时有腹部不适，肠鸣，一度食欲下降（代诉）。处方：当归10克，川芎10克，白芍10克，炒白术15克，茯苓15克，柴胡10克，郁金10克，炒枳壳15克，桃仁10克，红花10克，开心果10克，淮小麦30克，炙草10克，大枣10克，楂曲（各）10克，陈皮10克。14剂。

4月2日，药后头痛较明显改善，偶仍有抑郁，食纳可，大便亦通畅，脉细，苔薄腻。处方：当归10克，川芎10克，白芍10克，白术15克，茯苓15克，泽泻10克，熟地30克，柴胡10克，合欢皮10克，淮小麦30克，大枣10克，百合15克，炙草10克。14剂。

病案86 某女，30岁。

2008年6月19日初诊，自去年起，因家事不和，经常生气，胸咽如堵，嗳气、呃逆频仍，食欲欠佳，腰脊沉重，自述有气下坠至肛门部的感觉，脉弦，苔薄。处方：柴胡

10克，白芍15克，枳实15克，白术15克，茯苓20克，郁金10克，香附10克，黄芩15克，菖蒲10克，夜交藤30克，合欢皮10克，苏叶梗（各）10克，厚朴10克，牡蛎30克，生草10克。

6月26日复诊，药后胸咽气畅，呃逆不作，腹部时有胀满感

【按语】当归芍药散在《金匮要略》中用治妇人腹痛，所以芍药用量很大。该方又可看做是逍遥散的前身，肝脾并调，水血并治，也是一张非常有效的基础方，我在临床上较多用于妇女的体质调理。病案85为一位日本女性，长期夫妻分居，孤独寂寞，抑郁焦虑，经常头痛。病案86年轻女性，结婚不久，因家里婆媳关系不和，常生闷气。药后改善明显，但一遇气事，症情又有反复。情绪影响到内脏机能，特别是消化系统，轻者仅局部的胀闷如堵，重者也许会出现奔豚上冲的症状。治疗以理气疏达之品为主，当然，适当的心理疏导，也十分必要。

四十六、百合知母汤合甘麦大枣汤加减治疗更年期综合征

病案87 某女，55岁。

2005年4月15日初诊，夜寐欠安，五心烦热，时烘热，易汗出，胃纳一般，大便偏干，口干咽燥，脉细弦，舌红少苔。处方：生地30克，百合20克，知母10克，酸枣仁20克，茯苓20克，桂枝10克，白芍20克，生龙牡（各）30

克，淮小麦30克，麦冬15克，五味子10克，补骨脂10克，淫羊藿10克，大枣10克，炙甘草10克。7剂。

4月22日二诊，药后烦热有减，但大便偏溏，汗出依旧，脉舌如前，前方加炒党参15克，生炙黄芪（各）20克，炒白术20克，焦楂曲（各）15克。14剂。

4月29日三诊，药后症状轻减，要求继续调理，上方。14剂。

【按语】妇女更年期有很多不定愁诉，患者本人也很在意，要求诊疗者多。临证所见，主症不一，失眠、出汗者多，病机也是阴阳两虚多见，二仙汤一般为人所熟知，即是寒温并用的调和阴阳之剂，若从经方考虑，我比较常用黄芪桂枝五物汤、桂枝加龙骨牡蛎汤、酸枣仁汤、甘麦大枣汤的合方，当归芍药散也可以考虑。

四十七、酸枣仁汤加减治疗失眠

病案88 某女，48岁。

2010年1月初诊，夜寐梦扰，且难入睡，面色憔悴，两颊色素沉者明显，倦怠乏力，脉细苔薄舌偏红。处方：酸枣仁20克，知母10克，茯苓30克，川芎5克，柴胡10克，黄芩15克，龙胆6克，姜半夏10克，牡蛎30克，夜交藤30克，白术10克，枳实10克，菖蒲10克，生草10克。7剂。

5月6日来诊，药后睡眠改善，以后又服用原方一个月，近因周身酸楚等，要求中药治疗。

病案89 某女，50岁。

2009年1月8日初诊，失眠，每晚须服安眠药，怕冷，大便欠成形，胃纳可，咽部有闷堵感，脉沉弦，苔薄腻。处方：柴胡10克，黄芩15克，姜半夏10克，干姜5克，肉桂3克，茯苓30克，制大黄10克，龙骨30克，牡蛎30克，生铁落30克，菖蒲10克，党参15克，淮小麦30克，大枣10克，炙草10克。7剂。

1月15日，症同前述，近一周夜间手麻，大便仍不成形，稍咳嗽，脉沉细，苔薄黄腻。上方去制大黄，加黄连3克，苏叶10克，阿胶12克，五味子10克，诃子10克，补骨脂10克。7剂。

1月22日，大便成形，手麻轻减，睡眠也稍有改善，口苦，脉弦，苔薄腻。上方去干姜，加车前草30克，车前子15克。14剂。

2月5日，手麻消失，睡眠改善明显，现在每周用一次安眠药，大便正常，面色也较以前红润，脉弦，苔薄。上方去车前子。7剂。

【按语】治疗失眠，养阴清热安神是个套路，如百合知母汤、酸枣仁汤等，甚或用黄连阿胶汤，原则上应该寒凉，而一般不能过用温热。但其中仍有一个寒温搭配的问题，所以有时就考虑用桂枝加龙骨牡蛎汤出入，桂枝、芍药和营卫。另外如黄连、肉桂通心肾，阴药中有必要加入适当的流通之品，如川芎、琥珀、菖蒲等大概都含有这样的意思。有时又会想到柴胡加龙骨牡蛎汤，药物看似散漫杂乱，但杂乱中也许有什么规律在其中吧。陈苏生先生的经验，如常用的柴胡、牡蛎、郁金、菖蒲、夜交藤、合欢皮等，也可参照。

四十八、增液汤合泻心汤加减治疗舌裂

病案 90 某女，60 岁。

2009 年 11 月 20 日初诊，据云一周前因食辛辣物，导致舌痛，镜前观察，舌面满布小裂纹，饮食时有痛感，苔少，舌偏红，不干燥。饮食二便夜寐尚无特殊，脉弦。处方：生地 50 克，麦冬 30 克，玄参 10 克，黄连 5 克，黄芩 15 克，山栀 10 克，海螵蛸 30 克，金樱子 10 克，炙乌梅 10 克，煅牡蛎 30 克，生草 10 克。7 剂。

11 月 27 日二诊，疼痛有减轻，裂纹似有浅化，上方加五味子 10 克，山萸肉 15 克。7 剂。

【按语】舌裂，一般以舌体不胖者多见，且舌苔少而舌质红，治疗无疑先从养阴清热入手。按照中医的说法，阴虚内热是基本病机。西医如何说法，还应当推敲。突然出现者，一般收效亦快，有生来就如此者，病人亦无所苦，则疗效一般不会太好，不可寄予厚望。

四十九、地黄丸加减治疗耳鸣

病案 91 某女，47 岁。

2008 年 11 月 30 日初诊，耳鸣数年，形寒怕冷，尤以夜间甚。易升火，大便干，手足冷，睡眠欠佳，食纳一般，脉沉细，苔薄黄腻。处方：仙茅 10 克，淫羊藿 15 克，当归 15

克，巴戟天10克，知母10克，黄柏10克，灵磁石60克，生黄芪30克，熟附块5克，桂枝10克，芍药10克，大枣10克，牡蛎30克，炙草10克。7剂。

另：金匮肾气丸2瓶。

12月7日二诊，药后情况有改善，原方附块改10克，加黄连3克，菖蒲10克，何首乌20克。服用近一月，耳鸣，怕冷明显改善。

病案92 某女，42岁。

2010年2月25日初诊，症同前述，耳鸣依旧，胃纳可，心慌心悸，二便调，脉沉细，苔白腻胖，拟方：熟地30克，制首乌15克，磁石50克，菖蒲10克，熟附子10克，肉桂3克，煅龙牡（各）30克，五味子15克，山萸肉15克，补骨脂10克，淫羊藿10克，巴戟天10克，当归10克，川芎10克，泽泻10克，车前子15克，怀牛膝15克，炙草10克。7剂。

3月4日二诊，药后耳鸣时有间歇，有烘热，出汗，难入睡，舌脉如前，拟上方加知母10克，黄柏10克，姜半夏10克。7剂。

3月11日三诊，耳鸣有改善，夜寐欠佳，胃纳可，脉弦，苔薄，拟上方去车前子、泽泻，加龟板10克，青蒿15克，苏叶10克。7剂。

3月18日四诊，耳鸣改善，时肢肿，胃纳二便调，脉沉，苔薄腻，拟上方去龟板，加茯苓20克，泽泻10克，生黄芪30克。14剂。

4月1日五诊，最近耳鸣不作，状态尚佳，胃纳二便调，脉沉弦，苔薄，上方。14剂。

病案93 某男，19岁。

2006年8月2日初诊，南京中医大留学生，因学习紧张，精神压力重，耳鸣，失眠，腰酸，焦虑不安，记忆力下降，食欲尚可，大便每日一行。体形较胖，脉沉细，舌胖大，舌尖稍红。处方：磁石40克，熟地30克，制首乌15克，菖蒲10克，柴胡10克，黄芩15克，桂枝10克，茯苓神（各）15克，干姜10克，制大黄10克，龙骨30克，牡蛎30克，姜半夏10克，炙甘草10克。7剂。

8月16日复诊，药后，耳鸣不作，睡眠改善，自觉心神亦较安定，大便较畅，舌脉如前。前方加夜交藤30克，合欢皮10克。

8月23日，后天将要返回南京，症情较稳定，惟时感腰酸，要求带回中药继续服用，上方加莲子肉10克，生米仁30克。

病案94 某女，50岁。

1998年4月来诊，耳鸣，睡眠欠佳，眩晕等为主诉，面色较红，时有烘热，手心易出汗，口干，胃纳一般，二便尚调，脉沉细带数，苔薄，舌偏红。处方：生熟地（各）15克，制首乌15克，灵磁石30克，石菖蒲10克，酸枣仁20克，茯苓神（各）10克，川芎10克，知母10克，百合15克，夜交藤30克，鸡血藤30克，五味子10克，炙甘草5克。7剂。

上方服用数周后，耳鸣及睡眠都有改善。以后又以胃病求治，胃镜检查示浅表性胃炎，过劳则胃脘部不适，胃纳二便可，脉沉细软，苔薄腻。处方：藿苏梗（各）10克，杏仁10克，桔梗6克，枳壳10克，干姜6克，焦白术20克，蔻仁6克，竹叶10克，生熟米仁（各）15克，蒲公英30克，小川连3克，炙草10克。

【按语】耳鸣的四味药（熟地、制首乌、灵磁石、石菖蒲），为大学毕业实习时跟龙华医院张志秋老中医抄方所学。磁石重镇，菖蒲开窍，熟地、首乌补肾，看来也有理论根据。以后我在临床上经常用于老年人耳鸣，或原因不明的耳鸣，常常能够收到一定的疗效。病案92被外院诊为神经性耳鸣，医生告诉她肯定治不好的，但是服药以后耳鸣基本消失了，病人对中医药也增强了信心。病案93最近转到我校就读，数月前相遇，还提到以前的诊疗，效果不错。临证见到有突然发生耳鸣者，常和外界刺激相关，如交通事故，伴有头痛等，身体整体情况较好的，一般应该采用清泻肝胆的方法，考虑用龙胆泻肝汤，常常也能取效。临证治疗过一例男性患者，42岁，二周前跌倒以后头痛、耳鸣，身体较壮实，脉弦苔腻，处方：柴胡10克，黄芩20克，龙胆10克，山栀10克，当归10克，生地30克，泽泻5克，生牡蛎30克，全瓜蒌30克，姜半夏10克，茵陈20克，车前子30克，生草10克。7剂药后听力恢复，耳鸣消失，但头痛仍在。改方：柴胡10克，赤白芍（各）10克，川芎20克，龙胆10克，当归10克，生地龙15克，泽泻10克，桃红（各）10克，桔梗3克，川牛膝15克，全蝎10克，蜈蚣2条，生草10克。最后以补肾药加活血养血药收尾，服药一个月基本恢复。

五十、薯蓣丸（肾气丸）体虚调理

病案95 某男，74岁。

时畏寒，大便坚，胃纳可，夜寐易醒，脉弦，苔薄腻，舌偏红。年老体亏，肝肾暗耗，拟方（以下是2002年的记录）：生炙黄芪（各）300克，白术200克，茯苓神（各）150克，淮山药300克，防风150克，当归100克，川芎80克，白芍100克，生熟地（各）200克，丹参200克，黄精200克，生熟米仁（各）150克，陈皮100克，枳壳100克，桔梗60克，全瓜蒌150克，淫羊藿100克，肉桂50克，熟附块80克，巴戟天100克，肉苁蓉100克，杞子150克，杏仁80克，桃仁80克，麻仁100克，枣仁200克（打），五味子150克，金樱子100克，莲子肉150克，山楂100克，六曲100克，生谷麦芽（各）100克，砂仁50克（后），大枣150克，炙草100克。

另：生晒参200克，陈阿胶300克，蜂蜜150克，胡桃肉250克，鹿角胶150克。

1998年冬雷允上在浦东八佰伴开设膏方门诊，该患者来求诊。既往有高血压、心脏病、老慢支等，膏方以补气养血，调补肝肾为主，服用以后一年中竟然很少发病了。以后每年找我开膏方，说是膏方调理后基本上不用服其他药物了，并介绍其亲家来找我诊治。4年后浦东那里不去了，他竟然骑了自行车直接找到我的学校里来了。

病案96 某男，38岁。

2002年10月来诊，数年来，倦怠乏力，面色晦滞、带黑，腰酸膝软，耳鸣，午后烘热，记忆力下降，性功能减退，畏寒，舌胖大，苔腻中剥，脉软无力。拟方补肾调理为主：生熟地（各）30克，山萸肉15克，丹皮10克，淮山药30克，茯苓神（各）10克，泽泻10克，熟附块5克，淫羊藿10克，菟丝子10克，鹿角霜15克，五味子10克，炙黄芪30克，女贞子10克，杞子10克，牛膝15克，陈皮10克，炙草10克。

药后剥苔向愈，午后烘热消失，诸症有改善，服药一月后转用膏方调补，处方如下：生熟地（各）200克，淮山药300克，山萸肉150克，茯苓神（各）100克，泽泻150克，丹皮100克，桂枝100克，党参100克，生炙黄芪（各）200克，熟附块100克，紫河车150克，杞子150克，杜仲100克，菟丝子100克，川断100克，酸枣仁200克（打），五味子150克，金樱子100克，楮实子150克，女贞子100克，黄精150克，熟首乌150克，麦冬100克，胡桃肉150克，陈皮100克，干姜50克，砂仁50克（后），生熟米仁（各）100克，楂曲（各）100克，大枣150克。

另：生晒参200克，陈阿胶300克，鹿角胶150克，白冰糖400克。

病案97 某男，40岁。

2004年12月，既往有慢性胃炎，时常感上腹部不适，食后胀闷，空腹偶有泛酸，胃纳欠佳，二便调。倦怠乏力，面色少华，四肢不温，脉沉细，苔薄腻白。拟方：党参150克，生炙黄芪（各）300克，白术200克，茯苓150克，淮山药300克，生熟米仁（各）150克，姜半夏100克，干姜80克，陈皮100克，枳壳100克，全瓜蒌150克，蒲公英300克，柴胡100克，黄芩100克，黄连80克，八月札150克，海螵蛸200克，当归100克，川芎80克，白芍100克，生熟地（各）200克，肉桂50克，熟附块80克，巴戟天100克，肉苁蓉100克，杞子150克，五味子150克，金樱子100克，莲子150克，山楂100克，六曲100克，生谷麦芽（各）100克，砂仁50克（后），大枣150克，炙草100克。

另：白参30克，生晒参150克，陈阿胶300克，鹿角胶100克，麦芽糖300克。

该患者家住苏州，服完膏方后，又来找我，说是症状改善明显，继续要求处方服药。

病案98 某男，45岁。

2007年11月，年龄未及50岁，但面色晦暗，畏寒肢冷，嗜睡懒动，脉沉，苔薄白，舌淡胖有齿痕。检查尚未有明显的异常发现，食纳二便均可。先服用煎剂调理月余，主要投温阳补肾之剂，有一定效果，12月改用膏方如下：生熟地（各）200克，黄精150克，熟首乌150克，麦冬100克，淮山药300克，山萸肉150克，茯苓150克，泽泻100克，党参100克，生炙黄芪（各）200克，白术150克，白芍100克，当归100克，川芎80克，熟附块150克，肉桂80克，肉苁蓉100克，淫羊藿100克，巴戟天100克，丹皮参（各）100克，陈皮100克，干姜50克，砂仁50克（后），生熟米仁（各）100克，五味子150克，覆盆子100克，金樱子100克，桑椹子100克，楮实子150克，枸杞子

150克，女贞子100克，菟丝子100克，沙苑子100克，车前子150克，胡桃肉150克，楂曲（各）100克，大枣150克，炙甘草100克。

另：红参30克，生晒参150克，陈阿胶300克，鹿角胶150克，白冰糖400克。

2008年12月，又来要求膏方，据云去年服用以后症状改善明显。

病案99 某女，44岁。

2006年11月，胸膺部憋闷难受由来已久，严重时晕厥。心电图检查提示心肌缺血，面色较暗滞，胃纳二便尚调，夜寐时欠稳，脉弦，苔薄，舌偏紫暗。用《金匮》枳实薤白桂枝汤加活血药调理月余，症状有轻减，后改用膏方如下：全瓜蒌200克，薤白100克，厚朴100克，枳壳150克，桂枝100克，当归100克，赤白芍（各）100克，川芎80克，丹皮参（各）100克，砂仁50克（后），檀香100克，三七100克，红花100克，杏仁100克，桃仁100克，麻仁150克，熟附块80克，肉桂30克，生熟地（各）200克，黄精150克，熟首乌150克，麦冬100克，党参100克，生炙黄芪（各）150克，苍白术（各）100克，茯苓150克，泽泻100克，陈皮100克，干姜50克，藿苏梗（各）100克，生熟米仁（各）100克，淫羊藿100克，巴戟天100克，五味子150克，覆盆子100克，金樱子100克，桑椹子100克，楮实子150克，枸杞子150克，女贞子100克，菟丝子100克，沙苑子100克，车前子150克，楂曲（各）100克，谷麦芽（各）150克，炙甘草100克。

另：西洋参50克，生晒参150克，陈阿胶300克，鹿角胶100克，白冰糖300克。

膏方服用以后自我感觉良好，2007年、2008年冬继续服用。

病案100 某女，82岁。

耄耋之年，大脑萎缩，健忘乱语，夜寐欠安，食纳不香，大便艰行，小便偶有失禁，腰膝酸软，易外感，形体消瘦，脉细弦，舌偏红不胖苔少。拟方：

生熟地（各）200克，山萸肉150克，淮山药300克，黄精150克，熟首乌150克，天麦冬（各）100克，全瓜蒌200克，枳壳200克，当归100克，赤白芍（各）100克，川芎80克，丹皮参（各）100克，砂仁50克（后），三七100克，红花100克，杏仁100克，桃仁100克，麻仁150克，熟附块50克，肉桂30克，龙骨300克，牡蛎300克，菖蒲80克，夜交藤300克，合欢皮150克，党参150克，生炙黄芪（各）300克，白术300克，茯苓150克，泽泻100克，陈皮150克，藿苏梗（各）100克，生熟米仁（各）100克，淫羊藿100克，肉苁蓉100克，巴戟天100克，五味子150克，覆盆子100克，金樱子100克，桑椹子100克，楮实子150克，枸杞子150克，女贞子100克，菟丝子100克，沙苑子100克，车前子150克，楂曲（各）100克，谷麦芽（各）150克，胡桃肉200克，炙甘草100克。

另：西洋参50克，生晒参150克，陈阿胶300克，鹿角胶100克，龟板胶100克，白冰糖300克。

2004年开始服用膏方，据云睡眠、饮食、排便等都有改善。

【按语】近年随着生活的改善，膏方需求者大有增加的趋势。我的膏方门诊经历也已经有十来年了，对膏方调理的情况比较熟悉以后，也逐渐形成了自己的一些套路。我膏方的组成大体内容如下：①基本方：如六味丸或八味丸、左归丸或右归丸、十全大补汤、补中益气汤等；②10个子（见后面的叙述）：其实还可以举出些，如蛇床子、决明子、苏罗子、预知子等，一般莱菔子、白芥子等下气逐痰之品尽量不用或少用；③针对疾病或针对异常情况（如检查值的异常等）的治疗用药：或行气止痛，或活血降脂，或祛风散寒通络，或清热消炎等；④帮助消导运化的药物：如陈皮、砂仁、山楂、六曲、谷麦芽、鸡内金等；⑤细料：如人参、阿胶、鹿角胶、龟板胶、冰糖等，另外如虫草、枫斗、海马、西红花等贵重药材也可根据不同情况适当选用。

我在膏方中一直注意用10个“子”，子是植物的果实，可以说是最精华的部分，根据性味来看，它们的情况如下：枸杞子（甘平）、女贞子（甘苦平）、沙苑子（甘温）、菟丝子（辛甘平）、车前子（甘寒）、金樱子（酸平）、楮实子（甘寒）、桑椹子（甘寒）、五味子（酸温）、覆盆子（甘酸微温）。归纳起来，10个子是：三温三寒四平性，八甘三酸一辛一苦；甘酸为主，苦辛为辅；寒温并调，通利收敛，补益肝肾。

在服用膏方的人群中，往往会有一些人效果十分明显，如旧病复发减少了，体质改善，冬天不怎么怕冷了，有的服用以后皮肤变好，甚至色素有所消退，有的对膏方甚至产生了依赖。但是有时候医生再谨慎也免不了会遭遇尴尬，有些人比较敏感，即服用后会有“反应”，一般以“上火”多见，发口疮，或口干、便秘等。此告诫医者处方时必须谨慎，辨证要正确，处方用药的布局要合理。临证中容易出偏差的，也以心存疑虑者多见，应特别注意，必要时作些解说。万一发生反应，是否可以采取减量服用，然后渐增的方法，此有类于脱敏疗法。

后　记

经方世界，是临床诊疗的世界，认知疾病和把握治疗的世界，是中医运用药物治疗疾病的世界。这个世界曾经是那样的灿烂辉煌、丰富多彩，这个世界给我们留下了很多，这个世界仍然存活在今天的现实中。真害怕这个世界将会与我们渐行渐远。

经方是一个开放的能够包容的世界，所以，经方又是一个无限的世界。因为经方只是一种出发，后来的创造和花样翻新，几乎都可以追寻到经方这个源头。如果将临床后来的发展，都归纳到经方世界里，那么也就无所谓经方时方之争了。如果把经方作为一个完整的体系来认识的话，则寒温本来就是一体，后来的补充发展怎么竟然可以与原来的基础分庭抗礼、另立出门户来呢？经方，如果换一个表述，实际上就是临床的病证和方治的世界。

长期行走在经方世界中，与经方有了不解之缘，逐渐形成了经方情结。对经方的崇敬，对经方的投入，以至于对历史和现实中的一切多少都会试着从经方的立场加以思考和理解。经方伟大！我们必须尊重、珍视并且敬畏先人的努力。在这个前提下，有时，我们又不得不承认前人对事物认识的有限，这主要指对具体事物的处理方法。新的和旧的，有时是后来居上，新的淘汰旧的，有时则是新的补充旧的，新旧共存，锦上添花。中医的临床好像是以后者居多，所以古方总能合今病，时方也每每出新意。

经方是中医临证的主要框架和线条，将临证的内容向经方回归，是一种由繁归简、执简驭繁的做法。这样做的好处是能够让你了解和熟悉临证治疗的源流，让你站到一定的高度，使你能够对整个临床证治一目了然，让你清楚各种治法方药的具体位置和归属，让你在复杂纷繁的临证世界中不至于迷失方向，走错路径。

经方的诊疗体系，主要是由《伤寒论》和《金匮要略》的原文表述出来的，所以，想要进入经方世界，第一步必须反复熟读原文。“旧书不厌百回读，熟读深思子自知。”（苏轼句）讲到读书，朱熹曾有如下说：“读书，始读未知有疑，其次则渐渐有疑，中则节节是疑。过了这一番后，疑渐渐解，以至融会贯通，都无所疑，方始是学。”不知各位读《伤寒论》、《金匮要略》，是否会有这样的感觉？对原文的阅读要到达“都无所疑”的境界，想来也是十分困难的事情，但是作为一种目标，值得追求。也许正是在不懈的努力之中，这样的境地才可能悄然而至，不期而遇。

构思《经方世界》这样一本书，形成了些许文字，其实并无深意，只是想提供一点学习、思考和使用上的方便。我尝试着以经方为基点，将中医的证治一体化，由经方再作引申扩展。书中对温病方、后世方也多有涉及，用这样的方法展现出中医病证治法方药的体系。这样的做法，不知读者诸君以为然否?

最后还是要把话题回到本书的开场白，要熟悉和掌握中医临证药物治疗的方法，经方不失为一个便捷的入口，由经方而登堂入室，事半功倍!

张再良

2011 年 2 月 15 日

参考文献

黄帝内经素问．北京：人民卫生出版社，1963

灵枢．北京：人民卫生出版社，1963

曹东义．中医外感热病学史．北京：中医古籍出版社，2004

巢元方．诸病源候论．北京：人民卫生出版社，1980

陈修园．伤寒论浅注．福州：福建科技出版社，1987

陈言．三因极一病证方论．北京：人民卫生出版社，1983

程钟龄．医学心悟．北京：人民卫生出版社，1955

方有执．伤寒论条辨．北京：人民卫生出版社，1957

冯世纶，张长恩．伤寒六经方证直解．北京：人民军医出版社，2006

冯世纶．解读伊尹汤液经．北京：学苑出版社，2009

吉益东洞．东洞全集．吐凤堂书店，日本大正七年（1918）

姜春华．伤寒论识义．上海：上海科学技术出版社，1985

柯琴．伤寒来苏集．上海：上海科学技术出版社，1959

李同宪，李月彩．伤寒论现代解读．西安：第四军医大学出版社，2003

李彣．金匮要略广注．北京：中国中医药出版社，2007

林佩琴．类证治裁．北京：人民卫生出版社，1988

陆九芝．世补斋医书全集．上海：千倾堂书局，1950

陆渊雷．金匮要略今释．北京：人民卫生出版社，1955

钱超尘．伤寒论文献通考．北京：学苑出版社，1993

钱乙．小儿药证直诀．北京：人民卫生出版社，1982

石寿棠．医原．南京：江苏科学技术出版社，1983

孙思邈．千金要方．北京：人民卫生出版社，1983

唐容川．血证论．上海：上海人民出版社，1977

万友生．寒温统一论．上海：上海科学技术出版社，1988

汪绮石．理虚元鉴．南京：江苏科技出版社，1981

汪讱庵．医方集解．天津：天津科技出版社，1997
王焘．外台秘要．北京：人民卫生出版社，1982
王叔和．脉经．上海：上海卫生出版社，1957
吴鞠通．温病条辨．北京：人民卫生出版社，1963
吴谦，等．医宗金鉴．北京：人民卫生出版社，1957
吴宜兴．伤寒论方证新识．上海：第二军医大学出版社，2006
徐灵胎．伤寒论类方．南京：江苏科学技术出版社，1984
杨栗山．伤寒瘟疫条辨．北京：人民卫生出版社，1986
叶天士．临证指南医案．上海：上海科技出版社，1959
俞根初．通俗伤寒论．北京：中医古籍出版社，2002
喻昌．喻嘉言医学三书．南昌：江西人民出版社，1984
张景岳．景岳全书．上海：上海古籍出版社，1991
张锡纯．医学衷中参西录．石家庄：河北科技出版社，1985
张再良．读解《金匮》．北京：人民卫生出版社，2007
张再良．读解《伤寒》．北京：人民卫生出版社，2007
张再良，叶进．金匮指要．上海：上海中医药大学出版社，2000
张再良．温病心悟．北京：学苑出版社，2010
张再良．中医古典临床精华．北京：中国协和医科大学出版社，2004
周仲英．中医内科学．北京：中国中医药出版社，2003
祝味菊．伤寒质疑．上海：上海大众书店，1950
柴瑞震．《伤寒论》六经实质探要．中国中医药现代远程教育，2004，2（10）：28－29
丁光荣．试论《伤寒论》的六经提纲．国医论坛，1996，11（5）：4－5
董平．有关六经本质的几个问题．新中医，1983，（2）：39－40
付滨，等．从疾病演变史探“伤寒”原义．河南中医，2007，（5）：1－5
郭霭春．伤寒论六经刍议．河北中医，1985，（3）：1－3
郭任．伤寒六经病变本质探讨．国医论坛，2007，22（3）：5－6
何志雄．关于《伤寒论》六经实质探讨．新中医，1983，（2）：6－10
李心机．六经提纲评议．中医药研究，1990，（2）：13－15
李云．《伤寒论》之六经辨证浅议．内蒙古中医药，2010，29（3）：105－106
林涛．《伤寒论》六经辨证是中医辨证论治的纲领．中医研究，2009，22（1）：16－18
吕黎明．《伤寒论》六经实质探要．陕西中医学院学报，2010，（3）：15－16

牛元起. 关于六经实质的探讨. 中医杂志，1980，21（10）：10－12
时振声.《伤寒论》的六经与六经病. 河南中医，1981，（4）：1－5
孙泽先. 六经探索. 辽宁中医杂志，1978，（2）：1－7
田福玲. 六经辨证的系统论浅析. 河南中医，2008，28（1）：75
仝选甫. 六经实质与六经病. 吉林中医药，1996，（1）：44－45
王付，蒋士卿. 关于六经提纲的讨论. 河南中医药学刊，2001，16（1）：5－6
吴凤全，等. 六经辨证理论体系内涵的研讨. 中医药学报，1996，（2）：3－5
吴凤全. 如何看待《伤寒论》六经提纲. 河北中医，1986，（4）：4－5
肖德馨.《伤寒论》的方法论研究. 新中医，1983，（2）：24－28
肖合聚，柯新桥. "六经提纲"非"纲"论. 陕西中医学院学报，1993，16（1）：8－10
谢文雄，翟伟.《伤寒论》六经辨证施治浅析. 实用中医内科杂志，2009，23（1）：8－9
张雷，谷超. 治未病思想在六经病传变规律中的体现. 实用中医内科杂志，2009，23（6）：19－20
张喜奎. 也谈《伤寒论》的六经辨证. 福建中医学院学报，2007，17（1）：42－45
朱鹏风. 六经实质研究的再认识. 天津中医学院学报，1994，13（2）：4－6
朱平东. 析《伤寒论》六经辨证. 光明中医，2007，22（4）：2－5

《经方世界》征订单

书　　名	定　　价	订购册数	总　　计
《经方世界》	42.00 元		元
联系人姓名电话及详细地址（邮编），以便送货			

✂------------------ 回　执 ------------------

订 书 人		联系电话	
通讯地址		邮　　编	
汇款方式	○银行　　○邮政	是否开票	○是　　○否
开票名称			

书　　名	订购册数	汇款金额	汇款日期
《经方世界》			

★ 优惠订购一律90%折，免费邮寄。

★ 请填好上述表格并将回执及书款通过邮局或银行寄至本社（需要发票者请注明）。

★ 学苑出版社邮购部电话：010-67601101　010-67674055

★ 学苑出版社邮购部联系人：李靖雯

★ 学苑出版社网站（网上购书）：www. book001. com

邮局汇款信息

地　　址：北京市丰台区南方庄2号院1号楼学苑出版社

邮政编码：100079

收 款 人：付国英

银行汇款信息

户　　名：学苑出版社

开户银行：农行北京南三环支行

银行账号：200601040008818